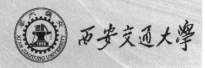

西安交通大學 研究生创新教育系列教材

U0282700

神经细胞生物学

主　编　刘　勇　西安交通大学
　　　　宋土生　西安交通大学
副主编　吕海侠　西安交通大学
　　　　雷万龙　中山大学
　　　　田英芳　陕西师范大学
　　　　刘朝晖　苏州大学
编　者　（按姓氏笔画排序）
　　　　马　辉　西藏民族大学
　　　　朱　益　苏州大学
　　　　刘志强　陕西师范大学
　　　　陈　丽　西安交通大学
　　　　陈新林　西安交通大学
　　　　符　辉　武汉大学
　　　　韩东河　锦州医科大学
　　　　穆淑花　深圳大学

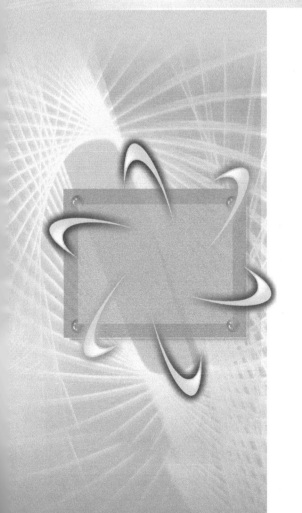

西安交通大学出版社
XI'AN JIAOTONG UNIVERSITY PRESS

内 容 简 介

神经细胞生物学是在细胞或亚细胞水平上研究神经系统及其组成成分,关注神经元及胶质细胞的形态、分布及功能的科学,是神经生物学的重要组成部分。在国内外相关教材的基础上,笔者结合学科特点及研究进展编写了本书,除强调基本知识之外,还引入了本学科研究汇总的热门专题,强调基础性、系统性、先进性和实践性。本书内容共分九章,包含神经系统的高级功能、神经组织的细胞结构与功能活动、神经系统的发育与调控、神经免疫内分泌系统的调控网络,以及从细胞与分子水平认识脑损伤与修复。除此之外,本书还对神经生物学常用的研究方法及技术做了介绍,以增加读者对现代神经科学的了解。

本书是西安交通大学研究生创新教育系列教材之一,可供综合性大学和师范院校医学生物学、生物技术专业研究生使用,也可作为神经科学研究领域的科技工作者及理工科院校生命科学相关专业、生物信息学、生物传感等交叉学科的研究生及教师的参考书。

图书在版编目(CIP)数据

神经细胞生物学 / 刘勇,宋土生主编. — 西安:西安交通大学出版社,2018.9

西安交通大学研究生创新教育系列教材

ISBN 978-7-5693-0775-7

Ⅰ.①神… Ⅱ.①刘…②宋… Ⅲ.①神经元-人体生理学-细胞生物学-研究生-教材 Ⅳ.①R338.1

中国版本图书馆 CIP 数据核字(2018)第 165335 号

书　　名	神经细胞生物学
主　　编	刘　勇　宋土生
责任编辑	王银存

出版发行	西安交通大学出版社 (西安市兴庆南路1号　邮政编码710048)
网　　址	http://www.xjtupress.com
电　　话	(029)82668357　82667874(发行中心) (029)82668315(总编办)
传　　真	(029)82668280
印　　刷	西安日报社印务中心

开　　本	727 mm×960 mm　1/16　印张　23　字数　440千字
版次印次	2019年12月第1版　2019年12月第1次印刷
书　　号	ISBN 978-7-5693-0775-7
定　　价	69.00元

总　　序

　　创新是一个民族的灵魂，也是高层次人才水平的集中体现。因此，创新能力的培养应贯穿于研究生培养的各个环节，包括课程学习、文献阅读、课题研究等。文献阅读与课题研究无疑是培养研究生创新能力的重要手段，同样，课程学习也是培养研究生创新能力的重要环节。通过课程学习，使研究生在教师指导下，获取知识的同时理解知识创新过程与创新方法，对培养研究生创新能力具有极其重要的意义。

　　西安交通大学研究生院围绕研究生创新意识与创新能力改革研究生课程体系的同时，开设了一批研究型课程，支持编写了一批研究型课程的教材，目的是为了推动在课程教学环节加强研究生创新意识与创新能力的培养，进一步提高研究生培养质量。

　　研究型课程是指以激发研究生批判性思维、创新意识为主要目标，由具有高学术水平的教授作为任课教师参与指导，以本学科领域最新研究和前沿知识为内容，以探索式的教学方式为主导，适合于师生互动，使学生有更大的思维空间的课程。研究型教材应使学生在学习过程中可以掌握最新的科学知识，了解最新的前沿动态，激发研究生科学研究的兴趣，掌握基本的科学方法；把以教师为中心的教学模式转变为以学生为中心、教师为主导的教学模式；把学生被动接受知识转变为在探索研究与自主学习中掌握知识和培养能力。

　　出版研究型课程系列教材，是一项探索性的工作，也是一项艰苦的工作。虽然已出版的教材凝聚了作者的大量心血，但毕竟是一项在实践中不断完善的工作。我们深信，通过研究型系列教材的出版与完善，必定能够促进研究生创新能力的培养。

西安交通大学研究生院

前　言

　　神经生物学作为 21 世纪重点发展学科之一，近年来发展迅速。随着脑计划的实施，大批的研究成果不断被用于对神经系统疾病的预防和治疗，更被用于对人工智能的开发和利用。作为神经生物学的重要分支，神经细胞生物学在细胞或亚细胞水平上研究神经系统及其组成成分的结构和功能，在知识体系上是对神经生物学的进一步深入和拓展，渐渐成为医学及生物学专业学生的必修课程，对于培养神经科学研究后备军、提升神经科学的研究实力有非常重要的意义。

　　按照新世纪高等教育对人才培养的需求，在加强基础教育的同时，注重素质教育，强调创新能力培养。本书本着培养具有创新能力和发展潜能的高素质、高水平医学及相关学科人才的原则，在内容组织上充分体现"结构与功能"相结合的学科特点，将基础知识与研究进展相结合，多学科知识融合交叉，引导学生将理论知识与研究实践相结合，以提高学生发现问题、解决问题的能力，激发创新意识、提高创新能力。在语言方面，要求准确、清晰，简明扼要。

　　本书共分九个章节，涵盖神经系统的高级功能、神经组织的细胞结构与功能活动、神经系统的发育与调控、神经免疫内分泌系统的调控网络，以及从细胞与分子水平认识脑损伤与修复。除此之外，本书对神经生物学常用的研究方法及技术做了介绍，以增加读者对现代神经科学的了解。编写团队由国内七所院校的十四位相关专业教学第一线的教师组成，编写团队的专业涉及人体解剖学、生理学、细胞生物学、神经生物学、生物化学与分子生物学等。

　　衷心感谢编写团队的辛勤工作，也对在本书出版过程中给予我们帮助的专家、学者及研究生表示诚挚的谢意。由于我们的水平有限，本书内容难免出现错误、疏漏，恳请广大读者予以谅解，也欢迎大家批评、指正，以资修改。

刘　勇

2019 年 6 月

目　　录

第一章

绪　论

科学发展的趋势表明,生命科学已成为自然科学的重心。分子生物学的奠基人、诺贝尔奖获得者沃森曾经宣称,20 世纪是基因的世纪,21 世纪则是脑的世纪。这充分说明了神经科学已经进入重要的发展时期。大脑是机体所有器官中结构和功能最为复杂的器官。揭示脑的结构与工作原理是神经科学研究的重要内容,也是神经科学家一直追求的梦想。经过了几个世纪的努力探索,尤其是19 世纪以来,神经科学研究取得了许多显著的成果,但是对于人类大脑的认识仍处于初级阶段,仍有许多的秘密等待我们去发现和解答。

神经科学涵盖以下七个不同的方面,分别为分子神经科学、细胞神经科学、发生神经科学、系统和行为神经科学、认知神经科学、计算神经科学及临床神经科学。

第一节　神经生物学简介及学科特点

一、神经生物学简介

神经生物学分别从分子、细胞、个体及群体水平研究神经系统结构、功能、发生、发育、衰老、遗传等规律,研究疾病状态下神经系统的变化过程和机制,是一门多学科交叉的综合学科。

神经生物学研究的重点在于探索脑的奥秘,它是人类与自己的高级思维和情感中枢对话的开始,涉及神经解剖学、神经生理学、发育神经生物学、分子神经生物学、神经药理学、神经内科学、神经外科学、精神病学等多个学科,属于在多个层次,多学科交叉的综合性学科。

神经细胞是神经系统基本的结构单位和功能单位,具有独特的形态结构和生理功能。神经生物学这一概念正式启用于 20 世纪 50 年代,由 S. W. Kuffler首次提出,在 20 世纪 90 年代由 G. M. Shepherd 将它定义为"研究神经细胞分子的构造以及神经细胞经由突触构筑成为加工信息与中介行为的功能回路的方式"的科学。通俗地讲,神经生物学就是研究神经细胞构造和功能活动的科学。随着神经生物学的发展,逐渐被定义为从群体、个体、系统、细胞和分子等不同层次综合研究神经系统的活动与变化过程,以及在这些过程中的整合作用的学科。其目的在于阐明神经系统的结构与功能,阐明行为、心理等活动的物质基础及调控机制,为改善机体感觉、运动与智能效率,提高人类神经系统疾病的防治水平而服务。神经细胞生物学作为神经生物学的重要组成部分,则着重强调从细胞角度研究神经系统结构和功能活动。

二、神经生物学的学科特点

1. 神经生物学是多学科交叉的综合性学科

了解神经系统的结构与功能,揭示脑的奥秘,不是任何一个神经科学的亚学科可以解决的。即便是一个简单的神经反应,也需要用多个学科的知识,在不同的水平进行探索,才能对其发生的分子机制、细胞基础、功能改变及意义做出一定的解释。

神经生物学综合了形态学、生理学、生物物理与生物化学、药理学、神经精神病学及行为学等多门学科。神经生物学的发展得益于这些学科的进步,同时也推动了上述学科的发展。如分子生物学、遗传学、神经网络(计算机网络)及认知科学的发展促进了神经科学的进步,而神经科学的进步,尤其是随着神经系统的精细和复杂程度的进一步展现,要求和驱使着整个研究技术的不断改进和提高。

神经生物学研究同样是在多学科知识的相互渗透下,在分子水平、细胞水平、系统水平、神经网络水平、整体水平乃至群体水平等多个层次进行。根据研究对象的不同,可将它分为实验神经科学研究和临床(前)神经科学研究。前者主要以动物或动物离体组织、细胞为研究对象,在实验室内进行;后者则以患者为研究对象,围绕神经系统疾病的诊断和治疗进行。

神经生物学研究的主要目的是为了阐明神经系统的规律,特别是脑活动的规律。它强调的是多学科、多水平、多角度的综合研究,不局限于某一学科领域或某一种方法。它的研究内容既包括在分子、细胞水平上对神经活动机制的阐明,对神经活动物质基础的描述,又包括在宏观的个体、群体水平上对高级神经功能的认识,以及对认知、思维、学习记忆等神经软件的探索和开发。

2. 神经生物学发展迅速且意义重大

神经生物学是过去二十多年中发展较为迅速的学科之一。它对科学的进步、对现代社会整体健康水平的改善,以及对传统药物工业和新型生物工程企业的发展非常重要。

首先,神经生物学的发展对人类社会的进步具有非常重要的意义,尤其是对发展中国家而言。提高人口素质和控制脑部疾病是世界性问题,智力的发展被认为是提高人口素质的核心。我国是人口大国,特殊的国情和人口结构使得"提高人口素质,控制脑部疾病"这一世界性问题更为突出。一方面,已实施多年的计划生育政策,使得社会对每一个儿童的健康成长(尤其是脑功能的发育和成长)的关注度大大提高,人们对拥有"聪明孩子"的迫切程度也大大提高。"发展全脑,提高儿童的综合素质"已经成为我国教育计划的重要内容。另一方面,随着人口老龄化的加剧,老年人患脑部疾病数量显著增加,"有效预防和控制老年人常见脑部疾病"的压力因而随之增加。阐明神经系统疾病发生和发展的规律,开发有效的防御措施,保护和改善脑功能,既是神经科学研究的课题,又是社会科学及医学所关心的问题。神经生物学的发展不仅能推动整个神经科学、脑科学的进步,而且将大大改善整体健康水平。

其次,神经生物学的发展促进经济的发展(尤其是药物工业及技术产业的发展)和经济学理论体系的完善。神经科学既是传统药物工业的主要基础,又是现代高技术产业(生物工程)的重要支柱之一。传统药物工业的成功很大一部分归功于神经药理的研究,而在飞速发展的现代生物工程产业中,神经科学相关的药物研究也备受重视。神经生物学的发展推动了技术产业的发展,一方面神经科学的发展需要技术手段的支撑,另一方面其发展也推动研究技术的不断革新,功能性磁共振成像(functional magnetic resonance imaging,fMRI)技术的发展就是很好的例证。神经生物学关注脑对价值的理解、脑对损失和收益的感知,关注脑在决策中的活动过程,促进了新的交叉学科"神经经济学"的产生,同时也推动了经济学理论的发展。

3. 神经生物学的发展依赖于研究技术的进步

神经生物学的发展需要一些特殊的研究手段。技术的进步推动了神经科学的发展,同时,神经科学的发展也为研究技术提出了更新、更高的要求,两者相互促进。与生物学的其他学科一样,神经生物学的研究对象既包括低等生物(如果蝇),又包括高等生物(如人)。其中,大脑是其研究的重要器官,而神经细胞几乎是最难培养的细胞,所以神经生物学研究更需要许多特殊的研究方法。形态学研究方法、分子生物学方法、电生理学技术、组学研究技术及生物信息学研究方法,无一不对神经科学进步产生深远的影响。例如:组织培养技术,包括细胞培养、组织片培养,使"将复杂的神经回路还原成简单的单元进行分析"成为可能;电生理学技术可以用电刺激的方法来研究神经回路及神经元在特殊生理条件下的反应;膜片钳技术使我们对神经信号发生、传递的基本单元,即离子通道的结构、功能特性及运转方式的认识完全改观;利用重组 DNA 技术等对突触部位发生的细胞和分子事件,如神经递质的合成、维持、释放,以及与相应受体的相互作用的研究,进展令人瞩目;新的影像学技术,如正电子发射断层成像(positron emission tomography,PET)技术、功能性磁共振成像技术使得我们能够无创性地完成神经元活动监测。以上例证均说明研究技术与手段的进步对神经科学的发展有巨大的促进作用。

4. 神经生物学研究的问题与人类的生活非常贴近

揭秘大脑的结构和功能是神经生物学家一直以来孜孜以求的梦想。神经生物学研究关心的问题往往与人类的生活非常贴近,尽管难度很大,但仍然吸引了许许多多科学工作者投身其中,目的就是为了解开大脑之谜,如智力形成之谜、药物成瘾之谜、神经系统疾病之谜。认识脑、保护脑、创造脑已成为 21 世纪神经生物学研究的重点。神经生物学不仅研究神经与精神活动的物质基础,了解其发生、发展和调节的机制与过程,探索人体的奥秘,而且研究如何对这些功能进行保护,使其得以更好地发挥作用,提高脑的工作效率,唤醒沉睡中的脑细胞,防止衰老,防病治病,提高群体的情商水平和总体人口素质,更重要的则是如何开发更多的功能,促进人工智能的发展。

三、神经生物学的分支及其研究内容

神经生物学的知识和研究范畴涉及系统生物学各个方面,包括生理学、生物化学、细胞生物学、分子生物学等。在此基础上,神经生物学衍生出不同层次和水平的分支学科,如分子神经生物学、细胞神经生物学、系统神经生物学、行为神经生物学、发育神经生物学、比较神经生物学。分支学科的形成,只是以研究层次为主体进行的划分,就其研究和关注的内容而言,各学科领域间常有交叉和重叠,如神经系统发育的基因调控,既包括发育神经生物学,又包括分子神经生物学,不能决然分开。

1. 分子神经生物学

分子神经生物学(molecular neurobiology)是在分子水平上研究与神经细胞或神经活动有关的化学物质(包括神经递质、神经肽、受体、离子通道、神经营养因子等)的形态结构、分布、功能、合成与代谢等的学科。受体蛋白、离子通道蛋白和神经营养性物质的结构与功能的研究,神经细胞基因表达及调控的研究,神经系统遗传性疾病的基因定位和变异的研究都属于分子神经生物学的研究范畴。

2. 细胞神经生物学

细胞神经生物学(cellular neurobiology)在细胞水平或亚细胞水平上研究神

经系统及其组成成分,关注神经元及胶质细胞的形态、分布及功能。例如:神经元骨架成分的结构和功能,神经递质与神经肽的合成、储存、释放与灭活,神经元的电生理特性,细胞水平的各种信号调控,神经递质和调质、神经营养因子及各种细胞因子在神经系统的分布和作用机制,神经细胞凋亡的发生机制。

3.系统神经生物学

系统神经生物学(systematic neurobiology)以功能系统(如躯体运动系统、感觉系统、内脏的神经调控、心血管系统调控)为研究对象。它主要关注神经环路的形成及神经功能产生的解剖学、生理学基础。

4.行为神经生物学

行为神经生物学(behavioral neurobiology)是在正常生活着的完整动物上,应用行为学和心理学的方法,研究神经系统与学习、情感、睡眠与觉醒等生物节律现象、各种内外环境因素的变化对动物行为的影响等的学科。转基因动物及基因敲除(gene knock out)技术的应用使基因功能和动物行为的研究得到了很大的进展。

5.发育神经生物学

发育神经生物学(developmental neurobiology)研究神经系统的发育过程,包括神经外胚层的发生、分化,神经细胞的发育,轴突和树突的发育,突触的发生,神经通路的建立,神经系统各器官的形成,神经细胞的衰老和凋亡等。

6.比较神经生物学

比较神经生物学(comparative neurobiology)从种系发生上研究神经系统从低级到高级的进化过程及进化规律。低等动物的神经系统结构简单,神经元的数量少、个体大,便于研究。许多复杂神经活动的研究都是首先从低等动物开始找到规律的,如枪乌贼的巨轴突被用来研究动作电位,海兔被用来研究由学习引发的特定神经细胞的改变,秀丽线虫被用来探索细胞的程序化死亡。

第二节　神经生物学的发展

神经生物学是一门古老的学科,它的历史与人类文明及医学发展的历史一样古老。同样,它也是一门年轻的学科,进入 20 世纪,神经生物学得到了前所未有的发展。

一、神经生物学的早期发展

公元前 17 世纪,古埃及的外科医生 E. Smith 率先对受伤的大脑进行了解剖。到公元前 4 世纪,人们开始对大脑和智力的关系有了初步的认识。在罗马帝国时代,人们对动物大脑解剖结构的初步了解极大地推动了神经科学的发展。在此之后,神经生物学发展史上相继出现一些重要事件,包括 10 世纪到 11 世纪(我国历史上的五代十国及宋朝时期),人们对神经系统疾病、精神异常及视觉的产生等的认识有了很大的发展。16 世纪,神经解剖学家 A. Visalius 第一次准确地记述了人类神经系统的大体解剖。哲学家 R. Descarte 将脑与灵魂区分开来,并且提出了"神经反射"的神经生理学概念。L. Galvani 也第一次发现了神经活动的电学特征。

神经科学在我国的发展同样经历了漫长的过程,从汉语言文字即可略见一斑。如对于思维活动的认识,早期认为与"心"有关,因而会有思、念、想、忍、忆等文字,有心想事成、赏心悦目、触目惊心等成语。后来,医理论著《黄帝内经·素问》中有了"脑者髓之海,诸髓皆属于脑"的论述,李时珍所著《本草纲目》中有了"神不在心而在脑""脑为元神之府""脑主神明"的说法。这样,脑在神经、精神活动中的地位渐渐被确立。

二、神经生物学的快速发展

19 世纪至 20 世纪,神经解剖学、神经生理学、神经组织学、神经化学、神经药理学等的迅速发展,奠定了神经生物学发展的基础。其间涌现出一批优秀的神经科学家,且有 15 位以上科学家成为诺贝尔生理学或医学奖得主。

神经生物学发展的早期阶段,其研究主要集中在对脑部结构的探索及基本功能的认识。19 世纪,有两位科学家为神经科学研究的发展奠定了坚实的基础。一位是意大利科学家 C. Golgi,他发现了神经组织的银染方法。另一位是西班牙科学家 S. R. Cajal,他利用上述方法观察到全部的神经组织。在此之后,英国生理学家 C. S. Sherrington 首次提出了"突触"的概念,确定了看似互不相连的神经元之间的互通信息。之后,随着神经突触的确认及神经递质与突触化学传导理论的相继出现,神经生物学的研究进入了一个全新的时代,神经生物学研究也逐渐进入细胞水平。

20 世纪,神经科学的研究重点主要集中在细胞水平和分子水平,即在进一步明确神经细胞功能的同时,探索各种神经功能及生命现象的分子机制。从 E. D. Adrian 利用电流计记录单根神经纤维电活动,J. N. Langley、O. Loewi 和 H. H. Dale 明确神经递质在化学性突触传递中的理论,到动作电位的记录、下丘脑内分泌激素的分离鉴定等,无不彰显出神经科学的迅猛发展。20 世纪 70 年代,随着分子生物学的崛起,整个生命科学研究发生了革命性的变化,神经生物学及脑科学的研究也随即进入了分子水平。单个离子通道蛋白活动的记录成功,在电生理和分子生物学之间也架起了一座桥梁。进入 21 世纪,更多探索脑部奥秘的研究相继涌现;神经生物学也出现了更多的分支学科,如神经经济学、计算机神经生物学、脑功能影像学。

我国的神经科学研究开始于 20 世纪 30 年代。在这个重要的历史时期,我国涌现出一批著名的神经科学家,如神经解剖学家臧玉铨、卢于道,神经生理学家蔡翘、林可胜、冯德培、张锡钧,神经生理及神经生物学家张香桐、吴建屏,神经药理学家张昌绍、邹冈,以及现在的科学院院士韩济生、陈宜张、杨雄里、鞠躬、孙曼霁等。老一辈科学家的贡献为我国神经科学的发展奠定了坚实的基础。在我国神经科学发展长河中,有里程碑式的事件值得铭记。我国第一个脑科学研究室"中枢神经系统生理实验室"于 1956 年在中国科学院上海生理生化研究所成立;6 年后,我国建起了第一个"神经组织培养实验室",并成功培养了人类大脑皮质单个神经元;1981 年我国第一个"脑科学研究所"正式成立。上述事件都与我国神经科学的奠基人之一张香桐先生的付出有直接的关系。因此,中国神经科学学会设立了张香桐基金会、张香桐青年神经科学家奖,以先生的精神鼓励和支持我国神经科学的发展和科学家的成长。

三、脑研究计划

21 世纪是生命科学的世纪,神经生物学研究成为若干国际重大前沿研究领域之一。现阶段的神经科学研究综合性更强,层次更多,也更加关注脑功能的开发与保护,包括情绪、学习记忆在内的有关精神活动的研究已成为热点。由于神经生物学研究意义重大,各类脑研究计划已在全球范围内广泛开展,脑科学和神经科学的研究也迎来了一个全新的时代。

1. 美国脑研究计划

美国在 20 世纪 90 年代曾推出"脑的十年"(1990—2000)计划。2013 年,美国新一轮脑研究计划开始。本次脑计划全称为"通过推动创新性神经技术进行脑研究"(Brain Research through Advancing Innovative Neurotechnologies,BRAIN),投入科研经费数十亿美元,旨在探索人类大脑工作机制、绘制脑活动全图,探究大脑数十亿个神经元的详细信息,对知觉、行动及意识等有更进一步的了解,最终开发出针对大脑疾病的疗法。

美国脑计划采取"集中力量办大事"的思路,吸纳了公立、私营科研机构的共同参与。多家联邦公立机构纷纷拨款资助。例如:美国国立卫生研究院在 2014 财年为"脑计划"投入约 4000 万美元,且该机构下属的 15 个研究所和中心参与其中。美国国家科学基金会提供 2000 万美元,用于开发分子尺度的探测装备,力争能感知并记录神经网络活动,并通过"大数据"技术增进对大脑思维、情感、记忆等活动的理解。美国军方也参与其中,国防部高级研究计划局投入 5000 万美元,着重开发一系列能捕捉、处理神经元和染色体活动状态的工具,建立相应的信息处理系统和修复机制,以期在士兵遭遇应激压力、脑损伤、记忆损失等问题时协助诊断和治疗。在私营机构中,一些相关研究项目在"脑计划"正式启动前就已起步。例如:艾伦脑科学研究所启动为期 10 年、旨在理解大脑活动的项目,每年为此提供 6000 多万美元;霍华德·休斯医学研究所于 2006 年启动主要研究神经网络的新园区,每年提供至少 3000 万美元的资助。此外,卡维理基金会在 10 年内每年将提供约 400 万美元,索尔克生物研究所将提供 2800 万美元,以支持部分"脑计划"项目。仅 2014 财年,美国政府为"脑计划"拨款约 1.1 亿美元,重点资助了 9 个大脑研究领域,包括统计大脑细胞类型,建立大脑结构图,开发大规模神经网络记录技术,开发操作神经回路的工具,了解神经元与个体行为之间的联系,整合神经科学实验与理论、模型、统计学等,描述人类大脑成像技术的机制,为科学研究建立收集人类数据的机制,以及知识传播与培训。美国新一轮"脑计划"中也有中国科学家参与。

2. 欧洲脑研究计划

继美国"脑的十年"计划之后,1991 年欧洲也推出"欧洲脑十年"计划,旨在推进欧洲各国的脑科学研究。欧洲共同体(简称为"欧共体")成立了专门的委员会,计划投资 13 亿欧元耗时 10 年时间,建造起模仿人脑的超级计算机。2013 年,欧洲联盟(简称为"欧盟")宣布"人脑计划"(Human Brain Project, HBP)启动。该计划以瑞士洛桑联邦理工学院的神经科学家 H. Markram 为首席科学家,其目标是整合已有神经科学数据和知识,通过计算机模拟人脑来达到对大脑新的理解,找到疾病治疗新方案,并开发新的类脑计算技术。

与美国的"脑计划"不同,欧盟新的脑研究计划是"人脑工程",侧重信息和计算技术的开发使用,希望在巨型计算机上对人脑建模,但其所需要的数据来自美国"脑计划"研究,两者相互补充。尽管两者在脑研究计划目标和使用方法上有所不同,但都是关注人脑中数以亿计的神经元和数以十亿计的突触联系,以及它们如何有效地组织协同工作,从而使人类产生思维、情感、运动和记忆等。

3. 日本脑研究计划

日本有名为"脑科学时代"计划,历时 20 年,总预算投资 2 万亿日元。计划包括两部分内容:以揭开人脑秘密为主旨的"揭示人脑机制的 10 年计划"(1987 年提出并实施)和"脑科学时代"的承继计划(1996 年 7 月推出)。

"创造脑"指在掌握人脑所具有的复杂功能的同时,将人脑优秀的工作机制用于"研制完全基于新原理的信息处理机器及真正的人工智能机器"。创造脑是日本大力开展脑科学研究的目的之一,也是其脑研究最直接的原动力。大量翻译介绍外国脑科学著作,编著出版多视角、多层次的脑科普读物,通过各种演讲会、研讨会及电视、报刊等传媒工具广泛普及脑知识,在教育、医疗、保健等领域运用脑知识,是日本推进脑科学研究的一大特色。日本国民有脑科普知识的广泛需求,这为日本高层次脑科学研究提供了巨大的市场拉力。日本脑研究计划强调全员参与,集中力量联合研究,注重研究技术和设备的开发,并大力推广脑科技外交,积极谋求和扩大国际合作与交流,尤其是与欧美国家的合作和交流,这是日本争取尽早成为一流脑科技大国的既定方针。1990 年,日本与欧美等国共同推出的"研究具有大脑功能计算机计划"及与美国共同研制的迄今世界上最先进的"人造脑"计划,便是日本与欧美国家多边或双边脑科学领域合作研究的范例。

4. 中国脑研究计划

在生命科学研究领域,我国的神经科学研究一直与世界保持密切的联系和良好的同步性。与美国、欧洲国家及其他国家的脑研究计划相比,我国神经科学研究规模相对较小。我国最早的脑研究计划是在 1991 年开始实施的攀登计划中增加的脑科学研究。近年来,神经科学研究持续得到政府的大力支持,研究水平也取得了飞速的提升。国家自然科学基金委员会和中华人民共和国科学技术部在项目、人员及环境上给予了脑科学研究以稳定的支持,先后启动了"视听觉信息的认知计算""情感和记忆的神经环路基础""脑结构与功能的可塑性研究""人类智力的神经基础""脑功能联结图谱研究计划"等研究项目,建立了多个研究基地。高校及科研院所引进了一批国际一流的科学家,也培养了大量优秀科研人才。目前,虽然我国还做不到像美国、欧盟国家及日本那样"高投入、精装备、全民参与",但是也逐渐涌现出了一批高质量的研究成果。此外,众多的华人科学家也活跃在神经科学研究的国际舞台。

在新的历史时期,我国也推行"中国脑研究计划"。该计划以"健康脑"为导向,聚焦脑的工作原理、脑部重大疾病等,希望在未来 10 年、20 年内能够在早期干预方面有所突破。我国脑研究计划分两个方向,即以探索大脑秘密、攻克大脑疾病为导向的脑科学研究与以建立和发展人工智能技术为导向的类脑研究。与欧美国家及日本的脑计划相比,我国脑研究计划注重发挥自身优势,坚持"一体两翼"的布局,即以研究脑认知原理为"主体",以研发脑部重大疾病诊治新手段和脑机智能新技术为"两翼"。虽然有关我国脑研究计划的具体细节尚未对外公布,但是我们已经看到了我国神经科学即将到来的春天。

神经细胞生物学作为神经生物学的重要组成部分,近年来也得到飞速发展,尤其是神经干细胞生物学。神经干细胞的基础与应用、神经元的形态发生、神经网络的形成和功能构建、神经损伤和退行性疾病等领域的前沿问题已成为研究的热点。神经细胞生物学与再生医学、计算神经科学及人工智能的关系也日益密切。

　　与此相适应,神经细胞生物学业已成为医学专业、生物学专业的必修课程,这对于培养高层次专业人才、提高学生综合分析能力有非常重要的作用。本教材将主要从细胞角度讲述神经系统发育、神经系统结构及功能、神经内分泌免疫调节及神经损伤修复等相关知识。学习这门课程,需要始终坚持"结构与功能相联系、理论与实践相结合",并且紧跟神经生物学发展的步伐,不断学习新的理论。希望通过本课程的学习,能够增加学生对神经科学的兴趣,掌握神经系统的结构与功能,进而认识脑、保护脑、开发脑,未来能够在"揭示脑的奥秘""开发利用人工智能"等领域做出一份贡献。

（刘　勇　吕海侠　马　辉）

复 习 题

1. 神经生物学的概念及分支。
2. 神经细胞生物学的发展。

参 考 文 献

[1] 吕国蔚.医学神经生物学[M].2 版.北京:高等教育出版社,2000.
[2] 闫剑群,赵晏.神经生物学概论[M].西安:西安交通大学出版社,2007.
[3] 朱丽君,朱元贵,曹河圻,等.全球脑研究计划与展望[J].中国科学基金,2013,6:359 - 362.

第二章
神经系统功能

神经系统（nervous system）是机体的主要功能调节系统，也是人体内结构和功能最复杂的系统，它将感受器接受的内、外环境的各种刺激转变为神经冲动，经过传入神经传至脑和脊髓的各级中枢进行整合，然后通过传出神经传至各器官调节它们的活动。神经系统控制和调节身体其他各个系统的活动，使机体成为一个有机的整体。人类神经系统包括脑和脊髓及与脑和脊髓相连的脑神经、脊神经和内脏神经。

第一节 脑的高级功能

作为人体的最高级中枢，大脑除了具有控制和调节身体其他各系统和器官活动的功能外，还具有学习与记忆、语言与思维、精神与情感、睡眠与觉醒等高级功能。对这些高级神经精神活动机制的研究可以揭示脑活动的奥秘，帮助人类认识和有效治疗相关疾病。总体而言，在大脑皮质广泛的联络区中，额叶的功能与躯体运动、发音、语言、书写及高级思维活动有关；顶叶的功能与躯体感觉、味觉、语言等有关；枕叶与视觉信息的整合有关；颞叶与听觉、语言和记忆功能有关；边缘叶与内脏活动有关。

一、睡眠与觉醒

睡眠（sleep）和觉醒（awakening）是哺乳动物最明显的生物节律，昼夜周而复始地交替进行。生物学家对睡眠这个高等动物维持生命活动所必需的生理过程不断进行着深入的研究。

机体在觉醒状态下才能进行学习、劳动等各种有意识的活动，完成感知和应付各种环境变化。睡眠可以使人的精力和体力得到恢复，为下一次觉醒状态下更好的活动提供支持。正常成年人每天需要睡眠时间为 7～9 小时，老年人需要 5～7 小时，儿童需要 12～14 小时，新生儿需要 18～20 小时。

（一）睡眠时相与睡眠阶段划分

睡眠包括两种时相：一种是以眼球做快速的水平运动为特征的快速眼动

(rapid eye movement,REM)睡眠;另一种则没有这类眼球运动,称为非快速眼动(non-rapid eye movement,NREM)睡眠。在整个睡眠中,两种时相高度有序地循环出现。

1. 非快速眼动睡眠

非快速眼动睡眠的特点是神经元活动减少和脑代谢及脑温下降,交感神经活动减弱,副交感神经活动增强并占据主导地位。非快速眼动睡眠的表现为心率与血压均下降,瞳孔收缩,肌张力及反射保持正常。此期脑部核酸、蛋白质和生长激素含量增加,使机体和脑部的能量及功能得到恢复,从而有助于躯体的生长发育和防止衰老。

2. 快速眼动睡眠

快速眼动睡眠是一种活跃的睡眠形式,人类快速眼动睡眠期间的脑电波显示为去同步化的低电压快波形式的电活动,频率20～30 Hz,类似于清醒时的脑电波。快速眼动睡眠表现为肌肉松弛度更高,肢体明显放松,牵张反射消失,偶尔出现肌肉痉挛与肢体抽动。因此快速眼动睡眠也称为"快波睡眠""去同步睡眠"或"异相睡眠",其间大多数神经元的活动与清醒的活动状态相似,某些如脑桥、外侧膝状体及枕叶皮层的神经元密集簇状放电甚至比清醒状态更为活跃。一般认为,大部分梦境都发生在快速眼动睡眠期,当一个人在快速眼动睡眠中或快速眼动睡眠刚刚结束时被唤醒,他/她可以回忆起刚刚被打断的梦,或者说他/她正在做梦。此期尤其重要,因为必须要通过这个睡眠阶段来巩固最近学习的经验。

3. 睡眠的阶段划分

正常人的睡眠根据脑电波的改变可以将上述两个时相分成五期,其中非快速眼动睡眠分为Ⅰ～Ⅳ期,另一期为快速眼动睡眠。

Ⅰ期:Ⅰ期代表由清醒向睡眠的过渡,通常只有数分钟,随即进入Ⅱ期。在Ⅰ期的移行过程中,更慢的频率开始出现,脑电波呈现低电压混频特征,表现为α波逐渐减少,出现低幅的θ波,与β波不规则地混杂在一起。α波波幅为20～100 μV,频率为8～13 Hz,是正常人在安静条件下,清醒、闭目时特有的脑电波;θ波波幅为100～150 μV,频率为4～7 Hz,是脑处于抑制状态及疲倦时出现的脑电波;β波波幅为5～20 μV,频率为14～30 Hz,是大脑皮质兴奋时出现的脑电波。

Ⅱ期:Ⅱ期出现特征性的"睡眠梭形波",并伴有少量的δ波。睡眠梭形波为一种簇状的α波,频率较α波略快,为12～14 Hz,波幅低于α波,为20～40 μV;δ波波幅为20～200 μV,频率为0.5～3 Hz,是在睡眠、深度麻醉、低氧、大脑器质性病变时出现的脑电波。

Ⅲ期：Ⅲ期表现为特征性的 K 复合波，为 δ 波和梭形波的复合，即梭形波重叠于 δ 波之上或紧接在 δ 波之后。

Ⅳ期：Ⅳ期慢波活动增强并占据脑电波的主要地位，表现为出现较多数量的 δ 波。

在人类睡眠过程中，Ⅲ期和Ⅳ期也称为"慢波睡眠"（slow wave sleep）。在有些动物中，所有的非快速眼动睡眠均称为慢波睡眠。慢波睡眠具有重要的生理作用，可以使大脑皮质得到充分的休息，生长激素分泌达到高峰，维持人体的新陈代谢处于年轻状态。慢波睡眠随年龄的增长而逐渐减少，生长激素的分泌也相应减少。失眠患者的慢波睡眠表现为减少或消失。

健康成年人由觉醒经过 10～30 分钟的睡眠潜伏期后开始入睡，先进入非快速眼动睡眠，随着睡眠的加深，脑电波频率逐渐变慢、波幅增加，δ 波所占比例逐渐增多。睡眠开始后，通常需要 30～40 分钟顺序经过Ⅰ期、Ⅱ期、Ⅲ期到达Ⅳ期，然后以相反的顺序由Ⅳ期回到Ⅰ期，并进入首次快速眼动睡眠。快速眼动睡眠结束后，又重复以上规律，睡眠转入第二个非快速眼动睡眠/快速眼动睡眠周期。全夜正常睡眠可有 3～6 个周期，老年人的周期次数较年轻人少。每个周期成年人为 90～120 分钟，婴儿一般为 50～60 分钟。在睡眠后期，慢波睡眠的深度大为减弱，因而愈近早晨，每一周期达到的睡眠深度逐次缩短，甚至消失。快速眼动睡眠的时间则逐次延长，在第一个周期可以仅有 1～2 分钟，而到末次周期可长至 30 分钟以上，且有时即以该期告终而觉醒起床。成年人在正常睡眠期间，非快速眼动睡眠或快速眼动睡眠时相均可直接转变为觉醒状态，但由快速眼动睡眠自动醒来的可能性要大于非快速眼动睡眠的任何阶段。通常由觉醒状态不能直接进入快速眼动睡眠，只能进入非快速眼动睡眠，但婴儿可从觉醒直接进入快速眼动睡眠。

上述现象说明，睡眠不是由"浅睡"到"深睡"的连续过程，而是由一些截然不同的时相组成的。每个时相均包含一系列复杂行为，代表脑的不同状态，快速眼动睡眠可当作"浅睡"，因为它比非快速眼动睡眠的Ⅲ期、Ⅳ期更易醒来，但其间肌张力、腱反应及体温调节均减弱，又可认为是"深睡"。

（二）睡眠与觉醒产生机制

1. 脑干网状结构上行激动系统

脑干网状结构根据细胞构筑及纤维联系可分为外侧区和内侧区（图 2-1）。外侧区为外侧 1/3，主要由小型神经元组成，是网状结构的感受和联络区。内侧区为网状结构的内侧 2/3，以大、中型神经元组成，是网状结构的整合及效应区。

脑干网状结构外侧区接受全身的痛觉、温度觉、触觉、压觉、平衡觉、听觉及内脏感觉等长的上行感觉纤维束的侧支,其神经元短的轴突终于内侧区。网状结构内侧区神经元长的轴突分别形成长的上行或下行投射纤维,其上行投射纤维终于背侧丘脑的非特异性核团(板内核群、中线核群、前核群)、底丘脑和下丘脑,从这些部位再向大脑皮质广泛投射共同形成了上行性网状激活系统(ascending reticular activating system),亦称为非特异性上行性激活系统,其上行性激活是"非特异性"的,以刺激皮质各部神经元借以保持大脑皮质的清醒状态。

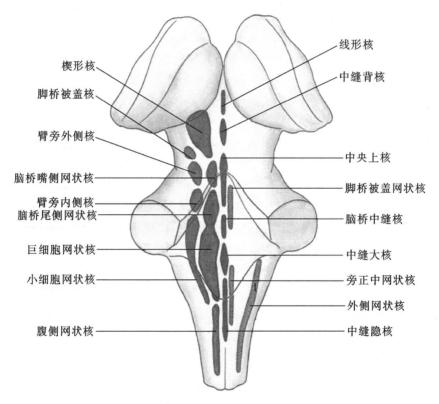

图 2-1　脑干网状结构核团模式图(背面投影图)

2.启动睡眠与觉醒的中枢部位

中脑和间脑尾侧网状结构是维持觉醒的关键部位,临床上常由于双侧丘脑下部、丘脑底部,特别是脑干的病变损害了上行性网状激活系统而导致患者昏迷或昏睡。一些镇静或麻醉药物由于能阻断或抑制特异性传入系统与网状结构之间的联系,或者直接阻断或抑制上行性网状激活系统的某个或某些环节,减少传向大脑皮质的激动,因而有利于大脑皮质抑制过程的扩散,达到镇静或麻醉的目的。此系统受损会导致不同程度的意识障碍,甚至深度昏迷。

脑干的睡眠诱导区位于脑桥中央水平与延髓尾侧之间的若干脑区,包括中缝核、孤束核、蓝斑和网状结构背内侧的一些神经元,共同构成上行性网状抑制系统(ascending reticular inhibiting system),其上行纤维对脑干网状结构的上部施予抑制性影响。中缝核是脑干 5 -羟色胺能神经元胞体集中的部位。完全损毁中缝核,将导致动物失眠达数天之久,其慢波睡眠和快速眼动睡眠都明显减少。研究发现,中缝核头端诱导非快速眼动睡眠,而其尾部触发快速眼动睡眠;位于延髓的孤束核可能是通过影响脑干网状结构顶端的唤醒作用来调节睡眠的;蓝斑位于脑桥背内侧,富含去甲肾上腺素能神经元,蓝斑后部和中部与快波睡眠的触发和执行有关,而蓝斑头部具有维持觉醒的作用。

因此,在脑内存在着睡眠-觉醒节律的双重调节系统,一个触发睡眠,并决定睡眠的时相或睡眠深度,另一个负责唤醒机体,并维持其觉醒状态。上行性网状抑制系统的活动受上行性网状激活系统的驱动,长时间的觉醒状态可促使上行性网状抑制系统活动的增强,而上行性网状抑制系统又对上行性网状激活系统起着负反馈作用,从而诱发睡眠。上行性网状激活系统与上行性网状抑制系统的动态平衡及二者对大脑皮质的相互影响,决定着睡眠觉醒周期的变化及意识的各个水平。

3. 影响睡眠与觉醒的内源性物质

如前所述,5 -羟色胺(5 - HT)是诱导睡眠的神经递质。脑干中缝核群富含5 -羟色胺,若损害将导致失眠,中缝核头端参与产生和维持非快速眼动睡眠,蓝斑后部的去甲肾上腺素能神经元及低位脑干被盖部的胆碱能神经元则通过中缝核尾部的 5 -羟色胺能神经元触发快速眼动睡眠,这三种递质的交替活动可能造成非快速眼动睡眠和快速眼动睡眠的周期性变化。

前列腺素 D_2 (prostaglandin D_2 , PGD_2)也是睡眠的生理性调节物质。脑室内灌注前列腺素 D_2 可增加大鼠、小鼠和猴的非快速眼动睡眠和快速眼动睡眠。与前列腺素 D_2 相反,哺乳动物下丘脑产生的前列腺素 E_2 参与觉醒的调控。大鼠脑室灌注前列腺素 E_2 可明显延长觉醒,抑制慢波睡眠和快速眼动睡眠。

睡眠相关的肽类物质,如褪黑激素(melatonin,MLT)、血管活性肠肽、精氨酸加压素及白细胞介素-1,对睡眠都有不同程度的调节作用。其中褪黑激素由松果体产生。人的松果体是间脑中上丘脑的结构之一,位于中脑两上丘之间的沟内(图 2 -2)。褪黑激素生物合成受光照周期的影响,体内含量呈现昼夜节律性的改变,具有抑制生殖腺和调节生物钟等作用。

下丘脑的视交叉上核(suprachiasmatic nucleus,SCN)也具有调节机体昼夜节律的功能。视交叉上核位于下丘脑前部,视交叉上方,第三脑室底壁两侧。视

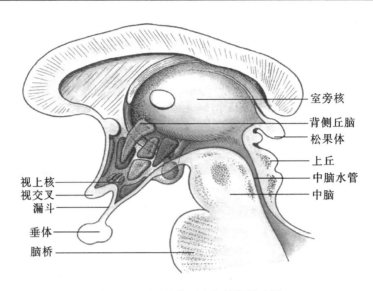

图 2-2　下丘脑核团和松果体模式图

交叉上核具有自我维持摆动的内源性昼夜节律器的性质,通过其周期性的神经活动,成为昼夜生物活动节律的发源地。视交叉上核主要含血管活性肠肽、精氨酸加压素、生长抑素等肽能神经元,对睡眠都有不同程度的调节作用。

研究表明,支配松果体的神经传导通路源自下丘脑的视交叉上核,光感信息通过视网膜下丘脑束传至视交叉上核,视交叉上核发出神经纤维在下丘脑室旁核(paraventricular nucleus)内脏神经相关亚区换元,投射到上胸段脊髓的中间外侧柱,由此发出交感神经节前纤维,进入颈上神经节,然后发出去甲肾上腺素能节后纤维支配松果体。夜间支配松果体的颈上节交感神经元活动增强,刺激松果体合成释放褪黑激素。昼间光照刺激通过视丘束,可抑制颈上节的活动,迅速终止褪黑激素酶合成,降低其体内水平。因此,睡眠-觉醒周期与褪黑激素的昼夜分泌节律有密切的关系,健康成年人夜间褪黑激素分泌呈脉冲式波动,高峰出现在快速眼动睡眠阶段,可显著增加异相睡眠及其密度。外源性慢性给予褪黑激素以调节睡眠节律为主,而急性给药可观察到直接的催眠效果。此外,褪黑激素可缓解时差综合征和工作时间日夜颠倒所引起的睡眠失调,适当剂量的褪黑激素可明显改善健康成年人的失眠状况。

(三)睡眠的生理意义

睡眠在进化中始终存在,剥夺慢波睡眠或快速眼动睡眠可导致相应睡眠的反弹,睡眠缺乏或紊乱会导致许多功能障碍,如脑的高级功能受损、自主神经功能及皮质下功能受到影响。睡眠是一种主动的生理过程,而且每一时相的睡眠都是由某些神经机制主动诱导产生的,不同时相的睡眠具有各自的特殊生理意义。

睡眠可以使人的精神体力得到恢复,为下一次觉醒状态下的活动做充分的准备。慢波睡眠可能主要与生长发育、能量储存及体力恢复有关,此时身心放松,机体的合成代谢明显增强。快波睡眠时大脑可能进行一些更特殊的活动,此时脑内蛋白质合成增加,新的突触联系建立,这有利于幼儿神经系统的发育和成熟,并且脑组织在该时期可能会综合白天获取的知识信息,对学习所得进行归类整理,从而促进人的学习和记忆活动。

二、学习与记忆

学习与记忆是脑的基本功能。学习(learning)是我们获取新知识或新技能的神经过程。记忆(memory)是对所获取信息进行编码、储存和读出的神经过程。我们通过学习获得知识,并通过记忆保存下来。人和动物必须通过学习改变自身的行为,以适应不断变化的外界环境。

(一)学习与记忆的分类

1. 学习的分类

(1)非联合型学习:非联合型学习(non‐associative learning)是一种简单的学习形式,是在刺激和反应之间不形成明确联系的学习,主要指单一刺激重复作用于机体后,个体对该刺激的反应增强或减弱的神经过程。非联合型学习又可分为敏感化(sensitization)与习惯化(habituation)。

一个弱的刺激如果发生在一个强刺激或伤害性刺激之后,神经系统对弱刺激的反应就有可能变大,这种现象称为敏感化。如在一个寂静的午夜(强刺激),你会对身后传来的脚步声(弱刺激)感到恐惧。尽管这种脚步声平时不会使你产生不安,但现在你可能被吓得魂不附体,说明你对脚步声这个弱刺激的反应明显增强。敏感化的形成不依赖于强弱刺激间建立什么联系,因而敏感化也称为假性条件反射。

当一个不具有伤害性效应的刺激重复作用时,机体神经系统对该刺激的反应逐渐减弱,这种现象称为习惯化。例如:当家里电话铃响时,你会有反应要去接,但每次都不是你的电话,久而久之,你对电话铃声反应就会逐渐减弱,甚至听而不闻。习惯化对我们非常重要,我们的神经系统处理各种信息的能力是很有限的,因此通过习惯化可以将那些对我们没有明确意义的信息过滤掉。

(2)联合型学习:联合型学习(associative learning)指个体能够在事件和事件之间建立某种形式的联系或预示关系。联合型学习又可分为经典条件反射(classical conditioning)和操作式条件反射(operant conditioning)两类。经典条件反射使人和动物学会了两个刺激间的联系,而操作式条件反射使人和动物学会了刺激与行为间的联系,即特定的行为导致特定的结果。

经典条件反射是由俄国生理学家巴甫洛夫第一次建立的。其中,动物学会在两个刺激之间形成联系。在通常情况下,铃声和狗的唾液分泌没有直接联系。狗进食时会分泌唾液。如果在喂食(非条件刺激)前先让狗听到铃声(条件刺激),并反复重复多次,以后当狗再次听到铃声时,其唾液便开始分泌了,可见狗学会了将铃声与进食联系起来。经典条件反射的成功建立对条件刺激和非条件刺激出现的时序有严格的要求:当两者同时出现或条件刺激略先于非条件刺激出现时,条件反射就能够建立;若两者之间的时间隔较长或条件刺激在非条件刺激之后,条件反射就不能建立。在建立了条件反射后,如果非条件刺激反复不与条件刺激同时出现,所建立的条件反射会逐渐减弱直至消失,这个过程称为消退(extinction)。

操作式条件反射是使动物学会将一个动作反应与一个有意义的结果(如食物)联系起来。一个典型例子就是:将一只饥饿的大鼠放入实验箱内,箱内有一个杠杆发送食物。大鼠偶然压了一下杠杆,随后一份食物出现了,重复多次后,大鼠在它的许多行为中学会了压杠杆可以获得食物奖励。于是,它就会重复地去压杠杆以获取食物,直到吃饱。在这个实验中,大鼠压杠杆是一种操作,而食物则是一种强化刺激。与经典条件反射类似,时序对操作式条件反射的建立也是至关重要的,它要求行为反应结果紧随动作行为之后出现。

2. 记忆的分类

(1)陈述性记忆:陈述性记忆(declarative memory)是对事实、事件及它们之间相互联系的记忆,如有关时间、地点和人物的知识。它的形成依赖于评价、比较和推理等认知过程。陈述性记忆通常可以通过有意识地回忆获取,并用语言来描述内容,容易形成也容易遗忘。

(2)非陈述性记忆:非陈述性记忆(nondeclarative memory)也称为反射性记忆,是有关如何操作某件事情的能力。它不需要认知功能的参与,主要包括感知觉、运动技巧等的学习。骑车、游泳等都是非陈述记忆的例子,它的形成需要经过多次反复学习,一旦形成,很难忘记,是一种近乎无意识的行为。

陈述性记忆与非陈述性记忆有两个明显的区别。第一,我们通常可以通过回忆获取陈述性记忆,并用语言来描述,而非陈述性记忆则不能,不通过有意识的回忆,我们照样可以操作已经学会的技巧。第二,陈述性记忆容易形成也容易遗忘,而非陈述性记忆的形成需要经过多次反复学习,一旦形成,很难忘记。

无论是陈述性记忆还是非陈述性记忆,都包括短时记忆和长时记忆。

(3)短时记忆:短时记忆(short - term memory)一般能持续数秒钟到数分钟,而且能记住的数量是很有限的,是大脑暂时保存信息的过程。短时记忆中的内容要么被遗忘，要么被整合到相对更稳定的、更持久的长时记忆中去。

（4）长时记忆：长时记忆（long-term memory）能保持数天、数周，甚至终生难忘。感觉信息可以通过短时记忆转化为长时记忆，也可以不通过短时记忆而直接进入长时记忆。与短时记忆相比，长时记忆持续时间长，容量大，不需要复述。

在记忆转化为长时记忆的形式之前，对新形成的短时记忆的提取较易受到干扰。记忆有一个从短时记忆向长时记忆转化的过程，这一转化过程依赖于新蛋白质的合成。一旦记忆转化为长时记忆，它便相对稳定。随着时间的推移，即使没有脑损伤，长时记忆的储存和提取也会逐渐减弱。

（二）学习记忆的脑功能定位

人的大脑有相当多的脑区与记忆相关。记忆功能并不局限于大脑的某个特定区域，而依赖于多个功能区域的协同工作（图 2-3）。大脑颞叶是记忆功能的关键部位。颞叶参与记忆形成。内侧颞叶对陈述性记忆是至关重要的，而位于内侧颞叶的海马参与长时程陈述性记忆及空间记忆。在内侧颞叶之外，间脑也是与记忆有关联的脑结构之一。间脑的丘脑前核、丘脑背内侧核、下丘脑乳头体也在陈述性记忆中扮演着重要角色。前额叶皮质在情景记忆中发挥了重要的作用。

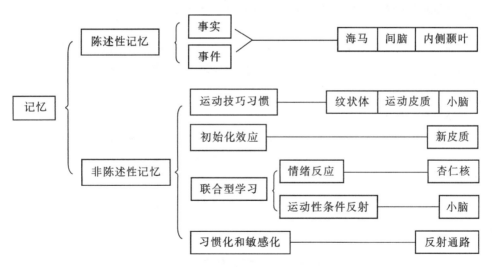

图 2-3　记忆的分类和脑功能定位

1. 颞叶和陈述性记忆

颞叶包括颞叶新皮质、内侧颞叶、海马和杏仁体。这些结构对于陈述性记忆的形成至关重要。颞叶在对过去事件的记忆中发挥着特殊的作用。猴的颞叶切除,一个重要的表现是它们的感知觉正常,但存在对物体认知方面的障碍,不能明白这些物体是什么。由颞叶损害造成遗忘症的最著名的病例是 1957 年由 W. Scoville 和 B. Milner 报道的 H. M. 病例。一位名为 H. G. Molaison(常被称为 H. M.)的患者由于癫痫发作,在 27 岁的时候不得不进行了双侧内侧颞叶、杏仁体及海马前部 2/3 的切除手术,从而成功缓解了癫痫发作。然而,经过对 H. M. 长达 40 年的观察发现,H. M. 没有形成新的陈述性记忆的能力,他记不起手术前几年间发生的事情(逆行性遗忘症)及几分钟前他遇到的人或发生的事情(顺行性遗忘症),但是他仍有对童年时许多事情的记忆。

内侧颞叶实际上是一组相互联系的结构,对陈述性记忆的巩固极为重要。关键的结构是海马、海马附近的皮质区及把这些结构与大脑其他部位连接起来的通路。海马是位于侧脑室内侧的一个折叠结构。海马外侧是围绕嗅沟的三个重要的皮质区:①内嗅皮质,位于嗅沟的内侧壁;②嗅周皮质,位于嗅沟外侧壁;③旁海马皮质,位于嗅沟外侧。内侧颞叶接受来自大脑联合皮质整合后的感觉信息的输入。

在研究中发现,双侧颞叶损害的患者保留了其他形式的记忆力,包括习惯化、敏感化、经典条件反射及操作式条件反射等。这些患者所保留的记忆都有共同的特点:首先,这些记忆都涉及动作或习惯,具有反射性;其次,这些记忆都是不需要意识参与的回忆或复杂的认知过程。患者只需要对某种刺激做出反应,而不需要主动地回忆任何事情。像正常人一样,通过训练,这类患者能够学会搭复杂的智力拼图,但他们并不记得曾经被训练过。

2. 间脑和陈述性记忆

除内侧颞叶外,间脑是与记忆和遗忘症有重要关联的脑结构之一,与颞叶有着非常密切的联系。患者 N. A. 是由间脑损害造成遗忘症的一个最著名病例。N. A. 在 21 岁时被室友的花剑由右鼻孔向左侧插入大脑。CT 扫描发现他的左侧丘脑背内侧核被损毁。伤愈后,他的认知能力正常,但记忆力遭到破坏,有比较严重的顺行性遗忘症及对事故前两年期间事件的逆行性遗忘症。

间脑的丘脑前核、丘脑背内侧核和下丘脑乳头体这三个结构在陈述性记忆中扮演着重要角色。穹窿是海马的主要输出通路,它投射到下丘脑乳头体,乳头体神经元投射到丘脑前核,丘脑前核投射到扣带回。此外,丘脑背内侧核接受颞叶(包括杏仁体和颞下回)的输入,而丘脑背内侧核投射到整个额叶皮质。

3. 海马和空间记忆

对遗忘症患者的研究显示,大脑颞叶参与了陈述性记忆的形成。因此在双侧颞叶损害后,患者出现明显的陈述性记忆障碍,而非陈述性记忆基本保持完好。动物实验也显示,像 H. M. 一样切除猴子双侧颞叶后,猴子也像 H. M. 一样出现了空间定位的记忆障碍。然而,关于大脑颞叶的多个结构中,哪个结构参与了陈述性记忆,目前并不清楚。动物实验及临床观察发现,空间定位的记忆障碍只有在海马或海马周围区域受到损伤的情况下才会出现,可见是海马参与了与空间任务相关的记忆。海马在空间记忆中的作用是通过辐射式放射迷宫实验阐明的。这种迷宫由中央平台和向四周辐射的八个通道组成。大鼠在这个迷宫中会在每个通道末端寻找食物,大鼠通过学习能高效地找到食物,每个通道只走一次,这说明大鼠能使用视觉或迷宫周围的暗示记住它曾经走过的通道。海马被损毁的大鼠与正常大鼠一样,也会学着探究每个臂末端寻找食物,但是它不能学会快速地找到食物,而是每个通道重复访问,不能记住走过通道的各种暗示,表明海马损毁能损害大鼠的空间记忆。海马在陈述性记忆由短时记忆向长时记忆转化的过程中起着重要的作用。海马很可能是短时记忆转化为长时记忆的中转站。因此,海马损伤后不能形成新的长时记忆,但已经形成的长时记忆不会受到影响。

4. 新皮质和工作记忆

与其他哺乳动物相比,灵长类动物(特别是人类)的脑具有一个面积很大的前额叶皮质(prefrontal cortex)。前额叶皮质与内侧颞叶和间脑有投射联系,与感觉皮质和运动皮质相比,我们对前额叶皮质的功能了解相对较少。因前额叶皮质在人类中特别的发达,故推测它与思维、推理、计划和问题解决等复杂的脑高级功能有关,而这些功能是低等动物所没有的。猴额叶切除实验表明,前额叶皮质在记忆中起着重要作用。

顶内沟外侧区(lateral intraparietal cortex,LIP)包埋在顶内沟内。顶内沟外侧区神经元参与工作记忆的信息处理。在解剖学上,前额叶皮质与顶内沟外侧区之间有着交互纤维投射。这条通路在空间信息整合处理中起着重要的作用。

5. 小脑和杏仁核参与条件性学习记忆的建立

在杏仁核受损后,与恐惧有关的条件反射受到影响。小脑损伤后许多运动学习功能会受损。

由此可见,记忆功能并不局限于大脑的某个特定区域,单一脑区不能独立完成复杂的记忆功能,记忆的实现需要多个脑区的综合作用。

(三)学习记忆的细胞和分子机制

1. 短时非陈述性记忆的细胞与分子机制

在非陈述性记忆中,习惯化和敏感化是比较简单的一种形式。如前所述,习惯化是当一个不具有伤害性效应的刺激重复作用时,机体神经系统对该刺激的反应会逐渐减弱。敏感化指一个弱的刺激如果发生在一个强刺激或伤害性刺激之后,机体对弱刺激的反应就有可能变大。海兔的神经系统非常简单,对其神经细胞间的突触联系已经了解得非常清楚,因此海兔成为研究非陈述性记忆理想的模型。

(1)海兔的缩鳃反射:缩鳃反射是一种非常简单的防御反射。海兔的鳃是存在于外套腔的呼吸器官。在正常情况下,鳃部分被其外套膜覆盖,其末端为一个多肉喷管,称为虹吸管。用细探针轻轻接触虹吸管,虹吸管就会收缩,鳃回缩入外套腔,接受外套膜保护。

(2)海兔缩鳃反射的习惯化:如果水流喷射到海兔的虹吸管上,鳃就会回缩。如果反复喷水,缩鳃的幅度会逐渐变小,这就是缩鳃反射的习惯化。采用电生理方法研究发现,当虹吸管受到一个新的刺激时,支配虹吸管的感觉神经元会在直接联系的中间神经元或运动神经元上产生一个兴奋性突触后电位(excitatory postsynaptic potential,EPSP)。感觉神经元或中间神经元的兴奋作用于联系的运动神经元,使运动神经元强烈放电,从而引起鳃强烈的反射性收缩。刺激如果重复 10 次,感觉神经元在运动神经元上引发的兴奋性突触后电位的幅度就会逐渐变小,这种习惯化可以持续几小时。因此,在同样的刺激下,运动神经元的动作电位显著减少,缩鳃反射也就减弱了。对突触传递进行的量子分析显示,习惯化后每个动作电位引起的神经递质(谷氨酸)释放量减少,但突触后膜谷氨酸受体的反应性并未改变。这种短时习惯化说明学习导致了突触联系的改变,而如果刺激重复 40 次或更多,可产生持续数天至数周的长期习惯化。

(3)海兔缩鳃反射的敏感化:当对海兔的头部或尾部给予伤害性刺激(如电击)时,它意识到这是伤害性刺激,而对后续作用于虹吸管的刺激反应明显增强,这就是海兔缩鳃反射的敏感化。像习惯化一样,缩鳃反射的敏感化也有短时敏感化和长时敏感化两种形式。对尾部一次电刺激可以引起持续数分钟的短时敏感化,而五次或更多的电刺激能够产生持续几天至几周的长时敏感化。

敏感化比习惯化更为复杂。习惯化仅涉及一个反射回路中的各个神经元。例如:缩鳃反射习惯化的细胞机制是缩鳃反射回路中感觉神经元与同回路中其他神经元的突触联系直接受到抑制。敏感化是一个反射回路的兴奋对另一个反射回路的影响。例如:缩鳃反射敏感化的细胞机制是尾部的刺激通过影响中间神经元而增强缩鳃反射回路中感觉神经元与其他神经元的突触联系。这主要是中间神经元的短期兴奋,使感觉神经元释放的神经递质增加,而运动神经元上神经递质受体的数量和敏感性并没有明显变化。

无论是在习惯化还是在敏感化过程中,Ca^{2+} 内流量起着重要的调节作用。在中间神经元中,研究最多的是 5-羟色胺能神经元。当敏感化时,伤害性刺激通过 5-羟色胺能中间神经元传入,中间神经元与感觉神经元之间以轴-轴突触联系,中间神经元的末梢释放 5-羟色胺,5-羟色胺作用于感觉神经元末梢上的受体,由 G 蛋白激活腺苷酸环化酶(adenylate cyclase),腺苷酸环化酶使环腺苷酸(cyclic adenosine monophosphate,cAMP)生成增加,环腺苷酸激活环磷酸腺苷依赖性蛋白激酶 A(PKA),蛋白激酶 A 使膜上 K^+ 通道蛋白等磷酸化,通道构型发生变化,K^+ 电导降低,减少感觉神经元兴奋时复极化的 K^+ 外流,延长动作电位时程,从而延长 Ca^{2+} 通道开放时间,Ca^{2+} 内流增加,神经末梢释放递质增加。同时,5-羟色胺还可以通过受体 G 蛋白介导,激活磷脂酶,分解膜脂类生成二酰甘油(diacylglycerol,DAG),从而激活蛋白激酶 C(PKC)。蛋白激酶 C 与蛋白激酶 A 协同作用,使囊泡从递质库移向活化区递质释放库,增加感觉神经元兴奋时的递质释放,从而导致运动神经元活动加强,表现为缩鳃反射增强(图 2-4)。

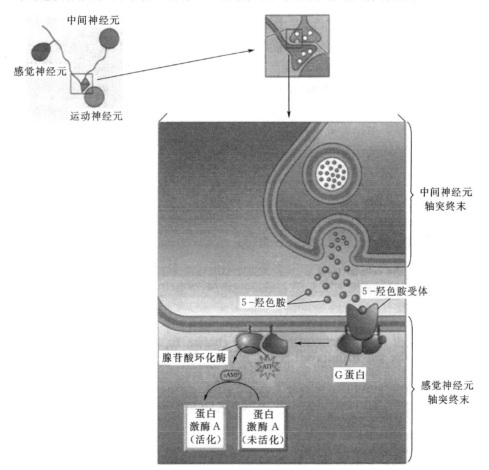

图 2-4 海兔缩鳃反射的敏感化

2. 经典条件反射的分子机制

海兔的缩鳃反射不仅可以发生习惯化和敏感化变化,而且可以建立经典条件反射。对海兔尾部的强电击是海兔建立经典条件反射的非条件刺激,而对虹吸管的轻微刺激是其条件刺激。后者本身并不能引起明显的缩鳃反应。如果把对虹吸管的刺激(条件刺激)和尾部的电击(非条件刺激)反复结合,就可建立条件反射,其反应性比未建立条件反射回路的反应性明显增高,表现为单独刺激虹吸管就能引起增强的缩鳃反应。

我们在前面讨论条件反射时已经谈到,条件反射的建立依赖于条件刺激与非条件刺激的同步性,即非条件刺激必须紧跟条件刺激(0.5 秒以内)才能建立经典条件反射。这是为什么呢? 海兔缩鳃条件反射的研究给了我们一个答案。在条件刺激(触觉刺激)下,Ca^{2+} 由动作电位进入感觉神经元,并与钙调蛋白相结合,钙/钙调蛋白复合物与腺苷酸环化酶结合并增强其反应性。在这种条件下,如果刚好引进非条件刺激(尾部的电击),钙/钙调蛋白结合的腺苷酸环化酶便能产生更多的环腺苷酸。由此可见,像在敏感化中一样,cAMP – PKA 途径在经典条件反射中也起着重要的作用。条件刺激引起的动作电位持续时间很短,因此钙/钙调蛋白复合物存在的时间不长。所以,非条件刺激必须紧跟条件刺激才能起作用。

对海兔的研究提示,cAMP – PKA 途径在学习记忆中具有重要意义,但该途径并不是参与学习记忆的唯一第二信使系统。

3. 长时非陈述性记忆的分子机制

如前所述,学习记忆的一个特征是多次重复刺激可以将短时记忆转化为长时记忆,长时记忆比短时记忆更为稳定。cAMP – PKA 途径参与了短时敏感化和长时敏感化过程。虽然短时记忆和长时记忆紧密相关,但二者仍有着显著的不同。实验发现,蛋白质和 mRNA 合成抑制剂能特异性地阻滞长时记忆,包括缩鳃反射长时敏感化,而短时记忆不受影响,这表明基因的转录、翻译和蛋白质的合成参与了长时记忆的形成,而与短时记忆无关。多次重复刺激使中间神经元反复释放 5 -羟色胺,持续激活 cAMP – PKA 途径。这样,蛋白激酶 A 活性亚单位有足够的时间进入细胞核,使 cAMP 应答元件结合蛋白质 – 1(cAMP response element binding protein – 1)活化,活化的 cAMP 应答元件结合蛋白质 –1 与基因转录调控区 cAMP 应答元件(cAMP response element,CRE)结合,进而启动特定基因转录为 mRNA,mRNA 进入细胞质,由核糖体合成蛋白质。cAMP 应答元件结合蛋白质 –1 可以促进长时记忆的形成,而 cAMP 应答元件结合蛋白质 –2 对这一过程有抑制作用。

4.陈述性记忆的分子机制——海马早期长时程增强的突触机制

陈述性记忆是有关时间、地点和人物的记忆。海马是长时程陈述性记忆形成的主要部位。临床研究证明，外科手术切除海马或缺血缺氧使海马损伤的患者，都会引起复杂的记忆缺损，虽然他们的短期记忆和长期记忆未被破坏，但缺少形成新的长期记忆的能力。现在普遍认为，海马主要涉及事件记忆中最初的信息编码及其储存过程。海马由两部分神经元组成：一部分在齿状回，由颗粒细胞组成；另一部分在 Ammon 氏角，由锥体细胞组成。Ammon 氏角又分为CA1、CA2、CA3、CA4 四个区。与讨论主题有关的是 CA1、CA3 两个区。海马的传入纤维及海马的内部环路主要形成三个兴奋性单突触通路：①来自嗅皮质细胞的穿通纤维（perforating fiber）通路与齿状回颗粒细胞之间的突触连接；②颗粒细胞发出的苔藓纤维（mossy fiber）通路与海马 CA3 锥体细胞之间的突触连接；③CA3锥体细胞发出的 Schaffer 侧支和 CA1 锥体细胞之间的突触连接。这三个突触通路都以谷氨酸作为神经递质，都可以产生长时程增强效应。

在海马的神经纤维通路上，一组高频电刺激可以使海马神经元兴奋性突触后电位增强，这种单突触激活诱发的长突触传递效率持续增强的现象称为长时程增强（long - term potentiation，LTP）。在高频电刺激下，当突触后神经元（CA1 细胞）的突触后电位尚未结束时，突触前神经元（CA3 细胞）又接收到了下一个电刺激而开始放电。也就是说，长时程增强的形成需要突触后神经元和突触前神经元的同步放电。Hebb 法则提出："当细胞 A 的轴突兴奋细胞 B 并反复或持续参与它的放电时，其中一个细胞或这两个细胞都会发生一些生长或代谢的变化，从而使细胞 A 能更有效地促使细胞 B 放电。"Hebb 法则揭示了学习记忆的基本规律。神经系统的发育和成熟过程也遵循着同样的法则。

CA3 与 CA1 间的突触联系是以谷氨酸为神经递质的，突触后 CA1 细胞上有两种谷氨酸受体，即 N-甲基-D-天冬氨酸（N - methyl - D - aspartic acid，NMDA）受体和非 N-甲基-D-天冬氨酸受体（图 2－5）。N-甲基-D-天冬氨酸受体是一种电压依赖性的配体门控离子通道，它既受递质的调控，又受膜电压的调控。当正常低频突触传递时，突触前膜释放的谷氨酸作用于非 N-甲基-D-天冬氨酸受体，开放其 Na^+-K^+ 通道，并产生突触后电位，而 N-甲基-D-天冬氨酸受体的 Ca^{2+}-Na^+-K^+ 通道则由于被 Mg^{2+} 所阻滞而无法开放。当高频电刺激使 CA1 细胞和 CA3 细胞同步放电时，谷氨酸被大量释放，非 N-甲基-D-天冬氨酸受体的激活导致突触后膜去极化达到一定程度，N-甲基-D-天冬氨酸受体偶联通道内的 Mg^{2+} 移出，并使 Ca^{2+} 进入突触后 CA1 细胞，同时 Ca^{2+} 内流可使膜进一步去极化，使电压依赖性的 Ca^{2+} 通道开放，Ca^{2+} 通过通道进入细胞内，触发一系列生化反应，改变膜的性质，导致长时程增强的产生。

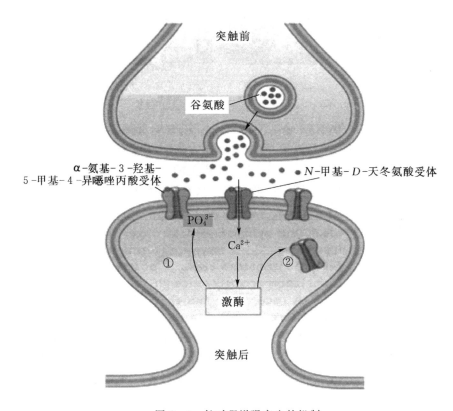

图 2-5　长时程增强产生的机制

三、语言与思维

　　语言与思维是人脑的高级神经活动。通常人们所指的"言语"是用音声符号进行的口语交际,而"语言"包括了除说话以外的书面语,包括文字语言、手势语、表情语等其他人际交往形式。从最初的语言符号的感知辨识,理解感受,至言语表达,都与其他心理过程如思维、学习、记忆有着不可分割的联系。

　　儿童具有先天的语言功能发育的生物学条件,包括适于发音的器官及在学习语言表达前就已存在的左侧大脑半球的结构优势。在长期的进化过程中,左、右两侧大脑半球发育呈现不对称。右侧大脑半球在对时间、空间关系的认识及绘画、音乐欣赏等方面较左侧大脑半球具有优势,而左侧大脑半球与语言、意识、数学分析等密切相关。因此,左、右两侧大脑半球在功能上各有不同的特化,这种特化的结果是使语言功能互补、密切配合,从而完成各种高级神经精神活动。左、右两侧大脑半球在个体发育过程中都有获得语言功能的潜力。在婴儿或儿童期,当左侧大脑半球受到伤害时,右侧大脑半球会取代左侧大脑半球行使语言功能;婴儿期业已存在的左侧大脑半球结构优势,使得语言功能优先在左侧大脑半球发育,而语言的发育又反过来促进左侧大脑半球语言区,使其变得比右侧大脑半球更发达。儿童学习语言的生物学基础只为儿童获得语言提供了前提,而儿童置身于语言环境则是儿童习得语言的必要条件。脱离人类语言环境的儿童(如狼孩)不能自发地产生人类语言,而生活在不同语言环境中的儿童发展了不同的语言。

(一)语言脑功能定位

1.语言中枢

人类大脑皮质上具有相应的语言中枢。

(1)运动性语言中枢(说话中枢):此中枢在额下回后 1/3 处(Brodmann 44 区、45 区),又称为 Broca 区。此中枢能将 Wernicke 区的信息处理为相应的发声形式。

(2)听感觉性语言中枢(听讲中枢):此中枢在颞上回后部(Brodmann 22 区),又称为 Wernicke 区。它能调整自己的语言和理解他人的语言。

(3)视运动性语言中枢(书写中枢):此中枢在额中回的后部(Brodmann 8 区),紧靠中央前回管理上肢特别是手的肌肉运动区(因为写字必须有上肢,特别是手的配合)。

(4)视感觉性语言中枢(阅读中枢):此中枢在顶下小叶的角回(Brodmann 39 区)。此中枢靠近视觉中枢(因为阅读首先要依赖视觉)。

2.语言优势大脑半球一侧化

上述语言中枢开始时在两侧大脑半球上都有基础,以后在一侧大脑半球上逐渐发展起来,即语言中枢的优势大脑半球。实践证明,善于用右手的人(右利者),其语言中枢在左侧大脑半球(优势大脑半球);大部分善于用左手的人(左利者)其语言中枢的优势大脑半球也在左侧。各语言中枢不是彼此孤立存在的,它们之间有着密切的联系。语言能力需要大脑皮质有关区域的协调配合才能完成。如听到他人问话后用口语回答,其过程是:听觉冲动从听觉感受器,经听神经、蜗神经核、内侧膝状体到达听觉区,产生听觉;听觉区再与 Wernicke 语言区联系,理解问话的意义;经过联络区的分析和综合,将信息传到 Broca 语言区,后者通过与头面部运动有关皮质(中央前回下部)的联系,控制唇、舌、喉肌的运动调节发声而回答问题。

虽然左侧大脑半球是语言的优势大脑半球,但右侧大脑半球并不是"沉默寡言"的,两侧大脑半球协同完成语言功能。左侧大脑半球的功能侧重于对时间进行分析,着重概念的相似性,对知觉的精细部分进行加工,把感觉信息纳入语言描述,善于对语音进行分析等;而右侧大脑半球的功能侧重于空间辨认,着重视觉的相似性,对知觉形象的轮廓进行加工,把感觉信息纳入印象及善于做完整性综合等。右侧大脑半球损伤患者的语句生成、词汇选择、句法转换、概念形成、语调传递能力及语调的理解能力均下降。例如:右侧大脑半球前部损伤的患者无论悲喜,讲话的语调总是平淡的,而右侧大脑半球后部损伤的患者则不能理解他人语言中的感情成分。还有资料显示,右侧大脑半球损伤患者判断反义词的能力下降,理解语言中的隐喻词受到影响等。右侧大脑半球还具有深度感觉和音乐欣赏的功能,若右侧大脑半球损伤,患者还会出现穿衣失用症,不能绘制图表和分不清左右等情况。此外,右侧大脑半球在失语症康复过程中有很强的代偿作用,这在 12 岁以前的儿童中表现得尤为突出。

3. 第二语言获得

在双语功能上,两侧大脑半球的参与是不同的。不同的语言其优势大脑半球效应不同,与非双语受试者比较,双语的大脑半球优势效应要高得多。人在不同的年龄阶段,学习第二语言时采取了不同的大脑半球参与策略,或者即使使用同样的策略,其使用的程度也不相同。如以希伯来语为母语的儿童,对希伯来语的刺激词表现为左侧大脑半球优势。但是,当他们学习英语进入第二年时却表现为右侧大脑半球优势,学习英语第四年时这种优势下降,学习英语第六年时对希伯来语的刺激词完全转化为左侧大脑半球优势。随后,使用同样的英语词对二年级和三年级的学生进行测试时发现,二年级学生是右侧大脑半球优势,三年级时便转化为左侧大脑半球优势。这个结果提示,对陌生的语言材料的辨认,一开始以右侧大脑半球为基础,熟练后就转变成以左侧大脑半球认知策略为基础。6 岁可能是第二语言学习策略的分界年龄。6 岁以后,语言学习的可塑性便基本结束,在这以后再学第二语言就必须借助右侧大脑半球机制。

(二)语言障碍

脑局灶病变损害(如脑血管损伤、创伤或肿瘤)引起语言能力受损或丧失,只有损伤优势大脑半球时才出现各种语言障碍。例如:患者能听到言语声或看见文字,但不能理解言语或文字的意义;患者的口咽部肌肉运动正常,但不能清晰地说话,或说出的话不能表达意思,使听者难以理解。

1. Broca 失语

Broca 失语又称为运动性失语,临床特征为明显口语表达障碍而听理解相对保留。病变主要在左额叶的额下回后 1/3 处 Broca 区皮质及皮质下。此区受损后,患者与发音有关的肌肉虽未瘫痪,但却丧失了说话能力。

2. Wernicke 失语

Wernicke 失语又称为感觉性失语,临床特征为流利性口语和严重的听理解障碍。病变主要在左颞上回后部 Wernicke 区。此区受损后,患者能讲话但混乱而割裂,能听到他人讲话,但不能理解讲话的意思,自己讲的话也同样不能理解。

3. 视运动性失语

视运动性失语又称为失写症,临床特征为虽然相应肌肉的其他运动功能仍然保存,但是写字绘画等精细运动发生障碍。病变主要在额中回的后部。

4. 视感觉性失语

视感觉性失语又称为失读症,临床特征为视觉正常,但原来识字的人变为不能阅读。损害主要部位是顶下小叶的角回。

5. 传导性失语

传导性失语的临床特征为口语流利型,听理解相对保留,突出的障碍是不能重复他人的语言。损害主要部位是左缘上回、岛叶皮质下的弓状束和联络纤维。

6. 经皮质运动性失语

经皮质运动性失语的临床特征为复述近于正常而不能说出创造性语言,且扩展困难,患者常用单词或短语、短句表达意思。对含语法结构的句子和长句子的理解有困难,听理解及文字理解受损较轻,而书写则有严重障碍。主因是 Broca 区与辅助运动区联系中断。

7. 经皮质感觉性失语

经皮质感觉性失语的临床特征为口语流利型,严重的听理解障碍和找词困难,复述近于正常。主因是 Wernicke 区与颞-顶-枕联合区联系中断。

8. 完全性失语

完全性失语的听、说、读、写功能全面障碍,但对人们表情、手势示意可以理解。病变累及优势大脑半球的大部。

(三)语言与思维活动的脑机制

1. 思维活动的脑机制

思维是整个脑的功能,特别是大脑皮质的额叶的功能。由大脑皮质其他部位加工过的信息,都要传送到额叶进行更复杂的加工,综合、编辑成程序,进而调节和控制人们的行为和心理过程。前额叶联合皮质与皮质下有极其丰富的纤维联系:前额叶皮质与纹状前视区、颞叶联合皮质、顶叶联合皮质有着交互的纤维联系;与丘脑背内侧核有交互联系;与基底前脑、扣带回及海马回有直接或间接联系;还发出纤维投射到基底神经节。当脑的不同部位受损伤时,思维会受到不同程度的影响。大多数人的左侧大脑半球是抽象思维中枢,侧重处理语言、推理、数学符号等,而右侧大脑半球为形象思维中枢,侧重处理形象事物、空间位置等。

2.语言的表述是思维的过程和结果

两侧大脑半球对语言与思维活动各有功能分工,但必须有两侧大脑半球的合作与协调,否则便不能真正实现这类高级心理过程,因为语言与思维不仅需要抽象和分析,而且需要形象和综合,不单需要语音的辨认,还要有语调的区分等。完整的语言活动依赖左侧大脑半球某些一侧化了的功能和右侧大脑半球某些一侧化了的功能来协同完成。研究发现:左额叶切除后,词汇流畅水平极度降低;左额叶病变导致词汇流畅性丧失,虽表面上并没有失语,但较高水平的语言能力会受到影响;左额叶损伤患者在给词下定义时出现障碍;左额叶肿瘤患者不能很好地抽象出物品的主要特征,对不适当的和无关的联想不能抑制,在命名物品时往往做许多过分的和无关的描写。因为额叶本身更重要的是控制和监督功能,这可能是额叶控制功能下降的结果。左侧额叶损伤时的语言障碍恰恰是思维紊乱的证据。研究还发现,右额叶损伤者除在图形临摹和结构性运用方面较差外,在谚语理解方面也受到严重影响。

对语言与思维的大脑生理机制的研究表明,语言的产生和表达涉及一系列思维机制和大脑生理功能。语言活动与思维活动是分不开的,形成"语言思维",而且与其大脑的生理机制也是联为一体的。尽管思维可以有非语言的,但一旦产生了语言,它就与思维黏附在一起。思维活动实际上就是整个大脑对获取的信息进行加工处理的过程,而被加工的信息可以是语言的,也可以是非语言的。

此外,语言分析是揭示思维的重要手段。由语言学的定义可知,人类语言从一开始就是人们拿来彼此交谈,进行思维的有声表现形式。它以声音材料为外壳,以意义要素为内容。人运用语言来表达思想,因此分析人的语言是揭示人类思维活动的最有效手段。

四、情绪

情绪(emotion)是动物对于客观事物的主观体验和客观表达,表现为高兴、愤怒、悲伤、愉快、恐惧、焦虑等。它不仅具备独特的主观感受,而且具有一些固定形式的外部行为表现(称为情绪的行为反应)。

(一)情绪的表现

1.情绪的自主神经反应

情绪反应常常有明显的自主神经活动的变化,包括汗腺分泌的增多或减少,心率的加快或减慢,皮肤血流的增多或减少(皮肤潮红或苍白),竖毛,胃肠运动的加强或减慢等。这些反应均是由交感神经或副交感神经活动的改变所引起的。

2. 情绪的行为反应

各种情绪可以通过表情显现出来,包括情绪发生时面部表情的变化,如快乐时两眼放光、双眉舒展、嘴角上提,悲痛时头部低垂、双眉紧锁、嘴角下撇、眼泪汪汪,愤怒时咬牙切齿、双眉倒竖,惊恐时目瞪口呆;情绪发生时肢体的动作变化,如快乐时手舞足蹈,愤怒时挺胸握拳,恐惧时手足无措;情绪发生时言语的声调、节奏、速度和音色等也会发生变化,如悲哀时语调低沉、声音断续,愤怒时声音高尖而且颤抖。

(二)情绪相关的脑区

1. 下丘脑

下丘脑又称为丘脑下部,位于背侧丘脑的下方。下丘脑包括视交叉、灰结节、漏斗、乳头体和垂体。下丘脑在脑内所占范围甚小,但结构复杂、联系广泛。下丘脑内部的神经核团之间存在着丰富而广泛的纤维联系,中枢神经的其他部位与下丘脑之间亦存在着广泛联系。

下丘脑的纤维联系包括以下几方面。①与边缘系统的联系:包括通过终纹的杏仁核下丘脑纤维和豆状核腹侧纤维,与隔区和杏仁体(amygdaloid body)联系;通过穹窿(fornix,起自海马,止于乳头体)与海马结构相联系;前脑内侧束(medial forebrain bundle)是通过下丘脑外侧区的一大松散纤维束,它起自隔区等,至下丘脑外侧区,终于中脑被盖的往返纤维束,下丘脑通过此束与隔区和中脑被盖等相联系。前脑内侧束不但是下丘脑的重要传入和传出纤维通路,也是端脑的重要出入通路之一。②与脑干和脊髓的联系:重要的是与内脏神经核群相联系,借前脑内侧束等接受来自脑干的纤维,经乳头被盖束来自乳头体至中脑被盖,通过位于中脑水管的腹外侧的背侧纵束(dorsal longitudinal fasciculus)向下投射到脑干和脊髓侧角细胞,将下丘脑与脑干内脏相关的脑神经核和脊髓侧角细胞联系起来。③与背侧丘脑的联系:主要经乳头丘脑束(mamillothalamic tract)与丘脑前核群相联系,还通过室周灰质与丘脑背内侧核相联系。④与垂体的联系:包括视上垂体束、室旁垂体束、结节漏斗束等与垂体后叶(神经垂体)和垂体前叶(腺垂体)相联系,对垂体功能进行调控。

下丘脑功能十分广泛而重要,包括参与调节机体的内分泌活动、调节内脏活动、调节机体昼夜节律、调控免疫功能,以及与边缘系统有密切联系,参与情绪行为反应。其主要功能是维持机体内环境的稳定以维持个体生存。

2. 边缘系统

边缘系统(limbic system)在种系发生上是古老的系统,具有广泛的联系。边缘系统的功能大致可归纳为四个方面。①个体保存(寻食、防御等)和种族保存(生殖行为)。②调节内脏活动的最高中枢。下丘脑是内脏神经系统的皮质下中枢。边缘系统通过下丘脑与脑干和脊髓联系,调节内脏神经系统的活动。③调节情绪活动。④参与学习与记忆活动。边缘系统包括边缘叶及与它联系密切的皮质下结构。边缘叶(limbic lobe)指半球内侧面的胼胝体周围和侧脑室下角底壁周围的一圈弧形结构,包括隔区、扣带回、海马旁回、海马和齿状回等。皮质下结构包括杏仁核、隔核、下丘脑、上丘脑、丘脑前核及中脑内侧被盖区等。它们在结构与功能上相互间都有密切的联系,从而构成一个功能系统,称为边缘系统。

边缘叶与其他皮质之间,边缘系统各部之间都存在着复杂的纤维联系。边缘系统重要的联系通路主要有前脑内侧束(隔区、丘脑下部、中脑被盖之间的相互交通)、穹窿(海马—乳头体)、乳头丘脑束(乳头体—丘脑前核)、终纹(杏仁核—隔区)和丘脑髓纹(隔区—缰核)等。

海马和齿状回是海马结构的主要部分。它们是只有三层结构的古皮质。由于颞叶的新皮质极度发展,海马结构被挤到侧脑室下角中。整个海马的层次和结构较为一致,但根据细胞构筑的分布而有所不同,一般将海马划分为 CA1、CA2、CA3 和 CA4 四区。在海马结构的传入纤维中,一个重要的传入来源是海马旁回。海马结构的主要传出纤维是穹窿,其中多数纤维止于乳头体,也有到隔区的纤维。通过乳头丘脑束,乳头体与丘脑前核建立往返联系,而丘脑前核又与扣带回有往返纤维联系,扣带回通过扣带又与海马旁回密切联系。因此,海马旁回—海马结构—乳头体—丘脑前核—扣带回—海马旁回形成了一环路,称为海马环路(又称为 Papez 环路)。该环路与情感、学习和记忆等高级神经活动有关。

杏仁核又称为杏仁体或杏仁复合体,位于侧脑室下角前端上方、海马旁回钩的深面、豆状核的腹侧,与尾状核尾相连。杏仁核与嗅脑、大脑新皮质、隔核、背侧丘脑和下丘脑等有丰富的纤维联系,主要参与内脏及内分泌活动的调节和情绪活动。杏仁核是一群核团簇,通常被分为基底外侧核、皮质内侧核和中央前核三组。所有感觉系统的信息都传入杏仁核的基底外侧核。不同感觉通路有不同方式的杏仁核投射,在杏仁核中相互联系,使不同的感觉信息在杏仁核中得到整合。随后,再经腹侧杏仁核传出通路和终纹将信息传递到下丘脑和脑干。杏仁核至下丘脑和脑干(以及可能远至脊髓)的投射使其既能控制自主神经系统,又能控制躯体运动系统。

隔区(septal area)位于胼胝体嘴的下方,包括旁嗅区(parolfactory region)和胼胝体下回(subcallosal gyrus,又称为终板旁回)。在胼胝体下回的前外部深陷于后旁嗅沟(posterior parolfactory sulcus)内的皮质称为前海马原基(prehip-pocampal rudiment)。隔核(septal nuclei)是隔区的皮质下核团,可简单地分为外侧隔核和内侧隔核。隔核是多种纤维系统贯穿的区域,接受穹窿、终纹、前穿质、扣带回及经前脑内侧束的中脑网状结构上行纤维,发出的纤维投射到边缘系统各部皮质及脑干网状结构。因此,隔核被认为是各种冲动整合中枢,是边缘系统的重要核团之一。当刺激与损毁隔核时,可见动物愤怒反应、进食、性行为、生殖行为的改变。也有研究认为,内侧隔核与学习、记忆关系密切。

3. 中脑中央灰质

中脑中央灰质又称为导水管周围灰质(periaqueductal gray matter,PAG),位于中脑水管的周围。中脑中央灰质头端在后连合和动眼神经核上端水平,尾端在中脑被盖背核水平。人的中脑中央灰质分为三个区,即背侧区、内侧区和外侧区。内侧区围绕导水管周围,背侧区位于内侧区背方,外侧区又分为背外侧区和腹外侧区。中脑中央灰质具有许多重要功能,如防御反应、发声、镇痛及心血管功能的调节。不同功能的细胞沿中脑中央灰质头尾的纵轴排列成功能柱。与情绪活动有关的功能柱有背柱、背外侧柱、腹外侧柱和内侧柱。

(三)情绪发生的脑机制

1. 愤怒和攻击反应

攻击是一种多面性行为,根据不同的目的可分为多种类型。这种情绪不是单一脑结构的产物。不同类型的攻击行为具有不同的神经基础。雄激素是影响攻击的一个因素,注射雄激素睾酮能使未成熟动物更具攻击性,而阉割能减少攻击。根据动机的不同,攻击可以分为掠夺性攻击和情感性攻击。掠夺性攻击又称为捕食性攻击,是为了获得食物而攻击不同种类成员的行为。这种类型的攻击伴随相对少的发声,攻击部位是被猎者的头和颈,通常没有交感神经系统活动增强的现象。情感性攻击则是为了显示,而不是为食物而厮杀的行为,伴交感神经活动明显增强的现象。动物在这种状态下,通常发出声音,同时做出恐吓和防卫的姿势。如猫在遇到狗接近时发出声音并弓起背就是一个很典型的例子。以上两类攻击行为和生理反应都受到躯体运动系统和自主神经系统的调节,但是由于行为反应的截然不同,相关的通路和调节程度存在差异。

下丘脑是与攻击行为相关的一个重要结构。手术前不易被激怒的动物,在手术切除两侧大脑半球的皮质后会出现明显的行为变化,只要很小的刺激便会使之进入强烈的愤怒状态。例如:轻轻抓一下猫背就可导致它产生一系列类似怒的反应,包括血压上升、瞳孔扩大、立毛、伸爪等。这种状态被称为假怒(sham rage)。如果将损毁范围略微扩大至间脑的一部分,特别是下丘脑,这种行为效应可被反转。如果沿着皮质损毁下丘脑前部可以观察到假怒,但当损毁扩展到下丘脑的后半部时,假怒将不会出现。因此,下丘脑后部可能对愤怒和攻击的表现特别重要,这种作用平时被端脑所抑制。电极埋植观察刺激效应的实验显示,当刺激猫的下丘脑的一些特定部位时,可以引起动物类似于移去大脑皮质后所产生的愤怒反应,如打喷嚏、气喘、立毛、嗥叫、摄食及恐惧等的表现或行为。当刺激强度较低时,动物有时还会突然飞跑,好像要逃避一个假想的攻击者;当刺激强度增加时,动物会发动一次攻击,用爪拍打或扑向一个假想的攻击者;当电刺激停止时,愤怒立即消失,动物与刺激前一样。此外,这种电刺激还可以引起动物心率变化、瞳孔扩大和胃肠蠕动等。情感性攻击和掠夺性攻击可由刺激下丘脑的不同部位而激发。刺激下丘脑内侧部的特定区域,可以观察到情感性攻击,具体表现类似于愤怒的反应,猫会弓起背、发出嘶嘶声并吐白沫,但通常不会攻击目标;刺激下丘脑外侧部诱发掠夺性攻击,猫在背稍稍弓起、毛发轻轻竖着的同时,会轻轻地并迅速地接近大鼠,凶恶地咬住它的脖颈。掠夺性攻击通常不伴随情感性攻击时明显的惊恐姿态。

下丘脑通过内侧前脑束和背侧纵束两条主要的通路把信号传递到脑干。从下丘脑外侧部发出的纤维组成部分内侧前脑束,投射至中脑的腹侧被盖区。电刺激中脑腹侧被盖区的一些部位能使动物表现出与掠夺性攻击类似的特征行为。相反,损毁腹侧被盖区的动物则不引起防卫性攻击行为。如果内侧前脑束被切断,电刺激下丘脑将不再诱发攻击反应,提示下丘脑通过影响腹侧被盖区而参与攻击行为。从下丘脑内侧部传出的纤维经背侧纵束至中脑中央灰质,电刺激中脑中央灰质能使动物产生、发动情感性攻击的特征性行为,而损毁该区域则不能引起动物防卫性攻击行为。

杏仁核在攻击行为的产生中也发挥了重要作用。两侧颞叶切除,包括切除海马结构和杏仁核,动物变得温顺驯良,正常情况可引起的恐惧和激怒的情绪反应不再出现,性活动增强,称为 Kluver‐Bucy 综合征。电刺激基底外侧核导致情感性攻击,这可能是通过腹侧杏仁核传出通路对下丘脑和脑干核团的影响而产生的。损毁基底外侧核则抑制动物的情感性攻击行为。电刺激皮质内侧核抑制攻击性行为的发生。损毁该区域将显著增强动物掠夺性攻击行为。

2.恐惧和焦虑

机体在焦虑和恐惧的情况下通常会出现交感神经系统的剧烈反应。这个反应影响广泛,涉及全身的各个部分,包括从心率和呼吸增加到出汗。一般来说,焦虑的水平和身体的反应与受到的危险程度成比例。

杏仁核在恐惧的产生中发挥了重要作用。前述 Kluver‐Bucy 综合征的动物中切除两侧颞叶,包括切除海马结构和杏仁核,正常情况可引起恐惧的情绪反应减少或消失，与恐惧有关的发声和面部表情也明显减少。颞叶损伤的患者也可观察到 Kluver - Bucy 综合征的症状，并表现有情感淡漠。人类杏仁核的损毁也会出现情感和激动的减少。动物双侧杏仁核切除导致恐惧显著减少，并能影响攻击和记忆。双侧杏仁核切除的野猫会像家猫一样温驯。大鼠双侧杏仁核切除后会主动接近一只安静的猫，咬它的耳朵。一位双侧杏仁核均发生了严重病变的患者表现为不会描述害怕时的恐惧情绪，说明杏仁核的损伤选择性地降低了对恐惧的认知。对杏仁核不同部位的电刺激可造成警惕和注意的增强，而刺激猫杏仁核的外侧部则造成恐惧和暴力攻击的增加。电刺激人类杏仁核会导致焦虑和恐惧。因此，杏仁核的确在感觉输入与恐惧和焦虑相关的情绪中起到了一定的桥梁作用。

3. 犒赏与成瘾

在行为学中，与快乐有关的事件称为"犒赏"（reward），犒赏被认为是管理行为的最基本的要素。动机可以分成趋向性动机（appetitive motivation）和回避性动机（aversive motivation）。趋向性动机与快感有关，驱使行为朝向某些目标；回避性动机则与痛苦有关，驱使机体回避某些目标。

美国学者 J. Olds 和 P. Milner 在 1954 年发现了一个有趣的现象：他们在大鼠的下丘脑背侧埋上电极，然后将大鼠置于方盒内；大鼠在盒中自由活动，盒中有一个杠杆，当大鼠踩踏杠杆时，脑部就受到一次刺激。他们发现，大鼠乐于接受通常被认为具有惩罚性的电刺激。大鼠在第一次刺激后，离开杠杆，但又迅速返回，重复压杠杆活动，使脑部受到第二次刺激。很快大鼠就学会了通过按压杠杆获得对下丘脑的电刺激，实验大鼠可以 500～5000 次的速率疯狂踩踏杠杆连续自行刺激，电刺激所产生的强化效应要比自然犒赏物（如食物、水）要强得多。A. Routtenberg 和 J. Lindy 进行的实验表明，如果要实验动物选择电刺激或食物和水，那么动物往往选择电刺激，渴死、饿死也在所不惜。还有一个特征是，动物对自我电刺激脑部所产生的犒赏从不满足，可不停按压杠杆以获得快感。在下丘脑以外的其他脑区也埋上电极，大鼠并没有表现出上述情形。J. Olds 和 P. Milner 还在给癫痫患者进行检查和治疗时发现，刺激隔区和中脑被盖区同样会出现愉快的感觉和性冲动。中脑的刺激给人一种"幸福陶醉"的感觉，其他轻度的正性感觉由刺激杏仁核和尾核所产生。J. Olds 意识到动物脑内存在一种"愉快中枢"或强化区，电刺激该区域可以提供一种"犒赏"效应。

后来的研究又发现了许多自我电刺激位点，包括隔区、下丘脑外侧部、内侧前脑束、中脑腹侧被盖区和脑桥背侧部。前脑内侧束（隔区至下丘脑外侧部，再到中脑被盖）神经通路是电刺激产生快感的重要部位。尽管电刺激其他部位也能产生快感，但刺激前脑内侧束所产生的快感更为强烈。兴奋剂、阿片类药物、电刺激所产生的犒赏机制均涉及边缘系统。有多种神经递质涉及犒赏效应，但多巴胺是主要的神经递质。中脑腹侧被盖区的神经元主要是多巴胺能来源，它们发出轴突通过前脑内侧束到脑的广泛区域。中脑边缘通路也称为犒赏通路，该通路起源于中脑腹侧被盖区，投射到基底前脑的伏隔核（nucleus accumbens）、杏仁核、嗅结节、前额叶皮质等。犒赏性电刺激能激活犒赏通路，首先是前脑内侧束的下行纤维，然后是中脑边缘多巴胺通路的上行部分。微透析研究发现，在犒赏性电刺激下，中脑边缘系统多巴胺释放增加。其他药物，如巴比妥类药物，尽管有不同药理作用，但是同样能直接或间接使多巴胺水平升高。长期使用药物可使脑内多巴胺水平下降。多巴胺功能减退与戒断时强烈的渴求有关，强烈的渴求导致复发。

除了多巴胺系统，内源性阿片肽系统也是犒赏主要涉及的系统。前者与激活生物体、产生趋向性行为有关，后者与行为后的满足有关。内源性阿片肽家族包括脑啡肽（enkephalin）、β-内啡肽（endorphin）和强啡肽（dynorphin）。这三类内源性阿片肽有一个共同的结构，即其氨基端的四个氨基酸残基均为 Tyr - Gly - Gly - Phe，特别是第一位酪氨酸残基不能更换，否则即丧失其与阿片受体的结合能力。脑内 β-内啡肽能神经元起源于下丘脑弓状核区，它们的纤维投射到下丘脑的正中隆起、视前区、室旁核及杏仁核等，并沿第三脑室壁向前、向上，然后投射到中脑中央灰质、脑桥的蓝斑核、臂旁核。另外，在延髓孤束核内也有 β-内啡肽能神经元。脑内脑啡肽能神经元分布广泛。位于尾状核和壳核内的脑啡肽能神经元发出的纤维投射到苍白球，部分投射到中脑黑质。脑内强啡肽能神经元的分布与脑啡肽有相当程度的重叠，如杏仁核、尾核、中脑中央灰质等区都含有脑啡肽及强啡肽的神经元，但分布密度有差异，如中脑黑质、大脑皮质、海马等处的强啡肽多于脑啡肽。阿片受体主要分为 μ 型、δ 型、κ 型三种。μ 型阿片受体广泛分布于前脑、中脑及脑干，分布密度较高区域为新皮质、尾-壳核、伏隔核、丘脑、海马、杏仁核、上丘与下丘、孤束核、三叉神经核、脊髓背角，其次为中央灰质、中缝核，而下丘脑、视前区及苍白球的受体密度相对较低。μ 型阿片受体的结合部位在脑内的分布与痛觉及感觉运动整合作用的通路相平行。δ 型阿片受体的结合部位在脑内的分布相对集中，其分布密度较高的区域为与嗅觉有关的脑区、新皮质、尾-壳核、伏隔核、杏仁核，而在下丘脑、丘脑及脑干中则密度很低甚至没有，可能参与运动整合、嗅觉与识别功能。κ 型阿片受体在尾-壳核、伏隔核、杏仁核、下丘脑、神经垂体、正中隆起、孤束核处密度较高，在中央灰质、中缝核、三叉神经核、脊髓背角胶状质处为中等密度，其分布可能与水平衡的调节、摄食活动、痛感觉及神经内分泌功能相关。

成瘾（addiction）或依赖（dependence）通常被用于描述入迷、习惯性且有明显快感的状态,20 世纪 50 年代世界卫生组织将药物成瘾正式定义为:由于反复使用某种药物所引起的一种周期性或慢性中毒状态。药物成瘾具有以下特征:①有一种不可抗拒的力量强制性地驱使人们使用该药,并不择手段去获得它;②有增加剂量的趋势(耐受性);③一般来说,对该药的效应产生精神依赖并产生躯体依赖;④对个人和社会都产生危害。能够产生依赖的药物包括:①中枢神经系统抑制剂,如巴比妥类、苯二氮䓬类;②中枢神经系统兴奋剂,如咖啡因、苯丙胺类、可卡因;③大麻,适量吸入或食用,可使人欣快,增加剂量可使人进入梦幻,陷入深沉而爽快的睡眠之中;④致幻剂,如麦角酸二乙酰胺(LSD)、仙人掌毒素等能改变意识状态或知觉感受;⑤阿片类,包括天然、人工合成或半合成的阿片类物质,如海洛因、吗啡、阿片、美沙酮;⑥烟草(如尼古丁)等。研究表明,各种成瘾药物(如海洛因、尼古丁、可卡因)都可以通过最后的共同通路作用于中脑边缘系统,增加中脑腹侧被盖区多巴胺神经元冲动的效应,导致多巴胺在伏隔核中的释放增加,产生快感。可卡因、苯丙胺类药物是通过抑制突触间隙多巴胺重吸收而间接激动多巴胺受体,而阿片类可能是通过激动 μ 型、δ 型阿片受体及解除 γ-氨基丁酸神经元对多巴胺的抑制作用,间接促进了多巴胺的释放。

五、维持内环境的稳性

内环境指体内细胞赖以生活的细胞外液体环境。它为细胞提供必要的理化条件,使细胞的各种生理功能可以正常进行,而且内环境是细胞营养物质的来源并带走细胞代谢产物。在脑的调控下,神经体液调节使内环境的理化性质保持相对恒定。前面我们提到,下丘脑通过与垂体、边缘系统等中枢神经系统内其他结构复杂的纤维联系,参与调节机体的内分泌活动、内脏活动、机体昼夜节律,以及调控免疫功能,参与情绪反应等。下丘脑对体温、摄食、饮水的调节起到维持机体内环境稳定的作用,对保证个体的生存具有重要的意义。

1.调节体温

体温水平的调定点和体温调节中枢均位于下丘脑。控制温热诱发反应的区域位于下丘脑前部,可以控制血管舒张、出汗、气喘;控制因冷而产生的反射反应的区域位于下丘脑后部,控制血管收缩、颤抖、与增加产热有关的生理反应。下丘脑前部的损伤可导致动物在炎热环境下难以维持正常体温,很容易死于高热。下丘脑存在的温度敏感神经元接受体内环境温度变化的信息,以负反馈的自动控制形式进行调控。在一些致热原的作用下,体温水平的调定点可被改变,使体温调节中枢在高出正常体温的水平进行活动,则出现持续发热的表现。

2. 调节摄食

许多递质注射到下丘脑外侧和室周核区域都可以影响进食行为,可见下丘脑是参与摄食调节的重要区域。研究发现,下丘脑的腹内侧核是饱食中枢,损毁后可导致动物失去正常的饱感,出现过量进食和肥胖;但下丘脑的外侧核团是饥饿中枢,损毁可导致动物出现厌食症,动物拒不进食,除非强迫喂食,否则会活活饿死。电刺激这些区域则得到相反的结果,刺激腹内侧核抑制进食,而刺激下丘脑的外侧可增加进食。摄食活动的精确调节取决于饱食中枢和饥饿中枢活动的平衡。

3. 调节饮水

下丘脑内有一些细胞可以对血液渗透压的变化发生反应。电刺激这个区域可以引起动物饮入大量的液体。持续的电刺激会导致动物几乎不停地饮水,引起体内水分过多,体重增加 40% 以上。水在肾脏的重吸收通过垂体后叶分泌的抗利尿激素(ADH)来调节。抗利尿激素由下丘脑的视上核和室旁核分泌,经下丘脑-垂体束至垂体后叶贮存,需要时释放出来,作用于肾脏的远曲小管和集合管,促进水的重吸收。

第二节　神经系统对机体活动的调节

神经系统通过反射(reflex)这种基本的活动方式调节机体各器官的活动。感受器可以接受人体内、外环境中的各种刺激,通过感觉神经传入中枢,再经过脑和脊髓内各级中枢的整合,然后发出运动神经至外周的效应器官,从而控制和调节身体各个器官系统的活动。脑和脊髓内有各种与感觉的上行传导和运动的下行传导相关的结构,在这里我们以感觉和运动两条主线将各部位的相关结构一一串联起来。

一、感觉功能

感觉指感觉器官感知的刺激在人脑中的反映,包括躯体感觉和内脏感觉。躯体感觉中的一般躯体感觉包括痛觉、温度觉、触觉、压觉(浅感觉)和本体感觉(深感觉),而特殊躯体感觉纤维则分布至视器、位听器等特殊感觉器官,传导视觉、听觉和平衡觉的冲动。内脏感觉是来自于内脏的感觉,分为将内脏、心血管和腺体的内感受器的感觉冲动传入中枢的一般内脏感觉和传导嗅觉、味觉冲动的特殊内脏感觉。

各种感觉都有相应的传导通路。感觉传导通路指人体的各感受器接受内、外环境的刺激,将其转变成神经冲动,沿相应感觉神经传至中枢,经过各级神经核团的中继,最终到达大脑皮质或小脑,产生感觉的途径。

(一)感觉传导通路的相关解剖结构

1.周围感觉神经节

(1)脊神经节(spinal ganglion):脊神经节位于椎管内近椎间孔处脊神经的后根上,由感觉性神经元胞体聚集形成,为假单极神经元。其周围突分布于皮肤、肌肉、关节及内脏的感受器等。其中枢突形成后根入脊髓。

(2)三叉神经节(trigeminal ganglion):三叉神经节又称为半月神经节,位于颞骨岩部尖端的三叉神经节压迹表面。三叉神经节由假单极神经元构成,传导头面部浅感觉。

(3)蜗神经节(cochlear ganglion):蜗神经节又称为螺旋神经节,位于耳蜗的蜗轴内,由双极神经元构成,传导听觉。

(4)前庭神经节(vestibular ganglion):前庭神经节位于内耳道底,由双极神经元构成。其周围突分布于内耳的球囊斑、椭圆囊斑和壶腹嵴的毛细胞。其中枢突聚集成前庭神经。

(5)内脏感觉神经节(visceral sensory ganglion):躯干的内脏感觉神经元胞体位于脊神经节内。脑神经相关的感觉神经节包括舌咽神经下节和迷走神经下节,由假单极神经元构成。

2.视网膜

视网膜的神经上皮层由三层细胞组成。外层为视锥细胞(cone cell)和视杆细胞(rod cell),分别感受强光和弱光的刺激;中层是双极细胞(bipolar cell);内层为节细胞(ganglion cell),其轴突形成视神经。

3.脊髓灰质内的感觉性神经核

在灰质后角内的感觉性神经核包括后角固有核、胸核和中间内侧核(图2-6)。

(1)后角固有核(nucleus proprius):后角固有核位于胶状质腹侧,为躯干四肢浅感觉传导的第二级神经元的胞体所在。其轴突形成脊髓丘脑束。

(2)胸核(nucleus thoracicus):胸核又称为背核或 Clark 核,仅见于脊髓C8~L3节段,位于脊髓后角底的内侧部。其轴突形成脊髓小脑后束。

(3)中间内侧核(intermediomedial nucleus):中间内侧核位于脊髓腰骶膨大节段,中间带内。其轴突形成脊髓小脑前束,传导来自躯干下部和下肢的反射性本体感觉冲动。

4.脊髓白质内的上行纤维束(图 2-6)

(1)薄束(fasciculus gracilis)和楔束(fasciculus cuneatus):薄束和楔束位于白质

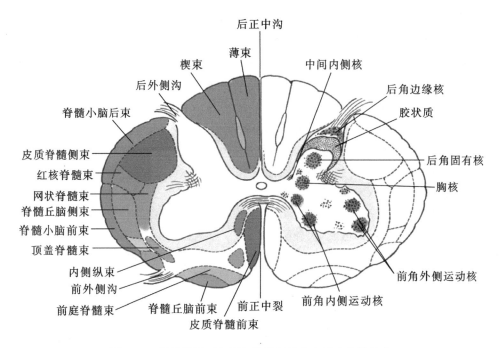

图 2-6　脊髓横断面灰质内的神经核和白质内的神经束

后索内,是后根内侧部纤维在后索的直接延续。薄束起于同侧 T5 以下脊神经节。楔束起于同侧 T4 节段以上的脊神经节。它们传导意识性本体感觉和精细触觉。

（2）脊髓小脑后束（posterior spinocerebellar tract）和脊髓小脑前束（anterior spinocerebellar tract）：脊髓小脑后束位于脊髓侧索的边缘,起于同侧胸核,故仅见于脊髓 L3 以上节段,上行经小脑下脚终于小脑。脊髓小脑前束位于脊髓小脑后束的前方,起于脊髓腰骶膨大节段的两侧中间内侧核和后角基底部,上行经小脑上脚终于小脑。脊髓小脑前、后束传导来自躯干下部和下肢的肌、腱及关节的反射性（非意识性）本体感觉冲动。

（3）脊髓丘脑侧束（lateral spinothalamic tract）和脊髓丘脑前束（anterior spinothalamic tract）：它们分别位于外侧索的前部和前索。其纤维起于对侧后角固有核,经白质前连合交叉到对侧,分别形成传导痛觉、温度觉的脊髓丘脑侧束和传导粗触觉、压觉的脊髓丘脑前束。

5. 脑干灰质内的感觉性神经核

在脊髓灰质中,躯体运动核位于前角,感觉性核团位于后角,中间是内脏性核团,排列关系为腹背方向。在脑干内,运动性核团和感觉性核团的排列关系则变成以界沟为分界。界沟以内为脑神经运动性核团,界沟以外为脑神经感觉性核团（图 2-7）。

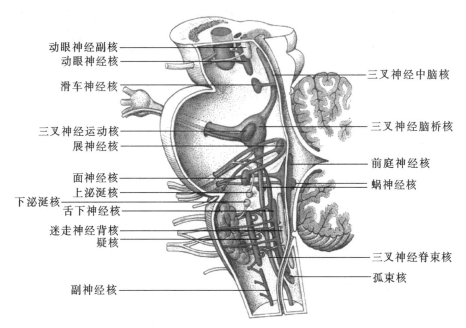

动眼神经副核
动眼神经核
滑车神经核
三叉神经运动核
展神经核
面神经核
上泌涎核
下泌涎核
舌下神经核
迷走神经背核
疑核
副神经核

三叉神经中脑核
三叉神经脑桥核
前庭神经核
蜗神经核
三叉神经脊束核
孤束核

图 2-7　脑干灰质内的感觉性脑神经核

　　(1)三叉神经脊束核(spinal nucleus of trigeminal nerve)：三叉神经脊束核位于脊髓 C1～C2 节段至脑桥中下部。三叉神经中传导痛觉、温度觉的纤维与舌咽神经和迷走神经中的一般躯体感觉纤维组成三叉神经脊束(spinal tract of trigeminal nerve)。三叉神经脊束终止于三叉神经脊束核。三叉神经脊束核为头面部痛觉、温度觉传导的第二级神经元胞体所在,发出的纤维主要交叉至对侧(部分纤维不交叉,仍在同侧上行)组成三叉丘系。

　　(2)三叉神经脑桥核(pontine nucleus of trigeminal nerve)：三叉神经脑桥核与三叉神经脊束核相续,位于脑桥中部。三叉神经脑桥核主要接受三叉神经传递触觉、压觉冲动的纤维,为头面部触觉、压觉传导的第二级神经元胞体所在。该核发出的纤维大部分交叉到对侧后上行,参与组成三叉丘系。

　　(3)三叉神经中脑核(Mesencephalic nucleus of trigeminal nerve)：三叉神经中脑核位于三叉神经脑桥核上端至上丘平面,中脑中央灰质外缘。其功能主要与传导咀嚼肌、面肌和眼外肌等的本体感觉有关。

　　(4)前庭神经核(vestibular nuclei)：前庭神经核位于前庭区深面,由前庭内侧核、前庭外侧核、前庭下核和前庭上核组成。前庭神经核接受经前庭神经、小脑、大脑和脊髓的平衡觉纤维,发出的纤维形成前庭脊髓束、内侧纵束、前庭小脑束等。

(5)蜗神经核(cochlear nuclei)：蜗神经核由蜗神经腹核和蜗神经背核组成，位于听结节深面，接受来自蜗神经的纤维，为听觉的第二级神经元胞体所在。

(6)孤束核(nucleus of solitary tract)：孤束核位于界沟外侧、迷走神经背核的腹外侧，纵贯延髓的全长。孤束核接受面神经、舌咽神经中的味觉纤维，以及舌咽神经、迷走神经中的一般内脏感觉纤维。

(7)薄束核(gracile nucleus)与楔束核(cuneate nucleus)：薄束核与楔束核分别位于薄束结节和楔束结节深面，接受薄束和楔束的纤维。发出的纤维在中央管腹侧左右交叉，称为内侧丘系交叉。交叉后的纤维在中线两侧转折上行，形成内侧丘系。此二核为躯干、四肢意识性本体觉和精细触觉的第二级神经元胞体所在。

(8)楔束副核(accessory cuneate nucleus)或称为楔外侧核：楔束副核位于内侧丘系交叉至橄榄中部平面、楔束核的背外方，埋于楔束内或在小脑下脚的内侧。该核接受来自同侧颈髓和上部胸髓节段后根粗纤维的终止，发出的纤维组成楔小脑束，参与组成小脑下脚，止于同侧小脑皮质。楔束副核功能类似于脊髓背核，传导同侧躯干上部和上肢肌梭的本体觉及皮肤触觉、压觉冲动至小脑。

(9)下丘(inferior colliculus)：下丘在中脑背侧，接受外侧丘系的纤维。其传出纤维组成下丘臂到达内侧膝状体，是听觉通路上的重要中继站。下丘也发出纤维到上丘，经顶盖脊髓束参与完成头和眼球转向声刺激源的反射性调整。

(10)上丘(superior colliculus)：上丘在中脑背侧，主要接受视网膜(经视束、上丘臂)、大脑皮质、下丘、脊髓等处的纤维。其传出纤维主要分布到脊髓及脑干的一些核团。上丘发出顶盖脊髓束，至颈髓节段中间带和前角，参与完成视听防御反射。

(11)顶盖前区(pretectal area)或称为顶盖前核：顶盖前区位于中脑和间脑交界区，紧靠上丘头端。该区神经元接受来自视网膜经视束和上丘臂的视觉纤维，并接受视觉皮质和上丘的投射。顶盖前区的传出纤维止于双侧动眼神经副核，完成瞳孔对光反射。

6. 脑干白质内的上行纤维束

(1)内侧丘系(medial lemniscus)：薄束核和楔束核发出的纤维交叉后上行形成内侧丘系。内侧丘系在延髓位于中线两侧、锥体的背面，在脑桥位于被盖的前部，在中脑则走在红核的背外侧，最后止于背侧丘脑腹后外侧核(图2-8)。内侧丘系传递来自对侧躯干、四肢的意识性本体感觉和精细触觉冲动。

(2)脊髓丘系(spinal lemniscus)：脊髓丘系由脊髓内的脊髓丘脑侧束和前束上升到延髓合并而成，位于内侧丘系的背外侧，最后与内侧丘系共同终止于丘脑腹后外侧核(图2-8)。其功能是传导对侧躯干、四肢的痛觉、温度觉、触觉(精细触觉除外)、压觉冲动。

(3)外侧丘系(spinal lemniscus):从蜗神经核发出的纤维,横行穿越纵行的内侧丘系,在脑桥基底部和被盖部之间构成斜方体(trapezoid body),到达对侧折向上行,形成外侧丘系。外侧丘系沿内侧丘系的外缘上行,止于间脑的内侧膝状体。其中有一部分纤维先止于下丘,经下丘臂再到达内侧膝状体(图 2 - 8)。蜗神经核发出的纤维有一部分不交叉,加入同侧外侧丘系,因此一侧的外侧丘系含有传导双侧听觉冲动的纤维。

(4)三叉丘系(trigeminal lemniscus):三叉神经脊束核及三叉神经脑桥核发出的纤维绝大部分交叉至对侧上行,组成三叉丘系。三叉丘系位于内侧丘系的背侧或背外侧,止于丘脑腹后内侧核,传导头面部的一般躯体感觉(图 2 - 8)。

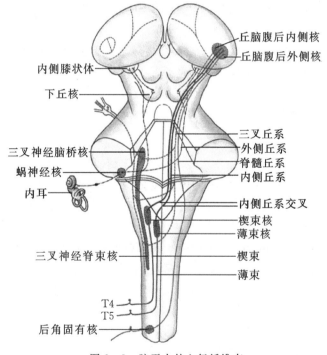

图 2 - 8　脑干内的上行纤维束

(5)脊髓小脑前束和脊髓小脑后束:此二束行于延髓外侧周边部。脊髓小脑后束在延髓上部经小脑下脚进入小脑;脊髓小脑前束继续上行,在脑桥上部,经小脑上脚进入小脑。脊髓小脑前、后束传导非意识性本体感觉冲动。

7. 与感觉相关的小脑结构

(1)前庭小脑(vestibulocerebellum):前庭小脑,即绒球小结叶,又称为古小脑或原小脑,是小脑发生上最古老的部分,经小脑下脚接受前庭神经和前庭神经核的纤维。

(2)脊髓小脑(spinocerebellum):脊髓小脑又称为旧小脑,由小脑前叶加上小脑蚓下部的蚓垂和蚓锥体组成,种系发生较为古老。脊髓小脑主要从脊髓小脑后束、脊髓小脑前束、楔小脑束获取上、下肢骨骼肌牵张感受器冲动及反映下行运动通路神经元活动量的信息。

8. 与感觉相关的间脑结构

(1)腹后内侧核(ventral posteromedial nucleus)和腹后外侧核(ventral posterolateral nucleus):在背侧丘脑内,腹后内侧核接受三叉丘系的纤维和来自孤束核的味觉纤维,腹后外侧核接受脊髓丘系和内侧丘系的纤维。腹后内侧核和腹后外侧核发出的纤维,组成丘脑中央辐射(丘脑皮质束),终止于大脑皮质躯体感觉中枢。

(2)内侧膝状体(medial geniculate body)和外侧膝状体(lateral geniculate body):在后丘脑内,内侧膝状体核接受下丘臂传来的听觉纤维,发出听辐射,经内囊投射至颞叶的听觉中枢;外侧膝状体核接受视束的纤维,发出视辐射,经内囊投射至枕叶的视觉中枢。

9. 大脑半球内的上行纤维束

内囊(internal capsule)位于大脑半球内,丘脑、尾状核和豆状核之间,是上行、下行投射纤维的主要通路,两侧内囊包括位于尾状核与豆状核之间内囊前肢、位于背侧丘脑与豆状核之间的内囊后肢和前肢后肢转角处的内囊膝。内囊中通过的上、下行纤维包括丘脑前辐射、丘脑中央辐射、视辐射和听辐射。

(1)丘脑前辐射(anterior thalamic radiations):丘脑前辐射是经内囊前肢由丘脑前核、背内侧核等投射到扣带回和额叶前部的纤维。

(2)丘脑中央辐射(central thalamic radiations):丘脑中央辐射是经内囊后肢由丘脑腹后核至中央后回的纤维(丘脑皮质束)。

(3)视辐射(optic radiation)和听辐射(acoustic radiation):视辐射和听辐射是经内囊后肢分别由外侧膝状体到视皮质和由内侧膝状体至听皮质的上行纤维束。

10. 大脑半球的感觉中枢

(1)感觉中枢(第一躯体感觉区):感觉中枢位于中央后回和中央旁小叶后部(Brodmann 3、1、2区),接受背侧丘脑腹后核传来的对侧半身痛觉、温度觉、触觉、压觉及本体感觉。其上身体各部投影特点是倒置(但头部是正的),左右交叉,投影范围的大小取决于该部感觉敏感程度。

(2)视觉中枢(视觉区):视觉中枢位于距状沟上下的枕叶皮质,包括距状沟上方的楔叶和距状沟下方的舌回（Brodmann 17 区），接受来自外侧膝状体的视辐射纤维。

（3）听觉中枢（听区）：听觉中枢在颞横回（Brodmann 41、42 区）。每侧听觉中枢接受内侧膝状传来的两耳听觉冲动。

（4）平衡觉区：平衡觉区位于中央后回下端头面部代表区附近。

（5）嗅觉区：嗅觉区位于海马旁回钩的内侧部及其附近（梨状前区、杏仁周区）。

（6）味觉区：味觉区位于中央后回底部（Brodmann 43 区），即顶叶的岛盖部和邻近的岛叶皮质。

（二）躯体感觉传导通路

躯体感觉的形成一般经过三级神经元的两次突触接替。第一级神经元胞体在感觉神经节。第二级神经元胞体在脊髓后角或延髓的感觉核。第三级神经元胞体在丘脑。丘脑发出的特异投射系统将感觉信息投射到大脑皮质感觉区。感觉传导通路的每一接替站，都要对传入的感觉信息进行筛选，将对机体不重要或不相干的信息阻滞，最终只将重要的感觉信息（约占感觉信息的 1%）传送到大脑进行处理或储存；在每一接替站，感觉传入的分支还将信息传至其他相关神经元或核团，形成不同的反射或完成其他功能。例如：躯体感觉信息除了传送至大脑皮质进行分析外，还传送到与情绪产生有关的杏仁核，使个体感觉带上情感色彩；部分感觉信息还送到海马，进行与以往经验的比较和对有意义感觉信息的记忆。

1. 躯干、四肢意识性本体感觉和精细触觉传导通路

本体感觉又称为深感觉，是骨骼肌、肌腱、关节等运动器官本身在运动或静止时产生的感觉（如人在闭眼时能感知身体各部的位置状态），包括位置觉、运动觉、振动觉。精细触觉指皮肤辨别物体的纹理粗细、性状和两点间距离等立体触觉。

传导通路第一级神经元胞体在脊神经节内。周围突经脊神经分布于躯干、四肢的肌、腱、关节的感觉感受器和皮肤的精细触觉感受器；中枢突在脊髓同侧后索形成薄束（T5 以下）和楔束（T4 以上）；第二级神经元胞体在薄束核和楔束核内，此二核发出纤维形成内侧丘系交叉后上行（称为内侧丘系），经延髓、脑桥、中脑，终止于第三级神经元胞体所在的背侧丘脑腹后外侧核。此核发出纤维组成丘脑中央辐射（丘脑皮质束），经内囊后肢主要投射至大脑皮质中央后回的中、上部和中央旁小叶后部（即躯体感觉中枢），部分纤维投射至大脑皮质中央前回。

2. 躯干、四肢非意识性本体感觉传导通路

躯干、四肢的本体感觉传导通路有两条：一条是传至大脑皮质，产生意识性本体感觉；另一条是传至小脑，产生非意识性本体感觉，亦称为反射性本体感觉。

　　此传导通路第一级神经元胞体在脊神经节内。其中枢突进入脊髓,终止于第二级神经元胸核和中间内侧核。由胸核发出的第二级纤维在同侧侧索组成脊髓小脑后束上行,在延髓经小脑下脚进入旧小脑皮质;由中间内侧核等发出的第二级纤维组成对侧、同侧的脊髓小脑前束上行,在脑干经小脑上脚止于旧小脑皮质,脊髓小脑前、后束传导来自躯干下部和下肢的肌、腱及关节的反射性(非意识性)本体感觉冲动。

3. 躯干、四肢浅感觉传导通路

　　浅感觉是皮肤、口腔黏膜、鼻腔黏膜等处的痛觉、温度觉、触觉、压觉感受器接受的感觉。其中,躯干、四肢的精细触觉随同本体感觉传导通路传导。

　　此传导通路由三级神经元组成。第一级神经元胞体位于脊神经节内。周围突经脊神经分布于躯干、四肢的浅感觉感受器;中枢突经脊神经后根进入脊髓,在背外侧束中上行2个节段进入后角止于第二级神经元。第二级神经元胞体主要位于后角固有核。它们发出的纤维经白质前连合斜越并上升1～2个脊髓节段至对侧的外侧索和前索内上行。走在外侧索内的称为脊髓丘脑侧束,传导痛觉、温度觉;走在前索内的称为脊髓丘脑前束,传导粗触觉和压觉。脊髓丘脑前束上行至延髓中部,与脊髓丘脑侧束合并成一束(统称为脊髓丘系或脊髓丘脑束),向上经延髓、脑桥和中脑,止于第三级神经元胞体所在的背侧丘脑腹后外侧核。由此发出的纤维加入丘脑中央辐射(丘脑皮质束),经内囊后肢投射到大脑皮质中央后回的中、上部和中央旁小叶后部(即躯体感觉中枢)。

4. 头面部浅感觉传导通路

　　头面部浅感觉传导通路由三级神经元组成。第一级神经元胞体在三叉神经节内。周围突经三叉神经分支分布于头面部皮肤、口腔黏膜、鼻腔黏膜等处的浅感觉感受器;中枢突经三叉神经感觉根入脑桥分为升、降支。降支传导痛觉、温度觉,组成三叉神经脊束,止于第二级神经元三叉神经脊束核;升支传导触觉、压觉,止于第二级神经元三叉神经脑桥核。第二级神经元发出纤维大部分交叉到对侧,组成三叉丘系,上行止于背侧丘脑腹后内侧核。该核为第三级神经元胞体,由此发出的纤维亦加入丘脑中央辐射,经内囊后肢投射到大脑皮质中央后回的下部。

5. 视觉传导通路

　　视觉传导通路由三级神经元组成。第一级神经元为视网膜的双极细胞。周围突分布到感光的视锥细胞和视杆细胞;中枢突与视网膜的节细胞即第二级神经元胞体形成突触。节细胞的轴突在视神经盘处集中,穿出眼球形成视神经。视神经穿视神经管入颅中窝,在交叉前沟处形成视交叉。视交叉为不完全性交叉,即来自两眼视网膜鼻侧半的纤维交叉,而来自两眼视网膜颞侧半的纤维不交叉,交叉后的视网膜鼻侧半纤维和不交叉的颞侧半纤维合成视束。因此,一侧视束含有来自双眼视网膜同侧半的纤维。视束向后绕过大脑脚,主要终止于第三级神经元外侧膝状体。由此发出的纤维组成视辐射,经内囊后肢的后部投射到大脑距状沟两侧的枕叶皮质(即视觉中枢)。视束中尚有少数纤维经上丘臂终止于上丘和顶盖前区。上丘发出的纤维组成顶盖脊髓束,下行至脊髓,完成视觉反射。

6. 瞳孔对光反射通路

光照一侧瞳孔,引起双侧瞳孔缩小的反应称为瞳孔对光反射。光照侧的反应称为直接对光反射。未照侧的反应称为间接对光反射。

其反射途径是:视网膜—视神经—视交叉—两侧视束—上丘臂—顶盖前区(瞳孔对光反射中枢,位于上丘与间脑之间)—两侧动眼神经副核—动眼神经(节前纤维)—睫状神经节—节后纤维—瞳孔括约肌—两侧瞳孔缩小。

7. 听觉传导通路

听觉传导通路主要由三级神经元组成。第一级神经元为蜗(螺旋)神经节内双极细胞。周围突分布于内耳的螺旋器;中枢突组成蜗神经,与前庭神经一道穿内耳道底,经内耳道、内耳门入颅,在延髓脑桥沟的外侧脑桥小脑三角处入脑,止于蜗神经腹侧核、背侧核。第二级神经元胞体在蜗神经腹、背侧核内,由此发出的纤维横穿内侧丘系,形成斜方体,交叉至对侧后,在上橄榄核外侧折向上行,组成外侧丘系。另外,蜗神经核还发出纤维至同侧外侧丘系,所以外侧丘系含有来自两耳的听觉纤维。外侧丘系的纤维少数直接止于内侧膝状体,大部分止于下丘,再由下丘发出纤维经下丘臂止于内侧膝状体。第三级神经元胞体在内侧膝状体内,发出的纤维组成听辐射,经内囊后肢的后部投射到大脑皮质颞横回,即听觉中枢(亦称为听区)。

8. 平衡觉传导通路

传导平衡觉的第一级神经元是位于内耳道底附近、前庭神经节内的双极细胞。周围突分布于内耳膜半规管内的壶腹嵴及椭圆囊、球囊内的椭圆囊斑、球囊斑;中枢突组成前庭神经,穿内耳道底,与蜗神经伴行,止于前庭神经核群。此核群为第二级神经元,由此发出的第二级纤维在背侧丘脑腹后核中继,再投射到相关的大脑皮质。

(三)大脑在躯体感觉信息传递中的作用

脊髓和脑干在感觉形成中的主要作用是进行第一次信息接替,并将接替后的感觉信息向高一级感觉中枢投射。此外,第二级神经元在本阶段还与有关反射中枢相联系,引起特定的反射。

　　丘脑接替除嗅觉以外的所有类型的感觉,并根据机体的行为状态对所接受的信息进行初步分析,最终投射到大脑皮质感觉区。感觉传入在丘脑接受以下几种调制和修饰:①核团内的局部神经环路对传入的感觉信息进行处理;②接受来自脑干的单胺类传入纤维的调制;③受到丘脑网状核的抑制性反馈调制;④接受来自大脑皮质的兴奋性反馈调制。丘脑大多数核团的神经元使用谷氨酸作为兴奋性神经递质。网状核内神经元与丘脑其他核团的联系以 γ-氨基丁酸作为抑制性神经递质。网状核对其他核团的传出有抑制作用,借以控制向皮质的信息传递。

　　大脑皮质是意识性感觉的产生部位。上传的感觉信息在其传导通路的各级神经元均对上行、下行(控制)的传入信息进行汇聚,使感觉信息在各级神经元得到修饰,最后到达新皮质形成感知觉。大脑皮质中有些区域具有较高级的整合功能。它们既不辨析形成单纯的感觉,又不直接发布运动指令。它们将多种感觉整合后的信息传送到运动皮质,完成从感觉到运动的中介。这些部位称为皮质联合区。其作用包括对较高级感觉皮质的传入进行解释,将新到信息与以前经验相比较和联系,然后将指令性传出信息传送到较高级运动皮质,再传送到初级运动皮质,由初级运动皮质发出运动指令。

(四)内脏感觉传导通路

　　内脏感觉传入与躯体感觉传入的不同主要是感受器比较单一,传入纤维较少,传导通路分散等。绝大部分内脏感觉的传入冲动不能到达意识水平,所以不能形成清晰的感知觉。少数内脏传入上升到意识水平,但也往往模糊和定位不清。

1. 一般内脏感觉传导通路

　　一般内脏感觉指嗅觉、味觉以外的全部心血管、腺体、内脏的感觉。①经脑神经传导:第一级神经元在脑神经节内。其中,舌咽神经下神经节周围突分布在舌、扁桃体、咽部的感受器及颈动脉窦压力感受器、颈动脉体化学感受器;迷走神经下神经节周围突的末梢分布在心脏、大血管壁的感受器(主动脉弓压力感受器和主动脉体化学感受器)、气管、肺泡间组织、消化道(由咽至结肠脾曲)等广泛区域。其中枢突入脑后止于孤束核。孤束核为第二级神经元,由此发出的纤维上行,经臂旁核(在脑桥结合臂两侧)至背侧丘脑腹后内侧核或下丘脑外侧区中继,再传向大脑皮质岛叶。②经脊神经传导:第一级神经元胞体在脊神经节内。其周围突分布在心脏、冠状血管、支气管等处,其中枢突经脊神经后根入脊髓,止于第二级神经元中间内侧核,由此发出的纤维上行,经臂旁核中继,再传向大脑皮质。

2. 特殊内脏感觉传导通路

特殊内脏感觉传导通路指传导嗅觉、味觉的传导通路。①嗅觉：嗅细胞中枢突形成嗅丝—嗅球—嗅束、嗅三角、外侧嗅纹—梨状前区杏仁周区、杏仁体皮质内侧核。②味觉：膝神经节、舌咽神经下节细胞中枢突—孤束核上端—丘脑腹后内侧核—额叶岛盖、岛叶。

3. 内脏感觉的中枢传导通路

内脏感觉的中枢传导通路比较复杂，至今尚不完全清楚。一般认为，经脊神经通路来自胸腔、腹腔、盆腔或血管的感觉传入纤维，首先在脊髓与脊髓背角或中间带的神经元形成突触联系，然后发出纤维，通过中间神经元或直接与内脏运动神经元相联系，以完成内脏反射；或与躯体运动神经元联系，完成内脏-躯体反射；传入纤维的分支还上行到达脑干，经过网状结构到达丘脑，换元后投射到大脑皮质的中央后回及大脑外侧裂上部。经脑神经通路传导的内脏感觉传入纤维，在孤束核换元后，其纤维与内脏运动纤维联系，完成重要的内脏反射，其分支还将信息送到丘脑腹后内侧核或下丘脑外侧区，最后投射到大脑皮质的岛叶。

二、运动传导通路

运动传导通路包括躯体运动传导通路和内脏运动传导通路。其中，躯体运动纤维分布至骨骼肌，控制其随意运动；内脏运动纤维分布至胸腔、腹腔脏器的心肌、平滑肌和腺体，属自主运动神经，不受意识支配。在头面部，躯体运动纤维指支配由肌节发生的横纹肌，如眼球外肌、舌肌；内脏运动纤维指支配由腮弓衍化而来的横纹肌，如咀嚼肌、表情肌、咽喉肌、胸锁乳突肌和斜方肌。

(一)运动传导通路的相关解剖结构

1. 脊髓灰质内的运动性神经核

前角运动神经元可分内、外两群（图 2-6）。内侧群又称为前角内侧运动核，支配颈部、躯干的固有肌，见于脊髓的全长；外侧群又称为前角外侧运动核，支配四肢肌，仅见于脊髓颈膨大和腰骶膨大。

前角主要由前角运动神经元组成。前角运动神经元包括：①大型的α运动神经元，支配骨骼肌梭外肌，引起梭外肌的兴奋与收缩。梭外肌的收缩与舒张产生运动的动力。②小型的γ运动神经元，支配骨骼肌梭内肌，不引起骨骼肌收缩，调节敏感性，控制肌张力。

前角还有小型的中间神经元（包括具有整合作用的中间神经元和抑制性中间神经元）。整合性中间神经元相互之间有突触联系，同时也与前角的运动神经元形成突触,是脊髓内形成辐散、会聚及多种联系方式的主要细胞成分,主要功能是整合信息。进入脊髓的感觉信号及来自高级中枢的控制和调节信号大多首先与中间神经元形成联系。抑制性中间神经元即闰绍细胞(Renshaw cell),接受α运动神经元的返回侧支,而它们的轴突再与α运动神经元形成突触联系,参与负反馈的调节。

2. 脊髓白质内的下行纤维束

脊髓内的下行纤维束来自脑的不同部位(图 2－6),直接或间接止于脊髓前角或侧角。管理骨骼肌运动的下行纤维束分别属于锥体系和锥体外系。属于锥体系的有皮质脊髓束和皮质核束。属于锥体外系的有红核脊髓束、前庭脊髓束、顶盖脊髓束、网状脊髓束和内侧纵束等。

(1)皮质脊髓束(corticospinal tract):皮质脊髓束包括皮质脊髓侧束和皮质脊髓前束。皮质脊髓侧束位于外侧索后部,为延髓经过交叉的皮质脊髓束纤维,止于同侧前角运动细胞,支配同侧肢体骨骼肌随意运动。皮质脊髓前束位于脊髓前索的前正中裂两旁,由延髓未经过交叉纤维下行组成,一般只下降到胸部。纤维在下行过程中,大部分逐节经白质前连合交叉,小部分不交叉,分别止于双侧脊髓前角运动细胞,支配双侧躯干部骨骼肌随意运动。

(2)红核脊髓束(rubrospinal tract):红核脊髓束位于皮质脊髓侧束的腹侧、脊髓小脑后束的内侧。此束起于中脑红核,纤维发出后立即交叉,下行入脊髓外侧索,进入后角,经中继后再到前角神经元。此束在人类中较小,只达颈髓,功能主要是调节屈肌肌张力,使运动协调。

(3)前庭脊髓束(vestibulospinal tract):此束与脊髓丘脑前束相混杂,起于脑干的前庭神经外侧核。纤维入同侧的脊髓前索,下行至腰、骶髓,止于前角运动神经元。其功能是调节伸肌肌张力,维持身体平衡。

(4)顶盖脊髓束(tectospinal tract):顶盖脊髓束一部分位于前索、皮质脊髓前束的前方,另一部分位于侧索前方的深部,与网状脊髓束混杂在一起。此束主要起自中脑上丘,下行只达脊髓颈段,引起颈部、上肢的反射性姿势活动,参与完成视觉和听觉防御反射。

(5)网状脊髓束(reticulospinal tract):网状脊髓束位于脊髓前索和侧索的深部,起自脑干网状结构,下行止于前角和中间带,中继后至前角运动神经元,调节肌张力和协调肌肉运动。

(6)内侧纵束(medial longitudinal fasciculus):内侧纵束位于前正中裂底的两侧、白质前连合的前方,其纤维主要起自前庭神经核。在脑干,此束含升、降纤维,与多个脑神经运动核联系,到脊髓仅含下行纤维,止于颈髓灰质。此束与平衡反射有关,参与眼外肌之间、眼球慢速运动和头部姿势之间的协调。

3. 脑干灰质内的运动性神经核

（1）动眼神经核（oculomotor nucleus）：动眼神经核位于上丘高度、中央灰质腹侧，与动眼神经相连，经脚间窝外侧缘出脑，支配除外直肌和上斜肌以外的其余眼球外肌和提上睑肌。

（2）滑车神经核（trochlear nucleus）：滑车神经核位于下丘高度、中央灰质腹侧，与滑车神经相连，发出的纤维在下丘下方出脑以后支配上斜肌。

（3）展神经核（abducent nucleus）：展神经核位于脑桥中下部、面神经丘深面，与外展神经相连，在延髓脑桥沟内侧出脑，支配同侧眼外直肌。

（4）面神经核（facial nucleus）：面神经核位于脑桥下部，在展神经核的腹外侧。发出的纤维先行向背内侧，绕过展神经核的背侧形成面神经膝（genu of facial nerve），再沿面神经核的外侧在延髓脑桥沟出脑，构成面神经运动根，主要支配面部表情肌。

（5）三叉神经运动核（trigeminal motor nucleus）：三叉神经运动核位于脑桥中部、三叉神经脑桥核的腹内侧。该核发出的纤维从脑桥基底部与小脑中脚移行处出脑，构成三叉神经运动根，以后加入下颌神经，主要支配咀嚼肌。

（6）舌下神经核（hypoglossal nucleus）：舌下神经核位于舌下神经三角深面，几乎纵贯延髓全长，发出的纤维行向腹外侧组成舌下神经，在锥体与橄榄之间出脑，支配同侧半舌内、外肌。

（7）疑核（nucleus ambiguus）：疑核纵贯延髓全长，位于三叉神经脊束核和下橄榄核之间的网状结构中。其发出的轴突自上而下依次加入舌咽神经（Ⅸ）、迷走神经（Ⅹ）和副神经脑根（Ⅺ）。疑核上端的运动神经元经舌咽神经，仅支配茎突咽肌；疑核的大部分运动纤维经由迷走神经支配软腭、咽、喉和食管上部的骨骼肌；疑核下端的运动神经元轴突构成副神经脑根，并入迷走神经，随迷走神经咽支和喉返神经，支配咽喉肌。

（8）副神经核（accessory nucleus）：副神经核位于脊髓颈段上六个节段的前角外侧区，发出的纤维在前、后根之间，以一系列根丝浅出。这一系列根丝在椎管内上行，汇成单一的副神经脊髓根，并经枕骨大孔入颅腔。副神经脊髓根支配胸锁乳突肌和斜方肌。

（9）红核（red nucleus）：红核位于中脑上丘至间脑尾侧平面、黑质的背内侧。红核发出至颈髓节段的红核脊髓束和至下橄榄核的下行纤维，参与对躯体运动的控制。

（10）黑质（substantia nigra）：黑质见于中脑全长，位于中脑脚底和被盖之间，并延伸至间脑尾段。黑质致密部的神经元合成多巴胺（dopamine，DA），经过黑质纹状体系统将多巴胺输送到纹状体，参与运动的调节。

4.脑干白质内的下行纤维束(图2-9)

(1)皮质脊髓束(corticospinal tract):自大脑皮质发出的下行纤维束,经端脑内囊后肢至中脑的大脑脚底,经脑桥基底至延髓的锥体。在锥体的下端,大部分纤维越至对侧,形成锥体交叉,进入脊髓形成皮质脊髓侧束和皮质脊髓前束。

(2)皮质核束(corticonuclear tract):皮质核束亦称为皮质脑干束或皮质延髓束,下行经过内囊膝、中脑的大脑脚底,脑桥基底,止于延髓的锥体,走在皮质脊髓束的内侧。沿途逐级分支,止于双侧脑神经一般躯体运动核和特殊内脏运动核。仅面神经核下半部和舌下神经核接受对侧皮质核束的纤维支配。

(3)皮质脑桥束(corticopontine tract):大脑皮质额叶、顶叶、枕叶、颞叶广泛区域发出的纤维下行组成额桥束(frontopontine tract)和顶枕颞桥束(parietooccipitopontine temporopontine tract),经内囊、中脑、大脑脚底锥体束的内侧和外侧进入脑桥基底部,终止于脑桥核。

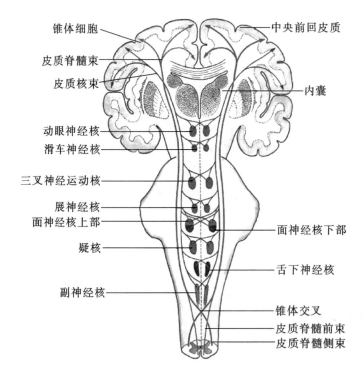

图2-9　脑干白质内的下行纤维束

5.与锥体外系相关的小脑结构

(1)前庭小脑:前庭小脑,即绒球小结叶,发出的纤维经同侧前庭神经核组成前庭脊髓束和内侧纵束,控制躯干肌及眼外肌运动神经元,维持身体平衡,协调眼球运动。

(2)脊髓小脑:脊髓小脑为小脑前叶加上小脑蚓下部的蚓垂和蚓锥体的部分。脊髓小脑的传出纤维经顶核和中间核离开小脑。①小脑蚓部发出的纤维—顶核—小脑下脚—前庭神经核和脑干网状结构—前庭脊髓束及网状脊髓束—同侧脊髓中间带和前角的内侧部,控制运动中的躯干肌和肢带肌的张力和协调。②小脑半球中间部皮质发出的纤维—中间核—小脑上脚—对侧红核及对侧丘脑腹外侧核—红核脊髓束和皮质脊髓侧束,经交叉至同侧脊髓中间带和前角的外侧部,控制运动中的肢体远端肌肉的张力和协调性。

(3)大脑小脑:大脑小脑又称为新小脑,为小脑后叶除去蚓垂和蚓锥体的其余部分。接受皮质-脑桥-小脑系自对侧脑桥核经小脑中脚发来的纤维。小脑半球发出的纤维控制上、下肢精确运动的计划和协调性。

6.大脑半球内的下行纤维束

大脑半球内的下行纤维束包括经行内囊后脚的皮质脊髓束和内囊膝部的皮质核束组成的锥体系,以及经行内囊前脚的额桥束和内囊后脚顶枕颞桥束组成的锥体外系。

7.大脑半球内的运动相关核团

基底核是位于大脑半球基底部的厚灰质团块。其中,尾状核和壳(豆状核外侧)在发生上较新,合称为新纹状体。苍白球(豆状核内侧)是纹状体较古老的部分,称为旧纹状体。基底核是锥体外系的重要组成部分,主要功能是维持肌张力和协调随意运动。

8.大脑半球的运动中枢

运动中枢(第一躯体运动区)位于中央前回和中央旁小叶前部(Brodmann 4 区、6 区),发出的纤维组成锥体束,至脑干脑神经运动核和脊髓前角运动神经元。其上身体各部投影特点为倒置,左右交叉,投影区的大小与功能的重要性和精细程度有关。

(二)躯体运动传导通路

躯体运动是动物维系个体生存和种族繁衍的基本功能之一。在动物的进化和适应生存环境变化的过程中,躯体运动不断得到发展和完善。动物的各种躯体运动,都是在神经系统的控制下进行的。大脑皮质对于躯体运动的管理主要是通过锥体系和锥体外系两条路径实现的,两者在功能上互相协调、互相依赖,从而共同完成机体各项复杂的随意运动。

1. 锥体系

锥体系(pyramidal system)主要管理骨骼肌的随意运动,尤其是高度精细的技巧性随意运动,由上、下两级运动神经元组成。上运动神经元为锥体细胞,其胞体位于大脑皮质躯体运动中枢中,其轴突组成下行的锥体束。其中,止于脊髓前角运动细胞的纤维束称为皮质脊髓束;止于脑干脑神经运动核的纤维束称为皮质核束。下运动神经元为脑神经运动核细胞和脊髓前角运动细胞,其轴突参与组成脑神经和脊神经。

(1)皮质脊髓束:其上运动神经元胞体为中央前回上中部和中央旁小叶前部的锥体细胞。其轴突集中下行,组成皮质脊髓束,经内囊后肢的前部、大脑脚底中 3/5 和脑桥基底部至延髓锥体。在锥体下端,75%～90%的纤维交叉至对侧,形成锥体交叉。交叉后的纤维在对侧脊髓侧索内下行,称为皮质脊髓侧束。其轴突在下行过程中,沿途分出纤维,逐节止于同侧的前角运动细胞。在延髓锥体,小部分未交叉的纤维在同侧脊髓前索内下行,称为皮质脊髓前束。该束仅达胸节,并经白质前连合逐节交叉至对侧,止于对侧的前角细胞。另有一部分纤维始终不交叉而止于同侧的前角细胞,主要支配躯干肌。脊髓前角运动细胞发出的轴突组成前根和脊神经的运动纤维,支配躯干、四肢的骨骼肌,管理这些肌肉的随意运动。

(2)皮质核束:其上运动神经元胞体为中央前回下部皮质的锥体细胞。其轴突集合下行,经内囊膝部至大脑脚底中 3/5 的内侧部,在纵贯脑干过程中陆续分出,止于支配头颈部骨骼肌的脑神经运动核(下运动神经元)。其中,动眼神经核、滑车神经核、展神经核、三叉神经运动核、面神经核上部、疑核和副神经核受双侧纤维支配,面神经核下部和舌下神经核仅接受对侧纤维支配。

2. 锥体外系

锥体外系(extrapyramidal system)指锥体系以外影响和控制躯体运动的所有传导通路,是一个复杂的、涉及脑内许多结构的功能系统,包括大脑皮质、纹状体、背侧丘脑、底丘脑、中脑顶盖、红核、黑质、脑桥核、前庭核、小脑和脑干网状结构及它们的纤维联系等。锥体外系的纤维最后经中脑红核和脑干网状结构等中继,通过红核脊髓束、网状脊髓束等下行,止于脑神经运动核和脊髓前角细胞。低等动物,锥体外系是控制全身运动的主要系统。哺乳类,尤其是人类,由于大脑皮质和锥体系的高度发达,锥体外系则逐渐处于从属和辅助的地位,主要是协调锥体系的活动,两者协同完成运动功能。人类锥体外系的主要功能是调节肌张力、协调肌肉活动、维持和调整体态姿势、进行习惯性和节律性动作等。锥体系和锥体外系在运动功能上是互相依赖、不可分割的一个整体:只有在锥体外系保持肌张力稳定、协调的前提下,锥体系才能完成各种精确的随意运动,如写字、刺绣;而锥体外系对锥体系也有一定的依赖性,锥体系是运动的发起者,有些习惯性动作开始是由锥体系发起的,然后才处于锥体外系的管理之下,如骑车、游泳。锥体外系的主要通路包括以下几种。

(1)皮质纹状体背侧丘脑皮质环路:皮质纹状体背侧丘脑皮质环路纤维主要由大脑皮质额叶发出,直接地或通过丘脑间接地止于尾状核和壳;尾状核和壳发出的纤维几乎全部止于苍白球;苍白球发出的纤维分别止于红核、黑质、网状结构等处。由红核发出的纤维左右交叉后形成红核脊髓束;由网状结构发出的纤维组成网状脊髓束。红核脊髓束和网状脊髓束都止于脊髓前角运动细胞,经脊神经至骨骼肌。由苍白球发出的纤维也止于背侧丘脑的腹前核和腹外侧核。再由此二核发出的纤维返回大脑皮质,形成皮质纹状体背侧丘脑皮质环路。该环路对发出锥体束的皮质运动区有重要的反馈调节作用。

(2)皮质脑桥小脑皮质环路:由大脑皮质额叶起始的纤维组成额桥束,由顶、枕和颞叶起始的纤维组成顶枕颞桥束,这些纤维下行止于同侧脑桥核。脑桥核发出的纤维越过中线组成小脑中脚,止于新小脑皮质。同时,小脑接受由脊髓小脑前、后束传入的深部感觉冲动,还接受前庭神经核发出的纤维及下橄榄核发出的纤维。小脑皮质发出的纤维先至齿状核,齿状核发出的纤维经小脑上脚交叉至对侧红核,红核发出的纤维左右交叉后组成红核脊髓束,止于脊髓前角,最后经脊神经至骨骼肌。另外,有的纤维在红核不交换神经元直接穿过红核而止于背侧丘脑的腹前核和腹外侧核。由此二核发出的纤维投射到躯体运动中枢,完成皮质脑桥小脑皮质环路。此环路是锥体外系中重要的反馈环路,且在人类中最为发达,如损伤主要表现为平衡失调、肌张力降低和随意运动共济失调。

(3)新纹状体黑质环路:黑质神经元能产生和释放多巴胺,其纤维投射到纹状体内。黑质变性后,纹状体内的多巴胺含量降低,与帕金森病(Parkinson's disease)的发生有关。此环路损伤一般表现为肌张力增高或降低和运动增多或减少等。

(三)躯体运动调控

1.躯体运动的分类

躯体运动一般可以分为三类,即反射运动(reflexive movement)、随意运动(voluntary movement)和节律性运动(rhythmic exercise)。

(1)反射运动:反射运动即躯体反射,是随意运动和节律性运动的基础,通常由特定的刺激引起。其运动形式有固定的轨迹,运动强度与刺激强弱有关。反射运动可在皮质下中枢的控制下完成。神经系统高级部位损伤的患者仍然可以产生反射运动。在正常情况下,反射运动接受高级中枢的调控。

(2)随意运动:随意运动随主观意愿而产生,通常因某种目的(动机)而发动,运动的方向、轨迹、速度及持续的时间等均可随意选择和变更。随意运动必须有大脑皮质的参与。

(3)节律性运功:节律性运动一般先由随意运动发起,开始后可以不再受意志的控制,而是受到其他反射活动的调节,尤其是受传入感觉信息的调制。如呼吸运动、咀嚼和行走时的肢体交替运动。

2. 感觉传入与运动调节

在运动过程中,运动的即时状态和身体的空间位置等信息必须传入控制运动的各级中枢。这些感觉信息对于运动过程中的反馈调节是必需的。它使运动中枢根据不断反馈来的信息及时纠正偏差,使运动达到既定目标。这些反馈的感觉信息主要来自肌肉和关节的本体感觉传入、皮肤的浅感觉传入、前庭器官的平衡觉传入,以及来自视觉器官、听觉器官的感觉传入。

3. 大脑对躯体运动的调节

运动控制系统包括具有产生运动与调节运动两种功能的中枢结构。产生运动的中枢结构主要是脊髓、脑干(延髓、脑桥、中脑)和大脑皮质;参与调节运动的中枢结构除了以上三个产生运动的重要脑区外,还有小脑、基底神经节、丘脑等。因为在运动过程中始终有感觉信息的反馈调节,所以实际上不同的感觉中枢也参与了运动的调节。

脊髓是运动产生的基本中枢。脊髓前角运动神经元传出冲动,通过神经肌肉接头的兴奋传递引起骨骼肌收缩。这是各种运动的基础。各级中枢对运动的调节都要通过下行传导通路到达脊髓,并最终引起脊髓前角运动神经元兴奋才得以完成。这称为运动控制的"最后公路原则"。脊髓对躯体运动的调节是通过躯体反射完成的。躯体反射包括肌牵张反射、屈肌反射、姿势反射。在正常机体内,这些反射受到高级中枢的调节。当脊髓横断时,由于脊髓突然失去高位中枢的紧张性调节作用(主要是大脑皮质和脑干的下行控制),出现脊髓休克,动物则立即失去所有反射,处于无反应状态,断面以下的所有躯体与内脏反射均减退乃至消失。在持续一定的时间后,脊髓固有的反射活动会逐渐恢复。

在具有运动控制功能的各脑区中,脑干是仅高于脊髓的较低级中枢,而在所有运动控制的下行通路中,除了皮质脊髓束外,其他神经束均起源于脑干。其中,最重要的有起源于脑干网状结构的网状脊髓束和起源于前庭核的前庭脊髓束。脑干接受其他脑区的广泛投射,包括来自小脑、基底神经节和大脑皮质的投射。实际上,以上脑区对运动的调节,正是通过脑干的下行通路发挥作用的。低位脑干本身对肌紧张有易化作用。

小脑在运动调节中发挥重要作用。前庭小脑的主要功能是维持躯体的平衡，损伤时因平衡功能障碍而出现站立不稳，行走时不能规律性地移动双腿。脊髓小脑的主要功能是通过调节肌紧张而调节躯干和肢体的活动，调节随意运动，损伤时随意运动的方向和力量均可发生紊乱，并出现肌张力降低。当机体完成精细动作时，因肌肉出现震颤而难以控制方向，称为意向性震颤(intentional tremor)。患者出现运动协调障碍则称为小脑性共济失调(cerebellar ataxia)。新小脑主要有参与随意运动的计划和时序安排的功能，损伤时会出现各运动成分之间的紧密联系障碍，使运动不再协调有序。如右侧小脑半球损伤的患者左右臂的摆动连续性降低，左臂可以有下意识的运动，但在右臂交换性运动前一般出现停顿，或必须有意识性支配才能连贯。

基底神经节也在运动调节中发挥重要作用。基底神经节与脊髓没有直接的往返联系，对运动的调节作用是通过与大脑皮质形成的神经环路实现的。基底神经节受损后运动失调的特征是运动过度（如亨廷顿病）或运动迟缓与减少（如帕金森病）。从基底神经节损伤疾病可推测：基底神经节在躯体运动中的作用主要包括调节肌紧张、协调肌群活动、参与运动的"计划"和运动程序的形成。

大脑皮质在运动控制中的作用主要有两部分：一是皮质运动区的作用，主要是制订运动计划，编制运动程序，发布始动指令；二是传输部分的作用，将各种运动指令传送给低级控制中枢。躯体运动的协调和精确必须有大脑皮质与皮质下各运动中枢的相互配合。随意运动是在机体的动机和意愿驱动下，由大脑皮质发出指令支配骨骼肌收缩而完成的。当切断了大脑皮质与皮质下的联系时，随意运动则不能产生，但躯体反射仍然存在。

（四）内脏运动神经

内脏的功能活动能适应内外环境的变化，主要是因为有神经调节和体液调节的双重作用，尤其是神经系统通过大量的反射活动对内脏功能进行的精细调节（图 2-10）。调节内脏功能的神经系统称为内脏神经系统(visceral nervous system)。内脏运动神经调节内脏、心血管的运动和腺体的分泌。因为活动通常不受个体意志的支配，所以习惯上又将其称为自主神经系统(autonomic nervous system)或植物神经系统。内脏运动神经又分为交感神经(sympathetic nerve)和副交感神经(parasympathetic nerve)两部分。内脏反射的基本中枢位于脊髓、脑干的灰质及相应核团。在正常情况下，内脏反射受到更高级中枢，主要是下丘脑的调控。内脏神经系统与下丘脑调节的内脏反射成为体内负反馈调节的重要部分。大脑皮质及皮质下核团对内脏活动的影响一般也是通过下丘脑的调节实现的。

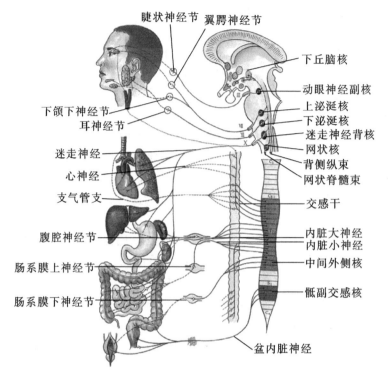

图 2-10　内脏运动神经的一般分布模式图

1. 内脏运动神经的外周部分

(1)交感神经节:交感神经节可分为椎旁神经节(简称为"椎旁节")和椎前神经节(简称为"椎前节")。椎旁节位于脊柱两旁,借节间支连成左、右两条交感干(sympathetic trunk),颈部有 3 对(颈上、中、下节),胸部有 11～12 对,腰部有 4～5对,骶部有 3～4 对,尾部有 1 个奇节;椎前节位于脊柱前方,包括腹腔神经节(celiac ganglion)、肠系膜上神经节(superior mesenteric ganglion)、肠系膜下神经节(inferior mesenteric ganglion)及主动脉肾神经节(aorticorenal ganglion)等,分别位于同名动脉的根部附近。

(2)副交感神经节:位于颅部的副交感神经节较大,肉眼可见,包括位于眶内视神经外侧的睫状神经节(ciliary ganglion)、位于翼腭窝内的翼腭神经节(pterygopalatine ganglion)、位于下颌下腺上方的下颌下神经节(submandibular ganglion)和位于卵圆孔下方的耳神经节(otic ganglion)。此外,位于体腔内的副交感神经节很小,位于脏器壁内,称为壁内节。

2. 内脏神经的低级中枢部位

(1)中间外侧核(intermediolateral nucleus):中间外侧核为交感神经低级中枢,位于 C8～L3 脊髓节段、前角与后角之间的中间带向外突出形成的侧角内。交感神经节前纤维起自此核的神经元,经脊神经前根、白交通支进入椎旁节或椎前节换元。交感节后纤维经灰交通支返回 31 对脊神经进行分布,或攀附动脉形成神经丛分布到所支配的器官,或直接走行到所支配的脏器。

(2)骶副交感核(sacral parasympathetic nucleus):骶副交感核为副交感神经低级中枢之一,位于 S2～S4 脊髓节段相当于侧角的位置。发自骶副交感核的节前纤维随骶神经出骶前孔,又从骶神经分出组成盆内脏神经(pelvic splanchnic nerve)加入盆丛,随盆丛分支分布到盆腔脏器,在脏器附近或脏器壁内的副交感神经节换元。节后纤维支配结肠左曲以下的消化管和盆腔脏器。

(3)动眼神经副核(accessory nucleus of oculomotor neve):动眼神经副核为副交感神经低级中枢之一,位于动眼神经核的背内侧。其发出的副交感节前纤维经由动眼神经出脑至睫状神经节。节后纤维支配瞳孔括约肌和睫状肌,参与瞳孔对光反射和晶状体调节反射。

(4)上泌涎核(superior salivatory nucleus):上泌涎核为副交感神经低级中枢之一,位于脑桥下部、面神经核尾侧部附近的网状结构中。其发出的副交感节前纤维加入面神经,随面神经分支至翼腭神经节和下颌下神经节。节后纤维支配泪腺、舌下腺和下颌下腺。

(5)下泌涎核(inferior salivatory nucleus):下泌涎核为副交感神经低级中枢之一,位于延髓橄榄上部。其发出的副交感节前纤维进入舌咽神经,随舌咽神经的分支至耳神经节。节后纤维支配腮腺。

(6)迷走神经背核(dorsal nucleus of vagus nerve):迷走神经背核为副交感神经低级中枢之一,几乎纵贯延髓全长,位于迷走神经三角深面、舌下神经核的背外侧。此核发出的副交感节前纤维走向腹外侧,自下橄榄核背侧出脑加入迷走神经,其分支到达相应的器官旁节或内节。节后纤维支配颈部、胸腔,腹腔脏器和结肠左曲以前的消化管的平滑肌和心肌的运动,以及腺体的分泌。

3. 内脏神经的高级中枢

一般认为,下丘脑(hypothalamus)是调节内脏神经活动的皮质下高级中枢。脑的其他许多部位,如大脑的边缘叶、岛叶、杏仁体、网状结构、纹状体、背侧丘脑和小脑,都可以影响内脏神经功能。这些部位多数通过下丘脑实现其功能。

(五)脑的各个部分对内脏活动的调控

脊髓是内脏反射活动的基本中枢。脊髓可以通过内脏传入神经、交感和副交感的传出神经调节内脏活动。在与高级中枢失去联系后,脊髓也能单独地维持着某些基本的内脏反射,所以脊髓是部分内脏活动的低级中枢。脊髓作为反射中枢能够完成的内脏反射主要有血管张力反射、发汗反射、排便反射、排尿反射等。在失去了高位中枢的调节后,以上反射的适应性大大降低,甚至失去了正常内脏功能活动的适应性。例如:机械刺激可以引起发汗反射,但此时发汗已经失去了调节体温的意义。血管张力反射调节能力差,不能适应体位的变化。

脑干也是内脏反射活动的基本中枢。脊髓是简单内脏反射的初级中枢,而脑干参与了许多与生命活动密切相关的重要内脏反射。脑干网状结构外侧区主要协调多种反射;内侧区有长的上行纤维与下行纤维,与协调躯体运动、感受痛觉、维持觉醒、调节内脏功能有关。延髓内有调节心血管反射和呼吸运动的重要中枢,这些部位严重受损会导致死亡,故称其为生命中枢。延髓网状结构参与多种内脏功能的调节,包括胃肠道反射(如吞咽和呕吐)、呼吸运动(如产生和调节呼吸节律)、心血管反应(如颈动脉窦感受器反射及对大脑缺血、缺氧的反应)。脑桥与中脑的网状结构也分布着参与调节以上部分内脏功能(如呼吸运动)的神经元。中脑还是瞳孔对光反射的调节中枢。

下丘脑与内脏神经的关系最为密切。边缘叶对内脏活动的调节主要通过下丘脑向下传递。下丘脑通过它的整合功能调节内脏神经的功能,包括将不同内脏功能整合,以及将内脏功能与躯体运动、内分泌、情绪等整合。在功能结构上可将下丘脑分为前部、中间部和后部三个区域。前部存在日周期节律生物钟的起步点和调定点,整合各种感觉传入,用于判断与生理调定点间的偏差。中间部的核团,如室旁核、视上核、腹内侧核和弓状核,直接或间接调节垂体的内分泌功能。此外,中间部的神经元支配延髓和脊髓内脏神经节前神经元的活动,将机体的其他功能变化与内脏活动密切联系起来。后部的乳头体等结构则在调节唤醒等方面具有重要作用。下丘脑还具有调节体温、摄取营养、调节体液平衡及内分泌等重要的生理功能。背侧丘脑的前核群和内侧背核也与内脏活动有关,与边缘叶和下丘脑之间有密切的纤维联系。

小脑通过与脑干网状结构的联系来影响内脏神经的活动。刺激或切除小脑可引起许多内脏活动的变化。

随着人类大脑功能的进化和精细分工,在进化上更为古老的边缘叶控制了对内脏活动的调节。大脑边缘叶中有呼吸运动、血压、胃肠运动、瞳孔和膀胱等内脏活动的代表区。因为边缘叶在结构和功能上与大脑皮质的颞极、岛叶、眶回,以及皮质下的一些结构有密切联系,所以有人提出了边缘系统的概念。边缘系统除了包括边缘叶原有的扣带回、海马旁回和海马结构等脑区,还包括了大脑皮质的颞叶、岛叶、额叶眶皮质,以及皮质下的部分下丘脑、丘脑前核、隔区、伏核、终纹床核和杏仁核等结构。边缘系统除调节内脏功能外,还参与情绪活动、性行为及学习与记忆等多种复杂行为的调节。

小 结

脑的高级功能涉及学习与记忆、语言与思维、精神与情感等一系列复杂的过程。一些是人类特有的认知、心理活动,与脑的许多特定结构密切相关。这些功能使得人体能够通过改变自身行为以适应环境,甚至能够主动改变周围环境以便更好地生存。揭示这些高级神经精神活动的机制,探索功能与结构之间的相互关系,成为许多科研工作者关注的焦点。近些年来,随着研究手段的不断丰富,脑功能的研究取得了飞速的进展,但是仍然有许多神经活动的机制尚未完全阐明,还有待研究人员的不断探索。

神经系统包括脑、脊髓及与脑、脊髓相连的周围神经。神经系统控制和调节机体各个系统的活动,使机体成为一个有机整体。神经系统在控制和调节机体的活动过程中,首先借助感受器接受内外环境的各种信息,通过脑、脊髓的各级中枢的整合,再经周围神经控制和调节身体各个器官系统的活动。如此,一方面使机体得以适应多变的外环境,另一方面也调节着机体内环境的微细平衡,保障生命活动的进行。因此,在神经系统的主导调控下,各器官系统相互制约、相互协调,适应机体活动的需要,完成统一的生理功能。

(刘朝晖 朱 益)

复 习 题

1.睡眠可划分为哪些不同的时相?睡眠与觉醒的产生机制是什么?与觉醒状态相比,快速眼动睡眠阶段的脑对感觉信息的传入相对不敏感,为什么?

2.学习和记忆可分为哪些类型?陈述性记忆的分子机制是什么?

3.语言中枢具有什么样的脑区定位?临床常见哪些部位脑局部病变损害能引起相关的语言功能障碍?

4.与情绪相关的脑区有哪些?各具有哪些重要的作用?

5.与意识性本体感觉和精细触觉传导通路有关的中枢结构有哪些?具体都在脊髓和脑的什么位置?

6.与机体浅感觉(痛觉、温度觉、粗触觉和压觉)有关的中枢结构有哪些?具体都在脊髓和脑的什么位置?

7.与锥体系有关的中枢结构有哪些?具体都在脊髓和脑的什么位置?

8.锥体外系包括哪些主要的神经环路？有什么样的功能？

9.内脏运动神经包括哪些主要的中枢结构和周围结构？分别有哪些功能？

参 考 文 献

[1] SANES D H,REH T A,HARRIS W A.神经系统发育[M].3版.北京:科学出版社,2012:49-166.

[2] 朱长庚.神经解剖学[M].北京:人民卫生出版社,2002:448-757.

[3] 尼克尔斯,马丁,华莱士,等.神经生物学:从神经元到脑[M].杨雄里,谭德培,叶冰,等,译.北京:科学出版社,2003:563-599.

[4] 钱亦华,林奇.人体解剖学图谱[M].西安:西安交通大学出版社,2013:207-263.

[5] 丁斐.神经生物学[M].2版.北京:科学出版社,2012:147-173,195-232.

[6] 吕国蔚.医学神经生物学[M].2版.北京:高等教育出版社,2000:292-309.

[7] 许绍芬.神经生物学[M].2版.上海:复旦大学出版社,2008:370-420.

[8] 鞠躬.神经生物学[M].北京:人民卫生出版社,2004:483-550.

[9] 关新民.医学神经生物学[M].北京:人民卫生出版社,2002:348-379.

[10] 寿天德.神经生物学[M].2版.北京:高等教育出版社,2001:332-392.

[11] 蔡文琴,李海标.发育神经生物学[M].北京:科学出版社,1999:275-299.

[12] 徐慧君.神经生物学[M].苏州:苏州大学出版社,2004:159-170.

[13] 顾晓松.人体解剖学[M].4版.北京:科学出版社,2018:282-353.

[14] BEAR M F,CONNORS B W,PARADISO M A.神经科学:探索脑[M].王建军,译.2版.北京:高等教育出版社,2004:581-605,776-807.

第三章
神经组织结构

神经系统的基本组织是神经组织。神经组织主要由神经元和神经胶质组成。神经元和神经胶质细胞经过极其精细的高度复杂的组合，形成了具有三维构筑的神经系统。

神经元是神经系统结构和功能的基本单位，负责产生和传导神经冲动，并能够合成神经信息物质，如神经递质、神经激素。这些化学物质可通过细胞质转运输送至特定部位，在神经元功能活动中被释放。突触是神经元之间或神经元与效应器之间连接点及信息传递部位。在信息传递中，动作电位到达轴突终末，引起神经递质从突触前膜以出胞方式释放入突触间隙，并与突触后膜上的受体结合，以直接或间接方式改变膜对离子的通透性，从而引起突触后神经元的兴奋或抑制效应。

中枢神经系统内 90％ 的细胞为胶质细胞。它们不能对外界刺激产生动作电位，但参与对神经元的营养支持、参与调节突触功能、稳定神经元胞外微环境，以及通过形成髓鞘来保护、支持轴突并提高动作电位传导速度。

第一节 神 经 元

神经元（neuron）既是神经系统的基本组件，又是功能的基本单位，负责接收刺激，产生和传导神经冲动。神经元之间通过复杂而有序的连接，构成各种神经传导通路和神经回路，控制和调节机体的器官系统功能活动，并维持机体与外界环境之间的统一。

一、神经元的一般形态

神经元（neuron）由胞体（soma）和突起（neurites）组成。突起又分为树突（dendrite）和轴突（axon）两种（图 3-1）。

胞体位于神经元的中央，由细胞膜包被的细胞质和细胞核构成，是神经元的代谢和信息整合中心。不同部位、不同类型神经元的胞体大小不一，直径由

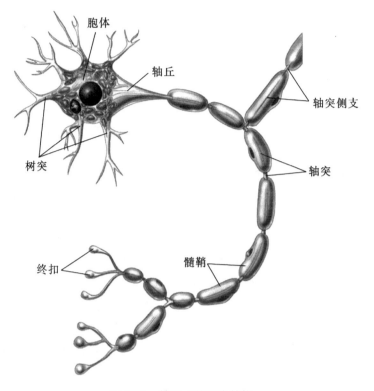

胞体

轴丘

轴突侧支

树突

轴突

终扣

髓鞘

图 3-1　神经元的基本结构

5 μm到 150 μm 不等,如小脑颗粒细胞的直径仅为 5~8 μm,而脊髓前角的 α 运动细胞直径可超过 120 μm。胞体形状各异,有圆形、椭圆形、梭形、星形和锥形等。光镜下观察,胞体中央有一较大的圆形细胞核,染色浅淡,内有核仁。细胞核周围的细胞质称为核周质(perikaryon)。在尼氏染色标本上,核周质内可见到明显的嗜碱性蓝染颗粒或小团块状物质,称为尼氏体(Nissl's body)。大体积神经元内的尼氏体较大,呈斑块状,易于观察;小体积神经元内的尼氏体较小,呈泥沙状。尼氏体也存在于树突基部的细胞质中,但在轴丘和轴突内则无。在不同的生理和病理条件下,尼氏体可表现出不同的变化,神经元损伤,如轴突断裂后,尼氏体可溶解并消失,即所谓的尼氏变性。在镀银染色(Cajal 染色)的标本上,可观察到神经元胞体及突起内含有交织成网状的细纤维,称为神经原纤维(neurofibril)。电镜观察发现这些细纤维由微管和神经丝组成(图 3-2)。

　　树突的功能是接受传入信号。从胞体发出的树突有一至多个,与胞体之间没有显著的分界。胞体中的大部分细胞器也可进入树突,因此可将树突看作胞体的扩展、延伸部。树突的起始部较粗,继而反复分为数级分支,其直径也越来

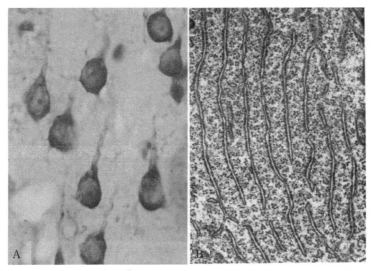

图 3-2　尼氏体(A)和神经原纤维(B)(光镜和电镜)

越细。不同神经元树突的数量、长度和分布有很大差异。从胞体发出的一条树突及其全部分支称为树突树(dendritic tree),其所占据的空间范围称为一个树突野(dendritic field)。树突树和树突野的大小和形态也因神经元的种类和功能状态的不同而异。有些神经元的树突表面可发出数量不等的细小突起物,称为树突棘(spine)。树突棘也是接受传入刺激的部位。多数神经元的树突较轴突短,但树突的表面积却占据了整个神经元总表面积的最大部分。树突的多级分支及其上的树突棘可使神经元形成更多的突触,从而增大了接受神经冲动的面积。

　　轴突的主要功能是将神经冲动向下一个神经元或效应器传递。除个别神经元类型外,大部分神经元都有一条细且粗细均匀的轴突。轴突表面光滑,分支少,有时可从主干呈直角发出侧支。轴突从胞体的起始部分呈锥形,称为轴丘(axon hillock),其内连同轴突全长均无尼氏体。轴突的粗细、包被髓鞘的有无及厚薄可因神经元类型的不同而异。由轴丘顶端到开始被髓鞘包被的部分称为轴突的起始段(initial segment)或初节。此段兴奋阈值最低,是产生动作电位的重要部位。轴突末梢失去髓鞘,并分出一些细小的终末支,每一终末支的末端膨大呈纽扣状,为终扣(terminal bouton);有些神经元的轴突终末支上可形成串珠状的膨大,称为过路节。终扣和过路节均是与其他神经元或效应器形成突触从而传递神经冲动的重要位点。

二、神经元的分类

　　神经元的形状和体积差异很大且功能各异。根据突起的数目、长度、分布特征及神经元的生理功能特性,可将神经元分为不同的类别。

（一）根据突起数目的分类

　　按从胞体发出的轴突和树突的总数目,神经元可分为四类。①单极神经元（unipolar neuron）：无树突,仅从胞体发出一条轴突,多见于无脊椎动物的初级感觉细胞,脊椎动物的某些细胞如嗅感受器神经元、视网膜感受器细胞等也可归为此类。②假单极神经元（pseudounipolar neuron）：胞体先发出一条突起,然后再分为两条分支。一条分支连接于外周感受器,称为周围突（peripheral process）,相当于树突；另一条分支进入脑或脊髓,称为中枢突（central process）,相当于轴突。这类神经元主要分布于感觉神经节中,如脊神经节和三叉神经节。③双极神经元（bipolar neuron）：从一个圆形、椭圆形或梭形的胞体的两端各发出一条突起,多分布于一些特殊感觉器中,如视网膜、嗅上皮、前庭及耳蜗。三叉神经中脑核中的神经元也属于此类。④多极神经元（multipolar neuron）：此类神经元数目最多,由胞体发出一条轴突和多条树突,如大脑皮质的锥体细胞、小脑的浦肯野细胞（Purkinje cell）细胞、脊髓前角运动神经元（图3-3）。

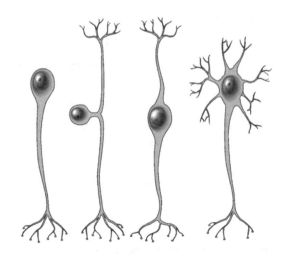

图3-3　神经元的形态

（二）根据轴突长度的分类

　　根据轴突的长短,神经元可分为高尔基Ⅰ型神经元和高尔基Ⅱ型神经元。高尔基Ⅰ型神经元具有长轴突,其轴突从胞体分布区域向中枢神经其他部分或外周结构（如皮肤、肌肉）延伸。如大脑皮质的锥体细胞轴突可延伸至脑的其他部位和脊髓。脊髓前角的运动神经元、小脑皮质的浦肯野细胞和颗粒细胞也属于高尔基Ⅰ型神经元。高尔基Ⅱ型神经元的轴突短，其分支不超出自身树突延伸的范围。如大脑和小脑皮质内的星状细胞(stellate cell)轴突的延伸距离不超出皮质。此外，有些神经元缺乏轴突，如视网膜中的无长突细胞和嗅球中的颗粒细胞。高尔基Ⅰ型神经元和高尔基Ⅱ型神经元形态的差别具有不同的功能意义。高尔基Ⅰ型神经元主要执行投射和整合功能。它们可收集大量传入信息并进行整合，通过轴突向其他神经元或效应器传递其整合反应。例如：在神经系统的感觉传导通路中，长轴突的高尔基Ⅰ型神经元将感觉信息在脑内不同水平的中继核团整合后，通过特异的途径传导到大脑皮质；在运动传导通路中，大脑皮质的长轴突高尔基Ⅰ型神经元(锥体细胞)将信息传导至脑干、脊髓的运动核团，然后再将运动信息传递至骨骼肌细胞。位于中继核内的短轴突高尔基Ⅱ型神经元在局限的范围内对信息传递进行调节，是神经系统传导通路中的调制器。

(三)根据树突特征的分类

神经元树突的差异性很大。可按照树突的分布形状为神经元进行分类和命名，如双刷细胞(double bouquet cell)、锥体细胞(pyramidal cell)、α细胞、星形细胞。按照树突是否有棘，可分为有棘神经元(spiny neuron)和无棘神经元(aspinous neuron)。E. Ramon - Moliner(1968)提出，按照树突的构型将神经元分为同类树突(isodendritic)神经元、异类树突(allodendritic)神经元和特异树突(idiodendritic)神经元。同类树突神经元具有较直的、向多个方向放射的树突，树突上带有少量侧棘，如脊髓和脑干中的运动神经元和脑干网状结构中的大神经元。异类树突神经元的树突短而呈波状，分支密而多，但局限在一定的空间范围内，如大脑皮质的锥体细胞、丘脑感觉中继核内的一些神经元。特异树突神经元的树突具有特殊的分布模式，在所属脑区内易于辨认，如小脑的浦肯野细胞、嗅球的僧帽细胞、蜗腹侧核中的簇状树突神经元。这种分类法有可能与树突进化的模式相关，特异树突神经元可能高度进化，而同类树突神经元在种系发生上更原始些。

(四)根据功能的分类

按照功能联系，神经元可分为三类。①感觉神经元(sensory neuron)：其突起周围支的末梢分布于外周感受器，将感受器接受的各种不同刺激通过周围突传向胞体，然后经中枢突传入中枢。感觉神经元是将神经冲动由周围传向中枢，故也称为传入神经元(afferent neuron)。如脊神经节、脑神经节内的感觉神经元和中枢感觉神经核的神经元。②运动神经元(motor neuron)：胞体位于脑和脊髓内，其轴突最终分布于骨骼肌、平滑肌、腺体，并支配这些结构的功能活动。

因它将神经冲动由中枢传至周围,故也称为传出神经元(efferent neuron)。如脑干运动神经核和脊髓前角的运动神经元,内脏运动神经的节前神经元、节后神经元。③中间神经元(interneuron):数量多,体积较小,是在中枢神经的灰质和网状结构内广泛存在的神经元。中间神经元位于传入神经元、传出神经元之间,起联络作用,因此也称为联络神经元(association neuron)。

(五)根据电生理特性的分类

按激活后所产生的电生理效应,可将神经元分为兴奋性神经元(excitatory neuron)和抑制性神经元(inhibitory neuron)。兴奋性神经元的激活可使突触后神经元或效应器产生兴奋效应,而抑制性神经元的激活可抑制突触后神经元的电活动。如脊髓前角运动神经元为兴奋性神经元,激活后可兴奋骨骼肌,引起收缩效应,而闰绍细胞为抑制性神经元,激活后可抑制运动神经元的活动。

(六)根据神经递质的分类

利用组织化学和免疫组织化学染色法,可以鉴定出神经元内所含有的特异性神经递质。按照所含、释放递质的不同,可以对神经元进行分类。含有和释放乙酰胆碱的神经元称为胆碱能神经元,如脊髓前角运动神经元;含单胺类递质(包括去甲肾上腺素、多巴胺和5-羟色胺)的神经元称为单胺能神经元;以氨基酸(如谷氨酸、天冬氨酸和γ-氨基丁酸)为递质的神经元称为氨基酸能神经元;以神经肽为递质的神经元称为肽能神经元,等等。含有相同神经递质的神经元在脑内特定区域聚集并发挥功能,构成了中枢神经系统的特异性神经递质系统。

三、神经元的亚微结构特征

(一)神经元膜

神经元膜(neuronal membrane)作为神经元内的细胞质与周围环境之间的屏障,是各种物质进出细胞及跨膜信息传递的重要媒介。神经元膜厚约5 nm,与其他动物细胞膜类似,按照"液态镶嵌模型"构成分子构型(图3-4)。双层磷脂分子是构成膜的基本结构,磷脂中的磷酸和碱基组成亲水基团,位于膜的内、外两侧,而两条烃链构成疏水基团,位于细胞膜的中央。这种结构除允许少量脂溶性小分子(如CO_2、NO)穿过外,其他分子都不能自由通过。

在细胞膜的磷脂双分子层间镶嵌着多种多样的膜蛋白。它们几乎都呈球状,由肽链折叠卷曲而成,具有多种重要的生理功能。根据膜蛋白功能,可将其分为转运蛋白、离子通道、受体蛋白、酶蛋白等。蛋白质在细胞膜上有周边蛋白质(peripheral protein)和整合蛋白质(integral protein)两种主要存在形式。周边蛋白质占膜蛋白的 20%~30%,通常位于胞质面,通过肽链中的极性氨基酸残基与磷脂结合,或与整合蛋白质共价结合,如各种酶蛋白分子。整合蛋白质占膜蛋白的 70%~80%,其肽链可一次或多次穿越膜,形成特殊的三级结构,可分为膜外、跨膜、膜内结构域,如各种受体、离子泵、通道、转运蛋白等。膜蛋白不是一成不变的,其种类、数量、分布可受各种生理和病理因素的调控。

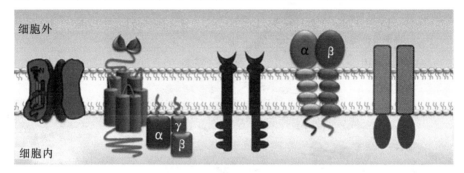

图 3-4　神经元膜结构模式图

除脂类和蛋白质外,细胞膜上亦含有 1%~5% 的多糖成分。这些糖类通常与脂类或蛋白质结合,形成糖脂或糖蛋白。它们与信息识别、细胞黏附、膜抗原和膜抗体等密切相关。

(二)细胞核

大多数神经元有一个圆形或卵圆形细胞核。某些神经元具有双核,如内脏运动神经节的神经元。细胞核直径在 3~18 nm,其表面有核膜包被。核膜厚约 7 nm,由内、外两层膜组成,其间有腔隙,且与内质网池腔相连。因此,核膜可以被看作是内质网的一部分。核膜上有许多小孔且等距离排列,称为核孔。核孔是由核孔蛋白装配形成的蛋白质复合体,可允许一些水溶性分子穿过核膜,是细胞核与细胞质之间进行信息通信和物质转运的重要通道。

在电镜下观察,细胞核内常染色质排列均匀稀疏,呈直径约 20 nm 的纤维细丝状,核蛋白少。细胞核内有 1~2 个核仁,电子密度较高,由密度低而排列密集的细丝和致密颗粒组成。核仁的主要成分是 rRNA 和碱性蛋白质,亦含有少量 DNA 和酶类分子(图 3-5,图 3-6)。

细胞核储存了遗传信息,并可在各种内、外因素的调节下,将 DNA 转录成 RNA,最终形成各种特异性基因表达产物,赋予神经元独有的结构和功能。

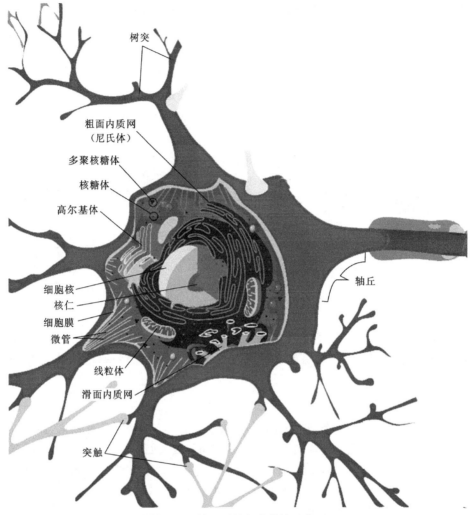

树突

粗面内质网
（尼氏体）

多聚核糖体

核糖体

高尔基体

细胞核

核仁

细胞膜

微管

线粒体

滑面内质网

突触

轴丘

图 3－5　神经元的超微结构示意图

（三）核周质

1. 核糖体和粗面内质网

　　神经元细胞质内含有丰富的核糖体（ribosome），其数量远多于神经胶质细胞和其他非神经细胞。核糖体由 rRNA 和蛋白质构成，是细胞内蛋白质合成的主要场所。核糖体在细胞内有两种存在方式：游离核糖体（free ribosome）和附着核糖体（membrane－bound ribosome）。游离核糖体游离于细胞质内。数个游离核糖体可呈花瓣状聚集，形成多聚核糖体（polyribosome）。附着核糖体贴

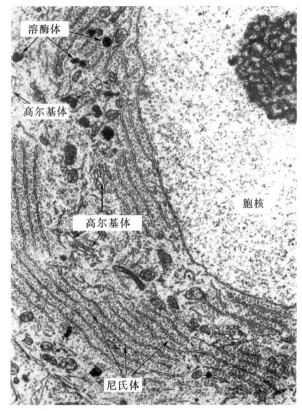

图 3-6　神经元超微结构(电镜照片)

附于内质网膜上,构成了粗面内质网(rough endoplasmic reticulum)。两种不同的核糖体可能合成不同种类的蛋白质。游离核糖体可能主要合成细胞质内的结构蛋白(如神经丝蛋白);粗面内质网上的附着核糖体可能主要合成膜蛋白(如受体、通道)和分泌蛋白(如神经递质、激素和一些外泌酶类)。

在电镜下观察,核周质内的尼氏体由粗面内质网及其间的大量游离核糖体构成。粗面内质网是一种扁平囊状或小管状膜结构,表面附有核糖体,分布特征因神经元类型的不同而异。有些神经元的粗面内质网散在分布于除轴突外的整个细胞内,如脊神经节的感觉神经元。但有些神经元形成了很多呈层状排列的粗面内质网聚集区,即光镜下的虎斑,如脊髓前角和脑干的运动神经元。粗面内质网和游离核糖体也可延伸分布于树突干,甚至其分支内。

神经元的蛋白质合成非常活跃,以补充细胞活动中不断消耗的各种蛋白质。因神经元含有丰富的尼氏体,故神经元可以迅速更新并维持细胞的各种成分,保证神经元的正常功能。

2.滑面内质网

滑面内质网(smooth endoplasmic reticulum)是由不规则且极其多变的分支状小管或扁囊组成的膜结构。管和囊之间相互连通或融合。滑面内质网因无核糖体附着,膜表面光滑而得名。神经元内滑面内质网含量非常丰富,且不同部位的滑面内质网具有不同的形态特征而执行某些特定功能。一些滑面内质网与粗面内质网相连,可能是蛋白质肽链的精细折叠,形成三级结构的部位;有些神经元膜下有较宽阔的扁平囊状滑面内质网,称为膜下池,参与细胞内离子的运输和浓度调节,如滑面内质网可作为细胞内的钙离子贮存库。在轴突终末内可以见到与小泡状结构相连的滑面内质网,故其可能是突触小泡的来源。滑面内质网还是细胞内脂质合成和代谢的部位。

3.高尔基体

高尔基体(Golgi body)是翻译后蛋白质的加工场所,在神经元内高度发达。在电镜下观察,高尔基体由5~7个平行排列的扁囊泡和周围分布的大小不同的球形囊泡共同组成。高尔基体的层状扁囊泡群稍弯曲,其凸面称为内面或形成面,凹面称为外面或成熟面。在粗面内质网上合成并进入内质网管腔内的蛋白质前体,经出芽方式形成的囊泡运输至高尔基体的形成面,经加工、修饰形成成熟蛋白质产物,从高尔基体的成熟面以囊泡的形式输送至其他部位。例如:将膜蛋白运送至胞膜,神经肽运至轴突末梢,含水解酶的囊泡可形成溶酶体,分泌蛋白以胞吐的形式被排出细胞外。

4.线粒体

神经元内的线粒体(mitochondrion)可呈圆形或棒状。线粒体几乎分布在整个神经元内,包括胞体、树突和轴突,特别是在尼氏体区域和轴突终末内分布较多。线粒体由双层膜构成。外膜平滑,具有小孔,可通过相对分子质量小于10 000的物质;内膜通透性很小,并向内折叠形成线粒体嵴(mitochondrial cristae)。嵴间的基质中含有许多小颗粒,称为基粒(granum),为ATP酶复合体。线粒体基质内含有DNA及蛋白质合成系统(包括mRNA、rRNA、tRNA等),能够合成少量蛋白质。线粒体是细胞内除细胞核以外唯一含DNA的细胞器。线粒体是神经元的氧化供能中心,将细胞摄取的能量物质转换为腺苷三磷酸中的化学能,为神经元的活动提供能源。线粒体有储存钙的功能,可在神经元胞内钙的调节中发挥作用。

5.溶酶体

溶酶体(lysosome)是细胞质中的囊泡状细胞器。内含的多种酸性水解酶,不仅可以降解多种衰老的膜成分和细胞器,而且可以进入细胞的外源性大分子物质。细胞内的溶酶体可分为初级溶酶体、次级溶酶体和后溶酶体。初级溶酶体以小泡的形式从高尔基体产生,其内虽含有水解酶,但尚不能发挥消化作用。在含有外源性或内源性物质的囊泡(异吞噬体或自吞噬体)与初级溶酶体融合后,其内的水解酶开始发挥消化作用,此时的溶酶体称为次级溶酶体。完成消化功能的溶酶体称为后溶酶体或残存小体。溶酶体的数量在不同的神经元中数量不等。有报道显示,神经元内溶酶体的数量可随年龄增长而增多。

6. 色素及内涵物

成年神经元胞体内常含有脂褐素(lipofuscin)颗粒。脂褐素大小为 $1\sim3~\mu m$,数量随年龄增长而逐渐增多,在老年神经元中大量出现。脂褐素由后溶酶体形成,主要含有未被消化的脂肪残存物。哺乳动物某些部位的神经元中含有色素颗粒,如黑质、蓝斑的神经元中含有神经黑色素颗粒(neuromelanin granule),而它们可能是在儿茶酚胺代谢过程中产生的。

(四)神经元的细胞骨架

细胞骨架(cytoskeleton)指细胞质中由特殊蛋白质构成的纤维状网络结构,是细胞借以维持其基本形态的重要结构。细胞骨架对维持神经元的形状发挥着重要作用。神经元依赖于细胞骨架而决定其形态的多样性和复杂性。在神经元发育过程中,细胞骨架在很大程度上引导了轴突和树突的发生。因此,在整个生命活动中,细胞骨架对神经元的生存和功能活动起重要作用。组成细胞骨架的基本成分包括微管、微丝、神经丝。

1. 微管

微管(microtubule)含量丰富,约占哺乳动物脑可溶性蛋白的 20%,在神经元内分布广泛。在三种细胞骨架成分中,微管最粗,为直径约 25 nm 的直且不分支的中空管状纤维。其中央腔直径约 15 nm,管壁致密,厚约 5 nm,由 13 根原纤维丝螺旋盘绕排列而成。相邻微管间有交联桥,可加强微管束的稳定性和韧性。微管长度不一,在神经元内的分布差异显著。

构成微管的基本成分为微管蛋白(tubulin)。它是由α-微管蛋白(α-tubulin)和β-微管蛋白(β-tubulin)两个蛋白单体组成的异二聚体球形蛋白。每个蛋白单体的相对分子质量约为 55 000。这些球形的异二聚体蛋白彼此紧密相接,组成原纤维丝,构成微管的壁。微管蛋白上有鸟苷三磷酸(GTP)和 Mg^{2+} 结合位点,并有鸟苷三磷酸酶活性。在微管蛋白与鸟苷三磷酸结合后,可分解鸟苷三磷酸并引起自身构象改变,有利于微管蛋白聚合为微管。微管蛋白异二聚体上也有秋水仙碱和长春新碱的特异性结合位点,在与药物结合后,微管将不能聚合且可引起原有微管的解聚。

微管具有极性,包括"头"端和"尾"端。"头"端也称为形成端,朝向细胞周围,有聚合作用,可添加微管蛋白而使自身延长;"尾"端也称为起始端,朝向微管组织中心,有解聚作用,可因微管蛋白的解聚而使自身缩短,或使微管从微管组织中心分离。在细胞的功能活动中,微管的聚合和解聚受严格的时空调控。时间调控表现在微管的聚合和解聚只发生在细胞功能活动的某些特定时刻,如纺锤体微管仅在细胞分裂时形成。空间调控表现在细胞内不同部位有特定的微管组装和分布特征。

除微管蛋白外,细胞内还有一类微管结构和功能必需的蛋白质组分,即微管相关蛋白质(microtubule‐associated protein,MAP)。微管相关蛋白质不是构成微管的基本组件,而是在微管蛋白装配成微管后结合于微管蛋白表面,可稳定微管的结构,也有调节微管装配的作用。根据相对分子质量大小,微管相关蛋白质可分为高相对分子质量(320 000~530 000)、中相对分子质量(70 000~280 000)、低相对分子质量(55 000~77 000)三类。高相对分子质量的有MAP1A、MAP1B、MAP1C 和 MAP5,中相对分子质量的有 MAP2、MAP3 和 MAP4,低相对分子质量的有 Tau 蛋白。

在神经元的不同发育阶段及不同部位,微管相关蛋白质的分布差异明显。胚胎脑内富含 MAP2C,MAP3A,MAP3B。这些蛋白质的表达与胚胎早期的脑发育有关。新生大鼠的脑内富含 MAP1B 和 MAP5,随着脑的发育成熟,其含量下降,而 MAP1A 含量增加。在成年的嗅神经和海马的苔藓纤维内仍有MAP1B 表达,提示这些神经元的轴突在成年后仍可继续生长。中相对分子质量的 MAP2(280 000)在成熟神经元内含量丰富,是成年哺乳动物脑内含量最多的微管相关蛋白质,而低相对分子质量的 MAP2 在胚胎脑内含量丰富,主要分布在树突内,随着树突的成熟而消失,代之以高相对分子质量的 MAP2,以维持树突内微管的稳定。MAP5 在神经元的胞体、树突、轴突内均有表达。Tau 蛋白主要定位于轴突,其主要作用是在轴突远端维持微管的稳定性。MAP6 主要位于轴突近端。

微管的主要功能有:①构成神经元内的网状支架,形成和保持其细胞结构;②参与神经元内的物质运输、细胞分泌、信息传递;③决定轴突和树突的构筑和发生差异、神经元极性及信息流的方向;④参与轴突损伤后修复过程。

2. 微丝

微丝(microfilament)较微管细,是直径为 6~8 nm 的纤维结构,可成束或弥散地分布于神经元的细胞质内。在神经元的一些部位,如轴膜下、生长锥、突触前膜下、树突棘,微丝较丰富,交织成网状,参与构成此区域的特化结构。同微管相似,微丝在大多数情况下是动态存在的,其结构和分布形式可随细胞活动而改变。

构成微丝的蛋白包括肌动蛋白(actin)和几十种肌动蛋白结合蛋白(actin-binding protein)。肌动蛋白是构成微丝的基本骨架分子,相对分子质量为 43 000。目前已鉴定出三种肌动蛋白,即 α-肌动蛋白、β-肌动蛋白和 γ-肌动蛋白。α-肌动蛋白存在于成熟肌细胞中,β-肌动蛋白和 γ-肌动蛋白共同存在于大部分非肌肉细胞中。肌动蛋白单体为一条多肽链构成的球形分子,称为球状肌动蛋白(G-actin)。球状肌动蛋白可聚合形成两条双股螺旋形式的激动蛋白多聚体,即纤丝状肌动蛋白(F-actin)。在细胞内,纤丝状肌动蛋白进一步构成细胞内的微丝网络。微丝上有细胞松弛素 B(cytochalasin B)的结合位点。细胞松弛素 B 结合于微丝后,可阻止新的肌动蛋白单体加入,阻断微丝的延伸,从而使微丝网络解体,但这种作用是可逆的。

肌动蛋白结合蛋白是一类可调节和控制肌动蛋白构型及其功能的蛋白质。它们可与肌动蛋白结合,从而影响微丝的长度、分布、稳定性等。目前已发现的肌动蛋白结合蛋白大约有 40 种,其在神经元上的分布和功能各异。例如:凝胶化蛋白可交联在纤维状肌动蛋白的交叉点上,从而将肌动蛋白交联成网状结构,形成凝胶状细胞质;肌动蛋白断裂蛋白(actin fragmenting protein)可插入到肌动蛋白分子中,促进微丝网络结构裂解,使凝胶液化转变为溶胶;血影蛋白(spectrin)是一种间隔因子,在轴膜下和突触前膜含量丰富,可以发挥横桥作用,把神经元细胞膜下的中间丝和肌动蛋白丝相互连接起来,形成所谓膜骨架。

微丝的主要作用是:①参与构成神经元的细胞支架;②参与神经元的迁移和形态建造;③参与细胞质流动和胞内物质运输。

3. 神经丝

神经丝(neurofilament)属于神经系统内的神经元特异性中间丝(intermediate filament)。与微管和微丝的动态分布不同,它是细胞骨架中最稳定的一种成分。神经丝的粗细介于微丝和微管之间,直径为 8～12 nm,单个或成束平行排列,是光镜下神经原纤维的重要组分。神经丝可出现于神经元的树突、轴突、胞体中,树突基部和轴丘含量较丰富。神经丝由神经丝蛋白构成。神经丝蛋白有三种亚单位,分别为 NF-L(相对分子质量 73 000)、NF-M(相对分子质量 145 000)、NF-H(相对分子质量 200 000)。神经丝的装配较为复杂,可能小相对分子质量的 NF-L 构成神经丝的主干,而 NF-M 和 NF-H 居于两边。

目前对神经丝的功能了解较少。神经丝可能起支持作用,也可能与微管、微丝一起参与细胞内物质转运。

(五)树突

树突是神经元高度分化的结构之一。树突膜或树突棘膜与轴突形成突触,接受和整合传入信息。在电镜下观察,树突表面一般无髓鞘包被,仅少数神经元有薄髓鞘包裹,且距离较短。树突的细胞质与核周质类似。核周质内所含有的细胞器在树突中也存在。树突基部含有粗面内质网、高尔基体、游离核糖体,且随着树突不断分支和变细,这些细胞器的数量逐渐变少。高尔基体一般仅见于初级树突中,其层状排列的扁囊泡与树突长轴平行。树突中的线粒体形状多样,有细长棒状、小圆球状等,可远达于树突分支末端。树突中含丰富微管,微管排列与突起长轴平行,但排列没有极性且不稳定,树突内主要的微管相关蛋白质为MAP2。神经丝在树突中分布较少,散在分布于树突之中(图 3-7)。

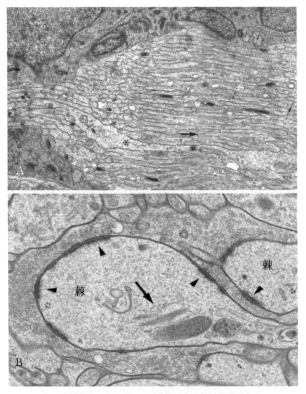

图 3-7 轴突(A)和树突(B)的电镜图片

树突棘在树突上数量很多,分布广,但不是每个神经元都有树突棘。树突棘的形态和大小多样,可因神经元类型的不同而异,但最常见的树突棘由一个卵球形或球形的末端和一个连于树突上的较细的柄构成。在电镜下观察,树突棘内含有2~5个互相平行的扁囊状膜包细胞器,其间有时可见电子致密物质,称为棘器(spine apparatus)。棘器是树突棘的重要特征之一。研究表明,棘器主要由滑面内质网构成。目前其功能不明。

树突棘对神经环境的改变非常敏感。如将大鼠放入"丰富"刺激的环境中，可观察到大脑视皮质锥体细胞顶树突上的树突棘的密度要显著高于独居环境下饲养的大鼠，而切断视神经后，相应中枢部位锥体细胞顶树突的树突棘显著减少。精神障碍患者的脑内树突棘可出现数目减少、形状及大小改变的现象。表面树突棘的异常改变可能与精神障碍有关。

（六）轴突

轴突亦为神经元的特化结构，较细且全长粗细基本一致。每个轴突均包含轴丘、轴突起始段、中间段和轴突末端四部分。轴突的细胞膜称为轴膜（axolemma），细胞质称为轴质或轴浆（axoplasm）。在电镜下观察，轴突内含有线粒体、滑面内质网、微管和神经丝等细胞器，但缺乏核糖体和粗面内质网。轴突的所有微管均朝向同一方向排列，其"头"端朝向轴突末端，"尾"端朝向胞体的微管组织中心。Tau蛋白是轴突的特异性微管相关蛋白质。在树突内微管稳定性的维持中，极性排列的微管可作为物质运输的重要通道。轴突中间段被髓鞘包被，构成有髓神经纤维，而不被髓鞘包被或仅有少量髓鞘的为无髓神经纤维。轴突末端分支并形成终扣。终扣是轴突与其他神经元形成突触连接的部位。在电镜下，其显著特征是含有各种突触囊泡和富含线粒体。

四、轴突转运

轴突的长度因神经元类型而异，可小于 1 mm，也可超过 1 m。体内的许多神经元都是长轴突神经元，如大脑皮质的锥体细胞、脊髓前角的运动神经元，其轴突的总体积较胞体大数千倍。轴突内没有核糖体，不能合成蛋白质，因而轴突的结构分子及维持其正常功能所需的各种蛋白质均依赖于胞体合成并运送到轴突中。轴质内的物质是经常流动的，称为轴浆流（axoplasmic flow）。这种物质在轴质内的流动称为轴突运输（axonal transport）。轴突运输可分为自胞体向轴突末梢的顺向轴突运输（anterograde axonal transport）和自末梢到胞体的逆向轴突运输（retrograde axonal transport）两类。顺向轴突运输可将膜包细胞器、线粒体、微管、微丝、蛋白质等物质运输至轴突末端，而逆向轴突运输可将轴突末梢摄入的外源性物质（典型的如神经生长因子）和轴突内可重新利用的物质（如次级溶酶体）转运至胞体。有些病毒（如狂犬病病毒）和毒素（如破伤风毒素），以及用于神经科学研究的工具药物（如辣根过氧化酶），也可在轴突末梢被摄取，然后被逆向运输至胞体。轴突内不同物质有其特定的转运速度。速度较快的轴突运输称为快速轴突运输，速度为 300～400 mm/d；而速度较慢的轴突转运称为慢速轴突运输，速度为 0.2～1 mm/d。快速转运可有顺向转运和逆向转运,而慢速转运仅有顺向转运。也有学者按速度将顺向轴突转运分为五类(表 3 - 1)。

表 3 - 1　轴突运输的成分和速度

速度(mm/d)	转运成分	功能
顺向转运		
200~400	囊泡、管泡构造、神经递质、膜蛋白与脂质	轴突膜成分维持更新,递质释放
50~100	线粒体	氧化磷酸化
15~20	含肌球蛋白的复合物	轴质基质
1~2	微丝、代谢酶、笼形蛋白	轴质基质更新
0.2~1	微管、神经丝	轴突内结构与物质运输
逆向转运		
200~300	溶酶体囊泡与酶	降解细胞内、外物质

　　微管是轴突运输的主要通道结构。顺向轴突运输是依赖于驱动蛋白(kinesin)的功能活动而实现。驱动蛋白是由两个重链和两个轻链构成的四聚体蛋白。其结构包含一个杆部和两个球状头部:杆部可连接细胞器等被运输成分;头部的球状结构间有横桥,具有腺苷三磷酸酶活性,能与微管结合而被激活。当一个头部结合于微管时,腺苷三磷酸酶被激活,横桥分解腺苷三磷酸而获能,使驱动蛋白的颈部扭动,另一个头部随即与微管的下一个位点结合,如此不停地交替活动,使细胞器沿着微管被运送到轴突末梢。驱动蛋白的作用特点是仅可沿微管的"头"端转运物质,即顺向转运。逆向轴突运输则通过动力蛋白(dynein)的功能活动而实现,其分子机制与顺行运输可能相似。

　　轴突转运具有非常重要的生物学意义:①物质从胞体运输到轴突,提供生长或组分更新所需的物质,提供突触形成和维持其正常功能所需的物质;②轴突的某些组分可从轴突终末运送到胞体,使轴突的某些组分能重新利用;③神经营养因子或其他一些从轴突终末外环境或从其他靶器官来的信息传送到胞体,以调节胞体的活动。

第二节　突触的结构与功能

　　人体的神经元总数超过了 10^{11} 个,这些神经元组成了神经系统的不同组件并执行着纷繁多样的功能。这就需要神经元之间进行充分的信息传递和交流,而实现这一功能的结构基础就是神经元之间的特殊连接结构——突触(synapse)。

一、神经元间信息通信的方式

神经元之间有 3 种信息传递方式。

1. 电突触传递

电突触传递(electrical synaptic transmission)是两个神经元之间由单纯的电流直接扩布方式完成的信息传递过程。这一过程通过电突触(electrical synapse)实现。电突触为缝隙连接(gap junction)样结构,电镜下观察可见相连的两个神经元膜之间有 2～4 nm 的缝隙。在神经元膜上由 6 个连接子蛋白(connexin)亚单位围成了六角形的通道并相互对接,构成了一条能够连接两侧细胞质成分的细胞间通道。通道允许带电离子、相对分子质量小于 1000 或直径小于 1.5 nm 的化学物质通过,可使一个神经元的电信号直接传递给另一个神经元。电突触是对称性结构,允许电信号双向传递,并且没有时间延搁。电突触在哺乳动物中少见,仅见于脑内的某些核团,如前庭外侧核和三叉神经中脑核(图 3-8)。

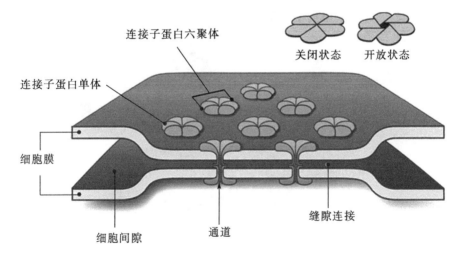

图 3-8　电突触的结构模式图

2. 电-化学传递

电-化学传递(electrical - chemical transmission)是神经系统内最广泛的信息通信方式,在神经信息传递过程中,伴有电信号和化学信号的转化过程。这一过程经由化学突触(chemical synapse)完成。突触前神经元的动作电位传导至化学突触,转化为神经递质的化学信号,在突触后神经元又转化为电信号。

3. 化学性传递

化学性传递(chemical transmission)也是神经元之间传递信息的重要方式之一。神经系统内某些神经递质或调质的释放有时可不通过突触传递方式释放,而是直接释放入细胞间隙,通过自分泌、旁分泌、神经分泌等方式,启动和协调神经元的代谢活动或通过调节基因表达来影响神经元的功能。

二、化学突触的结构

(一)突触的基本组件

突触是两个神经元之间的连接结构。典型的模式是一个神经元的轴突或其侧支终末与另一个神经元的树突或胞体相接触,构成突触。轴突终末为突触前成分(presynaptic element),而树突或胞体属突触后成分(postsynaptic element)。突触前、后成分之间并未紧密相接,而是在两者的接触膜间保持一定的狭窄间隙,称为突触间隙(synaptic cleft)。这种结构模式不仅存在于神经元之间,而且存在于神经元和效应器或感受器之间,如神经肌肉接头处的连接(也称为运动终板)。化学突触的模式见图 3-9。

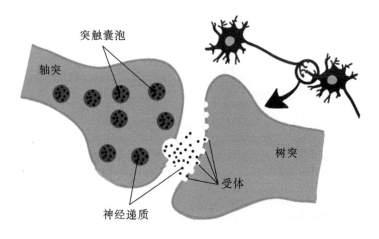

图 3-9　化学突触模式图

(二)光镜下的突触形态

利用特殊的神经组织染色方法(改良的高尔基染色法),可在光镜下显示出突触。在神经元胞体和树突的表面,可见轴突终末膨大形成的终扣附着,即形成突触的部位。典型的终扣由一扣结状膨大及相连的纤细轴突纤维构成。终扣的形态多样，可因神经系统部位的不同而异，有球形、颗粒形、环形等，其大小差异显著，一般直径为 1～3 μm，但也可大至 5 μm，如人脊髓运动神经元上的终扣。脑内平均每个神经元约有 1000 个突触。不同神经元上突触分布的数量与密度不同，如脊髓运动神经元每 100 μm² 面积内有 15～20 个终扣，而延髓前庭外侧核的每个神经元上约有 10 000 个终扣。

（三）电镜下的突触结构

在电镜下观察，终扣是突触前轴突终末呈囊状扩张的结构。终扣表面的细胞膜由轴膜延续而来，厚为 5～7 nm。与突触后成分相接的细胞膜增厚为突触前膜（presynaptic membrane），相对的突触后成分上的细胞膜为突触后膜（post -synaptic membrane），两膜之间的缝隙为突触间隙。突触前轴突终末细胞质内含有丰富的线粒体、滑面内质网、神经丝、微丝和微管等成分，其最显著特征是含有大量突触囊泡。它能与突触前膜融合，将其内包含的神经递质释放入突触间隙。突触后成分可能位于胞体、树突或树突棘，在突触后膜下方可见到突触下网（subsynaptic reticulum）、突触下致密小体（subsynaptic dense body）、棘器等特化结构（图 3 - 10）。

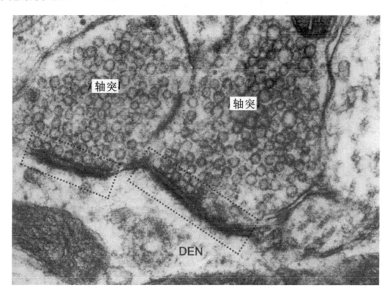

图 3 - 10　化学突触的电镜结构

(四)突触前成分

1. 突触囊泡

突触囊泡是位于突触前成分内的由单位膜包被的囊泡状细胞器,其内含有神经元特异性神经递质,是突触前轴突终末内最特异的成分。突触囊泡可呈圆形、卵圆形或扁平形。一般认为,圆形囊泡存在于兴奋性突触中,而卵圆形或扁平囊泡存在于抑制性突触内。囊泡的直径多在 40～50 nm,也有直径在 80～150 nm 的大囊泡。按照囊泡内递质是否能与四氧化锇结合形成高电子密度物质,可将囊泡分为无颗粒(清亮)囊泡和颗粒(致密核心)囊泡。突触囊泡的形态、大小及是否含颗粒,均与囊泡内所含神经递质成分有一定的对应关系。圆形的无颗粒囊泡含有兴奋性递质乙酰胆碱(ACh)和谷氨酸(Glu)等;扁平无颗粒囊泡内含有抑制性递质 γ-氨基丁酸(GABA)和甘氨酸(Gly)等;小颗粒囊泡(直径 40～70 nm)含递质儿茶酚胺类(catecholamine,CA)和 5-羟色胺;大颗粒囊泡(直径 80～150 nm)含有肽类递质,或与经典递质共存。

突触囊泡壁内存在多种膜蛋白。这些蛋白质与递质的载入、囊泡向突触前膜的运动(也称为入坞,docking)、递质的释放,以及其突触可塑性调节有密切关系。与突触囊泡入坞和融合有关的囊泡膜蛋白主要包括小突触小泡蛋白、突触小泡蛋白、突触素等。突触素属于磷蛋白家族,可与突触前成分内的肌动蛋白、微管蛋白、血影蛋白结合,通过磷酸化调节,参与囊泡的转运、释放、入坞等过程。突触小泡蛋白为跨膜的糖蛋白,在 Ca^{2+} 的介导下,该蛋白可被酪氨酸激酶磷酸化,对囊泡的胞吐具有重要作用。小突触小泡蛋白是囊泡膜的固有蛋白,即囊泡相关膜蛋白,此类蛋白与突触前膜上的相关蛋白质(SNAP-25、突触融合蛋白)结合,形成融合颗粒,从而介导突触囊泡与突触前膜的融合。

目前,关于突触囊泡的产生和来源还有争议。一般认为,突触囊泡主要由胞体的高尔基体产生,再通过轴突运输至轴突终末内。也有证据显示,突触囊泡可在轴突终末内,由滑面内质网的末端以芽生的方式生成。囊泡也可能借轴突终末的质膜内陷形成,这与囊泡膜的再利用过程相关。

2. 突触前膜

突触前膜是突触前轴突膜的特化结构。利用磷钨酸染色技术,在电镜下可观察到突触前膜的胞质面附有致密物质,呈三角形,使突触前膜似向内凸出而有增厚之感。这些致密物质由细丝和颗粒状物组成,与膜上的网状结构共同形成突触前囊泡网格。在网格的空隙处有一些小凹陷空隙,称为突触孔。突触孔是囊泡附着和释放递质的部位。因而,突触前囊泡网格可受纳突触囊泡,并可引导囊泡与突触前膜接触,融合穿孔而引起递质释放。这种网格结构对递质释放有重要调节作用。

(五)突触后成分

1.突触后膜

突触后膜的磷脂双分子层中镶嵌有可识别并与神经递质结合的特异性受体蛋白。这些受体有两种类型:递质门控的离子通道受体和G蛋白偶联受体。它们介导了快速突触传递、慢速突触传递,并引起突触后神经元或效应器的反应。在电镜下,突触后膜的结构特征是在其胞质面有一层均匀的致密物质层(称为突触后致密物)。它由颗粒和细丝构成,细丝可从突触后致密物向胞质伸出,构成突触下网,有的细丝与突触后膜下方的突触下致密小体相连。不同类型突触的突触后致密物厚度不同。突触后致密物一般较突触前膜的致密物显著增厚,特别是Gray I型非对称性突触,但也有的与突触前膜的致密物厚度相似。突触后致密物由细胞骨架及其间的调节蛋白共同构成。研究表明,致密物含有超过70种蛋白质,包括血影蛋白、钙调蛋白、G蛋白类、磷酸化酶、磷酸二酯酶等。这些蛋白质与膜受体相关联,可介导神经信息在突触后神经元的转导。因此,突触后致密物对突触传递及其功能调节、突触发育及结构和功能的可塑性、信息整合与储存等有重要的意义。

2.突触下网

突触下网是由突触后致密物的微丝从致密物向突触前膜下胞质内伸出并彼此交织构成的网状结构,出现于许多突触的突触后膜深面。其近侧伸向并与突触后膜连接,而远端则伸向突触后神经元的胞质中,可长达150 nm。大脑皮质、海马、脊髓等处的突触下网较发达。据推测,突触下网可能是突触后膜上受体的一个胞内特化区域,与受体的功能有关。

3.突触下致密小体

突触下致密小体是突触后膜下方存在的一些成行排列的球形致密结构,由微丝构成,并借微丝与突触后膜相连。其功能尚不清楚。突触下致密小体常见于Gray I型突触,而Gray II型突触内少见,因此推测这种小体可能与兴奋性突触功能有关。

突触后成分内还有一些其他细胞器,如线粒体、滑面内质网、粗面内质网、突触下囊(subaynaptic sac)、多泡体(multivescicular body)、微丝、微管、神经丝、包被囊泡(coated vesicle)。

(六)突触间隙

突触间隙是突触前膜与突触后膜之间的裂隙。在中枢神经系统中,突触间隙为 15～30 nm,而在周围神经系统中,这一间隙可达 50 nm。突触间隙的存在说明神经元之间的连接不是细胞质的直接接触和连接。突触间隙内含有黏多糖、糖蛋白及涎酸。涎酸以涎酸酯和涎酸糖蛋白的形式存在。这些物质可协助突触前膜释放的递质向突触后膜移动,并与突触的识别有关。

三、化学突触的分类

根据不同的分类标准,化学突触可分为下列类型。

(一)突触连接的类型

突触连接的类型可根据突触连接的神经元部位分类(图 3 - 11)。

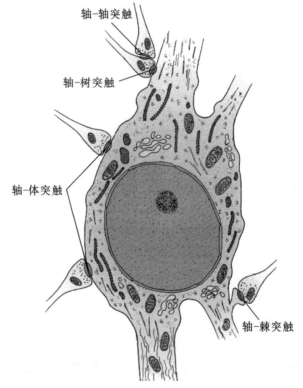

图 3 - 11　突触连接的类型

1. 轴-树突触

轴-树突触(axo - dendritic synapse)是轴突终末与树突干及其分支之间形成的突触,最为常见。该型突触一般属于对称性突触(symmetrical synapse),也可为非对称性突触(asymmetrical synapse)。

2. 轴-棘突触

轴-棘突触(axo-spinous synapse)为突触后成分位于树突棘上的突触,属于轴-树突触的一种特殊类型,主要为非对称性突触。脑内轴-棘突触的数量与神经元树突棘的发达程度相关。如大脑皮质锥体细胞的树突棘高度分化,因此有大量的轴-棘突触,而尾状核长轴突神经元缺乏树突棘,轴-棘突触则较少。

3. 轴-体突触

轴-体突触(axo-somatic synapse)由轴突终末的终扣附着于胞体构成。其数量和分布随中枢神经系统的不同部位而异。如脊髓运动神经元胞体 49% 的表面被终扣覆盖,大鼠海马齿状回颗粒细胞体 15% 的表面被终扣覆盖,而尾状核等处则少见轴-体突触。

4. 轴-轴突触

轴-轴突触(axo-axonic synapse)是一个神经元的轴突终末与另一个神经元的轴丘或轴突始端之间形成的特殊突触,是突触前抑制的结构基础,可见于脊髓中,也存在于脑的一些核团内(如丘脑、薄束核、楔束核)。

5. 树-树突触

树-树突触(dendro-dendritic synapse)是树突和树突之间形成的紧密接触,少见,仅在嗅球、背侧丘脑的腹侧核等部位存在。该型突触可双向传递信息,在突触的两侧均可见到突触囊泡,属于所谓交互性突触是处理复杂信息的结构基础之一,可能是组成脑内的局部回路。

另外,还有体-树突触、树-体突触、体-体突触、体-轴突触、树-轴突触等一些少见的突触类型。

(二)突触超微结构的类型

E. G. Gray(1959)根据突触的超微结构下突触前、后膜厚度将突触分为Gray Ⅰ型突触和 Gray Ⅱ型突触(图 3-12)。

1. Gray Ⅰ型突触

Gray Ⅰ型突触的突触后膜较突触前膜厚而致密,也称为非对称性突触。突触间隙宽约 30 nm。Gray Ⅰ型突触的囊泡以圆形为主,多出现于轴-棘突触,有时也见于轴-树突触。

2. Gray Ⅱ型突触

Gray Ⅱ型突触是突触前、后膜均较厚的高密度致密物质,为对称性突触。该突触的突触间隙较 Gray Ⅰ型突触窄,宽约 20 nm。Gray Ⅱ型突触的囊泡主要为扁平形,常见于轴-体突触和轴-树突触。

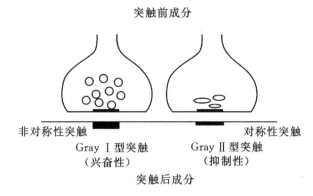

突触前成分

非对称性突触　　　　　　　　　　　　　　　对称性突触

Gray Ⅰ型突触　　　　　　　Gray Ⅱ型突触

（兴奋性）　　　　　　　　（抑制性）

突触后成分

图 3 - 12　E. G. Gray 的突触分类

(三)突触的功能类型

按照生理功能,突触可分为兴奋性突触(excitatory synapse)和抑制性突触(inhibitory synapse)。

1. 兴奋性突触

兴奋性突触活动可引起突触后膜去极化,产生兴奋性突触后电位(excitatory postsynaptic potential,EPSP),引起突触后神经元的兴奋效应。Gray Ⅰ型突触属于兴奋性突触。如大脑锥体细胞上的轴-棘突触为兴奋性突触。

2. 抑制性突触

突触的递质释放可诱发突触后膜超极化,产生抑制性突触后电位(inhibitory postsynaptic potential,IPSP),引发突触后神经元兴奋性降低而形成抑制。Gray Ⅱ型突触属于抑制性突触。如轴-体突触和位于树突棘之间的轴-棘突触均属于抑制性突触。

(四)特殊形式的突触

1. 交互突触

交互突触(reciprocal synapse)指同一个突触间隙两侧的突触膜上各有相反方向的突触活性区,即两侧的膜互为突触前、后膜的突触。此类突触多见于树-树突触,也可见于轴-树突触。嗅球僧帽细胞与颗粒细胞树突之间的树-树突触即为典型交互突触。交互突触传递形成了极短距离的局部微环路,是侧抑制的结构基础。

2. 连续突触

连续突触(serial synapse)指由三个或三个以上连续依次排列的突触成分构

成的突触组合。常见的连续突触有轴-轴-树突触和轴-轴-体突触。典型的连续突触常在脊髓中出现,具有突触前抑制作用。如第一个轴突末梢释放抑制性递质,从而抑制第二个轴突的兴奋性,进而导致轴-树突触传递的抑制。

3. 平行突触

平行突触也称为并联突触,有三种并联形式:①一个突触前成分有两个或两个以上的并列突触活性区与突触后成分接触。②一个神经元有两个以上的轴突终末或突触前成分同时并列地与一个突触后成分形成突触。③一个突触前轴突终末同时与几个突触后成分形成突触。前一种称为单突触并联,后两种称为复合突触并联。

4. 自突触

自突触指一个神经元的轴突侧支或树突与自身的树突或胞体之间形成的突触。自突触是一种反馈联系,可增强神经元兴奋与抑制的调节功能。

5. 突触小球

突触小球(synaptic glomerulus)为神经元的突起在中枢神经系统内某些区域形成的球状突触复合体结构。突触小球在脑内广泛存在,典型的小球见于嗅球、小脑颗粒细胞和内、外侧膝状体核等处。在电镜下观察,小脑皮质颗粒细胞层的突触小球由传入的苔藓纤维终末构成中心,周围分布有颗粒细胞和高尔基细胞的树突及棘。这些成分之间分别形成了轴-树突触和轴-棘突触,甚至树-树突触,并被星形胶质细胞的突起包绕,构成了关系复杂的突触复合体。这些突触间有相互的兴奋作用和抑制作用。

四、化学突触传递

突触前神经元产生的动作电位传导至轴突终末,诱发突触前膜释放神经递质,经过突触间隙,作用于突触后膜上的特异性受体,进而引起突触后神经元兴奋或抑制的过程,称为化学突触传递(chemical synaptic transmission)。在这个过程中,通过突触的传递,将突触前神经元的电冲动转化为神经递质负载的化学信号,再将化学信号转化为突触后神经元的电信号变化,实质上是电-化学-电传递过程。

(一)化学突触传递的过程

化学突触传递的基本过程如下(图 3 - 13):①动作电位到达突触前轴突终末,使突触前成分的细胞膜发生去极化;②激活胞膜上的电压依赖性 Ca^{2+} 通道,Ca^{2+} 内流,突触前成分内 Ca^{2+} 浓度升高;③升高的 Ca^{2+} 诱发突触囊泡向突触前膜移动进入活性区,并与突触前膜融合;④通过胞吐作用将神经递质释放于突触间隙内;⑤释放的递质向突触后膜扩散并与突触后膜上的特异性受体结合,引发突触后效应(直接或间接开启离子通道,诱发兴奋性突触后电位或抑制性突触后电位,或引起细胞内代谢或基因表达改变);⑥递质从受体上解离,被再摄取或酶解,递质效应终止。

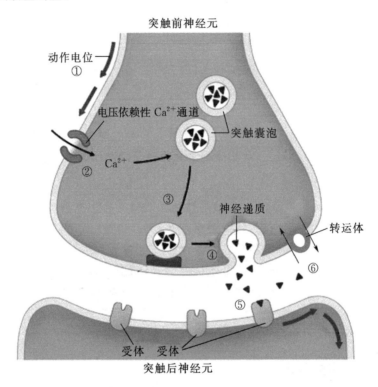

突触前神经元

动作电位
①

电压依赖性 Ca^{2+} 通道

突触囊泡

②　Ca^{2+}

③

神经递质

转运体

④

⑥

⑤

受体　受体

突触后神经元

图 3-13　化学突触传递过程示意图

神经递质的释放是化学突触传递的关键环节。这一过程是通过突触囊泡的胞吐作用实现的,包括下列主要步骤:胞体合成的突触囊泡被运输至突触前成分内,并靠近突触活性区;借助囊泡膜上的突触素将囊泡锚定于突触前囊泡网格;神经冲动诱发的 Ca^{2+} 浓度升高,激活 Ca^{2+}/CaM 依赖性蛋白激酶,进而磷酸化囊泡膜蛋白,解除了肌动蛋白、血影蛋白等的限制作用;借助囊泡膜蛋白和突触膜蛋白的相互作用,突触囊泡与突触前膜接触并融合,形成胞吐,递质释放至突触间隙。

递质释放后,与质膜融合的囊泡膜可通过质膜内陷和胞饮作用被回收再利用。在轴突终末内,有一种与突触囊泡回收相关的重要蛋白——衔接蛋白

(adaptin)。该蛋白有两个结合位点,其中一个可结合于囊泡膜表面的蛋白质 C 端,另一个可与网格蛋白(clathrin)或称为成笼蛋白结合,形成的复合体可引起质膜内陷而形成内吞小泡,使囊泡重新回到胞质内。这种囊泡表面有由网格蛋白聚合体形成的包被,称为包被囊泡(coated vesicle)。随后包被在 HSC - 70 和辅助蛋白(auxilin)的作用下被解离,从而形成新的突触囊泡,通过囊泡膜上的特异性转运体装载新的神经递质。在此过程中,囊泡膜与质膜的成分并不相混,再利用的囊泡膜仍保持原有的膜蛋白成分和结构。

神经递质的释放为量子式释放。神经递质储存于突触囊泡中,通过胞吐作用而释放。因为每个囊泡所含递质分子的数量大致相同,所以囊泡是递质释放的最小单位,即突触传递所释放的递质量是以囊泡为单位计算的。这种释放方式称为量子释放(quantal release)。一个囊泡被称为一个量子(quantum)。一次突触传递所产生的突触后效应大小取决于量子的数量和量子大小。

(二)化学突触传递的特征

1. 单向传递

鉴于化学突触的结构特征,信息经突触传递时只能由突触前神经元传到突触后神经元,不能逆转。

2. 突触延搁

化学突触传递经过了电-化学-电信号的转换过程,与单纯的电传递相比,耗时较长。这一特性称为突触延搁(synaptic delay)。研究表明,释放递质所需的时间至少会增加 1 毫秒的突触延搁。突触延搁决定了信息由外周到中枢或中枢到外周的传递时间,即潜伏期。信息传递经过的化学突触数目越多,传递所需时间就越长,反之亦然。

3. 易疲劳

高频率的神经冲动传至神经末梢引起突触传递时,可以使突触前成分内神经递质的释放速度超过合成或载入囊泡的速度,导致囊泡内神经递质的耗竭,使信息的传递效率降低。

4. 对内、外环境敏感

突触传递对周围细胞外环境变化非常敏感,如 K^+、Na^+、Ca^{2+} 的浓度,神经元代谢的变化。某些外源性物质可通过干预神经递质的合成和释放、与受体的结合及失活过程,影响突触传递。如利血平可抑制突触囊泡对去甲肾上腺素的再摄取,抑制突触传递,而新斯的明可通过抑制胆碱酯酶的活性,增强胆碱能神经传递的效应。基于这一点,人们已经发现和设计多种药物,通过影响突触传递,以期治疗某些疾病。

第三节　神经胶质细胞

神经胶质细胞(neuroglial cell)是神经系统内两大主要类型细胞之一,约占细胞总数的 90%。中枢神经系统内的胶质细胞主要由星形胶质细胞、少突胶质细胞、小胶质细胞构成,而周围神经系统的胶质细胞主要由施万细胞(Schwann cell)所构成。此外,还有其他类型的胶质细胞分布在特定区域中,如嗅觉系统内的嗅鞘细胞和视网膜中的 Müller 细胞,这些非神经元细胞也被统称为卫星细胞(satellite cell)。

胶质细胞与神经元的主要区别点在于胶质细胞不能产生和传导动作电位,并具有比神经元更大的静息电位。膜片钳记录显示,胶质细胞的最大胞内静息电位接近-90 mV,而神经元接近-75 mV。胶质细胞膜的电生理表现遵循 K^+ 电位特性,K^+ 以外的离子对其静息电位的影响很小。

神经系统中的胶质细胞膜通过与神经元细胞膜的紧密连接,对神经元起着营养和支持作用,同时有参与并调节突触的功能,还具有稳定神经组织的微环境平衡,免疫调节及形成髓鞘等多种重要的生理功能(图 3-14)。

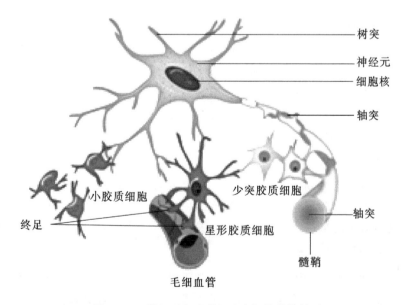

图 3-14　神经元与胶质细胞之间的结构关系

一、中枢神经胶质细胞的类型及功能

（一）星形胶质细胞

星形胶质细胞（astrocyte）是中枢神经系统中体积最大、数量最多、种类最多的胶质细胞。其胞体伸出很多树枝状突起，外形类似星星，因此而得名。其突起的末端形成膨大结构称为终足。终足包裹并附着在脑毛细血管的表面及神经细胞的胞体和树突上。星形胶质细胞的表面标志物为构成细胞骨架的中间丝蛋白——胶质细胞原纤维酸性蛋白（glial fibrillary acidic protein，GFAP）。

脑内存在很多类型的星形胶质细胞，比如胚胎发育早期的放射状胶质细胞（radial neuroglia cell），在不同区域发挥特定功能的星形胶质细胞［如脑室内及中央管内皮的室管膜细胞（ependymal cell）、小脑的伯格曼胶质细胞、垂体内的垂体细胞（pituicyte）及脉络丛细胞（choroid plexus cell）］。根据胞内纤维含量的多少，星形胶质细胞分为原浆性星形胶质细胞和纤维性星形胶质细胞。

原浆性星形胶质细胞（protoplasmic astrocyte）主要分布在灰质内，具有许多细小的突起，细胞质内原纤维较少，细胞核染色较浅。一些突起与血管接触，形成"血管周"终足，另一些突起与神经元相互接触，还有一部分突起则伸向软脑膜表面，形成"软膜下"终足。

纤维性星形胶质细胞（fibrous astrocyte）主要分布在白质内，突起略粗长，细胞质内原纤维多，核染色较深。纤维性星形胶质细胞的突起参与构成"血管周"和"软膜下"终足，并发出突起与郎飞结处的轴突发生接触，形成"结旁"突起。

星形胶质细胞在脑的发育、神经系统的正常生理活动、神经病理过程等过程中发挥着非常广泛的生物学功能。然而，到目前为止，对于星形胶质细胞的功能尚缺乏全面、深入的了解，有关研究还在进行之中。根据已有的研究结果，星形胶质细胞的功能主要包括以下六个方面。

1. 对神经发育的作用

成年脑内的神经发育区，即海马和脑室下区，具有既能够产生神经元又能够产生胶质细胞的星形胶质细胞。它们共同表达星形胶质细胞的标志物（GFAP）和神经干细胞的标志物（GFAP 和 Nestin）。新生的胶质细胞是在原位产生的，其类型也取决于原位周围的微环境。在白质的皮质下一般产生少突胶质细胞，而在脊髓通常产生等量的少突胶质细胞和星形胶质细胞。

2. 引导神经元的迁移及轴突生长

在神经发育的早期，神经管发育形成不同脑区的过程中，放射状胶质细胞首先形成，并为神经元前体细胞的迁移提供向导，使其最终到达指定区域形成神经系统的层状结构,如大脑皮质、小脑、海马和脊髓。有丝分裂后的大脑皮质双极神经元沿着放射状胶质细胞的突起从脑室区迁移,首先形成内层结构。之后在内层结构的基础上,新生神经元沿着放射状胶质细胞的突起迁移,穿过皮质到软脑膜,最终形成新的皮质。此外,神经元到达最终位置后的轴突生长及突触形成中,星形胶质细胞为轴突的延伸提供引导并搭建通道。比如在胼胝体,星形胶质细胞为发育中的左、右脑之间搭建桥梁。

3. 调节和维持突触功能

大脑不断进行着神经网络的重塑与修饰,以适应外界环境的变化,比如学习和记忆。突触处在一个动态稳定的状态之中,它的生长、减弱或加强都是由胶质细胞所控制的。在体外神经元培养中,星形胶质细胞的加入可以使突触的形成数量大大提高。这是因为星形胶质细胞可以分泌胆固醇。它不仅是突触新生膜的材料,还可转化为类固醇激素作为突触形成的信号。此外,突触形成后,星形胶质细胞通过一些信号途径控制着突触的成熟。这种促突触成熟的作用源于星形胶质细胞。它不仅可以分泌一些可溶性调节因子,而且直接与神经元的细胞膜接触并包裹神经元,阻止新的突触形成联系。

4. 构成神经-胶质信息传递网络

胶质细胞可以调节突触间隙内的神经递质浓度并释放胶质递质,从而影响突触的信息传递。例如:海马星形胶质细胞可以释放谷氨酸而作用于中间神经元上的促离子型谷氨酸受体,引起神经元释放 γ-氨基丁酸;而 γ-氨基丁酸作用于海马 CA1 细胞上,进而减少突触后神经元的反应幅度。星形胶质细胞还可以释放腺苷三磷酸并作用于突触前 P2Y 受体,从而抑制谷氨酸能神经元突触的信号传递。

5. 调节脑微循环及能量代谢

星形胶质细胞通过自身的终足结构,与血脑屏障及神经元形成密切的关系。如血管内皮细胞的各种分泌物可以调节星形胶质细胞膜上的受体和离子转运通道,进而调节神经元的生理功能。此外,神经元产生兴奋需要消耗大量的葡萄糖,而血液中的葡萄糖通过葡萄糖转运蛋白 1(GLUT-1),穿过血脑屏障释放到脑内神经细胞间隙中,被神经元上的葡萄糖转运蛋白 3(GLUT-3)及星形胶质细胞的葡萄糖转运蛋白 1 所摄取。进入细胞内的葡萄糖,通过乳酸脱氢酶 1(LDH1)的作用,生成丙酮酸,进入三羧酸循环并为神经细胞提供能量。

6. 调节细胞微环境的稳态

星形胶质细胞膜上具有很多离子转运体,如 K^+ 通道、Cl^- 通道、Na^+/K^+

泵、Ca^{2+} 泵、Na^{+}/Ca^{2+} 交换体、$Na^{+}/K^{+}/Cl^{-}/HCO_3^{-}$ 共转运体。星形胶质细胞通过上述结构调节细胞微环境,比如去除细胞外 K^{+}、调节细胞外 Ca^{2+} 浓度及维持微环境内 pH 值的稳定。此外,星形胶质细胞通过水通道蛋白的表达来调节中枢与外周的水交换。

(二)少突胶质细胞

少突胶质细胞(oligodendrocyte)广泛分布在灰质、白质中,细胞体小而圆。其突起较星形胶质细胞少,一般为 4～6 个。这些突起再分出许多细小分支包裹着神经轴突形成髓鞘。在髓鞘上,具有高度特异性表达的糖蛋白可以作为少突胶质细胞的表面标志物,如髓鞘相关糖蛋白(myelin - associated glycoprotein,MAG)、髓鞘碱性蛋白(myelin basic protein,MBP)、髓鞘少突胶质细胞糖蛋白及蛋白脂质蛋白。在白质中,神经纤维束间的少突胶质细胞称为束间细胞,常排列成行。在灰质中的少突胶质细胞则称为神经元周细胞。其突起常靠近神经元或树突。它在大脑皮质的大锥体细胞旁分布较多。

少突胶质细胞在神经系统也发挥了重要的生理功能。其突起包裹轴突形成髓鞘。髓鞘是很好的绝缘体并具有为轴突提供能量代谢底物的作用。借助郎飞结的存在,动作电位还可以通过导电区发挥跳跃式的信号传递。此外,髓鞘自身的营养供应及代谢主要通过其胞质性缝隙,即髓鞘切迹(incisure of myelin)或称为施-兰切迹(Schmidt - Lantermann incisure)来完成。

1. 形成髓鞘

中枢神经系统内的髓鞘由少突胶质细胞的突起包裹轴突而成。其胞内结构高度压缩,大部分由脂质及蛋白质构成且含水量很少。在横断面上,髓鞘包裹轴突呈同心圆样排列并在郎飞结处分开,使轴突全长形成许多分隔的节段。此外,郎飞结旁的髓鞘与神经元轴突膜形成一个复合体结构。此复合体结构对 Na^{+} 通道、K^{+} 通道的分离、分布具有重要作用,如郎飞结处主要聚集 Na^{+} 通道,节旁外区主要为 K^{+} 通道。不同于周围神经系统成髓鞘的施万细胞,中枢神经系统的少突胶质细胞没有微绒毛结构,且郎飞结间隙主要由星形胶质细胞所填充。此外,中枢神经系统内的郎飞结与周围神经系统的不同,没有基底层结构。

2. 提高动作电位的传播速度

髓鞘的形成大大促进了神经系统的传播速度。直径为 20～30 μm 的有髓鞘轴突传播速度为 80～120 m/s,而无髓鞘轴突要达到此速度,其轴突直径需要达到 500～1000 μm。因此,得益于髓鞘的结构,神经系统可以在减少轴突直径的同时,提高动作电位的传播速度。此外,郎飞结结构又将髓鞘分成了可导电区和不可导电区,从而使动作电位可以在导电区呈跳跃式的信号传递。有髓鞘轴突细胞膜上的离子通道分布也有其特点,如形成动作电位的电压门控 Na^+ 通道在郎飞结细胞膜上高度聚集(>1000 个$/\mu m^2$),而在结间区的密度只有 $20\sim25$ 个$/\mu m^2$,且郎飞结上的 Na^+ 通道主要是快速失活的、河豚毒素(TTX)敏感的通道。因此,动作电位在有髓鞘轴突上是单向传播的。

另外,有髓鞘轴突膜上分布着多种特异性 K^+ 通道,分别参与动作电位的复极化过程。这些 K^+ 通道包括分布在鞘膜下郎飞结结旁外区的、控制快速复极化初始部分的快速 K^+ 通道,控制终末复极化的缓慢外向整流 K^+ 通道,以及设定胞内静息电位水平的内向整流 K^+ 通道。K^+ 通道的此种分布协助动作电位定位在郎飞结处。因此,当髓鞘发生病变时,K^+ 通道也被破坏,从而严重影响动作电位的传播。

3. 髓鞘与轴突相互作用

通常直径大于 $1\ \mu m$ 的轴突都被髓鞘所包裹。研究表明,神经元轴突可向少突胶质细胞发出信号,如生长因子神经调节蛋白 1(neuregulin 1)与少突胶质细胞表达的 ErbB 受体结合,而此信号机制对髓鞘发生及髓鞘厚度发挥重要调节作用,决定了轴突直径/轴突直径加髓鞘厚度的比值大小。此外,髓鞘细胞也对轴突具有代谢性支持作用。如丙酮酸或乳酸等胶质细胞释放的代谢产物,能被轴突摄取,为轴突远端提供能量。

(三)小胶质细胞

小胶质细胞(microglia)的体积最小,约占脑内胶质细胞的 10%,是中胚层胚胎的前体单核细胞通过血管壁,进入中枢内发育分化而成的驻留免疫细胞。其外形因激活状态不同而发生较大变化,无血管周终足结构,且分支较少。细胞核呈长形或三角形,染色质均匀分布,着色较深且含有少量细胞质,因此易与星形胶质细胞区别。小胶质细胞广泛分布在脑和脊髓,且灰质内较多。成熟的小胶质细胞表达巨噬细胞的表面标志物,如 Toll 样受体(TLR)、CD11b 整合素及F4/80 糖蛋白,但 CD45 表达较低。每个小胶质细胞控制着直径为 $30\sim150\ \mu m$ 的"领域",且重叠的领域很少。研究报道,小胶质细胞表面不仅表达经典的免疫源性受体,如补体受体、细胞因子和趋化因子受体、针对 Fe 家族的免疫球蛋白受体,还表达典型的神经源性配体的受体,如谷氨酸受体、γ-氨基丁酸受体和P2X 嘌呤能受体。因此,小胶质细胞具有神经系统免疫细胞的特点。

小胶质细胞主要负责中枢神经系统的免疫防御功能,类似于巨噬细胞。

1. 监视与迁移功能

在未被激活的静息状态下,小胶质细胞并非完全休眠。它通过游走并不断地伸缩突起完成对整个中枢神经系统的监视,并可以在数小时内将整个脑实质巡视一遍。当中枢神经系统出现损伤灶时,细胞被破坏,腺苷三磷酸外泄。小胶质细胞的突起会立刻感知这种变化,向损伤区延伸,并在很短时间内包绕损伤区。当小胶质细胞发现神经系统的病理性信号时,它的迁移和突起运动与细胞内、外离子和水分的重新分布密切相关。特别是 K^+ 通道、Cl^- 通道、Na^+/H^+ 交换体、Cl^-/HCO_3^- 交换体、Na^+/HCO_3^- 共转运体等对小胶质细胞的迁移和突起运动都发挥着重要的作用。

2. 激活炎症反应

当局部炎症持续存在时,小胶质细胞开始增多并被激活,形态逐渐转变成阿米巴样,从而发挥巨噬细胞样功能,如迁移、抗原呈递和吞噬、分泌炎症趋化因子(CCLs、CXCLs)及前炎症因子(肿瘤坏死因子-α、白细胞介素-1、白细胞介素-6)。研究显示,过度激活的小胶质细胞与许多神经系统疾病密切相关,具有加重损伤的作用。

通常,小胶质细胞的激活会经过几个不同阶段。①小胶质细胞的一般激活状态称为反应性小胶质细胞阶段。此时静息态的小胶质细胞逐渐收回的突起,突起数量变少且胞体变大、直径变粗,开始产生免疫反应相关分子。②小胶质细胞转变成增殖状态,使损伤区周围的小胶质细胞数量持续增加。③小胶质细胞运动性大大增强,呈阿米巴样运动,并进一步聚集在损伤区周围。④如果病理性因素被去除,小胶质细胞可以逆转到未激活状态,但当损伤持续存在时,如神经细胞死亡,小胶质细胞就会进一步激活并转变成巨噬细胞样状态。

3. 分化与分泌作用

研究证实,小胶质细胞与巨噬细胞非常相似,激活后可以分化为 M1 型细胞和 M2 型细胞两种类型。Th1 细胞分泌的 γ 干扰素诱导小胶质细胞分化成 M1 型细胞,脂多糖(LPS)也具有诱导其向 M1 型细胞分化的能力。M1 型细胞一般高表达白细胞介素-12 和白细胞介素-23,而低表达白细胞介素-10。M1 型细胞的抗原呈递能力增强,并分泌前炎症因子肿瘤坏死因子-α、白细胞介素-1β、白细胞介素-12、白细胞介素-23、白细胞介素-6 等,以及一些活性氧分子和一氧化氮。此外,M1 型细胞还可以分泌多种炎症趋化因子,如 CCL 8、CCL 15、CCL 19、CCL 20、CXCL 9、CXCL 10、CXCL 11 和 CXCL 13,从而进一步促进白细胞的迁移和募集,促进炎症反应。与此相反,M2 型细胞由 Th2 细胞分泌的白细胞介素-4、白细胞介素-10 或白细胞介素-13 诱导分化而来。M2 型细胞低表达白细胞介素-12 和白细胞介素-23,高表达白细胞介素-10。通常 M2 型细胞的精氨酸酶-1 活性和表面的甘露糖受体表达也增高。与 M1 型细胞不同,M2 型细胞的主要作用在于清除细胞碎片并杀死细胞外病原体,促进创伤愈合。

因此,M2 细胞具有调节和抑制炎症反应的作用。

激活的小胶质细胞如同一把"双刃剑",它既可以对神经系统起保护作用,又可以起到破坏作用。比如帕金森病、阿尔茨海默病等神经退行性疾病的病理过程与小胶质细胞的长期过度激活密切相关。过度激活的小胶质细胞可导致 M1 型细胞和 M2 型细胞比例失衡,最终引起神经元的死亡。

目前,尚不清楚触发小胶质细胞激活的启动分子。科学家们推测这可能与神经系统活动时释放的活性分子(如神经递质)的减少有关,称为"关闭信号"。这代表着神经网络进入了恶化的状态。小胶质细胞表达许多种神经递质受体,如 γ-氨基丁酸受体、谷氨酸受体、多巴胺受体和去甲肾上腺素受体。激活这些受体可以抑制小胶质细胞的活化。也有人认为,抑制神经元的活性会影响到附近的小胶质细胞,使它们进入到警觉状态,促使这些小胶质细胞在未发现损伤的情况下,已经感受到系统的紊乱。另外,小胶质细胞的激活启动也有可能与一些分子增加有关,称为"开放信号"。如前所述,神经元损伤会释放大量的腺苷三磷酸和细胞因子等,这些分子被小胶质细胞感受并引起自身激活。此外,当一些疾病(如肝性脑病)发生时,小胶质细胞还能够感受脑内氨的积累并被直接激活。

二、外周神经胶质细胞

外周神经胶质细胞主要为施万细胞(又称为神经膜细胞)。它包裹周围神经轴突形成髓鞘。与少突胶质细胞不同,施万细胞只能与一根轴突形成髓鞘。此外,施万细胞还参与构成郎飞结,并伸出许多微绒毛(microvillus)到郎飞结的间隙中。施万细胞可以分为成髓鞘的施万细胞、不成髓鞘的施万细胞、神经肌肉接头突触旁施万细胞。

施万细胞在周围神经系统中具有与少突胶质细胞类似的功能,如参与形成郎飞结结构、调节能量代谢、维持轴突局部微环境平衡及控制神经信号传递。

小　　结

神经元的形态多样、大小不一。神经元胞体是代谢和信息整合的中心。树突主要执行接收信息物质的功能。轴突是由胞体发出的单一突起,神经元借此结构完成信息传递。突触是神经元之间或神经元与效应器之间连接点及信息传递部位,包括突触前膜、突触间隙及突触后膜。神经元活动时,信息物质由突触前膜释放入突触间隙,然后通过直接或间接方式改变突触后膜对离子的通透性,从而引起突触后神经元的兴奋或抑制效应。

　　占中枢神经系统细胞 90% 的胶质细胞主要由星形胶质细胞、少突胶质细胞、小胶质细胞构成,虽不能产生动作电位,但同样具有非常重要的生物学意义。小胶质细胞严格意义上不属于神经胶质细胞,它是中枢神经系统中重要的免疫细胞,在中枢神经系统损伤修复中发挥着重要的调节作用。

(陈新林　韩东河)

复 习 题

1. 神经元可分为哪些类型?

2. 树突和轴突的形态结构有何不同?

3. 何谓轴突转运? 轴突转运在神经元活动中的作用是什么?

4. 星形胶质细胞的分类及其生理功能是什么?

5. 少突胶质细胞的表面标志物及生理功能是什么?

6. 小胶质细胞在中枢神经损伤中的作用是什么?

7. 简述化学突触的结构和分类。

8. 电突触传递和化学突触传递有何不同?

9. 试述化学突触传递的基本过程。

参 考 文 献

[1] 朱长庚. 神经解剖学[M]. 北京:人民卫生出版社,2002.

[2] 蔡文琴,李海标. 发育神经生物学[M]. 北京:科学出版社,1999.

[3] 李云庆. 神经科学基础[M]. 2 版. 北京:高等教育出版社,2010.

[4] 齐建国. 神经科学扩展[M]. 北京:人民卫生出版社,2011.

[5] 韩济生. 神经科学[M]. 3 版. 北京:北京大学医学出版社,2009.

[6] 陈宜张. 神经科学的历史发展和思考[M]. 上海:上海科学技术出版社,2008.

[7] 李国彰. 神经生理学[M]. 北京:人民卫生出版社,2007.

[8] HIROKAWA N. Kinesin and dynein superfamily proteins and the mechanism of organelle transport[J]. Science,1998,279(5350):519 - 526.

[9] HIROKAWA N,TAKEMURA R. Molecular motors and mechanisms of directional transport in neurons[J]. Nat Rev Neurosci,2005,6(3):201 - 214.

[10] SQUIRE L,BERG D,BLOOM F,et al. 细胞和分子神经科学[M]. 导读版. 北京:科学出版社,2009.

[11] MURTHY V N,DE CAMILLI P. Cell biology of the presynaptic termi-
nal[J]. Annu Rev Neurosci,2003,26:701 - 728.

[12] ROTHMAN J E,WIELAND F T. Protein sorting by transport vesicles
[J]. Science,1996,272(5259):227 - 234.

[13] CAO L,HE C. Polarization of macrophages and microglia in inflammatory de-
myelination[J]. Neurosci Bull,2013,29(2):189 - 198.

[14] KETTENMANN H,VERKHRATSKY A. Neuroglia - living nerve glue
[J]. Fortschr Neurol Psychiatr,2011,79(10):588 - 597.

[15] YUAN Y M,HE C. The glial scar in spinal cord injury and repair[J].
Neurosci Bull,2013,29(4):421 - 435.

第四章

神经细胞功能活动

神经细胞又称为神经元(neuron),是一种高度分化的细胞。其细胞膜具有特殊的物质转运体系,细胞内结构参与物质合成与转运及跨膜信号转导。突触是神经细胞间信息传递的重要结构。神经细胞依靠突触相互联系,形成复杂的神经网络,完成神经系统的各种功能性活动。突触的结构和功能随着多种因素发生适应性的改变称为突触可塑性(synaptic plasticity)。突触可塑性是学习与记忆的细胞生物学基础,参与感觉、心血管调节等其他重要的生理或病理过程。

第一节 膜的结构与功能

细胞膜(cell membrane)又称为细胞质膜(plasma membrane),是防止细胞外物质自由进入细胞的屏障。细胞膜的化学组成基本相同,由脂类(约50%)、蛋白质(约40%)、糖类(2%～10%)及少量水分、无机盐与金属离子等组成,对稳定细胞内环境及维持各种生化反应的有序运行有重要的作用。细胞膜不仅是细胞的物理屏障,而且是细胞生命活动中具有复杂功能的重要结构。细胞膜需要不断获得养分和排出代谢产物,完成特定的生理功能。因此,细胞膜具备特殊的物质转运体系,用于与周围环境发生信息、物质与能量的交换。

一、细胞膜结构的研究进程

19世纪中叶,K. W. Mageli发现细胞表面有阻碍染料进入的现象,提示膜结构的存在。1895年,E. Overton用500多种化学物质对植物细胞的通透性进行实验,发现脂溶性大的物质容易进入细胞。1917年,I. Langmuir将提取的膜脂铺在水上,发现单脂层亲水的一侧朝向水面,疏水的尾端背离水面。1925年,E. Gorter和F. Grendel分离纯化了红细胞,并抽提脂质,用I. Langmuir的方法计算出脂质的平铺面积约为红细胞膜表面积的两倍,提出了脂质双分子层结构。1959年,J. D. Robertson用超薄切片技术获得清晰的细胞膜照片,电镜观察也证实细胞膜确实呈现暗-明-暗的三层结构。此后,随着冷冻蚀刻技术和免疫荧光技术的应用,也成功显示了双层脂膜中存在流动的蛋白质颗粒。据此,S. J. Singer 和 G. Nicolson 在 1972 年提出了细胞膜的流动镶嵌模型(图 4 - 1),即膜的共同结构特点是以液态脂质双分子层为骨架,其中镶嵌着具有不同分子结构、不同生理功能的蛋白质。

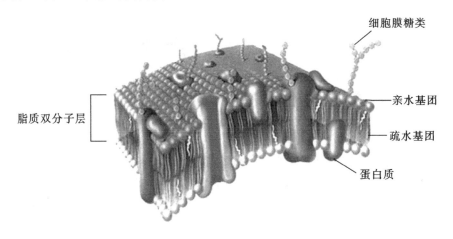

图 4 - 1　细胞膜流动镶嵌模型

　　然而,该模型不能说明膜在变化过程中如何保持其完整性和稳定性,忽略了蛋白质对脂质分子流动性的控制作用及膜各部分流动性的不均匀性。1975 年,D. F. H. Wallach 提出了晶格镶嵌模型,强调流动的整体性。1977 年,M. K. Jain 和 H. B. White 又提出细胞膜是由具有不同流动性的板块镶嵌而成的动态结构。

二、细胞膜的结构与功能

1. 细胞膜的基本结构

　　(1)膜脂:膜脂主要由磷脂、胆固醇和少量糖脂构成。在大多数细胞的膜脂中,磷脂占总量的 70% 以上,胆固醇不超过 30%,糖脂不超过 10%。这些分子以脂质双层的形式存在于质膜中,亲水端朝向细胞外液或胞质,疏水的脂肪酸烃链则彼此相对,形成膜内部的疏水区。

　　(2)膜蛋白:细胞上的膜蛋白质主要以两种形式与膜脂质相结合。一种是内在蛋白,以疏水的部分直接与磷脂的疏水部分共价结合,两端带有极性,贯穿膜的内外。占 70%～80% 的结合蛋白质(内在蛋白)通过一个或几个疏水的 α-螺旋即膜内疏水羟基与脂质分子结合。另一种是外周蛋白,以非共价键结合在固有蛋白的外端或结合在磷脂分子的亲水头上。外周蛋白包括载体、特异受体、酶及表面抗原。占 20%～30% 的表面蛋白质（外周蛋白）以带电的极性基团与膜两侧的脂质结合。

细胞膜上存在两类主要的转运蛋白，即载体蛋白（carrier protein）和通道蛋白（channel protein）。载体蛋白能够与特定溶质结合，通过自身构象的变化，将与其结合的溶质转移到膜的另一侧。有的载体蛋白构象变化需要能量驱动（如各类 ATP 驱动的离子泵）。通道蛋白能够形成亲水的通道，当通道打开时允许特定的溶质通过，从而实现物质的转运。

（3）膜糖：细胞膜上的糖类主要是一些寡糖和多糖。它们以共价键的形式与膜脂质或蛋白质结合，形成糖脂和糖蛋白。这些糖绝大多数裸露在膜的非细胞质一侧。

2. 细胞膜的生理特性

（1）镶嵌性：细胞膜以液态的脂质双分子层为基架，其中镶嵌着具有不同分子结构和生理功能的蛋白质。脂质双分子层构成细胞膜的基本骨架，而有的蛋白质通过肽链中带电的氨基酸与脂质的极性基团结合暴露在膜的表面，有的则通过肽链一次或多次穿越整个脂质双层形成镶嵌结构。

（2）流动性：细胞膜并非静止不动，其中的脂质和蛋白质都在不断地自由运动。脂质双分子层既具有固体分子排列的有序性，又具有液体的流动性。磷脂分子的流动性受一些因素的影响，如温度、磷脂分子的饱和程度、脂肪链长度、胆固醇含量、卵磷脂与鞘磷脂比值。在一定温度下，磷脂分子从液晶态转变为凝胶状的晶态。这一能引起物相变化的温度称为相变温度。当环境温度由高于相变温度转变为低于相变温度时，细胞膜磷脂分子则由流动的液晶态变化为不流动的晶态。饱和程度高的磷脂分子的脂肪酸链紧密有序地排列，因而流动性小，相反则流动性增加。另外，随着脂肪酸链长度的增加，链尾相互作用的机会增多，易于凝集，流动性下降。胆固醇对细胞膜磷脂分子流动性的调节作用随温度的不同而改变。当在相变温度以上时，胆固醇可降低磷脂分子的流动性，而当在相变温度以下时，胆固醇可通过阻止磷脂脂肪酸链的相互作用，使磷脂分子流动性剧烈下降。卵磷脂与鞘磷脂比值越高，膜流动性越大。脂质双分子层中嵌入的蛋白质越多，膜流动性越大。除以上因素外，细胞膜磷脂分子与膜蛋白的结合程度、环境中的离子强度、pH 值等都会影响细胞膜磷脂分子的流动性。

镶嵌的蛋白质在膜中的种类、数量和位置也处于动态平衡中，并受到多种因素的调节。其运动形式包括侧向扩散运动、旋转运动及"插入"和"内化"运动。例如：当一些神经递质或激素作用于细胞膜的某一个部位时，膜中相应的受体蛋白有向递质浓度高的部位移动的趋向，或者当细胞受到较长时间的激素刺激时，膜内某些功能蛋白质会离开细胞膜进入细胞质。

（3）不对称性：细胞膜脂质双分子层中各种成分（主要为蛋白质、脂类和糖类）的种类和数量并非均匀分布。这导致了膜功能的不对称性和方向性，保证了生命活动的高度有序性。

（4）通透性：物质通过细胞膜的难易程度不同。通透性的存在对细胞内外水的移动、各种物质的交换、酸碱度和渗透压的维持具有重要的生理意义。在某些病理情况下，如过敏、创伤、烧伤、缺氧，由于破坏了细胞膜的正常结构和功能，使其通透性增加，结果发生组织水肿等异常反应。

3. 细胞膜的生理功能

细胞膜把细胞内容物与细胞的周围环境分隔开来，使细胞相对独立于环境而存在。因此，细胞膜在细胞的生命活动中具有非常重要的意义。

（1）隔离作用：细胞膜通过完整的结构使细胞与外界分隔，为细胞的生命活动提供相对稳定的内部环境，为细胞的功能活动（如信息传递和物质的合成转运）提供环境和结构的保障。

（2）选择渗透性：选择性地让某些分子进入或排出细胞是细胞膜最基本的功能之一。细胞膜通过这种方式控制膜两侧物质的进出，维持细胞内环境的稳定。

（3）细胞间信息交流：细胞膜两侧的小分子物质通过被动转运、主动转运进出细胞。除自由扩散外，其余的物质转运形式均需要细胞膜上的特殊蛋白质参与。细胞之间就是通过这种物质的转运及细胞内的信号转导进行信息交流。

三、受体

(一)概念

1. 配体

配体（ligand）是机体内传递化学信息的生物活性物质，包括神经递质、激素、活性肽等。外源性的药物和毒素等物质可以模拟或拮抗内源性生物活性物质的作用。配体可分为内源性配体（如递质、激素）和外源性配体（激动剂和拮抗剂）。

2. 受体

受体（receptor）是位于细胞膜或胞质内，能与配体相结合并与细胞的生理生化功能相偶联的组织细胞特定结构分子。受体与配体结合后，生成的复合物激活和启动一系列生化反应，使细胞对外界刺激产生相应的反应，如介导细胞间信号转导、细胞间黏合、胞吞等过程。绝大部分受体为细胞膜或细胞质中的蛋白质分子。受体分子被分离纯化后虽然仍可与配体结合,但失去了全部生理生化功能。

　　配体与受体的相互作用大致分为三个基本步骤:①受体识别配体并与之结合,形成受体-配体复合物;②触发受体构象的改变,受体由无活性状态转变为有活性状态,引发细胞的受体后效应,如神经元兴奋或抑制、基因表达的启动;③配体从受体上解离,受体构象转变为无活性状态(图 4-2)。

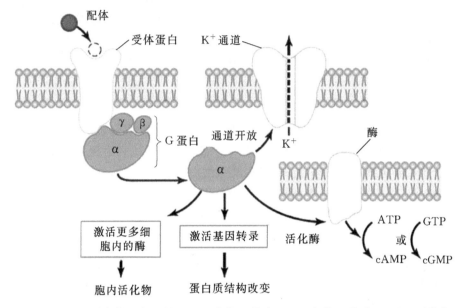

α,β,γ. G 蛋白的三个亚基;ATP. 腺苷三磷酸;GTP. 鸟苷三磷酸;cAMP. 环腺苷酸;cGMP. 环鸟苷酸。

图 4-2　受体与配体的结合

(二)受体的基本特性

1. 专一性

专一性(specificity)是受体最重要的特性,包括配体特异性和靶组织专一性。配体特异性指受体能特异性地识别和结合特定的内源性配体。靶组织专一性指受体常特定地分布于靶细胞或靶组织。一般来说,配体靶细胞上的受体密度远高于非靶细胞上的受体密度。在中枢神经系统,某些受体常分布并表达于特定的部位。明确受体的分布规律,可为研究受体的功能提供有用的线索。

2. 亲和力

亲和力(affinity)是受体与配体的结合能力或配体占领受体的浓度。其大小常用受体-配体复合物的解离常数(K_d)值来表示,即引起最大效应一半(50%受体被占位)时的药物浓度。K_d值越小,亲和力越强,受体越容易被占据。亲和力是评价受体功能的重要指标之一。内源性配体通常具有较高的亲和力,其生理浓度多在"nmol/L"的水平。通常受体的亲和力越高,配体的浓度越低。

3. 生理相关性

配体与受体的结合总是与组织或细胞的生理生化功能相关联。受体配体结合的强度和数量与引起的生物效应大小是相关的。配体的生物效应一般用内在活性(intrinsic activity)表示,内在活性介于 0～1。内源性配体和激动剂(agonist)内在活性较高,而拮抗剂(antagonist)或受体阻断剂(receptor blocker)的内在活性较低或为 0。

4. 饱和性

饱和性(saturability)是由于细胞或组织上的受体数量有限,当配体浓度增加达到某一水平时,会占领所有受体结合位点。饱和性表现为配体和受体结合的量-效反应达到饱和状态,此时,即使继续增加配体浓度,也不能增大结合值和生物效应。因为受体具有饱和性,所以当几种结构类似的化合物与同种受体结合时,会表现出竞争性抑制现象。利用受体的这一特性,可测定递质的释放量,也可对受体进行分离纯化。

5. 可逆性

配体与受体的结合一般由氢键、范德华力或离子键等非共价键介导,这种结合是可逆的,即受体的可逆性(reversibility)。在生物效应出现后,配体可从受体上解离,受体恢复到未结合状态,可再次结合配体。已结合的配体也可被更高亲和力或高浓度的其他配体置换。这一特性有利于信号的快速解除,避免了受体一直处于激活状态。

6. 内源性配体

生物体拥有的受体必然存在其内源性配体(endogenous ligand)。内源性配体包括神经递质、激素或自体活性物质,能对相应的受体起激动作用,并引起特定的生理、生化效应。

(三)受体的分类

1. 以受体激动剂效应分类

以受体激动剂效应分类,代表受体有乙酰胆碱受体、肾上腺素受体、多巴胺受体、阿片受体,每一种受体都有若干不同的亚型。受体亚型的存在表明,一种递质能选择性地作用于不同效应器细胞上不同的受体亚型,从而产生多样性的生物学效应。

2. 以受体在靶细胞上的定位分类

以受体在靶细胞上的定位可将其分为两类,即膜受体和细胞内受体。水溶性信号分子,如神经递质、蛋白质激素、生长因子,不能直接穿过细胞膜,而是通过与膜受体结合,进行跨膜传递信息,从而调节细胞的功能活动。脂溶性信号分子(如类固醇激素)可直接穿过细胞膜,与细胞内受体结合而传递信息。细胞内受体又可分为胞质受体(如肾上腺皮质激素受体)和核受体(如甲状腺激素受体)。

3. 以受体跨膜信息转导机制分类

按照跨膜信息转导机制,受体可被分为离子通道偶联受体、G 蛋白偶联受体、酪氨酸蛋白激酶受体(图 4-3)。

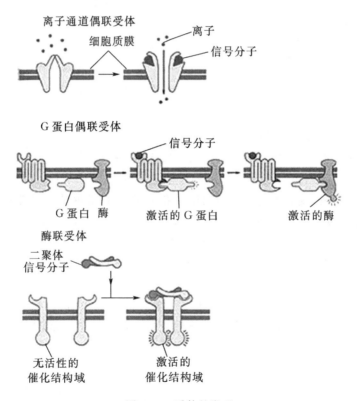

图 4-3 受体的类型

(四)受体的调节

1.发育调节

个体发育过程中始终存在着缓慢而持续的受体调节。如大鼠、小鼠出生后30天内大脑皮质、中脑、海马等脑区的乙酰胆碱受体含量随年龄增加而增加,而老年动物受体数目明显减少。

2.受体数目调节和失敏

受体激动剂或拮抗剂的应用可引起受体数目或敏感性的变化。如长期应用儿茶酚胺可使 β 受体内移,导致膜受体数目减少。腺苷酸环化酶活性降低或 G 蛋白脱偶联等变化可使受体失敏。

3.受体亲和力的调节

各种能导致微管、微丝功能变化的因素均会改变受体对配体的亲和力。受体二聚体的形成通常使亲和力降低。巯基和二硫键是维护受体蛋白高级结构的主要因素,在激动剂所致受体的高亲和力状态中起重要作用。对激动剂而言,受体还存在负协同性(negative cooperativity)。负协同性指某一受体与特异性配体结合后发生变构作用,使相邻受体对配体的亲和力降低。正协同性与此相反。

(五)受体与医学的关系

机体不仅可以通过改变激素的浓度以适应生理需要,而且可以通过改变激素受体的密度调节靶细胞的敏感性,从而影响特定的生理功能。因此,仅仅测定激素的浓度不足以全面地反映内分泌功能,还应测定激素受体的密度及靶细胞的反应性。此外,受体作为一种蛋白质具有抗原性,在某种情况下通过自身免疫机制,产生抗受体的抗体,进而影响其生物功能。比如:在极度耐胰岛素的 2 型糖尿病患者体内有抗胰岛素受体的抗体存在;重肌无力症患者有抗乙酰胆碱受体的抗体。这些抗体竞争性地抑制激素或递质与其受体的结合,干扰其正常作用的发挥。

"受体学说"在临床上也得到广泛应用,于是一个新的概念——"受体病"——应运而生。受体病是由于受体的数量和质量发生异常改变而引起的一种病理状态,如非胰岛素依赖型糖尿病就是一个典型例证。这种患者对外源性胰岛素不敏感,用通常的注射胰岛素的方法治疗很难奏效。相应的受体研究,即从分子水平阐明激素、递质、药物、抗体的作用机制及生理、病理过程已成为科学技术的前沿阵地之一。

四、离子通道

离子通道(ion channel)是一种特殊的孔道蛋白,聚集起来并镶嵌在细胞膜上,中间形成水分子占据的孔隙,成为各种无机离子跨膜被动转运的通路。特定类型的离子依靠电化学梯度穿过该通道,建立和控制细胞膜内、外微弱的电压。离子通道存在于所有细胞的细胞膜上。生物膜对离子的通透性与多种生命活动的过程密切相关,如感受器电位发生、神经兴奋与传导、中枢神经系统调控、心脏搏动、骨骼肌收缩及激素分泌。

离子通道的活性,即细胞通过离子通道的开放和关闭调节相应物质进出细胞速度的能力,对实现细胞各种功能具有重要的意义。德国科学家 E. Neher 和 B. Sakmann 因发现细胞内离子通道并开创膜片钳技术而获得 1991 年的诺贝尔生理学或医学奖。

神经细胞和肌细胞的离子通道以极快的速度传导跨膜的离子,形成明显的离子电流(ion current)。这些离子电流引起膜电位的快速变化,最终产生动作电位。除了离子流动的高速度外,离子通道也有很高的选择性——特定状态下离子通道仅能允许一些类型的离子通过。例如:静息时神经细胞的膜电位主要由选择性通透 K^+ 的通道决定,而产生动作电位时,选择性通透 Na^+ 的通道被激活。由此可见,决定神经信号活动多样性的关键是不同种类离子通道的激活。每一种通道对特异的离子有选择性。

(一)离子通道的分类

离子通道的开放和关闭称为门控,受电压、化学递质、机械压力和牵拉等的影响。根据门控机制的不同,离子通道可分为电压门控通道、配体门控通道和机械门控通道。

1. 电压门控通道

电压门控通道又称为电压依赖性离子通道。该类通道的开放与关闭受到跨膜电压的控制。根据电导特性、开放和失活的速度、激活条件或离子流向等,电压门控通道又可分为不同的亚型。例如:电压门控 Ca^{2+} 通道可分为 L 型、N 型、T 型和 P/Q 型四个亚型;电压门控 K^+ 通道又分为内向整流 K^+ 通道、延迟外向整流 K^+ 通道和瞬时外向 K^+ 通道。此类通道以最容易通过的离子命名,如 K^+ 通道、Na^+ 通道、Ca^{2+} 通道、Cl^- 通道是四种主要的通道类型,各型又分若干亚型。

(1)Na^+ 通道的分子结构和特性。Na^+ 通道蛋白结构的研究开始较早,这与研究者发现了与 Na^+ 通道进行特异性结合的毒素有关。利用这些毒素,已经从电鳗的电器官、骨骼肌的肌膜和大鼠脑内分离、提纯出 Na^+ 通道蛋白。Na^+ 通道主要由一个较大的 α 亚单位组成（相对分子质量约为 260 000），有时还带有一个或两个相对分子质量相对较小的亚单位 $β_1$ 和 $β_2$。α 亚单位是一条跨膜多肽，由 1800～2000 个氨基酸组成，含有高于 50% 同源的四个跨膜功能区（Ⅰ～Ⅳ）。每个功能区含有 300 个氨基酸，组成六个 α 螺旋片段（S_1～S_6）。四个功能区由相对亲水的氨基酸序列连接，形成通道壁。位于 S_5 和 S_6 间的一段氨基酸序列称为 P 区。四个功能区围绕一个中心对称排列，P 区在内组成孔道内壁（图 4 - 4A）。S_4 肽段含有许多带正电荷的残基，这些带正电荷的残基对膜电位的变化敏感，起到电压感受器的作用（图 4 - 4B）。当膜去极化时，每一个功能区的 S_4 肽段做螺旋运动而使电荷移动出现微弱而短暂的门控电流，导致通道构象改变。

　　Na^+ 通道具有关闭、开放（激活）、失活三种状态。当去极化时，四个跨膜功能区均发生构象变化，通道处于激活开放状态，产生通道电流，该开放时间仅 1～2 毫秒。单一 Na^+ 通道电导很小，大约 10 pS。通道开放后，很快进入失活状态，此时连接Ⅲ功能区和Ⅳ功能区的一段氨基酸序列形成一种"活瓣"，把孔道内口阻塞，称为失活闸门。当膜复极化时，通道从失活状态恢复至关闭状态，Na^+ 通道可再次被去极化激活而开放。

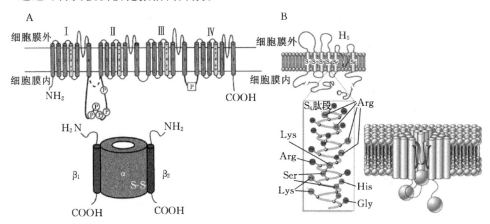

A. α亚单位二级结构Ⅰ、Ⅱ、Ⅲ和Ⅳ代表四个同源结构域；B. S_4肽段的螺旋运动。

图 4 - 4　Na^+ 通道的结构

　　(2)K^+ 通道的分子结构和特性。K^+ 通道多肽结构的相对分子质量约为 700 000，由 616 个氨基酸组成，具有六个或七个跨膜片段，类似 Na^+ 通道四个功能区中的一个。K^+ 通道的分布最为普遍，几乎存在于所有真核细胞。在哺乳动物中，K^+ 通道主要包括两大家族，即电压门控 K^+ 通道（voltage gated K^+ channel,KV)和内向整流 K^+ 通道(inward rectifier K^+ channel,IRK)。

电压门控 K^+ 通道的分子结构与 Na^+ 通道相似,跨膜区也是由六个跨膜段($S_1 \sim S_6$)及连接肽组成。两者的区别在于:电压门控 K^+ 通道每一个跨膜区即为一个α亚单位,四个α亚单位由非共价键连接而成。电压门控 K^+ 通道的状态至少由两个"门"决定:一个是 S_4 区段,决定通道的电压依赖性开放;另一个是失活门,控制通道失活的时程。电压门控 K^+ 通道是已知的亚型最多的 K^+ 通道家族,包括延迟整流 K^+ 通道、A 型瞬时 K^+ 通道、Ca^{2+} 激活 K^+ 通道。延迟整流 K^+ 通道在膜去极化时经过延迟才能激活,失活缓慢,时间从数百毫秒到数十秒不等。A 型瞬时 K^+ 通道的激活和失活速度都很迅速,活化后约 1 毫秒即启动,且失活快,失活时间常小于 100 毫秒,因此又称为瞬时快 K^+ 通道,其电导随去极化增加,呈现明显的电压依赖性。Ca^{2+} 激活 K^+ 通道的开放和关闭均依赖于细胞质内 Ca^{2+} 的浓度和电压双重门控,其特点是细胞内较低浓度的 Ca^{2+} 即可激活此通道。根据通道电导大小,Ca^{2+} 激活 K^+ 通道可分为小电导 Ca^{2+} 依赖性 K^+ 通道和大电导 Ca^{2+} 依赖性 K^+ 通道,主要参与动作电位后超极化,进而影响细胞的放电频率和形式。

内向整流 K^+ 通道的每个α亚单位只有两个跨膜肽段(M_1 和 M_2),其间由 H_5 连接。因为 M_1、M_2、H_5 的序列与电压门控 K^+ 通道的 S_5、S_6、H_5 相似,所以这两类 K^+ 通道可能具有相同的基本孔道结构。虽然内向整流 K^+ 通道仍具有一定的电压门控性,但由于没有 S_4 样结构,已经与电压门控 K^+ 通道大不相同。最近发现,内向整流 K^+ 通道的电压门控性可能与 M_2 上带负电荷的氨基酸残基有关。内向整流作用对于心肌、骨骼肌、卵细胞及脊椎、无脊椎动物的神经元具有重要作用,主要用于维持某些细胞静息时的膜电导。内向整流 K^+ 通道没有门控性,不受膜电位控制,也不受激动剂控制,但其开放程度受膜电位影响。静息电位水平时,内向整流 K^+ 通道开放,电导高,K^+ 顺浓度梯度外流,而细胞内带负电荷的大分子物质留在细胞内,造成静息状态下膜"内负外正"的极化状态。

(3)Ca^{2+} 通道的分子结构和特性。Ca^{2+} 通道(calcium channel)是糖蛋白或外侧糖基化的蛋白,相对分子质量约为 210 000。Ca^{2+} 通道普遍存在于各种组织中,是控制细胞外 Ca^{2+} 跨膜内流的主要途径。Ca^{2+} 通道通常在静息膜电位时关闭,而在去极化到正电位时可逆性开放,在大多数情况下开放、关闭速度较快,在几毫秒内完成。Ca^{2+} 通道的失活有时继发于细胞内 Ca^{2+} 的积累,有时受细胞膜去极化的直接影响。Ca^{2+} 通道根据阈电位、失活特性、单通道电导、药理敏感性等方面的区别分为多种亚型,即使在单个细胞上也可存在不同的亚型。例如:L 型 Ca^{2+} 通道有较高的阈电位,在强去极化时开放,单通道电导 25 pS,可被二氢吡啶(DHP)和美洲 Omega 毒素所阻断;T 型 Ca^{2+} 通道的单通道电导较小,约为 9 pS,其阈电位较低,大约在膜电位-70 mV 时激活并迅速失活;N 型 Ca^{2+} 通道阈电位较高,需要强去极化激活,在持续去极化时缓慢失活;P 型 Ca^{2+} 通道可因中度高电压激活,可被蜘蛛毒素(FTX)阻断,主要用于介导一些神经元的递质释放与高阈值放电。

2. 配体门控通道

配体门控通道又称为化学门控通道,常见于神经细胞和神经肌肉接头处。属于此类通道的受体有烟碱型受体(NAChR)、γ-氨基丁酸受体(GABAR)、甘氨酸受体等。它们都是由几个亚基组成的寡聚体蛋白,除含有配体结合部位外,本身就是离子通道,借此将信号传入细胞内。这类通道位于突触后膜,接受神经递质刺激后,通道开放,导致离子跨膜流动,引起突触后膜去极化或超极化,继而产生生物效应。该类离子通道通常以递质受体命名,如乙酰胆碱受体通道、谷氨酸受体通道、门冬氨酸受体通道,多为非选择性阳离子通道,同时允许 Na^+、Ca^{2+} 或 K^+ 通过。与经典的突触前释放神经递质从细胞外激活受体离子通道相比,还有一些配体是在细胞内作用于离子通道,包括在细胞器跨膜信号转导中的受体离子通道。例如:环核苷酸类对光感受器和嗅神经元离子通道的激活;肌醇三磷酸对内质网 Ca^{2+} 通道的激活。不过,这些都是配体直接作用于离子通道,而不需要经过细胞内可扩散因子的中介,因而信号转导较快。

已知的神经系统配体门控离子通道除 $GABA_A$ 受体和甘氨酸受体为阴离子(Cl^-、HCO_3^-)通道外,其余均为阳离子(Na^+、K^+、Ca^{2+}、Mg^{2+})通道。烟碱型受体是此类受体研究的比较清楚的一种。烟碱型受体是由五个同源性很高的亚单位组成的五聚体蛋白质,包括两个 α 亚单位、一个 β 亚单位、一个 γ 亚单位和一个 δ 亚单位,中间为离子通道。每个亚单位都是一个四次跨膜蛋白,约由 500 个氨基酸残基构成。推测跨膜部分为四条 α 螺旋结构,其中一条 α 螺旋含较多的极性氨基酸。正是由于这个亲水区的存在,五个亚单位共同在膜中形成一个亲水性的通道。乙酰胆碱的结合部位在两个 α 亚单位上,此亚单位位于膜外侧且具有糖基化部位。乙酰胆碱受体通道的开放状态持续时间十分短暂,约为几十纳秒,随后进入关闭状态;乙酰胆碱与通道蛋白解离,受体则恢复到初始状态,做好重新接受配体的准备。

3. 机械门控通道

机械门控通道又称为机械敏感性离子通道。该类通道感受细胞膜表面应力变化,实现胞外机械信号向胞内的转导。根据其通透性,机械门控通道分为离子选择性通道和非离子选择性通道。根据其功能,机械门控通道又可分为张力激活型离子通道和张力失活型离子通道。

　　细胞膜上有许多蛋白质与细胞内的细胞骨架及外侧的细胞壁或其他细胞外基质骨架(如透明质酸、弹性蛋白)相连。机械门控通道的结构正是如此,其蛋白质亚基在细胞内侧通过疏水力、二硫键、糖基修饰连接等与微管连接,外侧借助肽键直接或间接通过糖基修饰与细胞壁或其他细胞外骨架成分连接,而不同种类的机械门控通道具体连接的成分有所不同。虽然细胞骨架和细胞外基质随细胞代谢而不断聚集和解聚,但是其在一定时间内是由很强的化学键将原子连接在一起的刚性结构。当细胞膜内外的刚性结构在某一方向错动时,蛋白质亚基的电荷改变,结构发生变化,分子电荷重排,则通道开放,但在其他方向发生错动无法使蛋白质亚基结构发生变化,当电荷重新排列时,机械门控通道依然保持刚性结构,不会开放。

(二)离子通道的特性

1. 离子选择性

　　一种离子通道特异性的允许某一种或几种离子通过,对被转运离子的大小与电荷都具有高度的选择性,且转运速率很高(在任何一种载体蛋白转运速率的1000倍以上)。例如:当神经细胞膜的 Na^+ 通道开放时,只允许 Na^+ 通过。

2. 门控性

　　离子通道的活性由通道开放或关闭两种构象所调节,并通过通道的开、关对适当的信号做出应答。在多数情况下,离子通道处于关闭状态,只有在膜电位变化、化学信号或张力刺激后,通道才由关闭状态转为开放,这一过程称为激活;而由开放转为关闭状态的过程称为失活。

五、神经元电活动

　　18 世纪末,L. Galvani 发现了蛙的骨骼肌与不同金属所构成的环路相接触时发生收缩的现象,也就是神经具备"电兴奋性",提出了神经元具有传递电信号的特征。1922 年,H. S. Gasser 和 J. Erlanger 用阴极射线示波器研究神经动作电位,奠定了现代电生理学的技术基础,并因此获得 1944 年诺贝尔生理学或医学奖。1939 年,A. L. Hodgkin 和 A. F. Huxley 将微电极插入枪乌贼大神经(枪乌贼的巨大神经纤维直径可达 1 mm),直接测出了神经纤维膜内、外的电压。这一技术上的革新,推动了电生理学理论的发展。1960 年,电子计算机开始应用于电生理的研究,使诱发放电能从自发性的脑电波中清晰区分出来,并可对细胞放电的参数进行精确分析计算。

　　生物体的器官、组织和细胞在生命活动过程中产生电流或电压的现象称为生物电。生物电是正常生理活动的表现,也是生物活组织的一个基本特征。临床上一些常用的辅助检查如心电图、脑电图就是通过了解心肌和脑组织的生物电活动而有效诊断疾病的。神经系统的电活动主要包括神经元膜两侧的电位变化(即静息电位与动作电位),以及神经元之间电信息的传递(即突触传递)。

(一)静息电位

静息电位(resting potential)指可兴奋细胞未受刺激时,存在于细胞膜内、外两侧的电位差。它的大小与极性主要取决于细胞膜内、外的离子种类、离子浓度差,以及细胞膜对这些离子的通透性。测量静息电位时,将连接电压表的一对测量电极中的一个放在细胞的外表面,另一个与微电极相连。当两个电极都位于细胞膜外表面时,电压表数值为 0,表明电极之间不存在电位差;当微电极尖端刺入膜内的一瞬间,电压表上的数值出现变化时,表明两个电极间出现电位差,即静息电位。膜电位测量时通常将膜外电极接地,使其固定在零电位,则膜内电位为负值,神经元胞体内电位值约为 -70 mV。静息电位在某种条件下会发生波动,使细胞膜处于不同的电学状态。将细胞膜外较细胞膜内电位为正的状态(外正内负)称为极化(polarization)。膜电位向膜内负值加大的方向变化称为超极化(hyperpolarization);相反,膜电位向膜内负值减小的方向变化称为去极化(depolarization);当膜去极化达到一定程度时,膜电位出现极化逆转(内正外负)的状态称为反极化(reverse polarization);细胞受刺激后先发生去极化,再向膜内为负的静息电位水平恢复,称为复极化(repolarization)。

1902 年,J. Bernstein 提出的关于静息电位的学说明确指出了该电位差来自细胞膜对 K^+ 的选择通透性和跨膜的 K^+ 浓度差。当改变细胞外液或细胞内液中的 K^+ 浓度时,细胞膜内、外的电位差就可以改变。这说明细胞膜的极化状态主要由细胞膜内、外的 K^+ 浓度差所决定。在细胞膜受损伤或破裂的情况下,损伤处细胞液内、外流通,损伤处膜电位消失。

1. 静息电位产生的机制

(1)细胞膜两侧离子的不均衡分布。表 4-1 显示枪乌贼巨轴突细胞膜两侧主要离子浓度,细胞膜内、外的离子呈不均衡分布。与细胞膜外相比,细胞膜内 K^+ 较多,而 Na^+ 和 Cl^- 较少,即细胞膜内存在高 K^+ 低 Na^+ 的状态。此外,细胞膜内还存在高浓度的有机阴离子(A^-)。

表 4-1　枪乌贼巨轴突细胞膜两侧主要离子浓度

离子	细胞膜内(mmol/L)	细胞膜外(mmol/L)	平衡电位(mV)
K^+	400	20	-75
Na^+	50	440	$+55$
Cl^-	52	560	-60

(2)细胞膜对离子的选择通透性。细胞膜内、外的 K^+ 浓度差使 K^+ 具有从细胞膜内向细胞膜外扩散的趋势,而在安静状态下,细胞膜主要对 K^+ 有通透性,因此 K^+ 则顺浓度差外流。虽然细胞膜内 A^- 的浓度也很高,但此时细胞膜对 A^- 不通透,A^- 只能因正、负电荷的相互吸引作用排列于细胞膜的内侧面,而扩散出细胞膜的 K^+ 在电场力的作用下也不能远离细胞膜,因而排列在细胞膜的外侧面。这样在细胞膜的内、外两侧就形成了内负外正的电位差。通过人工改变细胞膜外的 K^+ 浓度,可以观察到静息电位值随细胞膜外 K^+ 浓度的改变而改变,但改变细胞膜外的 Na^+ 浓度则不对静息电位产生影响,说明静息电位的产生确实与细胞膜内、外 K^+ 的浓度差密切相关;用带有放射性的 K^+ 进行观察,发现安静时细胞膜确实对 K^+ 具有通透性,而对其他离子的通透性不明显。因此,细胞膜内 K^+ 浓度大于细胞膜外 K^+ 浓度和细胞膜在安静时对 K^+ 选择性通透是静息电位产生的根本原因。

(3)K^+ 平衡电位。K^+ 顺浓度差扩散造成的外正内负的电场力,随着 K^+ 外流的增多也逐渐增强,成为 K^+ 继续外流的阻力。当促使 K^+ 外流的细胞膜两侧 K^+ 浓度差的势能与阻碍 K^+ 外流的电场力相等,即细胞膜两侧电-化学势能的代数和为 0 时,K^+ 外流达到了动态平衡,其跨膜净移动为 0,此时细胞膜两侧的电位差就稳定在某一数值,即静息电位。因它是 K^+ 移动达到平衡时的膜电位,故又称为 K^+ 平衡电位。

然而,实测的静息电位值通常小于 K^+ 平衡电位。用标有放射活性的离子观察发现,细胞安静时细胞膜对 Na^+ 也有很小的通透性,为 K^+ 通透性的 $1/100 \sim 1/50$。因此,静息状态下也有极少量的 Na^+ 在 Na^+ 浓度差和电位差驱使下,从细胞膜外扩散到细胞膜内,部分抵消 K^+ 外流造成的细胞膜内负电位,导致静息电位的实测值比 K^+ 平衡电位值稍大。

2. 维持细胞膜内、外离子浓度差的机制

静息电位的实测值略小于 K^+ 平衡电位,会产生 K^+ 的驱动力,导致少量 K^+ 不断外流,加之静息电位与 Na^+ 平衡电位(约 $+30$ mV)相差甚远,也会使 Na^+ 不断内流。虽然漏出的 K^+ 和漏入的 Na^+ 不会对各自的浓度梯度产生即时影响,但长时间的流动会破坏细胞安静时细胞膜内、外稳定的离子浓度差。

钠泵(sodium pump)的活动对维持安静时细胞膜内、外的离子平衡非常重要。引起细胞膜上钠泵活动的原因是细胞膜内 Na^+ 浓度的增加和细胞膜外 K^+ 浓度的升高。当细胞膜内、外的 Na^+、K^+ 平衡发生变化时,钠泵就被激活,泵出三个 Na^+,而泵入两个 K^+,使细胞膜外增加一个正电荷,结果使细胞膜内、外的电位差增大,即向着超极化的方向发展,从而维持了细胞膜内、外正常的离子浓度梯

度(图4-5)。

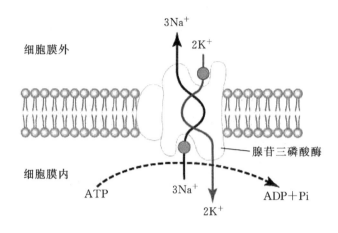

细胞膜外

腺苷三磷酸酶

细胞膜内

图4-5 钠泵的结构和原理

(二)动作电位

可兴奋细胞受刺激时,在静息电位的基础上发生一次短暂的、可扩布的电位变化,称为动作电位(action potential)。

实验观察,动作电位包括一个上升相和一个下降相(图4-6)。上升相细胞膜内负电位减小,即去极化(depolarization),膜电位由$-90\sim-70$ mV 变为0。细胞膜内电位继续升高,当高于细胞膜外电位时,膜电位的极性发生逆转,由静息状态的细胞膜内负外正转变为细胞膜内正外负,即由0上升到$+20\sim+40$ mV。这一过程称为反极化(超射)。去极化过程中细胞膜内电位上升幅度为$+90\sim+130$ mV。动作电位的下降相代表复极化(repolarization)过程。它是细胞膜内电位下降至0后负电位增大直至静息电位水平的过程。因动作电位幅度大、时间短,波形很像一个尖峰,故又称为锋电位。在锋电位完全恢复到静息电位水平之前,细胞膜内、外两侧还有微小的连续缓慢的电位变化,称为后电位。

1.动作电位的产生机制

动作电位产生的机制与静息电位相似,与细胞膜的通透性及离子转运有关。

(1)去极化过程:A. L. Hodgkin 和 A. F. Huxley 利用枪乌贼巨大轴突的实验证实,可兴奋细胞(如神经细胞)受一定程度的刺激后,细胞膜对 Na^+ 的通透性增大,细胞膜外的 Na^+ 顺浓度梯度和电梯度向细胞膜内少量扩散,使细胞膜内负电位减小。这时,Na^+ 通道的激活受正反馈调节,即当膜电位减小到某一临界值时,可激活受刺激部位大量的 Na^+ 通道开放,使 Na^+ 快速大量内流,形成快

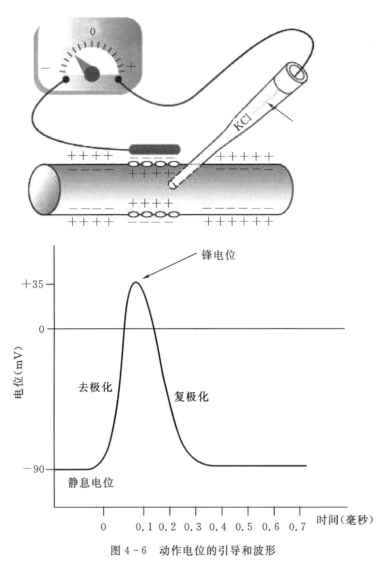

图 4-6　动作电位的引导和波形

速去极化。这个引起 Na^+ 通道大量开放的膜电位临界值，称为阈电位（thresh-old potential）。阈电位是可兴奋细胞的重要生理参数之一，与静息电位相差约为 20 mV。对同一类细胞，阈电位与静息电位的差距减小，说明可兴奋细胞的兴奋性升高；反之则说明可兴奋细胞的兴奋性降低。当细胞膜内负电位减小至 0 后继续升高至高于细胞膜外电位，形成内正外负的反极化状态时，Na^+ 的电梯度反向，成为 Na^+ 内流的阻力。当促使 Na^+ 内流的浓度梯度和阻止 Na^+ 内流的电梯度相等时，Na^+ 的净内流停止，形成锋电位，此时的膜电位值也称为 Na^+ 的平衡电位。

(2)复极化过程:由于去极化过程中开放的 Na^+ 通道属于快通道,即开放和关闭速度很快,因此,当细胞膜去极化达到峰值时,细胞膜的 Na^+ 通道迅速关闭,而对 K^+ 的通透性增强,于是细胞膜内的 K^+ 便顺其浓度梯度向细胞膜外扩散,导致细胞膜内负电位增大,直至恢复到静息电位水平。

可兴奋细胞每发生一次动作电位,就会有一部分 Na^+ 在去极化过程中扩散到细胞膜内,并有一部分 K^+ 在复极化过程中扩散到细胞膜外。动作电位改变了静息状态下细胞膜内外的离子浓度差。这种离子分布的异常激活钠泵,将细胞膜内多余的 Na^+ 泵出细胞膜外,同时把细胞膜外增加的 K^+ 泵入细胞膜内,直至恢复静息状态的离子分布,保持细胞的正常兴奋性。因此,静息电位是兴奋性的基础,而动作电位是可兴奋细胞兴奋的标志。

2. 兴奋性及兴奋的周期性变化

对于大多数细胞来说,兴奋就是动作电位或动作电位产生的过程。因此,现代生理学将细胞受刺激后产生动作电位的能力称为兴奋性,而将能够产生动作电位的细胞(如神经细胞、肌细胞)或组织称为可兴奋细胞或组织。

细胞在接受一次刺激而出现兴奋的当时和此后一段时间内,兴奋性经历一次周期性变化后才能恢复至正常水平,称为兴奋性的周期性变化。由于动作电位的产生由 Na^+ 通道激活导致 Na^+ 内流,因此 Na^+ 通道的状态必定影响细胞对于新的刺激的反应性。电压门控 Na^+ 通道有三种状态,即开放、失活、关闭。Na^+ 通道激活后必须首先进入失活状态,后再逐渐进入关闭状态,以备下一次激活(图 4-7)。

(1)绝对不应期(absolute refractory period):在细胞兴奋后的一段时间内,不论给予多大的刺激,都不能再引起兴奋,即兴奋性降为 0。这是由于 Na^+ 通道全部开放后失活,不能产生新的 Na^+ 内流而爆发动作电位。

(2)相对不应期(relative refractory period):在绝对不应期之后的一段时间内,阈上刺激有可能使细胞产生低于正常值的兴奋。因为只有部分 Na^+ 通道从失活中恢复至关闭状态,较高的刺激可以引起其再次开放,引起 Na^+ 内流。

(3)超常期(supernormal period):阈下刺激也能引起细胞兴奋,这时 Na^+ 通道虽未完全恢复,但是膜电位距离阈电位较近,容易引起兴奋。

(4)低常期(subnormal period):兴奋性低于正常,此时 Na^+ 通道已经完全恢复,但是膜电位距离阈电位较远,兴奋性较低。

3. 动作电位的特征

(1)"全或无":动作电位是由细胞膜去极化达到阈电位后 Na^+ 通道大量开

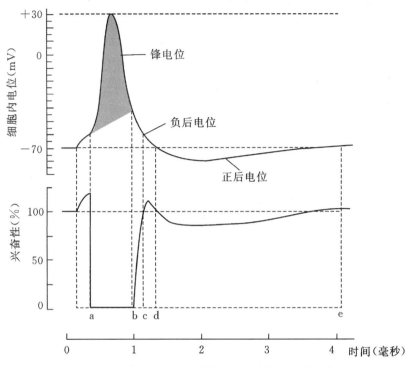

ab. 绝对不应期；bc. 相对不应期；cd. 超常期；de. 低常期。

图 4-7　兴奋性的周期性变化

放引起的，而同一细胞动作电位的峰值，即 Na^+ 的平衡电位值是一定的。因此，只要刺激能够引起细胞膜去极化达到阈电位，动作电位便会产生，且幅度一定。在一定的刺激持续作用下，引起细胞膜去极化达到阈电位（即"兴奋"）所需的最小刺激强度，称为阈刺激或阈强度。只有阈刺激或阈上刺激才能引起动作电位，且一旦产生，幅度不变。该特征被称为"全或无"。

（2）不能叠加：Na^+ 通道被激活开放后很快失活、关闭，再次开放需要一定的时间。在 Na^+ 通道再次开放前，任何刺激都无法使细胞膜去极化达到阈电位，因此，单位时间内，细胞产生动作电位的频率是一定的，且无法叠加或总和。

（3）不衰减性传导：细胞膜上任意一点产生动作电位后，整个细胞膜都会经历一次完全相同的电位变化，其形状与幅度均不发生变化。

（三）局部电位

可兴奋细胞在受阈下刺激时细胞膜对 Na^+ 的通透性轻度增加，使细胞膜内负电位减小，发生去极化但达不到阈电位，所以不产生动作电位。这种去极化产生的电位称为局部电位或局部反应。其特点为:刺激越强,局部电位的幅度越大;随扩布距离的增加,局部电位的幅度减小,不能远传;局部电位可以总和,多个局部电位可叠加起来达到阈电位而引起动作电位。局部电位除了上述的去极化形式外,还可表现为超极化的形式。

(四)动作电位的传导

1. 局部电流循环方式传导

当细胞膜某一点受刺激产生兴奋时,其兴奋部位膜电位由极化状态变为反极化状态,于是兴奋部位和邻近的未兴奋部位之间出现电位差,导致局部的电荷移动,产生局部电流。细胞膜内电流的方向由兴奋部位流向未兴奋部位,细胞膜外电流由未兴奋部位流向兴奋部位,因而造成未兴奋部位细胞膜内电位升高,细胞膜外电位降低,即去极化过程。当这种变化达到阈电位时,便产生动作电位。新产生的动作电位又会以相同的局部电流循环的方式作用于它的邻点,结果可使发生于一点的动作电位传导至整个细胞(图4-8A)。

动作电位峰值由离子电流决定。同一细胞的离子成分及其电化学梯度保持一致,因此细胞任何一点所产生的动作电位峰值相同。其幅度不会因与刺激部位距离的改变而改变,是一种不衰减的传导。

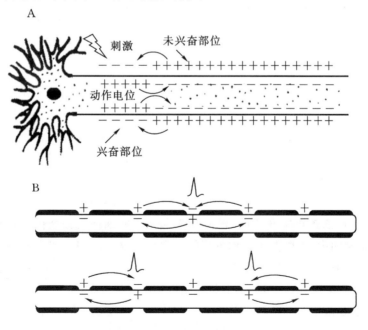

A. 无髓鞘神经纤维;B. 有髓鞘神经纤维。

图4-8　神经纤维动作电位的传导

有髓鞘神经纤维除轴突起始段和轴突终末外,大部分的轴膜被髓鞘包裹,只有在郎飞结处才暴露于细胞膜外环境。髓鞘的电阻比轴膜高很多,而电容却很低,通过轴突的电流只能使郎飞结处的轴膜去极化而产生兴奋。从轴突起始段产生的神经冲动(动作电位)只能在郎飞结处的轴膜进行传导,即从一个郎飞结跳到下一个郎飞结,呈快速的跳跃式传导。因此,有髓鞘神经纤维的结间体越长,跳跃的距离则越大,传导速度也就越快(图 4 - 8B)。

2.神经纤维兴奋传导的特征

(1)绝缘性:当一个神经纤维受到刺激产生兴奋时,由于神经纤维包裹的髓鞘具有高阻抗绝缘性,该兴奋仅在其自身内传导,不会波及同一神经干内相邻的神经纤维,从而保证了兴奋传导的准确性和严密性。

(2)双相性:神经纤维的某一点产生的兴奋可沿此点向神经纤维两端传导。在体内特定环境下,神经纤维兴奋性沿单一方向传导,即感觉神经纤维将兴奋由外周传至中枢,运动神经纤维将神经冲动由中枢传至外周。

(3)不衰减性:神经纤维产生兴奋后随即向其他部位传播,兴奋的强度、频率不会随刺激强度和传播距离而变化。神经纤维上每一点产生的动作电位大小一致。

(4)相对不疲劳性:研究证实,以每秒 50～100 次的电流连续刺激神经 9～12 小时,神经纤维仍可保持相对稳定的传导能力。这是由于在动作电位的产生中,Na^+、K^+ 的扩散是依靠浓度梯度和电梯度的被动扩散,而不是直接耗能。

(5)高速性:神经纤维兴奋传导的速度与神经纤维的直径、有无髓鞘及其绝对不应期的长短有关。神经纤维的传导速度由 0.6～120 m/s 不等,虽然不同种类的神经纤维差异较大,但整体上来看,其传播速度极快。

第二节　物质的合成与转运

神经细胞是一个高度分化、具有独特形态结构、行使专门生理功能的特殊细胞类群。与其复杂的功能相适应,神经细胞中往往进行着旺盛、活跃的物质合成与转运活动。

一、核糖体与蛋白质的生物合成

核糖体(ribosome)普遍存在于各类细胞中,是细胞内蛋白质生物合成的特定场所。在核糖体上进行的蛋白质生物合成,是一个有 mRNA、tRNA 及诸多因子共同参与的复杂生化过程。

(一)RNA 的作用

蛋白质的合成过程涉及 mRNA、tRNA、rRNA 三种核糖核酸的作用。它们均转录合成于细胞核内,然后经过一系列特殊的修饰、加工被输送到细胞质中来。

1. mRNA

mRNA,即信使 RNA(messenger RNA),是蛋白质合成的模板。mRNA 的模板作用是通过蕴含于 mRNA 多聚核苷酸链中的遗传密码(genetic code)来体现的。在 mRNA 分子中,每三个相邻的单核苷酸构成一个密码子(codon),代表一个特定的氨基酸(表 4-2)。蛋白质多肽链中氨基酸的数量、种类及其排列顺序正是由 mRNA 中所含密码子的数量、种类及其顺序所决定的。因此,细胞核基因组中的各种遗传信息,都可以通过 mRNA 的模板作用,使其在蛋白质中得以体现。

表 4-2　密码子

第一个碱基	第二个碱基								第三个碱基
	U		C		A		G		
U	UUU	苯丙氨酸	UCU	丝氨酸	UAU	酪氨酸	UGU	半胱氨酸	U
	UUC		UCC		UAC		UGC		C
	UUA		UCA		UAA	终止密码子	UGA	终止密码子	A
	UUG		UCG		UAG		UGG	色氨酸	G
C	CUU	亮氨酸	CCU	脯氨酸	CAU	组氨酸	CGU	精氨酸	U
	CUC		CCC		CAC		CGC		C
	CUA		CCA		CAA	谷氨酰胺	CGA		A
	CUG		CCG		CAG		CGG		G
A	AUU	异亮氨酸	ACU	苏氨酸	AAU	天冬酰胺	AGU	丝氨酸	U
	AUC		ACC		AAC		AGC		C
	AUA		ACA		AAA	赖氨酸	AGA	精氨酸	A
	AUG	甲硫氨酸,起始密码子	ACG		AAG		AGG		G
G	GUU	缬氨酸	GCU	丙氨酸	GAU	天冬氨酸	GGU	甘氨酸	U
	GUC		GCC		GAC		GGC		C
	GUA		GCA		GAA	谷氨酸	GGA		A
	GUG		GCG		GAG		GGG		G

2. tRNA

tRNA，即转运 RNA(transfer RNA)。在蛋白质生物合成的过程中，mRNA 分子中的密码子对蛋白质多肽链中氨基酸顺序的决定作用是通过 tRNA 的介导作用来实现的。tRNA 由 70～80 个核苷酸组成，在其二级结构中，有四个局部的碱基配对双链结构区域，而非配对的区域则形成环状或袢状，从而使得整个分子结构呈现为"三叶草"状的结构形态(图 4-9)。

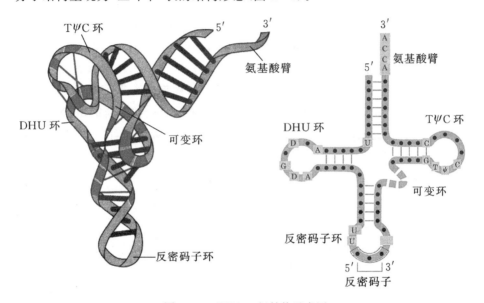

图 4-9　tRNA 二级结构示意图

在 tRNA 的三个环状结构中，位于"三叶草"顶端的环被称为"反密码子环"，由七个核苷酸构成，中间部位的三个核苷酸组成反密码子(anticodon)。反密码子能够识别 mRNA 分子中与之反向配对互补的密码子。在与反密码子对应的另一端，是突出的 tRNA 分子 3′端，最末端的核苷酸序列为—CCA，它是与密码子相匹配的氨基酸在 tRNA 分子上的结合位点。

当进行蛋白质的合成时，tRNA 与氨基酸的结合具有特异性。结合了氨基酸的 tRNA 易名为氨酰-tRNA。氨酰-tRNA 是为氨基酸从细胞质基质进入蛋白质合成场所并被"安置"在新合成肽链中适当位置的运输形式。

3. rRNA

rRNA，即核糖体 RNA(ribosomal RNA)，是核糖体的主要组分之一，约占整个核糖体相对分子质量的 2/3。rRNA 不仅对核糖体的空间构型具有决定性作用，而且直接影响核糖体酶活性中心(或结构域)的催化功能。核糖体中的蛋白结构组分的作用是协助 rRNA 形成特定的空间构型,并维持核糖体整体结构的相对稳定。

（二）蛋白质合成的基本过程

蛋白质的生物合成是一个复杂的连续过程,通常可被划分为以下三个主要的阶段。

1. 肽链合成的起始

首先,在起始因子(initiation factor,IF)的作用下,核糖体小亚基与 mRNA 结合。其次,由甲硫氨酰- tRNA 的反密码子(UAC)识别 mRNA 的 5′端上的起始密码子(AUG),并与之反向结合形成始动复合体。再次,核糖体大亚基结合到小亚基上,组装成蛋白质赖以合成的完整功能结构复合体,即核糖体单体。

甲硫氨酰-tRNA 通过识别起始密码子与 mRNA 结合,在确定 mRNA 多核苷酸链上阅读框的同时,占据核糖体上的肽酰基位点,即给位,简称为 P 位。该位点是肽链延伸中与肽酰- tRNA 结合的位点。

2. 肽链合成的延伸

肽链合成的延伸阶段是在转肽酶与延长因子的共同作用下通过包括三个步骤的核糖体循环运行而实现的。

（1）结合:由 mRNA 密码子决定的第二个氨酰- tRNA 进入,结合于核糖体的氨酰基位点(aminoacyl site),即受位,简称为 A 位。

（2）转肽:先后结合于核糖体 P 位和 A 位上的两个氨酰-tRNA 所携带的氨基酸之间形成肽键。与此同时,结合于 P 位的 tRNA 解离脱落,P 位空出。

（3）移位:A 位上的肽酰- tRNA 在移位酶的作用下转移到 P 位,A 位空出;核糖体沿着 mRNA 链从 5′端向 3′端移动一个密码子的距离。

紧接着,A 位上又接收一个新的氨酰- tRNA,即结合,并再次进行转肽、移位,如此往复循环,使得肽链得以增长延伸,直至核糖体移动到 mRNA 链上 3′端一侧的终止密码。

3. 肽链合成的终止

当核糖体移动到 mRNA 链的终止密码子时,因不能被任何一个氨酰- tRNA 所识别结合,以致肽链延长被终止。同时,在释放因子的作用下,新合成的肽链被释放出来。随之便是核糖体大、小亚基的解离,mRNA 从核糖体小亚基上脱落、降解,肽链合成结束。

一个具有功能活性的成熟蛋白质在其合成后还需经过非常复杂的修饰、加工程序,此处不予赘述。

(三)功能状态下核糖体的存在形式

处于功能状态的核糖体,在细胞质中具有不同的存在形式。在原核细胞中,除少数核糖体附着于质膜内侧表面之外,绝大多数的核糖体都游离于细胞质之中。在真核细胞中,核糖体既可游离于细胞质基质,亦可附着于内质网膜的胞质面。前者被称为游离核糖体,后者被称为附着核糖体或膜结合核糖体。一般来讲,在处于生长阶段的细胞中,含有丰富的游离核糖体,而在分化成熟的细胞中,则具有发达的附着核糖体。在光镜下可见大量存在于神经细胞中被称为尼氏体的嗜碱性颗粒群即为附着核糖体,也就是电镜下的粗面内质网结构。

无论是游离核糖体,还是附着核糖体,在进行蛋白质的合成过程中,都是以多聚核糖体的形式出现的,即在同一条 mRNA 分子上,按照先后顺序依次结合着许多核糖体。它们在同一条 mRNA 分子的指导下,分别进行同一种多肽链的合成,大大地提高了 mRNA 的功效和蛋白质多肽链的合成速率。多聚核糖体所包含的核糖体单体数目,取决于将它们串联在一起并为将要合成或正在合成的多肽链进行编码的 mRNA 的长度。

合成于游离核糖体上的蛋白质,大多是细胞本身所需要的。它们可能是特定的蛋白酶类,也可能是特定的结构蛋白,被统称为内源性蛋白质。在附着核糖体上所合成的蛋白质则主要是一些外输性蛋白质,如肽类激素、细胞因子、抗体、消化酶、细胞外基质蛋白。神经细胞所含有的神经递质、神经肽、神经激素等均属于在附着核糖体上合成、产生的外输性物质。由此可见,细胞内核糖体的丰富程度,与其蛋白质生物合成的旺盛程度呈正相关关系;而游离核糖体与附着核糖体的比例,则能够反映出细胞生长发育的生理阶段及功能状态。

需要指出的是,游离核糖体与附着核糖体并无本质差别,只是存在状态不同而已。这种不同并非取决于核糖体自身,而是由它们所要合成的蛋白质的性质和类型所决定的。所有核糖体,在多肽链合成之初都呈游离状态。附着核糖体在一些已被开始合成,其起始端带有一段特殊信号肽序列的肽链引导下,才结合于内质网膜上。当这些肽链的合成终止时,附着核糖体亦随之解离,并从内质网膜上脱落下来,以非功能状态的亚基结构形式游离于细胞质基质。

二、细胞内物质的合成及其修饰加工和定向运输

(一)内质网在胞内物质加工合成及转运过程中的作用

内质网是真核细胞所特有的膜性亚微结构细胞器之一。根据电镜下的形态和结构特点,通常将其区分为滑面内质网和粗面内质网两种类型(图 4-10)。

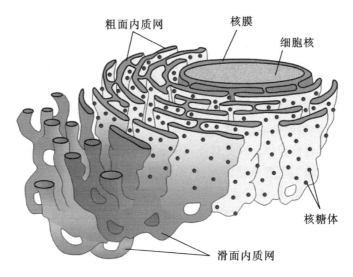

图 4-10　内质网的形态结构

1. 滑面内质网

不同细胞类型中的滑面内质网,因其化学组成上的某些差异及所含酶的种类不同而常常表现出完全不同的功能。

(1)脂质合成:脂质合成是滑面内质网的主要功能之一。脂质合成的底物来源于细胞质基质;催化脂质合成的相关酶类是定位于内质网膜上的镶嵌蛋白;脂质合成过程起始并完成于内质网膜的细胞质侧。合成的脂质类物质,借助于翻转酶(flippase)的作用,被快速地转向内质网膜的网腔面,然后再被输送到其他的膜上去。就目前所知,脂质由内质网向其他膜结构的转运主要有两种形式:一是以出芽小泡的形式转运到高尔基体、溶酶体、质膜;二是以水溶性的磷脂交换蛋白(phospholipid exchange protein)为载体,与之结合形成复合体进入细胞质基质,通过自由扩散到达缺少磷脂的线粒体膜和过氧化物酶体膜上。

(2)滑面内质网的其他功能:滑面内质网是一个多功能的膜性细胞器。在肝细胞中,滑面内质网与糖原的代谢、肝脏的毒物分解、胆汁的合成与分泌及胆红素的加工与转化密切相关;在胃壁腺上皮细胞中,滑面内质网参与了胃酸的合成;在肌肉等可兴奋细胞中,滑面内质网则形成了与 Ca^{2+} 的储存及细胞膜内 Ca^{2+} 浓度调节相关的肌质网结构。

2. 粗面内质网

粗面内质网因其网膜表面附着有颗粒状的核糖体而得名。在发育成熟的神经细胞中可见发达的粗面内质网。粗面内质网不仅参与了外输性蛋白质肽链的折叠、装配、修饰加工,而且是蛋白质细胞内转运通道的主要构成组分。

(1)新生多肽链的折叠与装配:粗面内质网中丰富的氧化型谷胱甘肽是有利于多肽链上半胱氨酸残基之间二硫键形成的必要条件。蛋白质二硫键异构酶的存在,则使得二硫键的形成及多肽链的折叠速度大大加快。

存在于内质网中的多种网质蛋白,不仅能够识别折叠错误的多肽和尚未完成装配的蛋白质亚单位,使之滞留于内质网中而不被释放,而且可促使它们的重新折叠与装配,发挥蛋白质质量监控的重要作用。

(2)蛋白质的糖基化:蛋白质的糖基化指单糖或者寡糖与蛋白质之间通过共价键结合形成糖蛋白的过程。由附着核糖体合成并经内质网转运的蛋白质,大多数都要被糖基化。发生在粗面内质网中的糖基化主要是寡糖与蛋白质天冬酰胺残基侧链上氨基基团的结合,所以也被称为 N -连接糖基化(N - linked glycosylation)。催化这一过程的糖基转移酶是存在于粗面内质网网腔面的一种整联蛋白(integrin)。

(3)蛋白质的胞内运输:核糖体合成的各种外输性蛋白质,在粗面内质网的修饰、加工后,最终被内质网膜包裹,并以"出芽"方式形成膜性小泡而转运。

(二)高尔基体在细胞内物质加工合成及转运中的作用

1.高尔基体的形态结构

高尔基体是在光学显微镜下就被发现和命名的细胞器之一。电镜下的亚微结构显示:高尔基体是一种封闭的膜性的囊泡状结构复合体。主体部分由 3～8 个略呈弓形的扁平膜囊层叠排列而成。扁平囊囊腔宽为 15～20 nm,相邻膜囊的间距为 20～30 nm(图 4 - 11)。

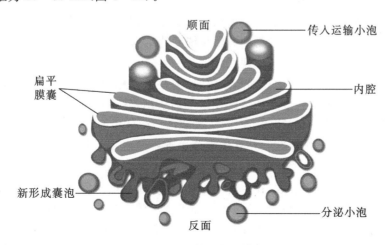

图 4 - 11　高尔基体的形态结构

　　高尔基体在整体形态上呈现出一种极性结构特征。其凸面朝向细胞核或内质网，称为顺面（cis - face）或形成面（forming face）；凹面朝向细胞膜，称为反面（$trans$ - face）或成熟面（mature face）。顺面和反面均有大小不等的管泡组成的网管结构与之相连，分别称为顺面高尔基网（cis - Golgi network，CGN）和反面高尔基网（$trans$ - Golgi network，TGN）。相应地，也将位于顺面高尔基网和反面高尔基网之间的膜囊统称为中间膜囊（medial cisterna）。

　　顺面高尔基网、反面高尔基网、中间膜囊无论是在形态、结构上，还是在生化特征与生理功能上，都具有显著的差异。顺面高尔基网呈连续分支的管网状结构，显示嗜锇反应的化学特征。该区域有两个主要功能：其一，接收、分选来自内质网的蛋白质和脂类，并将其大部分转入中间膜囊，小部分被重新送回内质网而成为驻留蛋白；其二，进行蛋白质修饰的 O -连接糖基化及跨膜蛋白在细胞质基质侧结构域的酰基化。O -连接糖基化与发生在内质网中的 N -连接糖基化不同，其寡糖连接部位是蛋白质多肽链中丝氨酸残基的羟基基团。

　　中间膜囊是由多个较大的扁平膜囊相互层叠、彼此连通而成的囊管状结构复合体系。它除与顺面网状结构相邻的一侧对烟酰胺腺嘌呤二核苷磷酸酶反应微弱外，其余各层对烟酰胺腺嘌呤二核苷磷酸酶均有较强的反应。中间膜囊的主要功能是进行蛋白质的糖基化修饰、多糖及糖脂的合成。

　　反面高尔基网在其形态结构和化学特性上表现为细胞的差异性和多样性。该结构区域的主要功能是对蛋白质进行分选和转运。与此同时，亦行使对某些蛋白质的修饰作用。比如：蛋白质酪氨酸残基的硫酸化、半乳糖 α - 2，6 位的唾液酸化及蛋白质的水解。

2. 高尔基体的功能

　　作为真核细胞内膜系统的主要结构组分之一，高尔基体不仅是细胞内物质合成、加工的主要场所，而且与内分泌系统其他结构组分一起构成细胞内物质转运的特殊通道。其作用具体体现在以下几个方面。

　　（1）细胞内物质的转运和细胞分泌：放射性核素标记示踪技术显示，外源性分泌蛋白在细胞内的合成及转运途径始于内质网，然后经由高尔基体到达细胞顶端的分泌泡而最终释放。除此之外，细胞内溶酶体中的酸性水解酶蛋白、多种细胞膜蛋白、胶原纤维等细胞外基质成分也都是经由高尔基体进行定向的转运和输送的。

　　（2）糖蛋白的加工合成：在附着核糖体合成、通过内质网与高尔基体转运的蛋白质，绝大多数都是经过糖基化修饰加工合成的糖蛋白。糖蛋白可依其糖分子的连接方式而分为 N -连接糖蛋白和 O -连接糖蛋白两种类型。前者，其糖链合成与糖基化修饰开始于内质网，完成于高尔基体；后者，则主要或完全是在高尔基体中进行和完成的。

高尔基体不仅具有对内质网来源的蛋白质进行修饰加工的作用,而且还是糖蛋白中多(寡)糖组分及分泌性多糖类合成的场所。

(3)蛋白质的水解:对蛋白质的水解修饰是高尔基体的另一功能。有些蛋白质或酶,只有在高尔基体中被特异性地水解后才能够成熟或转变成其作用的活性存在形式。例如:人胰岛素、胰高血糖素、血清蛋白、神经肽等的活化与成熟,都是在高尔基体中经过切除修饰完成的。

(4)蛋白质的分选与细胞内膜泡运输:各种各样的蛋白质,在高尔基体中被修饰加工后,通常都会被特异性地转运到特定的靶部位,以发挥它们各自的作用,即为蛋白质的分选(protein sorting)。被分选的蛋白质一般都是通过运输小泡转运到细胞内的靶部位的。运输小泡主要形成于反面高尔基网,其外表面常常附着一层包被蛋白(coat protein)。目前,了解比较清楚的包被蛋白主要有网格蛋白(clathrin)、包被蛋白Ⅰ(coat protein Ⅰ,COPⅠ)、包被蛋白Ⅱ(coat protein Ⅱ,COPⅡ)三种。它们参与不同类型运输小泡的组成。运输小泡在运输过程中,其表面的包被蛋白会不断地解离,即所谓的脱包被。当它们到达靶部位时,便会与靶结构的膜发生融合,从而将其所运载的蛋白质送达于特定的区域。大量聚集于神经突触前末梢中的突触囊泡即属于此类内质网-高尔基体来源的分泌运输囊泡。

第三节　细胞信号转导

细胞间的信号传递,是多细胞生物有机体赖以维持和协调机体正常功能活动的基本生物学机制之一。尽管不同的组织细胞具有各自不同的信号传递方式和途径,但是所有细胞间信号传递的基本原理和实现过程是大致相似的。细胞间信号传递都是通过细胞膜或细胞内受体感受、接收细胞外信息分子的刺激,并经由细胞内信号效应系统的转换、整合、分化,从而引发相应的生理或生化反应,进而影响细胞生物学功能的过程。此过程即为细胞信号转导(cell signal transduction)。高等生物神经系统组织细胞间的信息交换及其跨膜信号转导,不仅是神经网络功能活动的具体体现,也是神经科学研究的基本问题。

一、细胞外信号

(一)细胞外信号的主要类别

可与细胞膜或细胞内受体结合的细胞外信号统称为配体(ligand),也被称为第一信使(first messenger)。它们既可以是光、热、电流、渗透压等物理信号,也可以是蛋白质、肽类、氨基酸、核苷酸，以及糖类和脂类的衍生物等各种化学信号。其中，最常见、最为广泛存在的是化学信号。根据化学信号的一般理化特征，可将之划分为疏水性信号分子和亲水性信号分子两种类型。前者，如类固醇激素、甲状腺素，特点是小分子、不溶于水，可直接穿越质膜类脂质双分子层进入细胞，与细胞内受体结合形成配体-受体复合体，进而结合到染色质或 DNA 的特定区域，调节基因的表达，影响细胞的生长与分化。后者，包括神经递质、生长因子、局部化学递质、肽类激素及某些无机盐离子（如 K^+、Na^+）。该类信号分子不能直接穿越靶细胞膜，只能与细胞表面受体结合，然后通过信号跨膜转导机制，在细胞内产生第二信使，或激活蛋白激酶，或活化蛋白磷酸酶，进而引起细胞内生物学效应。

就化学信号分子的产生方式和作用的途径/距离而言，又将之区分为自分泌（autocrine）型信号分子、旁分泌（paracrine）型信号分子、内分泌（endocrine）型信号分子三种类型。自分泌型信号分子，即影响细胞功能活动的信号分子，源于细胞自身。例如：病理状态下的肿瘤细胞常常会受到自分泌信号物质的作用；体外培养细胞也是通过自分泌型信号分子途径来刺激自身的生长与增殖。旁分泌型信号分子指影响细胞功能活动的信号分子，是由其周围邻近细胞产生和释放出来的。神经细胞与神经细胞之间，或者神经细胞与肌肉细胞之间神经递质的传递，就是典型的近距离旁分泌型信号分子作用途径。内分泌型信号分子在从分泌细胞释放出来后，往往要经由血液或其他细胞外液的转运方能被送达靶细胞，是一种较远距离的信号传递作用途径。

根据细胞外化学信号的产生及其作用方式，还可将之划分为内分泌激素、神经递质、局部化学介导因子及一些可溶性气体分子如一氧化氮和一氧化碳四种类型。其中，一氧化氮不仅是一种重要的信号物质，而且是一种效应物质。它可以进入细胞直接激活效应酶，参与体内众多的生理病理过程，是近一二十年来倍受关注的"明星"分子之一。

（二）细胞外信号的作用特点

细胞外信号各种各样，千差万别。但是，无论是何种性质、何种作用途径类型或作用方式的细胞外信号，其经由各自特定的信号转导途径所引发的靶细胞生物学效应则主要呈现在两个方面：一是引起作用靶细胞内已有蛋白质结构或功能活性的改变；二是促使或抑制细胞内某些蛋白质的合成或降解。同时，它们还表现出以下几个方面的共性特征。

（1）信号分子作用的特异性：基于细胞的受体-配体识别机制，一种信号分子通常只能选择性地与其靶细胞上相应的某种特定受体结合。

（2）信号分子作用的局限性：绝大多数细胞外信号分子，通常既不具备酶的催化活性，又不能代谢为有用的生命活性物质。它们除作用于靶细胞受体，通过细胞信号转导系统的传递，引发细胞相应的生物学效应之外，别无其他生物学功能。

（3）信号分子作用的高效性：基于细胞信号转导传递的逐级放大系统，体现为极少量的信号分子往往能够引发显著、强烈的生物学效应。

（4）信号分子作用的时效性：绝大多数信号分子在完成信息传递的信号转导作用后就会被迅速降解，或者通过某种修饰作用而失去活性。

二、膜受体介导的跨膜信号转导通路

细胞外信号分子与靶细胞受体是实现细胞信号转导功能的两大基本要素，而受体对信号分子的识别和特异性结合则是细胞信号转导过程中最为关键的首要环节。不同受体，其分子结构、空间分布类型、生物学特性互不相同，细胞信号转导机制各异，从而构成了不同的细胞信号传递体系或细胞信号转导通路（signal transduction pathway）。

（一）离子通道偶联受体及其介导的信号转导通路

离子通道偶联受体（ion - channel - linked - receptor）主要存在于神经、肌肉等可兴奋细胞表面及某些细胞的内膜系统，具有明显的组织细胞分布特异性。它是由多亚基构成的受体-离子通道复合体。每个亚基又都具有四个疏水跨膜区域。其羧基端（C-端）和氨基端（N-端）均朝向细胞外侧。

离子通道偶联受体的信号分子主要为神经递质。它本身既是信号结合位点，又是离子通道。由该受体介导的跨膜信号转导无须中间步骤，可在千分之一秒内完成信号的转换。根据受体对离子的选择性，可将之划分为阳离子通道和阴离子通道两种类别。烟碱型受体、谷氨酸受体（glutamate receptor）、5-羟色胺受体（5 - serotonin receptor）等为阳离子通道偶联受体，而甘氨酸受体、γ-氨基丁酸受体等则属于阴离子通道偶联受体。通常，在阳离子通道入口处的受体蛋白亚单位氨基酸残基多带负电荷，而阴离子通道入口处的氨基酸残基则多带正电荷。

离子通道偶联受体介导的信号转导机制：通过与配体的选择性结合，改变通道蛋白的构象，导致离子通道瞬间的开启与关闭，引起细胞膜电位的改变，将化学信号转变成为电信号，进而影响细胞的功能。该通路是一种门控形式的信号转导通路（图4-12）。

离子通道偶联受体

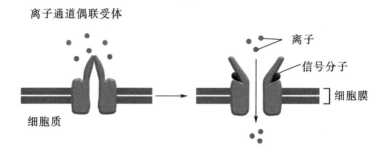

图 4 - 12　离子通道偶联受体介导的信号转导通路示意图

(二)酶联受体及其介导的信号转导通路

酶联受体(enzyme - linked receptor)又称为催化型受体(catalytic recep-tor),是一类重要的膜受体家族。根据酶联受体作用性质的不同,可将之划分为酪氨酸激酶受体、丝氨酸/苏氨酸激酶受体、组氨酸激酶受体等不同的类别。酶联受体具有以下共同特点:①均为一次跨膜肽链,胞外区是 N -端配体结合位点,胞内区是 C -端蛋白激酶催化部位;②通常无须 G 蛋白的介导作用,仅由受体自身酶蛋白的激活来直接完成信号的跨膜转导;③受体的二聚化(dimerization)是该类受体激活的普遍机制。

不同的酶联受体,可介导不同的信号转导通路。本章节仅以具有酪氨酸激酶活性的受体信号通路为例,说明酶联受体介导的信号转导过程(图4 - 13)。

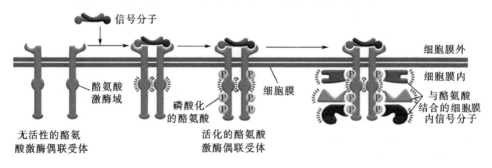

图 4 - 13　酪氨酸激酶受体介导的信号转导过程

1. 受体与配体的结合变构

信号分子与受体的结合,使得受体单体的胞外区构象改变而两两聚合形成二聚体。表皮生长因子受体(epidermal growth factor receptor)、血小板衍生生长因子受体(platelet - derived growth factor receptor)、神经生长因子受体(nerve growth factor receptor)、血管内皮生长因子受体(vascular endothelial growth factor receptor)、肝细胞生长因子受体(hepatocyte growth factor receptor)、胰岛素样生长因子受体(insulin – like growth factor receptor)、胰岛素受体(insulin receptor)和巨噬细胞集落刺激因子受体(macrophage colony stimulating factor receptor)等皆属于此类信号通路。

2. 受体二聚体的自磷酸化激活

受体的二聚化引起受体胞内蛋白激酶催化区的酪氨酸残基发生自磷酸化(autophosphorylation)而被激活，从而形成一个或数个具有特殊空间构象的 SH2 功能域结合位点。

3. 受体-胞内信号蛋白复合体的形成及信号转换

被活化的受体以其 SH2 功能域结合位点与细胞质中具有 SH2 功能域的信号蛋白结合，并通过此类蛋白酪氨酸残基的磷酸化，形成活化的受体-胞内 SH2 信号蛋白复合体，将胞外信号转换为细胞内信号。目前已经发现和确认的 SH2 信号蛋白复合体主要有鸟苷三磷酸酶激活蛋白(GTPase – activating protein，GAP)、磷脂酶C – γ(PLC – γ)、磷脂酰肌醇 3 –激酶、SyP 酪氨酸磷酸酶、Src 类的非受体型酪氨酸蛋白激酶等。

4. Ras 蛋白活化及胞内信号传递引发的生物学效应

图 4 – 13 所示，活化的受体-胞内 SH2 信号蛋白复合体可进一步激活处于静息状态的 Ras – GDP，使之转换为活化状态的 Ras – GTP，并由此启动、触发后续的一系列连锁生化反应。

Ras 蛋白是原癌基因 *c – ras* 的表达产物。它附着于细胞膜胞质面，系由190 个氨基酸残基的多肽链所构成的小单体鸟苷三磷酸结合蛋白。因其相对分子质量为 21 000，所以也被称为 p21ras。大量研究表明，Ras 蛋白作为酪氨酸激酶受体信号转导系统的关键组分之一，其活性状态对于细胞的分裂、增殖、生长、分化和细胞内蛋白质合成、运输及分泌活动均具有重要的影响。

(三)G 蛋白偶联受体介导的信号转导通路

1. G 蛋白偶联受体

G 蛋白偶联受体(G – protein coupled receptor)家族广泛地分布于多细胞生物体内各个器官组织中的所有细胞。此类受体，虽然其蛋白质氨基酸组成序列千差万别，功能类型复杂多样，可介导几乎所有胞外信号分子(包括蛋白质或肽类激素、局部介质、神经递质、氨基酸、脂肪酸衍生物、光量子等)的细胞应答，但是在分子结构形式上是高度一致的(图 4 – 14)。①从单细胞酵母到多细胞哺乳动物的 G 蛋白偶联受体均由一条多肽链构成;②构成 G 蛋白偶联受体的多肽链都具有相似的七个 α 螺旋跨膜疏水结构区域,故而它亦被称为七次穿膜受体;③肽链 N-端均位于细胞膜表面外侧,C-端均位于细胞膜内一侧,从而分别形成了四个胞外结构域和四个胞内结构域;④细胞膜外 N-端带有数个糖基化位点,而在细胞膜内 C-端末端及邻近的袢环结构则各有一个可在蛋白激酶催化下发生磷酸化的作用位点,这与受体活性的调控密切相关。根据 G 蛋白偶联受体的不同作用性质,可将之划分为刺激性 G 蛋白偶联受体(Rs)和抑制性 G 蛋白偶联受体(Ri)两大功能类型。二者既可分布于不同组织细胞表面,又可共存于同一细胞表面的不同区域。

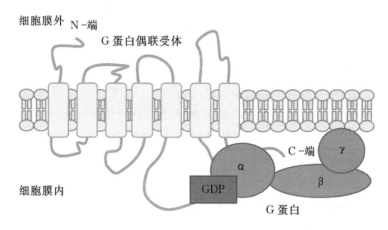

图 4-14　G 蛋白偶联受体结构模式图

另有研究发现,在细菌中也存在着与 G 蛋白偶联受体结构相似的跨膜蛋白,提示此类受体在进化上相当古老和保守。美国科学家 R. J. Lefkowitz 和 B. K. Kobilk 因对 G 蛋白偶联受体的研究而共享了 2012 年的诺贝尔化学奖。

2. G 蛋白

G 蛋白(G-protein)是 GTP 结合蛋白(GTP binding protein)的简称,由美国科学家 M. Rodbell 和 A. G. Gilman 于 20 世纪 70 年代首先发现、分离、纯化并命名。他们亦因此而荣获 1994 年的诺贝尔生理学或医学奖。

G 蛋白属于非镶嵌的膜外周蛋白,定位于质膜内细胞质一侧,由 α、β、γ 三个亚基组成。α 亚基具有鸟苷三磷酸酶催化活性,以多肽链 N-端上的脂肪酸与膜脂共价结合;β、γ 亚基彼此结合形成 βγ-异二聚体复合结构亚单位,并通过 γ 亚基 C-端半胱氨酸残基上连接的一个由 20 个碳原子构成的异戊二烯基基团共价结合于细胞膜上。目前,已经分离鉴定出至少 23 种 α 亚基、8 种 β 亚基、12 种

γ 亚基。基于 G 蛋白 α 亚基的结构及其功能活性特征,G 蛋白大致可被划分为对效应蛋白起激活作用的刺激性 G 蛋白(stimulatory G protein,Gs)家族、对效应蛋白起抑制作用的抑制性 G 蛋白(inhibitory G protein,Gi)家族、功能尚未完全明了的 G 蛋白 Gq 家族三大类型。

在信号转导过程中,G 蛋白可通过构象的变化及其 α 亚基与鸟苷二磷酸、鸟苷三磷酸结合的可逆性置换,发挥分子开关的作用。当 α 亚基与鸟苷二磷酸结合时,G 蛋白以 αβγ-三聚体的结构形式存在而处于非活性的"关闭"状态;当细胞膜外配体与膜受体结合形成复合物时,导致受体细胞膜内结构域与 G 蛋白三聚体偶联,促使 α 亚基上鸟苷三磷酸对鸟苷二磷酸的替换结合,并引起 G 蛋白三聚体解离,形成活化的 α 亚基-鸟苷三磷酸复合体和 βγ-异二聚体复合结构两部分。活化的 α 亚基-鸟苷三磷酸复合体进而作用于效应蛋白,最终表现为由信号转导触发的一系列细胞生物学功能反应。本章节以经典的 cAMP 信号通路和磷脂酰肌醇信号通路为例,简要阐明 G 蛋白偶联受体介导的信号转导过程和信号传递机制。

(1)cAMP 信号通路:cAMP 信号通路是高等生物体内激素对相应靶细胞发生影响的主要信号传递途径之一。构成该通路的主要组分有:①G 蛋白偶联受体,包括各种刺激性 G 蛋白偶联受体、抑制性 G 蛋白偶联受体,是对细胞外第一信使进行识别和选择性结合的信号接收组分;②G 蛋白,包括刺激性 G 蛋白、抑制性 G 蛋白,是信号传递的介导和调节组分;③腺苷酸环化酶不仅是细胞信号转导的效应组分,而且是信号转换暨细胞内第二信使形成的催化组分;④蛋白激酶 A(protein kinase A,PKA)又称为依赖环腺苷酸的蛋白激酶(cAMP-dependent protein kinase),为细胞内第二信使作用的效应组分,可催化细胞内不同的蛋白质作用底物磷酸化,从而引发不同的生物学功能反应。以上组分相互协同,通过一系列酶促的级联生化反应,完成信号的转导过程。这一过程大致可被划分为以下几个主要阶段(图 4-15)。

第一阶段:受体与 G 蛋白的偶联。当配体(第一信使)与靶细胞相应受体结合时,引起受体蛋白构象的改变,并与细胞内 G 蛋白三聚体发生偶联。

第二阶段:G 蛋白活化。伴随受体与 G 蛋白的偶联,结合于 α 亚基上的鸟苷二磷酸被鸟苷三磷酸所置换,使得处于静息状态的 G 蛋白三聚体解离为活化的 α 亚基-鸟苷三磷酸复合体与 βγ-异二聚复合体结构。

第三阶段:细胞内信号转导及第二信使的形成。活化的 α 亚基-鸟苷三磷酸复合体作用于细胞内膜效应蛋白腺苷酸环化酶,或激活之以升高细胞内第二信使环腺苷酸的浓度水平,或抑制之以降低环腺苷酸浓度水平。与此同时,结合于 α 亚基上的鸟苷三磷酸去磷酸化,进而又形成 α 亚基-鸟苷二磷酸复合体;后者

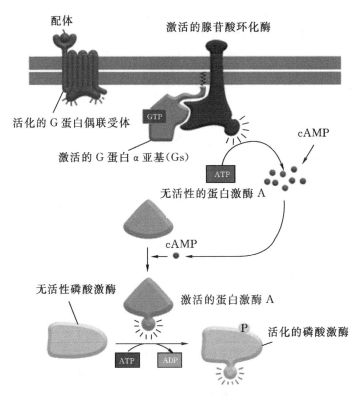

图 4 - 15　cAMP 信号通路的信息传递过程

再与 βγ-异聚二体复合结构结合重新形成非活性状态的 G 蛋白三聚体。

　　第四阶段:细胞内生物学效应的诱发。第二信使激活依赖环腺苷酸的蛋白激酶,后者通过催化特定蛋白的磷酸化而最终诱发靶细胞相应的生物学效应。

　　(2)磷脂酰肌醇信号通路:业已探明,至少有 25 种 G 蛋白偶联受体可作为该通路外来信号的接收组分,而结合于细胞膜内侧表面的磷脂酶 C 则是构成该通路中信号转导及信息传递的专一性效应组分。

　　在经由磷脂酰肌醇通路的信号转导过程中,作为第一信使效应组分的磷脂酶 C 在被活化的 G 蛋白激活后,可催化结合于质膜类脂质双分子层内层上的磷脂酰肌醇 4,5 -双磷酸(phosphatidylinositol 4,5 - biphosphate,PIP_2)水解,产生肌醇三磷酸(inositol triphosphate,IP_3)和二酰甘油(diacylglycerol,DAG)两个第二信使。两个第二信使分别诱发和调节两个路径不同但又彼此关联的细胞内次级信号传递过程。

　　肌醇三磷酸特异性结合并活化内质网膜上的 Ca^{2+} 通道受体,使内质网释放 Ca^{2+},细胞质溶质中的 Ca^{2+} 浓度升高。细胞质游离 Ca^{2+} 浓度升高在细胞信号转导的细胞内次级传递过程中主要发挥两个方面的作用。

其一,活化各种 Ca^{2+} 依赖蛋白。比如,细胞质游离 Ca^{2+} 与非活化状态的钙调蛋白(calmodulin,CaM)结合,形成活化的 $Ca^{2+}-CaM$ 复合物。后者又可激活蛋白激酶或磷酸酶而引发细胞生物学反应。

其二,促使细胞质溶质蛋白激酶 C(protein kinase C,PKC)的迁转。蛋白激酶 C 由一条多肽链构成,具有两个功能结构域:一个是亲水性的催化功能区,另一个是疏水性的膜结合区。当未接受外来信号刺激时,蛋白激酶 C 以非活性形式分布于细胞质溶质中;当细胞受到刺激时,磷脂酰肌醇 4,5-双磷酸的水解产物肌醇三磷酸引起细胞质 Ca^{2+} 浓度迅速升高;高浓度的细胞质游离 Ca^{2+} 促使非活化状态的细胞质溶质蛋白激酶 C 转位并结合到质膜类脂质双分子内层表面。

二酰甘油附着于质膜类脂质双分子层内层表面,其直接作用是协同 Ca^{2+} 对膜结合蛋白激酶 C 的活化。被活化的蛋白激酶 C 在细胞的生长、分化,物质的生化代谢,以及基因的表达调控等生命活动中均具有十分重要的作用。

基于肌醇三磷酸、二酰甘油和 Ca^{2+} 在信号转导过程中的相互作用,磷脂酰肌醇信号通路又被称为肌醇三磷酸、二酰甘油和 Ca^{2+} 信号系统。Ca^{2+} 也被看作是细胞信号转导的细胞内第三信使。

三、细胞信号转导的基本特征

细胞是一个对外开放的物质代谢、能量转换和通信联络体系。不同细胞在各自的生命活动过程中,或者同一细胞在其生理活动的不同时期,会不可避免地受到各种不同外来信号的刺激和影响。外来信号的多样性和复杂性决定了与之相对应的细胞应答呈现出信号转导通路的多样性和信息传递过程的复杂性。与此同时,细胞在接受外来信号刺激的信号转导及其信息传递过程中,也表现出一些共同的基本特征。

(一)信号转导是一个连锁的酶促生化反应过程

不同的信号转导通路具有相似的信息传递过程,都要经由配体与受体的结合、信号的转换、细胞内效应的诱发等基本环节。其中的每个环节都包含一个或多个相互紧密关联的酶促生化反应,亦即催化任何一步反应的蛋白质或酶都受到其上一步反应产物的激活或抑制。这种级联反应至少会产生三方面的生物学效应。①仅经由单一类型的化学信息分子即可对一系列复杂的酶促反应进行简捷而有效控制,保证了反应体系调节的高效性。②多步骤、多层次的信号传递,不仅具有信号的逐级放大和强化作用,而且保证了对信号转导过程中每个环节控制的高度精准性。③分化信号转导的途径,即每步级联反应的产物都可能分化、衍生为一个次级信号转导通路,使得单一信息能够作用于不同的细胞内靶分子而引发细胞的多重反应。

(二)信号转导是对信号分子作用的整合聚敛与分化发散过程

细胞对于各种外来信号分子的反应,既依赖于受体的特异性,又与细胞自身的固有特征密切相关。这种双重的决定和调节机制,最终体现为信号转导的聚敛与发散效应。

1.不同信号分子作用的整合聚敛效应

由不同受体接收的不同外来信号,往往可经由信号转导系统的整合聚敛(convergence)而激活同一效应器,引发相同的细胞内生物学反应。例如:胰高血糖素和肾上腺素是两种不同的信号分子,各自具有不同的受体,但当它们作用于肝细胞时,所引发的效应却都是肝糖原的分解。

2.同类信号分子作用的分化发散效应

同类信号分子,经由信号转导系统的转换,可激活不同的效应器,导致多样化的细胞应答。比如:乙酰胆碱既能刺激骨骼肌细胞的收缩,又可引起心肌细胞收缩力与收缩速率的下降。

(三)蛋白质的磷酸化与去磷酸化是信号转导传递与信息整合分化的枢纽

不同受体,形成了不同的信号转导通路,具有不同的信号转导和信息传递方式。但是,它们几乎无一例外地与蛋白质的磷酸化与去磷酸化密切相关。例如:细胞内第二信使环腺苷酸和环鸟苷酸正是腺苷三磷酸与鸟苷三磷酸去磷酸化的产物;诸如蛋白激酶 A、蛋白激酶 C、酪氨酸激酶 K 和钙调素蛋白激酶各种蛋白激酶,都是通过催化其各自蛋白作用底物的磷酸化而影响细胞的生理生化过程的。

(四)细胞内各信号通路相互交联形成复杂的信号网络体系

构成信号转导通路的各种组分,几乎均是一些构象复杂可变的异构体同工酶。它们对其上游反应激活条件的要求各不相同,对下游作用底物的识别也相互有别。这就使得同种类型受体的活化往往可催化生成两种以上的第二信使;不同种类受体的活化,也可能刺激或抑制同一种第二信使的产生,进而造成了不同信号转导通路之间的彼此交联,形成了互为影响、协同作用的信号网络体系。不同信号转导途径之间的这种相互作用和影响,也被称为"信号串流"(cross - talk)。

(五)信号的刺激放大与作用终止并存于信号转导过程

无论是何种信号,在通过特定的转导通路作用于靶细胞的信号放大传递过程中,同时启动了细胞对信号作用的抑制和终止程序。细胞生物有机体中普遍存在的反馈调节是实现这种双向控制作用的基本机制。

四、神经细胞的信号转导及其特点

神经细胞(nerve cell)亦称为神经元(neuron),是神经系统的基本结构和功能单位。它不仅能够感受、产生神经冲动并将之传递给其他神经细胞或效应器细胞,而且能够合成、释放多种化学信息分子及维持细胞生命活动所需的其他活性物质。

(一)神经细胞有别于其他细胞信号转导的特征

神经细胞的信号转导具有不同于其他组织类型细胞的两大特征:①神经细胞间及神经细胞与其所支配的效应器间,如肌肉和腺体等组织间,往往具有特殊的联系结构,并因此而决定着神经细胞所接受的信息类型和它所能产生的反应范围;②神经细胞不仅可以感受刺激,产生和传导神经冲动,而且可通过动作电位的变化实现和完成远距离的信号传递。

(二)突触与神经细胞信号传递

突触(synapse)指神经细胞之间及神经细胞与效应器之间的一种特殊的接头形式。信息的收集和神经冲动的定向传递是突触的主要功能。依照信息传递方式的不同,可将突触划分为两种类型。

1. 电突触

电突触(electrical synapse)是相邻的两个神经细胞之间的缝隙连接(gap junction)。通过缝隙连接的两个细胞之间形成 2~3 nm 的间隙和存在于细胞膜上的多个连接子(connexon)。每个连接子是由 6 个跨膜蛋白亚单位构成的孔径为 1.5~2.0 nm 的水性通道。该通道允许水溶性小分子物质及带电离子通过而不发生渗漏,使得神经冲动电信号能够在两个细胞之间进行双向的传递。

电突触多见于无脊椎动物和低等脊椎动物,也可见于高等哺乳动物大脑中的橄榄核、前庭核、三叉神经中脑核及视网膜神经细胞。

2. 化学突触

神经系统最常见、最主要的信号传递方式是化学突触传递。化学突触的结构组成包括突触前突起终端(突触前膜)、突触间隙和突触后膜。

(1)突触前突起终端:突触前突起终端是一个释放神经递质的神经细胞轴突末梢,可呈凹形或球形膨大。细胞质中有较为丰富的微管、线粒体和内含神经递质或神经肽的突触囊泡。

（2）突触间隙：突触间隙存在于前、后神经细胞之间，或神经细胞与效应器之间约 20 nm 宽的连接结构间隙。通过酶及染色处理显示，在突触间隙中含有蛋白质、唾液酸等物质。

（3）突触后膜：突触后膜是一个具有受体的神经细胞或效应器细胞的质膜结构。

通过化学突触进行的信号转导过程存在电-化学-电信号的转化过程，因而常常表现出信号传递的延迟现象。

电突触和化学突触共同构成了神经元及可兴奋细胞之间信号传递的特殊机制。

第四节　突触的可塑性

在外环境作用下，神经系统的功能，包括神经元和神经环路等，都可能发生适应性变化，即可塑性变化，以维持其内环境的相对稳定。在动物整体水平表现为脑功能、行为及精神活动改变；在细胞及分子水平则表现为神经元突触、神经环路的细微结构与功能的变化。

突触是神经细胞间信息传递的重要结构。神经细胞依靠突触相互联系，构成机体复杂的神经网络，实现神经系统的各种功能。多种因素引起的突触结构和功能的适应性改变称为突触可塑性（synaptic plasticity）。突触可塑性包括结构可塑性和功能可塑性。突触的结构可塑性主要表现为突触的大小，突触膜的厚度、面积，突触间隙的宽度及活性区的大小和数量的改变；突触的功能可塑性则表现为突触传递效能的增强或减弱。

根据突触传递效能改变的持续时间，突触可塑性可分为短时程突触可塑性与长时程突触可塑性。短时程突触可塑性主要表现包括易化（facilitation）、抑制（depression）、增强（potentiation）；长时程突触可塑性的主要表现为长时程增强（long - term potentiation，LTP）和长时程抑制（long - term depression，LTD）。根据发生的部位，突触可塑性又可分为突触后可塑性与突触前可塑性。突触可塑性已被公认为是学习与记忆活动的细胞生物学基础，也是参与感觉、心血管调节等其他重要的生理或病理过程。

一、突触可塑性的分类

突触可塑性有多种形式，通常按照以下四种依据进行分类，分别为持续时间长短、诱导可塑性变化的来源、表达部位和诱导可塑性变化的分子机制。

(一)按持续时间长短分类

短时程突触可塑性的持续时间为数十毫秒到数分钟,包括易化(几百毫秒)、强直刺激后增强(持续数十秒)、突触前阻遏(几百毫秒到数十秒)、突触后脱敏(10~50毫秒)。反应增强或减弱如果从数十分钟到持续几小时或几天,则称为长时程增强或长时程抑制。

(二)按诱导可塑性变化的来源分类

突触强度变化的发生可以来自内源性机制或外源性机制。同突触可塑性是由突触本身的内源性活动产生的,即突触本身的功能状态改变。该功能变化由生化过程触发,而生化变化可以来源于突触前终末细胞或突触后细胞。异突触可塑性与此相反,指两个神经元形成的突触被第三个神经元即外源性的作用所修饰和调制。调制型神经元可以改变突触传递效能,或由于直接的突触活性,或通过弥散性释放递质或激素来改变突触功能。

(三)按表达部位分类

同突触可塑性或异突触可塑性,其突触功能的变化可以发生在突触前末梢,也可以发生在突触后质膜。突触前可塑性所反映的可能是递质释放的增加(突触前易化)或减少(突触前抑制);突触后可塑性可以反映突触反应的增强或减弱,这里仅指对固定数量递质的突触后细胞反应。

1. 突触后可塑性

(1)突触后可塑性的结构基础。在决定突触效能的多种因素中,突触后致密物非常敏感易变,被认为是影响突触可塑性的重要因素之一。

1)突触后致密物的形态及分子组成:突触后致密物是位于中枢神经系统突触后膜内的细胞骨架网,由许多与信号转导相关的蛋白质组装而成,是突触后信号转导和整合的结构基础。突触后致密物的组分包含神经递质受体(如谷氨酸受体)、细胞支架蛋白、细胞骨架蛋白(如钙结合蛋白)、调节蛋白及各种信号分子酶类(如钙离子/钙调素依赖性蛋白激酶Ⅱ)。突触后致密物上的神经递质受体包括离子型谷氨酸受体和代谢型谷氨酸受体。N-甲基-D-天冬氨酸受体(N-methyl-D-aspartate receptor)是一种特殊的离子型谷氨酸受体,是由一个异源寡四聚体通过特殊结构附着于突触后致密物上的信号蛋白复合体,是由不同亚单位组成的四聚体或五聚体。N-甲基-D-天冬氨酸受体在神经发育、兴奋毒性、突触可塑性中具有重要的作用。目前,代谢型谷氨酸受体已知的有八种,分别为 mGluR$_{1\sim8}$。根据氨基酸序列的同源性及其药理学特征和信号转导机制的不同,可将八种分为三组,各组代谢型谷氨酸受体分别与相应的酶偶联,参与细胞信号转导。PSD-95(postsynaptic density protein 95,PSD-95)是突触后致密物上的细胞支架蛋白,包括四个紧密相连的蛋白。每个蛋白含有N-末端的三个重复序列PDZ结构域、一个SH$_3$(ser homology 3)结构域和C-末端的GK(guanylate kinase)结构域。

2)突触后致密物功能与突触可塑性:突触连接在形态和功能上的修饰,可引起突触可塑性的改变。突触后致密物内蛋白间的相互作用形成多条信号通路参与突触可塑性调节。电生理学研究表明,突触后致密物在突触可塑性诱导过程中主要参与离子型谷氨酸受体和代谢型谷氨酸受体的活化,Ca^{2+}、第二信使系统的信号传递等。PSD-95是突触后致密物的关键分子,它把多种相关联的突触后致密物成分串集在一起形成信号转导复合物,有利于信号传递。另外,突触后致密物元件和第二信使在非受体酪氨酸激酶、钙调蛋白激酶Ⅱ、蛋白激酶C、细胞外信号调节激酶和钙调磷酸酶等调控下促进突触的传递、调节、整合。

(2)突触后可塑性的发生机制。目前,"海马CA1区N-甲基-D-天冬氨酸依赖性Ca^{2+}的释放"是得到多数学者认可的突触可塑性产生机制。当突触前纤维接受某种高频条件阈上刺激时,大量神经递质同时释放,作用于突触后α-氨基-3-羟基-5-甲基-4-异噁唑受体(AMPAR),产生较大幅度的兴奋性突触后电位,致使突触后膜去极化,激活N-甲基-D-天冬氨酸受体,使Ca^{2+}内流,进而引发细胞内Ca^{2+}库释放,进一步增加细胞内游离的Ca^{2+}浓度,从而激活一系列细胞内Ca^{2+}依赖的级联反应,最终使突触后膜受体等重要蛋白质磷酸化,基因表达改变,蛋白质合成增加,产生突触传递效率长时程增强的现象。

2. 突触前可塑性

(1)突触前可塑性的结构基础:参与突触前可塑性的结构主要包括突触囊泡、囊泡内的神经递质及突触活动区。突触前待释放囊泡数量与释放概率有关,囊泡数量越多,释放概率增大,突触后反应也相对增强。观察七鳃鳗等水生动物的神经系统突触活动发现,突触囊泡的大小呈活动依赖性变化,即活动越频繁,囊泡越小,其内递质含量越低(囊泡内的递质浓度不变,因此囊泡体积越大其递质含量越多)。突触活动区指搭靠在突触前膜的囊泡与电压依赖型Ca^{2+}通道蛋白紧密镶嵌成的致密区。突触活动区的数量与面积大小并非一成不变,而是在发育后神经活动过程中受多种因素调节而增减、割裂或增大。

(2)突触前可塑性的分子机制:突触前神经递质释放的关键是囊泡膜和突触前膜的融合。因此,所有介导囊泡融合的分子和所有参与囊泡内吞的分子都有可能参与调节突触囊泡的形态变化和神经递质的释放,包括Ca^{2+}感受器、多种蛋白激酶及多种突触囊泡膜蛋白。当细胞内Ca^{2+}浓度增高时,激活各种蛋白激酶,调节神经递质的合成,并使大量储存于囊泡中的突触囊泡膜蛋白磷酸化而解聚,从而动员被该蛋白和突触前骨架结构交联制动的待释放囊泡进入释放状态。同时,作为 Ca^{2+} 感受器的囊泡蛋白通过磷酸化与去磷酸化来调节胞吐过程,也通过与 G 蛋白的相互作用参与对胞吞过程的调控。此外,突触后分子还可以作为逆向信使参与突触前可塑性的形成。

(四)按诱导可塑性变化的分子机制分类

很多机制都可以诱导不同形式的可塑性,但所有的变化都包含一定形式的第二信使活动,将信息从细胞表面带到细胞内部。最简短的可塑性是短时程同突触过程。神经元兴奋后,突触前神经元末梢残余 Ca^{2+} 浓度的水平升高,即可直接作用于突触前末梢,引发短时程突触可塑性。残余 Ca^{2+} 浓度升高是由于先前的突触前活动,这时 Ca^{2+} 的作用不仅是正电荷携带者和一个直接使递质释放的动因,而且是第二信使。在长时程的异突触、同突触可塑性中,G 蛋白偶联受体和蛋白激酶被激活,形成一系列级联反应,产生第二信使,从而靶向调节突触前或突触后的蛋白质。上述形式的可塑性可持续几秒钟到几分钟,而更持久的突触传递变化可持续几天、几周,甚至终生,且主要依赖于基因转录和新蛋白质的合成。

二、短时程可塑性

已有研究证实,从所有简单非脊椎动物到哺乳动物的每个突触上都存在大量形式的短时程突触可塑性,且持续时间从微秒到几分钟不等。短时程突触可塑性的主要作用出现在以下现象中:感觉输入的短时程适应,行为状态的暂时性改变及短时的记忆形式。大多形式的短时程突触可塑性都是由短暂的刺激引起突触前膜神经终末 Ca^{2+} 的暂时性累积造成的。这个突触前膜 Ca^{2+} 的增加会反过来导致神经递质释放概率的改变。

(一)短时程可塑性的表现

某些突触经过重复的若干次刺激之后,每个单独的突触后电位变大。在强直刺激条件下,增大过程发生在 1 秒钟或更短时间内,随后迅速衰减,称为突触易化(facilitation);若在几十秒内,突触后电位幅度慢慢增大〔此过程称为强直后增强(post‑tetanic potentiation,PTP)〕,随后缓慢衰减。

(二)短时程可塑性的诱导

持续的突触前活动可以导致化学突触的疲劳或阻遏,表现为突触后电位幅度的逐渐下降。在一阵强直刺激或一串动作电位作用下,由于易化作用,突触传递可以短暂增高,随后又被阻遏;如果阻遏并不严重,紧接着会发生增强,使强直刺激期间的突触传递部分得到恢复。强直刺激后,易化快速衰减,而剩余被阻遏的反应再恢复到较强的水平,称为延迟的强直后增强。最后,强直后增强衰减,突触后电位恢复到以前的幅度,与单个突触前锋电位所引起的兴奋性变化相同。

短时程突触可塑性常常决定信息的加工和反应的传递,引起神经回路的功能改变。在鱼类和昆虫类中,突触阻遏引起神经回路的功能改变,视觉通道和听觉通道的突触阻遏引起感觉的适应、高级感觉神经元感受野的改变;在海兔中,发生在感觉神经元与运动神经元之间的突触阻遏能够产生负责鳃缩回反应的习惯化反应。与此不同,高度易化的突触仅对高频刺激进行有效的反应,这就形成了相应的频率特征。

(三)短时程突触可塑性的调节机制

1. 突触前机制

突触前末梢的重复刺激所诱导的信号可以调节突触后递质的释放。动作电位能够引起 Ca^{2+} 浓度的变化,Ca^{2+} 的峰值浓度依赖于动作电位的形态、Ca^{2+} 通道的开放概率及在 Ca^{2+} 通道开放时的 Ca^{2+} 浓度,而动作电位的时程调制神经递质的释放。重复刺激产生的动作电位引起了残余 Ca^{2+} 的增加,可以导致短时程释放的可塑性。每个峰值 Ca^{2+} 浓度下的释放概率在不同类型的突触中有所不同,而且在环腺苷酸依赖的突触前长时程强化中它也会变化。另外,迅速可释放小泡的数目在重复刺激条件下可以减少,引起短时程阻遏,其程度依赖于突触前可释放池的大小和动力学。

2. 突触后机制

突触后膜的变化对于固定数量递质反应的改变是影响短时程突触可塑性的重要因素。突触后膜的变化主要表现为突触后受体脱敏,包括以下两个方面。

(1)配体门控通道脱敏:实现脱敏的过程类似于电压门控通道的失活。激动剂作用于配体门控通道,可以导致通道开放,也可以使某些通道变为不反应状态,即脱敏。脱敏时间可以从几十毫秒到几分钟,随后通道从去敏感状态恢复。

(2)受体磷酸化:突触后反应的变化可以因受体数目的变化、被激活受体的数目及效力的变化等因素而改变。突触后膜上有许多功能性受体,最常见的突触后可塑性机制是通过丝氨酸蛋白激酶、苏氨酸蛋白激酶、酪氨酸蛋白激酶、Ca^{2+} 依赖性蛋白激酶C、Ca^{2+}/CaM 依赖性蛋白激酶 II 等多种蛋白激酶直接磷酸化离子型受体,如 NAChR、$GABA_A$ 受体、离子型谷氨酸受体,诱导长时程增强的产生。

三、长时程突触可塑性

长时程增强是持久的突触传递增强,是一种实验性诱发的神经功能变化,一般由一阵短暂的高频突触刺激引起。其他形式的刺激可以引起长时间的突触传递减弱,即长时程抑制或去极化。相对静息的突触有一个稳定的反应强度,但可以按照活动依赖的方式进行双向调节。

(一)长时程增强

1.长时程增强的主要特征

(1)特异性:实验研究显示,如果在同一神经元上有两组突触,给予一组突触以强直刺激,那么受此刺激的突触就增强了,而未受刺激的突触则不受影响。在个别突触附近给予谷氨酸,以刺激神经元,可以诱导长时程增强,这与突触前释放谷氨酸所诱导的长时程增强类似,而附近未受刺激的突触虽然距离仅有几微米,却并不产生长时程增强。该实验表明,每个突触是独立被修饰的,即长时程增强具有特异性。

(2)联合性:长时程增强不能被单个输入的轴突活性所触发,但当把这个突触活性与其他兴奋性输入相联合的时候,长时程增强可以被触发。这与长时程增强诱导需要神经元膜电位的去极化程度大于单个兴奋性突触输入所能引起的去极化程度(约 $500\ \mu V$)有关。然而,通过人工方法向突触后细胞提供去极化电流且达到一定的程度,在此条件下,即使刺激单个输入也可以产生长时程增强;相反,即使有多个突触受刺激,但如果细胞被注射超极化电流,即细胞内的电位更低,长时程增强也不会发生。由此可见,一个突触的效能被增强需要满足两个条件:第一,此突触被突触前活化所激活;第二,有相当程度的突触后去极化,而此去极化是由其他兴奋性输入所导致的。

2.长时程增强的诱导

N-甲基-D-天冬氨酸受体在长时程增强诱导中起关键性作用。阻断该受体可以完全抑制标准的 $100\ Hz$ 强直刺激所引起的长时程增强。

(1)N-甲基-D-天冬氨酸受体通道需要谷氨酸打开,但是如果要使受体离子通道完全开放,需要相当程度的突触后去极化,改变膜电位,将细胞外堵塞离子孔的 Mg^{2+} 移开。激活 N-甲基-D-天冬氨酸受体的去极化可能包含动作电位(足够的突触刺激触发了电压依赖性的 Na^+ 通道开放,使突触后膜产生动作电位,诱导长时程增强)及电压依赖的 Ca^{2+} 通道开放产生的锋电位,或通过 N-甲基-D-天冬氨酸受体本身所产生的锋电位,或者仅仅是 α-氨基-3-羟基-5-甲基-4-异噁唑丙酸受体介导的较大的兴奋性突触后电位。

（2）通过 N-甲基-D-天冬氨酸受体内流的 Ca^{2+} 触发了长时程增强。N-甲基-D-天冬氨酸受体的 Ca^{2+} 通透性比α-氨基-3-羟基-5-甲基-4-异噁唑丙酸受体的 Ca^{2+} 通透性大 100 倍，应用细胞内 Ca^{2+} 螯合剂可以阻断长时程增强。因此，Ca^{2+} 浓度的升高是长时程增强诱导的必要因素。实验证明，将特定的缓冲剂注入细胞，经光照射使其释放 Ca^{2+}，光照射时 Ca^{2+} 的峰值浓度可以超过 10 $\mu mol/L$，其半衰期为 2.5 秒钟，这样的 Ca^{2+} 浓度升高就可以产生长时程增强。

3. 长时程增强的表达

确定长时程增强表达位点比较困难，但目前已经证实，突触后修饰参与了长时程增强的表达。①长时程增强过后，α-氨基-3-羟基-5-甲基-4-异噁唑丙酸受体的电导增大；②小的突触后电流反应幅度是由突触后机制调控的，在长时程增强产生后升高；③在离体培养的海马脑薄片上发生长时程增强时，如果过表达 GluR1，有重组 GluR1 单聚体的α-氨基-3-羟基-5-甲基-4-异噁唑丙酸受体插入到突触膜；④对突触后细胞进行刺激，若在突触附近给予谷氨酸，可以产生长时程增强，得到增强的反应。此时已无突触前末梢的参与，所以此效应一定是突触后的。另外，突触前机制，即增强是由于突触前释放了更多的递质，也可能参与了长时程增强的表达，需要有逆向信使（即突触后神经元"应需"释放的某一物质，逆向弥散到突触前末梢，改变神经递质的释放，以调控突触效能）把信息从突触后传递到突触前。

（二）长时程抑制

在不同脑区的突触联系中也存在持续几小时或几周的长时程抑制。目前，长时程抑制已被认为是中枢神经系统突触可塑性的另一种重要模式。在不同突触中激发长时程抑制的刺激条件有些不同。例如：小脑长时程抑制具备联合性，即需要两个不同刺激在时间上配对。在其他情况下长时程抑制是同突触性的，即长时程抑制不需要不同系列的突触联合激活，而是以同一系列突触行为为基础。海马内的兴奋性突触也证明了长时程抑制的存在。如果低频刺激一个突触几分钟，突触输入所激发的兴奋性突触后电位幅度将降低，且在低水平维持数小时。在某种意义上，这种情况与长时程增强正好相反。在长时程增强中，当突触的弱刺激与强刺激成对出现时，其突触效能增强，而在长时程抑制中，当其他突触缺乏强刺激时，弱刺激所产生的突触效能则减弱。如果长时程增强在特殊突触上诱导，就能被接下来的长时程抑制所逆转。这种关系表明，长时程抑制作为海马长时程增强的去极化机制存在。除非突触前的刺激是持续的强刺激或与突触后细胞的强激活成对出现，否则，突触后电位就能被接下来的长时程抑制所逆转。

目前，对海马区长时程抑制机制的了解要比对长时程增强机制多。证据显示,长时程抑制可能涉及蛋白磷酸酶的激活;磷酸酶可使磷酸化的蛋白去磷酸化;去磷酸化与长时程抑制相关,而磷酸化介导长时程增强的产生。

四、突触可塑性与学习记忆

长时程增强一直被认为是学习记忆的神经基础之一。它是突触可塑性的功能指标,也是研究学习记忆的理想模型。一般来说,突触结构的可塑性应是其功能可塑性的物质基础。大量的研究资料表明,在长时程增强产生的同时,相应部位的突触在形态上或数量上均发生了较长时程的改变。1995 年,研究者在大鼠视皮质脑片标本上发现,长时程增强形成后局部出现界面率大于 2 的 U 型突触。这种突触一般体积较大,前、后膜界面扩大,活性区增多,导致更多递质释放,从而大大增强突触传递的效能。这可能是长时程增强形成和维持的形态学基础。另有研究发现,强直刺激后凹型和不规则型突触数目增加,树突棘的形态和数量变化,如棘头和棘径宽度增加、棘径长度缩短。

突触可塑性是学习记忆的神经学基础,而学习和记忆又可以增强突触的可塑性,形成新的神经回路。神经元通过突触相互连接形成局部回路。局部回路既是信息传递的基本结构,又是信息整合的基本单位,还是信息储存、信息转化的部位。现代神经科学提出,信息在脑内贮存的神经生物学机制表现在神经回路中信号振荡,神经信号物质的产生和编码、调控与维持及神经网络形成新的连接。神经网络中结构和功能模式建立后,某一环节的激活可激发大脑的联想、思维与信息再现。

(一)突触可塑性、记忆与海马

哺乳动物大脑中有许多脑区与学习和记忆的形成密切相关(表 4-3)。研究表明,N-甲基-D-天冬氨酸受体在记忆的获得中起重要作用(表 4-4)。

表 4-3　与学习和记忆相关的脑区

学习、记忆的类型	参与的脑区
空间学习	海马、旁海马、下脚、皮质、颞叶皮质、47 区、后顶叶皮质
(恐惧)情绪记忆	杏仁核
认识记忆	海马、颞叶皮质
工作记忆	海马、前额叶皮质
运动技能	纹状体、小脑
感觉(视觉、听觉、触觉)	各个皮质脑区
经典条件反射	小脑
习惯化	基底神经节

表 4 - 4   N -甲基-D -天冬氨酸受体和代谢型谷氨酸受体与
长时程增强及学习记忆的关系

受体	在长时程增强和学习记忆中的作用
N -甲基-D -天冬氨酸受体	N -甲基-D -天冬氨酸受体拮抗剂抑制长时程增强和空间学习；NR_{2A} 的中断导致长时程增强的减弱和空间学习的损伤；NR_{2B} 中的中断导致长时程增强的减弱；NR_{2B} 的过表达增强长时程增强和空间学习
代谢型谷氨酸受体	ACPD 增强长时程增强；ACPD 诱导突触反应的增强；Ⅰ类代谢型谷氨酸受体拮抗剂阻断长时程增强，损伤空间学习；长时程增强诱导后，代谢型谷氨酸受体相关信号传送增加；代谢型谷氨酸受体基因敲除小鼠展示长时程增强损伤

关于海马 CA1 脑区的长时程增强研究最多，并且从啮齿类、灵长类和人类的多种形式的长时程记忆神经系统模型中获得了证据。第一，人类的海马损伤阻止了新的片段性记忆的获得。第二，活动依赖的突触可塑性是海马突触的一个显著特色。在此背景下引出来一种假说，认为海马依赖的记忆是由某个过程所介导的，至少部分地被海马的突触可塑性所介导。需要提出的是，研究突触可塑性的一个主要技术就是海马脑薄片标本的发展。通过海马切片上 CA1 区锥体细胞兴奋性突触长时程增强的研究可寻求关于长时程增强的分子机制。

研究者在大脑中全部的兴奋性突触上观察到了相似或相同形式的长时程增强。因此，海马 CA1 区上研究出的长时程增强的结论同样可以应用于其他的脑区。另外，转基因分子方法的发展为研究者从单个神经元研究突触可塑性转移到用神经网络编码代表记忆的研究提供了可能性。目前，已经有研究者成功地记录了通过训练动物获得的活体长时程增强。

（二）突触记忆的分子基础

记忆过程必然要依靠一些分子。这些分子在长时程增强诱导时应当改变它们的状态，而改变又必须是持续的，并有能力影响长时程增强的表达。钙调蛋白激酶Ⅱ是主要的记忆分子之一，由于它具有开/关的特性，而且活性在 Ca^{2+} 浓度升高后持续维持，后回到基础状态，因此会发生所谓的记忆。当 Ca^{2+} 浓度升高时，苏氨酸 286 会自动磷酸化，而且在长时程增强诱导后可持续数小时。更进一步来说，所有蛋白质都有周转，故而在某个分子中所储存的信息可以慢慢被这个过程取消掉。然而，也有研究表明，苏氨酸 286 有 12 个同源亚单位，可以保持数年之久，因此其磷酸化有可能使钙调蛋白激酶Ⅱ全酶处于"开"的状态。经过邻近亚单位，通过快速重新磷酸化，苏氨酸 286 的去磷酸化位点可以被对抗。在全酶之间的这种协调性相互作用可以导致新插入到蛋白质周转过程里面的全酶磷酸化,用这样的方式,信息可能稳定地被一群钙调蛋白激酶Ⅱ全酶储存起来。

钙调蛋白激酶Ⅱ在突触中的含量非常丰富。在长时程增强诱导的过程中,其在突触后致密物内发生以下的变化:钙调蛋白激酶Ⅱ可以与几个突触后致密物蛋白结合,包括 N-甲基-D-天冬氨酸受体、densin-180、α-辅肌动蛋白。与 N-甲基-D-天冬氨酸受体的 NR_1 和 NR_2 亚单位结合需要钙调蛋白激酶Ⅱ的激活,或通过钙调素(CaM)的苏氨酸 286 的自动磷酸化。在海马脑薄片上,通过 N-甲基-D-天冬氨酸受体刺激突触后的 Ca^{2+} 内流,可增强内源性钙调蛋白激酶Ⅱ与 N-甲基-D-天冬氨酸受体的结合,而在原代海马培养里面,绿色荧光蛋白(GFP)标记钙调蛋白激酶Ⅱ的突触后成簇。长时程增强产生了一个从细胞质到突触的持续钙调蛋白激酶Ⅱ转位。这种转位是由经过 N-甲基-D-天冬氨酸受体的 Ca^{2+} 内流所驱动的特异 Ca^{2+}/CaM 所驱动的。有关钙调蛋白激酶Ⅱ和 N-甲基-D-天冬氨酸受体缔合功能相关的重要证据来自于海马脑薄片培养的研究:过表达 NR_{2B} 与钙调蛋白激酶Ⅱ结合位点的突变。这种方法取消了钙调蛋白激酶Ⅱ的相互作用,产生了对长时程增强的强抑制。

五、突触可塑性与心理应激

近年来,关于心理应激与学习记忆及长时程增强关系的研究越来越多。研究发现,长时程增强的高低直接反映了学习记忆的能力。各种各样的心理应激,如限制应激、新奇环境刺激等都可以抑制长时程增强。心理应激不仅可以阻断长时程增强,而且可以易化长时程抑制。现有的研究表明,在心理应激过程中,肾上腺激素水平升高,而心理应激对长时程增强的抑制作用与肾上腺激素水平的升高有关。实验发现,外源性糖皮质激素可以抑制长时程增强而增强长时程抑制;肾上腺完整的小鼠在应激 4 小时后对海马齿状回区长时程增强的诱导产生了明显的抑制作用,而肾上腺切除鼠没有表现出应激对长时程增强的抑制效应。这些研究结果提示,肾上腺激素水平的增高在长时程增强的抑制中起着重要的作用,但有关肾上腺激素在心理应激中对长时程增强抑制过程中具体的作用机制尚不清楚。

随着科学研究的深入,对神经可塑性的发生、维持机制,生理功能及对机体的影响等都有了明显的成果。神经系统中不同部位的神经元间,甚至同一神经元不同突触间都有很大差异,因此许多已知或未知的结构与分子机制都参与其中,有待我们进一步的探索研究。同时,许多研究提示神经可塑性与临床上促进受损神经的再生,神经源性疼痛及镇痛,药物的依赖、成瘾、戒断症状等有关,因此,对其机制的深入研究能为临床疾病的预防、诊断、治疗及新药物的研发开拓新的思路与方向。

小　结

　　神经细胞是神经系统的主要成分和神经网络的基本结构单位,具有独特的形态结构和特殊的生理功能。与其复杂的功能相适应,神经细胞内往往进行着旺盛、活跃的物质合成与转运活动。神经细胞通过接受、整合、传导和输出信息实现信息的传递与交换。神经细胞借助细胞膜或细胞内的特殊蛋白质特异性识别信号,并将其准确无误地放大并传递到细胞内部,实现细胞外信号向细胞内的传递。神经系统信号都通过电信号或者化学信号传递。其中,电信号对于信息的快速、长距离传播具有重要的意义。所有的电信号都是通过细胞膜两侧离子浓度的变化来实现的。离子通过离子通道的开放与关闭进出细胞导致细胞偏离静息状态,产生局部电位或动作电位。决定神经信号活动多样性的关键正是不同种类离子通道的激活,因此离子通道的分布和状态对于实现细胞的各种功能具有重要的意义。细胞外的信号还可通过跨膜信号转导的方式进行传递,即细胞膜或细胞内受体感受并接收刺激信号,经过细胞内信号效应系统的转换、整合、分化,引发相应的生理或生化反应,影响细胞的生物学功能。神经细胞之间的信息交换及其跨膜信号转导,是实现神经系统复杂多样的网络活动的功能基础,也是神经科学研究的基本问题。神经细胞功能的复杂性表现为多样的信息传递方式。神经细胞与其所形成的神经网络能够发生可塑性变化,以适应环境变化的需要,维持结构功能的相对稳定。从整体水平到细胞、分子水平,这种可塑性变化涵盖了功能、行为及微结构的变化。神经细胞依靠突触相互联系,构成机体复杂的神经网络,通过突触的结构可塑性和功能可塑性,影响着细胞间信息传递的效能,对环境变化产生适应性改变,这也是学习记忆及其他一些脑高级活动的重要神经生物学基础。

(宋土生　陈　丽)

复　习　题

1. 简述受体以跨膜信息转导机制如何分类。
2. 简述静息电位的概念及产生机制。
3. 简述动作电位的概念及产生机制。
4. 简述动作电位在神经纤维上的传导方式和特征。
5. 简述蛋白质合成的基本过程。
6. 简述内质网在细胞内物质加工合成及转运过程中的作用。

7.简述高尔基体在细胞内物质加工合成及转运过程中的作用。

8.简述细胞外信号的类别及作用特点。

9.简述离子通道偶联受体及其介导的信号转导通路。

10.简述 G 蛋白偶联受体介导的信号转导通路。

11.简述细胞信号转导的基本特征,神经细胞的信号转导及其特点。

12.简述突触可塑性的分类。

13.简述突触后可塑性的结构基础和发生机制。

14.简述海马 CA1 区与长时程增强产生的关系。

参 考 文 献

[1] 李继硕.神经科学基础[M].北京:高等教育出版社,2002.

[2] 王庭槐.生理学[M].2 版.北京:高等教育出版社,2008.

[3] 张守信,金连弘.神经生物学[M].北京:科学出版社,2002.

[4] 姚泰.生理学[M].2 版.北京:人民卫生出版社,2010.

[5] 杨恬.细胞生物学[M].北京:人民卫生出版社,2010.

[6] 陈誉华.医学细胞生物学[M].4 版.北京:人民卫生出版社,2013.

[7] ALBERTS B,JOHNSON A, LEWIS J, et al. Molecular biology of the cell [M].4th ed. Now York:Garland Science,2002.

[8] 韩太真,蔡志伟,陈彩云.视皮层 LTP 形成后的突触形态特征[J]. Chin J Neurosci,1995,2(4):150 - 154.

[9] BRENDA M,LARR Y R. Congnitive neuroscience memory[J]. Neuron, 1998,20:445 - 468.

[10] DIAMOND D M,FLESHNER M, ROSE G M. Psychological stress repeatedly blocks hippocampal primed brust potentiation in behaving rats [J]. Behav Brain Res,1994,30:1 - 9.

[11] 陈宜张.突触[M]. 上海:上海科学技术出版社,2014.

第五章

神经递质与神经肽

神经递质是由神经末梢释放的特殊化学物质,是化学性突触传递的重要信息物质。神经递质由突触前膜释放后迅速与相应受体结合,导致突触后神经元或效应细胞兴奋性的改变,在神经元之间或神经元与效应细胞之间发挥"信使"作用。

神经递质受体在多数情况下位于突触后膜,但也有一些受体位于突触前神经元。位于突触前神经元上的受体参与神经递质释放的精细调控。神经递质与受体的结合具有相对选择性,同时也是一个可逆的过程。在合适的条件下,神经递质也可以从受体上分离。

神经肽是神经元产生的另一种生物活性物质。在许多神经元中,神经肽与传统神经递质共存,作为神经传递物质或神经传递修饰物质,参与神经调节。

第一节　神经递质与神经调质

神经递质(neurotransmitter)是化学突触中充当信使的化学物质,多为相对分子质量较小的简单分子,包括胆碱类、单胺类、氨基酸类、多肽类等30多种物质。

一、神经递质及分类

(一)神经递质

神经递质简称为递质,是在化学突触传递中负责信息传递的特殊化学物质。神经递质由突触前膜释放,通过突触间隙作用于突触后膜相应受体,产生突触后电位,引起下一级神经元的应答活动。

在神经系统内存在许多化学物质,但不一定都是神经递质。神经递质的确定需符合以下条件:①在突触前神经元内具有合成递质的前体物质和酶系统,能够合成这一递质;②递质贮存于突触前神经元,并在兴奋冲动抵达神经末梢时释放一定浓度的量进入突触间隙;③递质能与突触后膜的特异性受体结合,发挥其生理效应,用电生理微电泳方法将适当浓度的该递质施加到突触后膜,能引起相应的生理效应;④存在使递质失活的方法或途径,如酶解或再摄取;⑤有特异的受体激动剂或阻断剂能模拟或抑制该递质的突触传递作用。

(二)神经递质的分类

中枢神经递质主要分为四类,即胆碱类中枢神经递质、单胺类中枢神经递质、氨基酸类中枢神经递质和肽类中枢神经递质(表5-1)。

表 5-1 中枢神经递质的分类

胆碱类	单胺类	氨基酸类	肽类
乙酰胆碱	去甲肾上腺素	γ-氨基丁酸	内源性阿片肽
	肾上腺素	甘氨酸	P物质
	多巴胺	谷氨酸	神经加压素
	5-羟色胺	天冬氨酸	神经肽Y
	组胺		血管升压素

1.胆碱类中枢神经递质

胆碱类中枢神经递质主要指乙酰胆碱。乙酰胆碱(acetylcholine,ACh)是最早被鉴定的神经递质。脊椎动物神经肌肉接头、某些低等动物(如软体动物、环节动物和扁形动物)的运动肌接头等,都是以乙酰胆碱为兴奋性递质。乙酰胆碱是外周传出神经系统的重要神经递质,与外周受体结合后产生相应的生理效应。乙酰胆碱能神经元在中枢神经系统内的分布极为广泛,参与神经系统的多种功能活动。在细胞水平,乙酰胆碱能神经元对中枢神经元的作用以兴奋为主。它在传递特异性感觉,维持机体觉醒状态,促进学习与记忆,调节躯体运动、心血管活动、呼吸、体温,摄食与饮水行为,以及调制痛觉等生理活动中均起重要作用。

2.单胺类中枢神经递质

单胺类中枢神经递质主要包括肾上腺素、去甲肾上腺素、多巴胺、5-羟色胺。前三者属于儿茶酚胺类,即含有邻苯二酚结构的胺类。作为神经递质,去甲肾上腺素分布于中枢神经系统和周围神经系统,而肾上腺素仅分布于中枢神经系统,其在外周组织中属于肾上腺髓质释放的一种内分泌激素。

(1)去甲肾上腺素:去甲肾上腺素参与体内多个系统的功能活动,方式复杂。交感神经节细胞与效应器之间的接头以去甲肾上腺素为递质。这些神经元胞体主要集中在脑干,尤其是中脑网状结构、脑桥的蓝斑及延髓网状结构的腹外侧部。按纤维投射途径的不同,将其分为去甲肾上腺素能上行投射系统与去甲肾上腺素能下行投射系统。该系统参与机体学习与记忆、觉醒与睡眠、情绪、内脏功能、神经内分泌活动、心血管活动与镇痛等多种功能活动的调节。去甲肾上腺素的利用异常,以及突触前和突触后的受体调节变化是体内多种病理过程的潜在机制。去甲肾上腺素对中枢神经元的作用,既有兴奋效应又有抑制效应。去甲肾上腺素的兴奋效应主要表现在脑电和行为两个方面。电刺激去甲肾上腺素能上行通路背束,可在实验动物上引起脑电出现去极化的低幅快波,这一现象称为"脑电觉醒"。若损毁背束或使用去甲肾上腺素特定受体的拮抗剂,则动物的觉醒皮质电活动显著减少,慢波睡眠明显延长,提示去甲肾上腺素能上行背束与紧张性激醒作用有关,即有助于维持中枢神经系统的觉醒状态。不同部位的去甲肾上腺素能神经元对心血管活动的作用也不同,某些部位释放的去甲肾上腺素引起血压升高、心率加快,而某些部位则恰好相反。

(2)5-羟色胺:5-羟色胺又称为血清素,广泛分布于哺乳动物组织,是一种能产生愉悦情绪的兴奋性神经递质。它几乎影响到大脑活动的每一个层面,从调节情绪、精力到改善记忆力、塑造人生观等。5-羟色胺能神经元系统广泛作用于前额叶皮质和边缘系统,中枢和外周的5-羟色胺分属于两个独立的系统。中枢5-羟色胺能神经元胞体主要集中在脑干背侧近中线区的中缝核群内,从脑干尾端到头端,分九个细胞群。中枢5-羟色胺的主要作用为触发和维持慢波睡眠,对脑内参与情绪反应的功能系统有稳定作用。当脑内5-羟色胺代谢失调,中枢5-羟色胺功能低下时,可导致精神状态失常。5-羟色胺递质还可以调控下丘脑-腺垂体-肾上腺皮质轴、下丘脑-腺垂体-性腺轴、下丘脑-腺垂体-甲状腺轴等的功能活动,其作用可有兴奋性影响,也可有抑制性影响。另外,5-羟色胺在调节体温、心血管活动及调制痛觉与镇痛方面都具有一定的作用。

(3)多巴胺:多巴胺是下丘脑和脑垂体中的关键性神经递质,它是"脑内信息传递的重要物质",这一发现使 A. Carlsson 获得了2000年诺贝尔生理学或医学奖。多巴胺能系统在快感与行为动机方面起着极其重要的作用。它的分泌主要负责大脑的情欲,将兴奋及开心的信息传递,也与成瘾有关。多巴胺的浓度受精神因素的影响,其浓度增加能使人产生兴奋,但同时也有可能造成上瘾。在奖赏系统中,多巴胺主要由腹侧被盖区和黑质致密部的多巴胺能神经元释放,当这些核团受到刺激或实验对象得到奖赏时,动物表现兴奋,而此时多巴胺的释放量增加。同样的,服用成瘾药物也可以造成多巴胺释放的增加。然而,人为增加或减少多巴胺并不能改变快感体验,而是改变了动物或人对于获得奖赏刺激的动机。

3.氨基酸类中枢神经递质

根据递质对突触后神经元的作用,氨基酸类中枢神经递质又可分为兴奋性氨基酸递质(谷氨酸、天冬氨酸)和抑制性氨基酸递质(γ-氨基丁酸、甘氨酸)。在初级感觉传入中,谷氨酸是主要的传入神经元的兴奋性递质,谷氨酸能向背根结神经元的中枢端和外周端双向释放,分别与脊髓和外周组织的各种谷氨酸受体结合,进行初级感觉的传入和初步整合。谷氨酸在中枢的兴奋性突触传递、神经元的可塑性及应激反应中均起重要作用。此外,它还具有兴奋毒作用或神经毒作用。γ-氨基丁酸首先在抑制性神经纤维所形成的突触接头处发现。后来证明,γ-氨基丁酸也是中枢主要的抑制性神经递质,主要分布于黑质和苍白球,其次为下丘脑。γ-氨基丁酸在中枢的主要作用包括抗焦虑、抗惊厥作用,与镇痛、下丘脑-垂体分泌及摄食活动密切相关,并且参与视觉通路信息的传递与调控。以甘氨酸为递质的突触主要分布在脊髓中,用电生理微电泳法将甘氨酸作用于脊髓运动神经元,可引发突触后膜的超极化,出现类似抑制性突触后电位的反应,而其对延髓神经元的抑制作用较弱。也有资料表明,甘氨酸可能对感觉、运动反射进行抑制性调控。

4.肽类中枢神经递质

在神经系统内已经发现的具有药理活性的肽类物质已达50种以上,起信息传递或调节信息传递效率的作用,统称为神经肽(neuropeptide)。神经肽主要包括内源性阿片肽、P物质、神经加压素、胆囊收缩素(CCK)、生长抑素、血管升压素、神经肽 Y。大部分神经肽由神经元释放而兴奋或抑制其他神经元,参与神经系统的功能调节活动。有一些肽类物质,如升压素、催产素,在分泌后要通过血液循环才能作用于效应细胞,因此称为神经激素。

神经肽以含量低、活性高、作用广泛而复杂为特点,可以作为递质、调质或激素参与调节多种生理功能,如痛觉、睡眠、情绪、学习与记忆,乃至神经系统本身的分化和发育。部分神经肽既能以突触释放的方式实现调节作用,又能以非突触释放的方式对邻近或较远部位的靶细胞活性进行调节。根据其存在部位和作用方式,常用的神经肽的分类方法有以下两种,即按所属家族分类(表5-2)和按发现部位分类(表5-3)。

表 5－2　神经肽按所属家族分类

类别	名称
速激肽	P 物质、神经激肽 A、神经激肽 B、神经肽 K、泡蛙肽
垂体神经激素	血管升压素、催产素
内阿片肽	脑啡肽、β-内啡肽、强啡肽
缩胆囊样肽	胆囊收缩素
高血糖素相关家族	胰高血糖素、血管活性肠肽、组异肽、组胺甲肽
胰多肽相关家族	神经肽 Y、胰多肽、生长抑素
内皮素	内皮素 1、内皮素 2、内皮素 3
心房钠尿肽	α-心房钠尿肽、脑钠尿肽、C 型钠尿肽

表 5－3　神经肽按发现部位分类

类别	名称
垂体肽	血管升压素、催产素、促肾上腺皮质激素、α-促黑激素、催乳素、垂体腺苷酸环化酶激活肽
下丘脑神经肽	促肾上腺皮质激素释放激素、生长激素释放激素、生长激素、促性腺素释放激素、促甲状腺素释放激素
脑肠肽	P 物质、生长抑素、神经降压肽、胆囊收缩素、血管活性肠肽、胰高血糖素、胰多肽、蛙皮素、胰岛素
内源性阿片肽	亮脑啡肽、α-内啡肽、β-内啡肽、强啡肽 A、强啡肽 B
其他	神经肽 Y、缓激肽、心房钠尿肽、脑钠尿肽、内皮素

二、神经调质

神经调质(neuromodulator)也由神经元释放,但其本身不具有递质活性,大多数情况下与 G 蛋白偶联受体结合后调节神经递质在突触前膜的释放及突触后细胞的兴奋性,并不直接引起突触后生物学效应。神经调质也可由神经胶质细胞和其他分泌细胞所释放,通过调节突触后效应细胞膜受体的数量和反应性,间接调制发挥主导作用的神经递质在突触前末梢的释放及其基础活动水平,从而增强或减弱神经递质的效应。

目前,因为对于各种神经递质的作用机制并未全面了解,所以认为神经递质也可能是调质或兼具调质的作用,反之亦然。实际上,神经递质与神经调质并不能绝对割裂开来,往往同一种神经化学调节物的具体作用,在某种情况下起递质作用,而在另一种情况下则起调质作用。

三、递质共存

传统的戴尔原则（Dale principle）认为，一个神经元内只存在一种递质，其全部神经末梢均释放一种递质。然而，近年来，利用免疫组织化学染色法观察到一个神经元内可存在两种或两种以上递质（包括调质），即递质共存现象。例如：在无脊椎动物的神经元中，多巴胺和 5 -羟色胺可以共存；在高等动物的交感神经节发育过程中，去甲肾上腺素和乙酰胆碱可以共存；在大鼠延髓的神经元中，5 -羟色胺和 P 物质可以共存；在颈交感神经节神经元中，去甲肾上腺素和脑啡肽可以共存。

递质共存包括经典递质、神经肽的共同或相互共存。常见的神经递质与调质共存的现象有以下三种形式：①不同经典递质共存，如去甲肾上腺素与乙酰胆碱共存于发育中的交感神经节，5 -羟色胺与 γ -氨基丁酸共存于中缝背核，多巴胺与 γ -氨基丁酸共存于中脑黑质等；②经典递质与神经肽共存，如脑内蓝斑核中的去甲肾上腺素神经元含有神经肽 Y（NPY），颈上交感神经节神经元有去甲肾上腺素和脑啡肽共存；③不同神经肽共存，如下丘脑弓状核有 β -内啡肽（β - EP）与促肾上腺皮质激素（ACTH）共存，降钙素基因相关肽（CGRP）与 P 物质共存于感觉神经节与支配心脏神经的末梢。

目前，递质共存的生理意义尚不完全清楚。有研究认为，共存的递质释放后起协同传递信息的作用，或者两种递质可能相互影响、相互协调，使机体的功能调节更加精密、更加完善。

第二节　神经递质受体

神经递质对各种生物信息传递作用的发挥，有赖于与其相结合的各种特异性受体。神经递质受体可以是离子通道受体，亦可以是 G 蛋白偶联受体。一种神经递质往往存在多种亚型的特异性受体。这些受体可分布于靶细胞或靶组织，并执行不同的功能。

一、乙酰胆碱受体

乙酰胆碱受体（acetylcholine receptor）可分为两类。烟碱型受体（简称为"N 受体"）：对拟胆碱药烟碱比较敏感，主要分布在内脏运动神经节的节后神经元及骨骼肌细胞膜上。毒蕈碱型受体（简称为"M 受体"）：对毒蕈碱比较敏感，主要分布在副交感神经节后纤维所支配的效应器细胞膜上；乙酰胆碱与这类受体的结合可产生一系列副交感神经兴奋效应，如心脏活动抑制、内脏平滑肌收缩、消化腺分泌、瞳孔缩小等表现。

1. N 受体

N 受体分为 N_1 受体和 N_2 受体两种亚型,分布于中枢和周围神经系统。周围 N_1 受体分布在内脏神经节神经元的突触后膜上,N_2 受体分布在神经肌肉接头处的骨骼肌细胞膜上。中枢 N 受体主要分布于脊髓的闰绍细胞、丘脑、大脑皮质、黑质等处。

N 受体属于离子通道受体,是由 α、β、γ 和 δ 四种亚基构成的五聚体跨膜糖蛋白,是 Na^+ 通道,可调节 Na^+ 内流。构成受体的五个亚基围成了 Na^+ 通道。离子通道的闸门靠近细胞膜外侧,α 亚基的细胞外部分有乙酰胆碱的结合位点。在与乙酰胆碱结合后,受体蛋白的构象发生改变,闸门开放,允许 Na^+ 内流(图 5 - 1)。筒箭毒能阻断 N 受体(N_1 受体和 N_2 受体)的功能;六烃季铵和十烃季铵分别是 N_1 受体和 N_2 受体的选择性阻断剂。

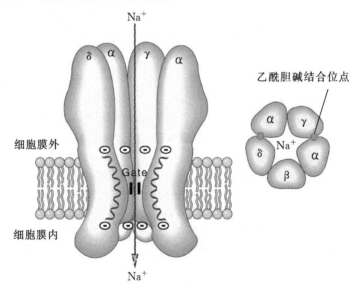

图 5-1　N 受体的结构

N 受体的主要功能是介导由突触乙酰胆碱释放诱导的兴奋性突触后电位,继而引起神经元兴奋、骨骼肌收缩、肾上腺髓质释放儿茶酚胺等突触后效应。

2. M 受体

按照药理学特性,M 受体可分为 M_1 受体、M_2 受体、M_3 受体三个亚型。另运用分子生物学方法克隆出了 M_4 受体和 M_5 受体亚型,但其功能目前并不清楚。在外周组织中,泪腺、下颌下腺、腮腺等外分泌腺含有 M_1 受体和 M_3 受体;胰腺

仅含有 M_3 受体；消化道、气管和膀胱平滑肌含 M_2 受体和 M_3 受体；M_2 受体分布于窦房结、房室结和心肌等结构。在中枢神经系统中，M_1 受体主要分布于海马、纹状体、嗅球、大脑皮质等处；脑内一些部位也含有 M_2 受体和 M_3 受体。

M 受体属于 G 蛋白偶联受体，可直接作用于离子通道或通过第二信使传递信息，开启或关闭 K^+ 通道、Ca^{2+} 通道或 Cl^- 通道，最终在不同的细胞中产生不同的生物效应。M 受体激动剂有毒蕈碱和毛果芸香碱等。经典的 M 受体阻断剂主要有阿托品和东莨菪碱，它们均属于非选择性阻断剂。另外还有一些新型选择性 M 受体阻断剂，例如：哌仑西平可选择性阻断 M_1 受体，AF - DX116 可选择性阻断 M_2 受体，而 4 - DAMP 是 M_3 受体的选择性阻断剂。

M 受体参与多种生理过程，对平滑肌收缩、循环和呼吸调节、腺体分泌起着重要的调节作用。在中枢神经系统中，M 受体参与感觉运动、睡眠与觉醒、学习记忆、精神活动等功能活动的调节。

二、肾上腺素受体

肾上腺素受体（adrenoceptor）能够识别和结合肾上腺素和去甲肾上腺素，根据受体的性质，可分为 α 肾上腺素受体（简称为"α 受体"）和 β 肾上腺素受体（简称为"β 受体"）两种。再按照药理学特性，α 受体可分为 $α_1$ 受体和 $α_2$ 受体，β 受体可分为 $β_1$ 受体和 $β_2$ 受体。

1. α 受体

在外周组织中，$α_1$ 受体主要存在于交感神经节后纤维支配的效应器上，如血管平滑肌、汗腺、膀胱逼尿肌等处，而 $α_2$ 受体主要存在于胆碱能神经元和肾上腺素能神经元的突触前膜上，以调节递质乙酰胆碱和去甲肾上腺素的释放。在中枢神经系统中，$α_1$ 受体主要分布于嗅球、新皮质、背侧丘脑、蓝斑等区域，而 $α_2$ 受体在孤束核和蓝斑等处分布密集。

$α_1$ 受体和 $α_2$ 受体均与 G 蛋白偶联。$α_1$ 受体与 Gq 偶联，激活磷脂酶 C，通过第二信使二酰甘油和肌醇三磷酸传递信息。$α_2$ 受体通过抑制性 G 蛋白抑制腺苷酸环化酶活性，降低细胞内环腺苷酸水平。在外周组织中，$α_1$ 受体的激活可使外周血管收缩，血压升高。脑内的去甲肾上腺素可使血压下降，其作用与 $α_2$ 受体有关，因为去甲肾上腺素的降压作用可被 $α_2$ 受体选择性拮抗剂抑制。脑内的 $α_1$ 受体与去甲肾上腺素对抗吗啡的镇痛作用有关。

2. β 受体

在外周组织中，$β_1$ 受体分布于心脏，其激活可增加心肌收缩力、加快心率、增加心输出量；$β_2$ 受体分布在血管、支气管平滑肌、子宫肌层等处，激活 $β_2$ 受体可引起平滑肌舒张。在中枢神经系统中,β_1受体主要分布在大脑皮质、松果体、脊髓等处;β_2受体分布在嗅球、梨状皮质、海马、小脑皮质等处。另外,脑内胶质细胞和脑血管壁的肌层发现有 β_1 受体分布。

β 受体同样也属于 G 蛋白偶联受体。激活 β 受体(包括 β_1 受体和 β_2 受体)可通过刺激性 G 蛋白活化腺苷酸环化酶,提高细胞内第二信使环腺苷酸水平,从而调控细胞的活动,产生受体的生理效应。

三、多巴胺受体

多巴胺受体可被内源性多巴胺激活,属 G 蛋白偶联受体。通过分子克隆和基因重组技术,已经发现了五种多巴胺受体,即 D_1 受体、D_2 受体、D_3 受体、D_4 受体和 D_5 受体;依照分子同源性、受体识别特性和信息传递特点,多巴胺受体可分为两个受体家族:D_1 家族,由 D_1 受体、D_5 受体组成;D_2 家族,由 D_2 受体、D_3 受体、D_4 受体组成。

D_1 家族受体位于突触后膜及多巴胺能神经元支配的效应器上。D_1 受体激动时,可激活与之偶联的 Gs,活化腺苷酸环化酶,使细胞质中环腺苷酸水平升高,进而激活依赖环腺苷酸的蛋白激酶,从而改变细胞膜对离子的通透性、调节递质合成酶的活力或引起其他生物效应。在外周,它可使血管舒张、增加甲状旁腺素分泌、增强心肌收缩力等;在中枢,它可增强 γ -氨基丁酸、乙酰胆碱、胆囊收缩素的释放。

D_2 家族受体主要作为突触前自身受体(autoreceptor),存在于多巴胺能神经元的胞体、树突及神经末梢。该类受体与 Gi/o 偶联,可负性调控腺苷酸环化酶活性,引起环腺苷酸水平降低,并可激活 K^+ 通道,使 K^+ 外流增加,膜电位绝对值增加,从而调节自身多巴胺的释放或其他共存的神经肽和神经递质的释放。在脑内,D_2 受体家族分布在多巴胺能通路上,包括锥体外系的黑质-纹状体通路,与下丘脑激素分泌相关的结节-漏斗通路,以及其与精神和行为相关的中脑-边缘系统和中脑-皮质通路。

多巴胺受体在中枢神经系统的作用如下。①调节躯体的运动功能。加强多巴胺能神经元的活动可使运动功能增强,反之,减少其活动可使运动功能削弱。②参与精神及情绪活动。临床观察发现,促进多巴胺释放的药物(如甲基苯丙胺)可加重精神分裂症患者的症状。研究表明,一些精神安定药物都有阻断中枢多巴胺受体的作用。多巴胺受体拮抗剂对精神分裂症具有良好的治疗作用。③调节垂体激素的分泌。④调节心血管活动。激动小脑延髓池周围的多巴胺受体可抑制心率和血压下降,血管舒张,而激动侧脑室周围的多巴胺受体具有促进心血管活动的作用。⑤参与痛与镇痛的调节。

四、5-羟色胺受体

5-羟色胺受体(简称为"5-HT 受体")广泛存在于周围神经系统和中枢神经系统。依照受体分子结构、跨膜信号转导及功能的不同,可将其分为七大类(5-$HT_{1\sim7}$),且有 14 种以上亚型。除 5-HT_3 受体为离子通道受体外,其他的均为 G 蛋白偶联受体。5-HT_3 受体的激活引起离子通道快速开放,大量 Ca^{2+} 内流,触发相关生物效应。G 蛋白偶联的 5-HT 受体可通过不同 G 蛋白亚型传递信息。5-HT_1 受体各亚型与 Gi/o 偶联,抑制腺苷酸环化酶活性,导致环腺苷酸产生减少;5-HT_4 受体、5-HT_6 受体和 5-HT_7 受体激动时,可通过刺激性 G 蛋白激活腺苷酸环化酶,使环腺苷酸水平升高,再经依赖环腺苷酸的蛋白激酶产生作用;5-HT_2 受体各亚型与 Gq/11 偶联,活化磷脂酶 C,随后水解磷脂酰肌醇为肌醇三磷酸和二酰甘油,第二信使肌醇三磷酸激活内质网上的 Ca^{2+} 通道,Ca^{2+} 流入细胞质,从而打开慢 Cl^- 通道,产生生物效应。

1. 5-HT_1 受体

5-HT_1 受体包括 5-HT_{1A} 受体、5-HT_{1B} 受体、5-HT_{1D} 受体、5-HT_{1E} 受体四种亚型。5-HT_{1A} 受体主要分布在中缝核群、海马、杏仁核等边缘系统结构中。该受体的激活可缓解焦虑,造成饮食过度,也可使血管平滑肌舒张。5-HT_{1A} 受体尚有自身受体,可使 5-羟色胺能神经元的递质合成和释放减少,活动受到抑制。5-HT_{1B} 受体主要分布在黑质、基底神经节、平滑肌细胞上,常作为自身受体而抑制递质释放。在外周,5-HT_{1B} 受体的激动可抑制交感神经释放去甲肾上腺素。5-HT_{1D} 受体、5-HT_{1E} 受体的分布与 5-HT_{1B} 受体相似,但其功能目前尚不明确。另外,尚有 5-HT_{1F} 受体分布于中缝背核、海马、皮质等处,功能不明。

2. 5-HT_2 受体

5-HT_2 受体包括 5-HT_{2A} 受体、5-HT_{2B} 受体、5-HT_{2C} 受体三种亚型。5-HT_{2A} 受体在外周组织中主要存在于平滑肌和血小板上,被激活后可引起血小板聚集和平滑肌收缩;在中枢神经系统中主要位于皮质,可调节乙酰胆碱、兴奋性氨基酸、多巴胺等神经递质的释放。5-HT_{2B} 受体主要分布于外周组织,如大鼠的肺、肾、心。5-HT_{2C} 受体主要存在于中枢的边缘系统、下丘脑、基底神经节等处。

3. 5-HT_3 受体

5-HT_3 受体在周围神经系统广泛分布,主要位于内脏神经的节前神经元和节后神经元、感觉神经元、肠神经丛等处,被激活后可引起多种兴奋效应。在中枢神经系统中,该受体主要位于低位脑干、最后区、脊髓胶状质等部位,参与痛觉反应和呕吐反射。

4. 其他 5-HT 受体

在外周组织中,5-HT$_4$受体主要分布于胃肠道和心脏,被激活后可引起胃肠道平滑肌收缩,心率加快;在中枢神经系统中,5-HT$_4$受体分布于大脑皮质、海马、边缘系统等,与情感障碍和运动失调有关。在外周组织中,5-HT$_7$受体主要存在于血管平滑肌,被激动后可使血管舒张;在中枢神经系统中,5-HT$_7$受体分布于海马、下丘脑、背侧丘脑等部位,功能不明。

五、兴奋性氨基酸受体

谷氨酸和天冬氨酸是兴奋性氨基酸受体的主要内源性配体。根据跨膜信号传递方式不同,可将其分为离子型谷氨酸受体和代谢型谷氨酸受体。

1. 离子型谷氨酸受体

离子型谷氨酸受体属于离子通道受体,为配体门控的阳离子通道,依照选择性高、作用强的配体命名,可分为三类,即 N-甲基-D-天冬氨酸(N-methyl-D-aspartate,NMDA)受体、α-氨基-3-羟基-5-甲基-4-异噁唑丙酸(α-amino-3-hydroxy-5-methyl-4-boxazole propiomate acid,AMPA)受体、红藻氨酸(kainic acid)受体。后两种合称为非 N-甲基-D-天冬氨酸受体。

N-甲基-D-天冬氨酸受体广泛存在于中枢神经系统内,且在大脑皮质、海马、纹状体、隔区和杏仁体密集存在。N-甲基-D-天冬氨酸受体含有两类亚单位蛋白,由 NR_1 亚单位和四种 NR_2(NR_2A~D)亚单位组成数种受体亚型。N-甲基-D-天冬氨酸受体激活后,可引起 Na^+、K^+ 的通透性增加,同时使 Ca^{2+} 的通透性增加,Ca^{2+} 大量进入细胞内,作为第二信使激活多种酶,通过细胞内多种信号转导通路产生一系列生理效应。

α-氨基-3-羟基-5-甲基-4-异噁唑丙酸受体在中枢神经系统内广泛分布。红藻氨酸受体主要分布于海马 CA_3、大脑皮质、隔区等部位。非 N-甲基-D-天冬氨酸受体激活也可导致细胞膜对 Na^+、K^+ 的通透性增加,但对 Ca^{2+} 的通透性差。因此,非 N-甲基-D-天冬氨酸受体引起的是一种作用快而短暂的兴奋性突触后电位,这与 N-甲基-D-天冬氨酸受体的特点不同。由于增加了 Ca^{2+} 的通透性,N-甲基-D-天冬氨酸受体可引发一种慢而持久的兴奋性突触后电位。中枢神经元间的兴奋性突触传递主要由 N-甲基-D-天冬氨酸受体和 α-氨基-3-羟基-5-甲基-4-异噁唑丙酸受体介导,这两种受体常存在于同一突触后膜上,被激活时可使突触后神经元产生既迅速又持久的兴奋效应。

2.代谢型谷氨酸受体

代谢型谷氨酸受体属于G蛋白偶联受体,包括八个亚型($mGluR_{1\sim8}$),按照药理学特性及序列同源性,分为三组:第Ⅰ组包括$mGluR_1$和$mGluR_5$,通过$Gq/11$的介导,激活磷脂酶C,引起肌醇三磷酸产生和细胞内Ca^{2+}浓度升高;第Ⅱ组包括$mGluR_2$和$mGluR_3$,第Ⅲ组包括$mGluR_4$、$mGluR_6$、$mGluR_7$和$mGluR_8$,Ⅱ组、Ⅲ组代谢型谷氨酸受体通过Gi/o负性调节腺苷酸环化酶,抑制环腺苷酸产生。代谢型谷氨酸受体与学习记忆、突触可塑性、痛信号的传递、神经元兴奋性损伤等生理和病理过程相关。

谷氨酸受体介导了兴奋性氨基酸的毒性作用。在病理情况(如缺血缺氧、持续癫痫、脑外伤)下,兴奋性氨基酸大量释放,可使非N-甲基-D-天冬氨酸受体激活,引起大量Na^+内流,继发大量Cl^-和水进入细胞,引发急性神经元严重水肿而死亡;激活N-甲基-D-天冬氨酸受体和代谢型谷氨酸受体可导致Ca^{2+}持续内流,细胞内Ca^{2+}超载,进而激活细胞内各种降解酶,导致细胞膜、骨架蛋白和核酸等成分的破坏,导致迟发性神经元死亡。

六、γ-氨基丁酸受体

抑制性神经递质γ-氨基丁酸(γ-amino-butyric acid,GABA)受体,根据受体对激动剂和阻断剂的敏感性,将其分为$GABA_A$受体和$GABA_B$受体两种类型。$GABA_A$受体能被荷包牡丹碱(bicuculline,Bic)阻断,$GABA_B$受体可被巴氯芬(baclofen)选择性激活,而被法克罗芬(phaclofen)选择性阻断。新近还发现神经系统内存在一种$GABA_C$受体,它对荷包牡丹碱和巴氯芬都不敏感。

$GABA_A$受体属于配体门控阴离子通道。γ-氨基丁酸与$GABA_A$受体结合可使Cl^-通透性增加,Cl^-内流,引起突触后膜超极化,产生一种快速抑制性突触后电位。$GABA_B$受体属于G蛋白偶联受体,通过Gi/o打开K^+通道,K^+外流增加,使突触后膜超极化,产生一种慢抑制性突触后电位。因此,$GABA_A$受体和$GABA_B$受体均可引起突触后抑制效应。另外,存在于突触前膜上的$GABA_B$受体也可通过Gi/o减少Ca^{2+}内流,从而减少兴奋性递质的释放而产生突触前抑制。$GABA_A$受体也可作为自身受体存在于γ-氨基丁酸能神经元轴突末梢上,以调节γ-氨基丁酸的释放。

$GABA_A$受体在中枢神经系统内广泛分布;$GABA_B$受体在小脑内分布最密集。GABA受体在神经系统内介导对神经元的抑制,在兴奋抑制中发挥重要作用,如有抗焦虑、抗惊厥及镇痛作用,还可以影响下丘脑垂体的活动、调节内分泌。

第三节　神经递质与神经肽的代谢

在化学性突触传递中,神经元合成释放神经递质和神经肽。在神经元内存在合成某种神经递质的前体物质及合成酶系。一般认为,小分子的经典递质在轴突末梢合成。因轴突末梢不含蛋白合成所需的核糖体和粗面内质网,故神经肽的合成需要在神经元胞体内进行,并被装进囊泡,再经轴突运输至末梢。

释放入突触间隙的神经递质,在与突触后膜上相应受体结合后,需及时清除以终止其效应。目前已知神经递质效应的终止方式有三种。①酶解作用(enzymolysis):神经递质被特异的酶降解为非活性产物,在突触前、后膜上常有神经递质特异性的降解酶。②再摄取(re-uptake):神经递质被轴突末梢再摄取后重新利用或被星形胶质细胞摄取后而清除,在这些细胞的膜上常有神经递质特异性转运体。③扩散(diffusion):神经递质扩散至周围细胞外液中被稀释,或进入血液循环被运输至其他组织(如肝、肾等)而被清除或降解。

一、乙酰胆碱

(一)生物合成

乙酰胆碱(acetylcholine,ACh)是由胆碱和乙酸形成的酯,含季铵离子,呈强碱性。乙酰胆碱在胆碱能神经轴突末梢的细胞质内合成,随即被转运至囊泡内储存,合成乙酰胆碱需要乙酰辅酶 A(acetyl coenzyme A,acetyl CoA)和胆碱(choline)两种前体物质,由胆碱乙酰转移酶(choline acetyltransferase,ChAT)催化合成反应的进行,其过程见图 5-2。

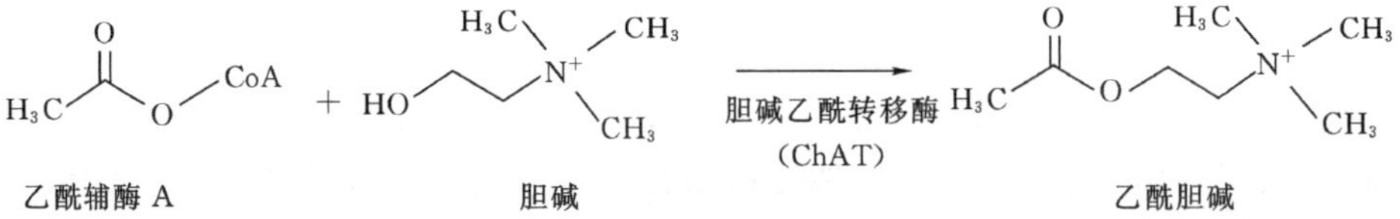

图 5-2　乙酰胆碱的合成

1.乙酰辅酶 A

乙酰辅酶 A 是乙酰胆碱合成中乙酰基的供体。乙酰辅酶 A 在线粒体内合成,其来源主要有:①葡萄糖氧化为丙酮酸,丙酮酸脱氢生成;②脂肪酸的 β-氧化;③柠檬酸降解。乙酰辅酶 A 不能自由通过线粒体膜,必须通过柠檬酸-丙酮酸循环(citrate – pyruvate cycle)进入细胞质,才能用于合成乙酰胆碱。

2. 胆碱

神经元自身不能从头合成胆碱,且胆碱不能自由通过血脑屏障,因此胆碱的含量是合成乙酰胆碱的重要限速因子。神经元通过两种方式获取胆碱:利用膜上的高亲和性胆碱转运体,从轴突周围细胞外液中摄取(如乙酰胆碱的分解产物);在细胞质内,利用磷脂酶 C 催化磷脂酰胆碱分解而获取内源性胆碱。

3. 胆碱乙酰转移酶

胆碱乙酰转移酶是乙酰胆碱的合成酶,能催化乙酰辅酶 A 分子中的乙酰基转移给胆碱,形成乙酰胆碱。胆碱乙酰转移酶在胞体合成,经轴突运输至末梢,有可溶性及囊泡膜结合性两种存在形式。胆碱乙酰转移酶也是胆碱能神经元的标志物之一。

4. 影响乙酰胆碱合成的因素

合成原料的供应,特别是胆碱,是影响乙酰胆碱合成的主要因素。如轴突末梢上的高亲和性胆碱转运体的活力是调控乙酰胆碱合成的重要限速因子,密胆碱(hemicholinium,HC – 3)可与胆碱竞争高亲和性胆碱转运体,阻断胆碱的转运,从而抑制乙酰胆碱合成。轴突末梢乙酰胆碱的含量也可反馈抑制自身的合成。三乙基胆碱(triethylcholine,TEC)可替代胆碱作为合成乙酰胆碱的前体,所合成的是伪神经递质,能竞争乙酰胆碱的囊泡储存。Vesamicol 可抑制乙酰胆碱载入突触囊泡,从而抑制胆碱能神经末梢释放乙酰胆碱。目前没有发现直接抑制胆碱乙酰转移酶的药物。

(二)失活

释放到突触间隙的乙酰胆碱主要经酶解失活。乙酰胆碱的水解酶为胆碱酯酶,体内主要有两种:乙酰胆碱酯酶,又称为真性胆碱酯酶;丁酰胆碱酯酶(butyrylcholin esterase),又称为假性胆碱酯酶。一般来讲,前者水解乙酰胆碱能力较后者强。神经元富含乙酰胆碱酯酶,而丁酰胆碱酯酶主要分布在肝脏及中枢的胶质细胞中。

乙酰胆碱酯酶分布在突触后膜和轴突终末上。研究表明,突触后膜上每平方微米的面积上有约 2600 个乙酰胆碱酯酶分子。乙酰胆碱在此处能迅速被水解而失活。乙酰胆碱酯酶的活性中心主要包括阴离子部位和酯解部位。前者能以静电吸引乙酰胆碱的阳离子基团,后者能与乙酰胆碱的羰基碳原子共价结合,随后乙酰胆碱的酯键被催化而断裂,释出胆碱,而乙酰基与水结合形成乙酸。释出的胆碱可被神经末梢再摄取(35%～50%),用于合成乙酰胆碱(图 5 – 3)。

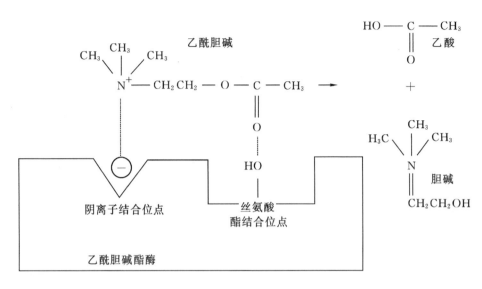

图 5-3　乙酰胆碱的分解代谢

　　乙酰胆碱酯酶的抑制剂包括可逆性和不可逆性两类。可逆性胆碱酯酶抑制剂与乙酰胆碱酯酶有较大亲和力,但与酶结合一定时间后易于解离,恢复酶的活性。依酚氯铵能与乙酰胆碱酯酶的阴离子部位以静电引力结合,阻碍乙酰胆碱与酶的结合,从而抑制乙酰胆碱的水解,产生乙酰胆碱样作用。依酚氯铵易于从乙酰胆碱酯酶上解离,其作用弱,维持时间较短。氨基甲酯类药物毒扁豆碱(physostigmine)和新斯的明(neostigmine)能使乙酰胆碱酯酶的酯解部位氨甲酰化,形成较不易解离的氨甲酰胆碱酯酶,因此作用时间较长,但最终可自动解离,恢复酶活性。不可逆性胆碱酯酶抑制剂主要指有机磷酸酯类。它们可与乙酰胆碱酯酶活性部位以共价键结合,形成极其稳定的磷酰化胆碱酯酶,基本上不能自发水解,因此作用持久,易产生致命性后果。

二、儿茶酚胺

　　机体内的儿茶酚胺(catecholamine,CA)类神经递质包括多巴胺、去甲肾上腺素、肾上腺素,它们都有共同的基本化学结构 3,4-二羟基-β-苯乙胺。三者有着共同的生物合成途径和共同的降解酶。

(一)生物合成

　　儿茶酚胺类神经递质的原料都是酪氨酸。酪氨酸先经酪氨酸羟化酶(TH)

催化生成多巴[2-(3,4-二羟基苯基)-L-丙氨酸,DOPA],再经多巴脱羧酶(DDC)作用转化为多巴胺并进入囊泡;在囊泡内,经多巴胺-β-羟化酶(DβH)催化生成去甲肾上腺素;在肾上腺嗜铬细胞,去甲肾上腺素在苯乙醇胺-N-甲基转移酶(PNMT)作用下,生成肾上腺素(图5-4)。

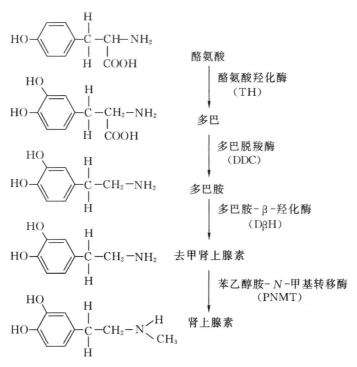

图5-4　儿茶酚胺的合成途径

1. 酪氨酸

酪氨酸(tyrosine)是合成儿茶酚胺的前体物质,一般直接来源于血液。食物中酪氨酸含量丰富。

2. 酪氨酸羟化酶

酪氨酸羟化酶(tyrosine hydroxylase,TH)主要分布在脑、交感神经节、肾上腺髓质中,由神经元胞体合成,经轴突运输至末梢的细胞质内。该酶以酪氨酸和 O_2 为底物,还原型生物蝶呤和 Fe^{2+} 为辅因子,形成 L-多巴。酪氨酸羟化酶是由四个亚单位组成的四聚体蛋白,专一性强、活性较低,是儿茶酚胺合成过程的限速酶。

3. 多巴脱羧酶

多巴脱羧酶(dopadecarboxylase)以吡哆醇为辅因子,使 L-多巴脱羧生成多巴胺。在多巴胺能神经元中,这是合成递质的最后一步,在细胞质内完成。该酶也能以 5-羟色胺酸、组氨酸、色氨酸等芳香族氨基酸为底物,故也称为芳香族氨基酸脱羧酶。多巴脱羧酶在体内分布广泛,除分布在儿茶酚胺类神经元外,也存在于肾、血管周围细胞、胃等处。α-甲基多巴在体外能抑制多巴脱羟酶活性,在体内能转变为α-甲基去甲肾上腺素后导致血压下降。

4. 多巴胺-β-羟化酶

多巴胺-β-羟化酶(dopamine-β-hydroxylase, DβH)是一种含 Cu^{2+} 的酶蛋白,主要位于贮存囊泡内(附着于囊泡膜内层)。因此,多巴胺-β-羟化酶催化多巴胺转变为去甲肾上腺素的反应是在囊泡内完成的。多巴胺-β-羟化酶可作为去甲肾上腺素能神经元的特异性标志酶。突触传递时,多巴胺-β-羟化酶可与其他囊泡内容物一起释放至细胞外,所以,该酶可在血液中检测到。

5. 苯乙醇胺-N-甲基转移酶

苯乙醇胺-N-甲基转移酶(phenylethanolamine N-methyltransferase, PNMT)由 S-腺苷甲硫氨酸(S-adenosylmethionine, SAM)提供甲基,将去甲肾上腺素的氮位甲基化而转化为肾上腺素。苯乙醇胺-N-甲基转移酶主要存在于肾上腺髓质嗜铬细胞内,在脑内含量甚少,是鉴定肾上腺素能神经元的标志物。

在成熟神经元内,儿茶酚胺的合成速度主要依赖于酪氨酸羟化酶的数量和活性。当交感神经元的活动水平持续升高时,神经元核周质内酪氨酸羟化酶和多巴胺-β-羟化酶的 mRNA 数量显著增多,蛋白合成增加,并大量转运至轴突末梢。另外,神经元活动水平的短暂变化可在短时间内上调或下调酪氨酸羟化酶的活性。

(二)儿茶酚胺的消除

儿茶酚胺的消除包括再摄取和酶解失活两种方式。

1. 再摄取

再摄取是机体消除儿茶酚胺生理效应的主要方式。研究表明,单胺能神经元轴突末梢的递质再摄取量占释放总量的 3/4。突触间隙和血液循环中的儿茶酚胺既可被突触前神经末梢摄取,也可被突触后膜和非神经组织摄取。

神经末梢释放的儿茶酚胺主要被突触前膜摄取。该方式属于高亲和力摄取,能逆浓度差摄取儿茶酚胺,低浓度时即可进行,需要主动转运系统完成。突触前膜摄取可分为膜摄取和囊泡摄取两个步骤。膜摄取在神经末梢的细胞膜上进行,由依赖 Na^+-K^+-ATP 酶的递质转运体(称为"膜泵")完成,通过耗能过程,将儿茶酚胺由细胞外转运至细胞质内。这种摄取对各种儿茶酚胺有较高的选择性,如去甲肾上腺素神经元上的转运体主要负责特异性摄取去甲肾上腺素。三环类抗抑郁药可选择性抑制去甲肾上腺素的摄取。多巴胺神经元上的转运体特异性稍差。囊泡摄取依靠囊泡膜上的 $Mg^{2+}-ATP$ 酶系统(称为"胺泵")将细胞质中的儿茶酚胺转运至囊泡中。利血平可以抑制这种转运,从而使囊泡中的去甲肾上腺素耗竭。

血液中的儿茶酚胺大部分被非神经组织所摄取,这种摄取的亲和力较低,需要较高浓度的儿茶酚胺才能摄取,而且对各种儿茶酚胺的选择性小。

2. 酶解失活

虽然重摄取是消除儿茶酚胺作用的主要方式,但其最终的灭活需要经过酶促分解。参与降解儿茶酚胺的酶主要有单胺氧化酶和儿茶酚-O-甲基转移酶两种。

(1)单胺氧化酶(monoamine oxidase,MAO)是一种含黄素的酶,能催化单胺类物质脱氨基生成醛,并生成 NH_3 和 H_2O_2,此过程需要 O_2。单胺氧化酶主要位于线粒体内膜上,人和大鼠的脑内至少有两种单胺氧化酶同工酶。MAO-A 主要存在于交感神经末梢,主要负责灭活游离的儿茶酚胺,优先作用于去甲肾上腺素和 5-羟色胺,其作用可被氯吉宁(clorgyline)选择性抑制;MAO-B 分布于松果体等组织内,主要作用于苯乙胺类,可被司来吉兰选择性抑制。帕吉林(优降宁,pargyline)小剂量时抑制 MAO-B,大剂量则同时抑制 MAO-A。

单胺氧化酶不是专一的儿茶酚胺代谢酶,它还可以催化其他生物胺,如色胺和酪胺。肠道和肝中存在的单胺氧化酶可防止食物中的胺类(如苯乙胺、酪胺)进入体循环。临床上因抑郁症而使用单胺氧化酶抑制剂的患者进食含丰富酪胺的食物(如葡萄酒、某些奶酪)可导致高血压危象。

(2)儿茶酚-O-甲基转移酶(catechol-O-methyl transferase,COMT)存在于大多数动物组织的细胞质中,肝和肾中含量丰富,也存在于交感神经支配的器官中。儿茶酚-O-甲基转移酶可由 S-腺苷甲硫氨酸提供甲基,使儿茶酚胺苯环第 3 位的羟基甲基化,成为 3-甲氧基-4-羟基衍生物而失去递质活性。儿茶酚-O-甲基转移酶的底物广泛,可作用于任何儿茶酚及其醇类或酸类衍生物。

三、5-羟色胺

5-羟色胺是首先发现于凝固血液中的一种血管收缩物质,故又名血清素(serotonin)。现已发现,机体内约 90% 的 5-羟色胺存在于消化道黏膜中,血小板中占8%～10%,在中枢神经系统内仅占1%～2%。中枢神经系统内的5-羟色胺主要存在于脑干、下丘脑、丘脑内侧核等处。松果体也含有较丰富的5-羟色胺。

(一)5-羟色胺的生物合成

合成5-羟色胺的基本过程是:色氨酸(tryptophan,Trp)在色氨酸羟化酶的催化下,生成5-羟色胺酸(5-hydroxytryptophan,5-HTP),然后再经5-羟色胺酸脱羧酶的作用脱去羧基生成5-羟色胺。合成的5-羟色胺被载入囊泡中储存(图5-5)。

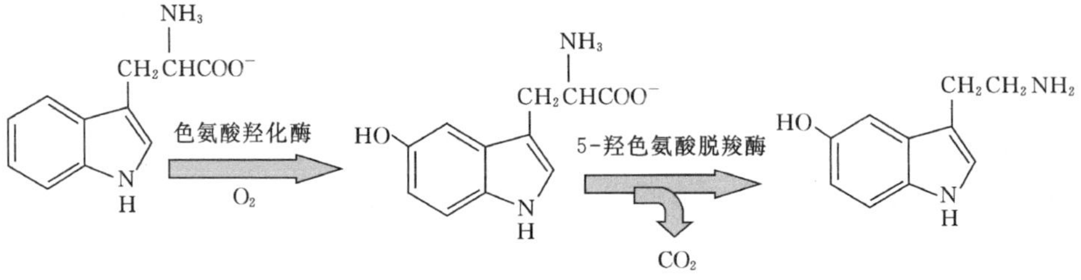

图5-5 5-羟色胺的合成

1. 色氨酸

色氨酸是5-羟色胺合成的前体物质,属于必需氨基酸,人体不能合成,依赖于从食物中摄取。因而,脑中色氨酸的含量和利用率是5-羟色胺合成的首要因素。血液中的色氨酸通过血脑屏障后,通过载体转运入5-羟色胺能神经元。5-羟色胺不能透过血脑屏障,因此,脑内的神经元必须自己合成。

2. 色氨酸羟化酶

色氨酸羟化酶是催化色氨酸羟化的特异性酶,也是5-羟色胺合成的限速酶。在四氢蝶呤的辅助下,色氨酸羟化酶催化色氨酸与氧原子结合,生成5-羟色胺酸。脑内色氨酸羟化酶在脑干和松果体中活性较高。

3. 5-羟色胺酸脱羧酶

5-羟色胺酸脱羧酶催化5-羟色胺酸的α位脱羧,生成5-羟色胺。这个过程需要磷酸吡哆醛为辅因子。此酶为芳香族氨基酸的共同酶,在脑内含量丰富,位于细胞质中,也存在于胃、肝、肾等脏器中。

(二)5-羟色胺的失活

5-羟色胺经突触释放并作用于受体后,可通过再摄取和酶解两种方式失活。突触前膜存在5-羟色胺转运体(5-hydroxytryptamine transporter),可将

5-羟色胺再摄入神经末梢内。被摄入的5-羟色胺一部分进入囊泡储存和再利用,另一部分被线粒体表面的 MAO-A 氧化脱氨基成 5-吲哚乙醛而降解。另外,5-羟基吲哚-O-甲基转移酶(5-hydroxyindole-O-methyltransferase,5-HIOMT)和芳香烃胺氮位甲基转移酶也可降解 5-羟色胺。

松果体合成的 5-羟色胺还有一条特异的代谢途径,即褪黑激素的生成。此过程的关键酶是 5-羟色胺-N-乙酰基转移酶(5-hydroxytryptamine-N-acetyltransferase),为松果体所特有。5-羟色胺-N-乙酰基转移酶可催化5-羟色胺生成 N-乙酰-5-羟色胺,再经 5-羟基吲哚氧位甲基转移酶催化,生成 5-甲氧基-N-乙酰吲哚乙胺,即褪黑激素。

四、氨基酸递质的代谢

脑内作为递质的氨基酸可分为抑制性氨基酸递质和兴奋性氨基酸递质两类。抑制性氨基酸递质有甘氨酸(glycine,Gly)、β-丙氨酸(β-alanine)、牛磺酸(taurine)和 γ-氨基丁酸(γ-aminobutyric acid,GABA)。它们的结构有共同特点,氨基和羧基分别位于碳链的两端,为中性氨基酸。兴奋性氨基酸递质主要包括谷氨酸(glutamic acid,Glu)和天冬氨酸(aspartic acid,Asp)。此两种递质均是由两个羧基和一个氨基组成的酸性氨基酸。天冬氨酸的衍生物,如 N-乙基-D-天冬氨酸和 N-甲基-D-天冬氨酸对中枢神经也有兴奋作用。

(一)γ-氨基丁酸

γ-氨基丁酸主要分布在脑内,在周周神经和其他组织中含量很少。脑内含有高浓度的 γ-氨基丁酸,其浓度为单胺类递质的 1000 倍以上,是中枢神经内的主要抑制性神经递质。γ-氨基丁酸与许多神经精神疾病,如舞蹈病、癫痫、帕金森综合征、精神分裂症等的发生有关。

1. γ-氨基丁酸的生物合成

γ-氨基丁酸由谷氨酸经谷氨酸脱羧酶(glutamate decarboxylase)催化生成。谷氨酸在脑内含量极其丰富,约为 γ-氨基丁酸含量的 4 倍。谷氨酸脱羧酶仅存在于神经元中,与 γ-氨基丁酸分布相平行。大部分谷氨酸脱羧酶以游离形式存在于轴突末梢的细胞质内,少量以结合形式存在于线粒体中。谷氨酸脱羧酶的作用是以磷酸吡哆醛为辅因子,催化谷氨酸脱去α位上的羧基,这种催化反应是不可逆的。谷氨酸脱羧酶的抑制剂有 3-巯基丙酸(3-mercaptopropionic acid)、L-谷氨酸-γ-肼及烯丙基甘氨酸。它们的结构与谷氨酸脱羧酶的底物谷氨酸相似,因而能较为特异地抑制谷氨酸脱羧酶的活性,减少 γ-氨基丁酸的合成(图 5-6)。

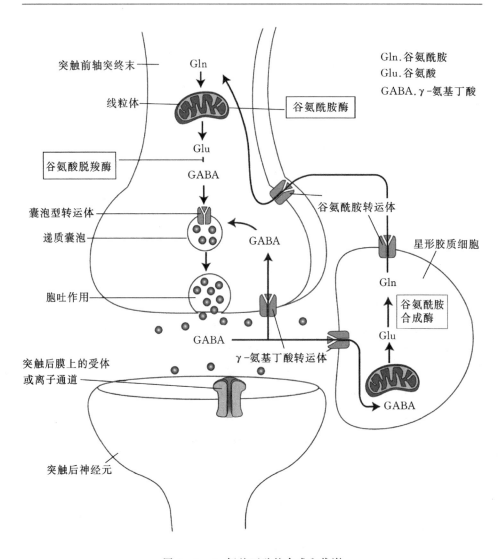

图 5-6　γ-氨基丁酸的合成和代谢

2. γ-氨基丁酸的失活

　　γ-氨基丁酸能轴突末梢上有高亲和力的 γ-氨基丁酸转运体。突触前膜释放的 γ-氨基丁酸可被轴突末梢高效再摄取而进入细胞质中,从而终止突触传递。部分 γ-氨基丁酸也可被周围的星形胶质细胞再摄取。进入细胞质的 γ-氨基丁酸可被重新载入囊泡利用,也可被酶解。在神经细胞和星形胶质细胞中均有降解 γ-氨基丁酸的酶系。

γ-氨基丁酸的降解分两步:先由 γ-氨基丁酸转氨酶(GABA transaminase)除去 γ-氨基丁酸的氨基,生成琥珀酸半醛;再经琥珀酸半醛脱氢酶催化生成琥珀酸,或经琥珀酸半醛还原酶还原为羟基丁酸。代谢过程中的氨基被转移给 α-酮戊二酸,重新生成谷氨酸。γ-氨基丁酸转氨酶是 γ-氨基丁酸降解的关键酶,抑制 γ-氨基丁酸转氨酶的药物有羟胺(hydroxylamine)和氨氧乙酸(aminooxy-acetic acid)等,这些药物可通过抑制 γ-氨基丁酸转氨酶使 γ-氨基丁酸含量升高。

(二)谷氨酸

谷氨酸是中枢神经系统中含量最高的一种氨基酸,在大脑皮质、小脑、纹状体中含量较高,在脑干中含量较低,在脊髓中含量明显低于脑。谷氨酸对大脑皮质细胞有普遍而强烈的兴奋作用。

谷氨酸为非必需氨基酸,不能透过血脑屏障,需要由前体物质在脑内合成。神经元内合成谷氨酸的主要途径是由谷氨酰胺在谷氨酰胺酶的作用下水解而成的。另外,谷氨酸也可由 α-酮戊二酸经转氨酶的作用生成。合成的谷氨酸以高浓度储存于突触囊泡之中。

释放至突触间隙的谷氨酸大部分(约 80%)被神经末梢再摄取,小部分(约 20%)被星形胶质细胞摄取。神经元对谷氨酸的再摄取依赖突触前膜上的谷氨酸转运体完成。目前已发现的转运体有谷氨酸天冬氨酸转运体 1(glutamate/aspartate transporter 1, GLAST-1)、谷氨酸转运体 1(glutamate transporter 1, GLT-1)、兴奋性氨基酸载体 1(excitatory amino acid carrier 1,EAAC-1)、兴奋性氨基酸转运体 1(excitatory amino acid transporter 1,EAAT-1)。这些转运体对谷氨酸的转运是具有 Na^+ 依赖性的。星形胶质细胞上也有谷氨酸转运体,其对谷氨酸的摄取可防止过量的谷氨酸扩散,以防引起周围神经元的过度兴奋。进入星形胶质细胞的谷氨酸可在谷氨酰胺合成酶的催化下产生谷氨酰胺,并可被传递给神经元,再在谷氨酰胺酶的作用下转化为谷氨酸,此过程称为谷氨酸-谷氨酰胺循环。神经元内的谷氨酸也可在转化为谷氨酰胺后储存于神经末梢(图 5-7)。

五、神经肽的代谢

神经肽(neuropeptide)是体内传递信息的多肽,主要分布于神经组织。同一种神经肽可发挥递质、调质或激素样作用。含有神经肽递质的神经元称为肽能神经元。与经典递质不同,神经肽不能在轴突末梢内合成,而是在胞体内合成并加工,再经轴突运输到终末。神经肽一般不能被重摄取,而是经酶解失活。

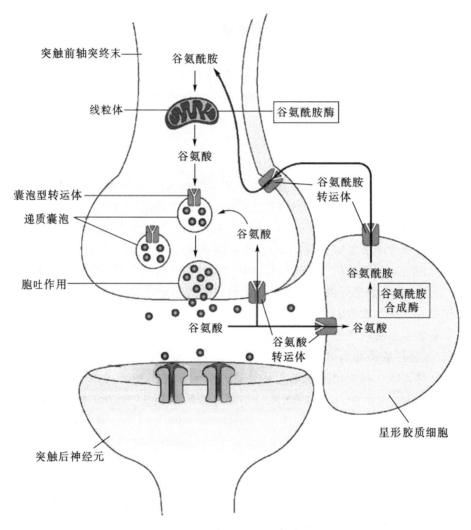

图 5 - 7 谷氨酸的合成和代谢

1. 神经肽的生物合成

神经肽合成的基本过程是：先在胞体的核糖体和粗面内质网上以 mRNA 为模板合成无活性的大分子前体蛋白；合成的前体蛋白依次被转运至滑面内质网、高尔基体、分泌颗粒或囊泡；经轴浆流转运至轴突末梢。转运过程中进行各种翻译后加工，生成有活性的神经肽。B. A. Eipper 等人将神经肽的生物合成分为早、中、晚三个阶段（图 5 - 8）。

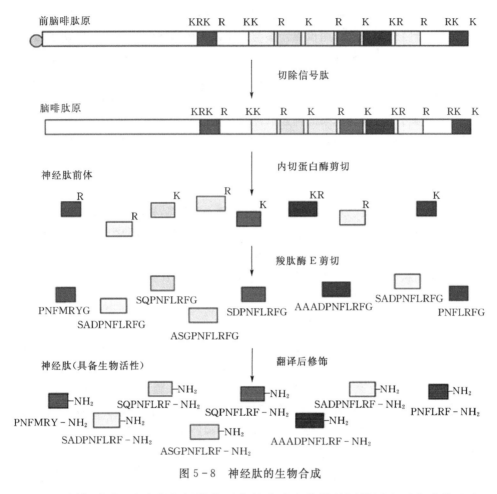

图 5-8 神经肽的生物合成

(1)早期合成:此阶段包括前体蛋白的合成和化学基团的引入两个步骤。这一阶段主要在核糖体、内质网、高尔基体内进行。前体蛋白合成时,首先在氮端合成一段有 20~40 个连续疏水性氨基酸残基组成的信号肽(signal peptide)。信号肽有很强的疏水性,可穿透粗面内质网的磷脂双分子层,从而引导新合成的肽链逐渐进入内质网池。进入内质网池的肽原被转运至高尔基体,并进行翻译后加工,包括引入二硫键、糖链、硫酸化、磷酸化等。随后,绝大多数前体的信号肽将被特异性蛋白水解酶切除。含有信号肽的蛋白前体被称为前脑啡肽原(preproenkephalin),如前阿黑皮素原(preproopiomelanocortin,pre-POMC),而切除信号肽后的肽链称为脑啡肽原(proenkephalin)。

(2)中期合成:此阶段主要将早期合成的前体蛋白水解,生成较小的神经肽片段,主要发生在高尔基体或囊泡内。在肽原的氨基酸序列中,有活性的神经肽往往被成对的碱性氨基酸分割,如赖氨酸-精氨酸或赖氨酸-赖氨酸等,这些氨基酸通常是蛋白水解酶的作用位点。参与该阶段的蛋白水解酶总称为内切蛋白酶(endoprotease),如丝氨酸蛋白酶(serine protease)、酸性蛋白酶(acid protease)、巯基蛋白酶(sulfhydryl protease)、金属蛋白酶(metalloprotease)。它们可在特定的位置切断肽原。这些内切酶的活性可被相应的特异性酶抑制剂所抑制。

(3)晚期合成:被切割来的神经肽片段在外肽酶的参与下进行进一步的切割与修剪,并进行 $\alpha-N-$乙酰化、$\alpha-$酰胺化及形成焦谷氨酸等修饰加工,形成具有活性的神经肽。

2. 神经肽的失活

与许多经典递质(如儿茶酚胺类及氨基酸类)不同,神经元上没有神经肽的再摄取机制,故神经肽的失活主要通过酶解完成。体内多种蛋白酶如羧肽酶(carboxypeptidase)、氨肽酶(aminopeptidase)、内切酶等参与了神经肽的酶解。特定的神经肽往往有特定的降解酶。值得注意的是,有些神经肽被酶解成小片段后,反而使其活性增强了。

3. 神经肽的代谢及作用特点

神经肽虽然可以作为神经递质发挥生理作用,但其合成、代谢、作用等方面又具有独特之处。

(1)合成过程复杂。神经肽的合成首先由 mRNA 翻译为神经肽前体,再经二硫键形成、糖基化、磷酸化、流酯化等加工,前体在内质网切除了信号肽形成神经肽原,后经多种酶的切割生成有生物活性的神经肽。

(2)同一前体可生成不同神经肽。一种前体可以在不同的部位或不同的组织生成不同的神经肽。例如:前阿黑皮素原在垂体前叶主要生成促肾上腺皮质激素和少量 $\beta-$内啡肽,在垂体中叶则生成 $\alpha-$黑素细胞刺激素和 $\beta-$内啡肽。

(3)作用复杂。神经肽作用的方式复杂,可作为递质直接作用于效应细胞,也可以神经内分泌方式对远隔的细胞起作用。作用部位也较复杂,既可作用于中枢神经,又可作用于周围神经。神经肽和经典递质共存,使神经调节的形式更加多样化,也使神经肽的作用复杂化。经典递质和神经肽共同释放可起到相互调节的作用。

(4)功能多样。同一神经肽有多种功能,同一种神经肽对同一器官的效应也不同。如内源性阿片肽除有镇痛效应外,还对循环、消化、呼吸、运动、内分泌、免疫等功能有调节作用。

小　结

化学突触传递是神经系统信息传递最重要的方式。神经递质以特定的方式合成并储存，在由突触前膜释放后，与相应的受体结合，使突触后细胞发生电位的改变，完成信号传递作用。根据神经递质的分布和作用，可将其划分为不同的种类，在神经系统及其他组织器官的功能活动中发挥重要的作用。神经递质的释放和功能需要神经调质调节，而神经肽既可以作为递质参与信息传递，也可以作为调质调节递质的释放。

神经递质需要与突触后膜上的特异性受体结合才能发挥传递信息的作用。递质与离子通道受体结合后可直接开放离子通道，迅速使膜去极化或超极化。G蛋白偶联受体介导了神经递质对离子通道开放或关闭的间接调节，其作用速度较慢。一种神经递质可以结合多种不同受体，其作用机制不同，产生的生物效应也多种多样。

在神经元内，乙酰胆碱、儿茶酚胺、5-羟色胺、氨基酸等经典小分子递质的主要合成场所位于轴突终末。轴突终末存在递质的合成酶、前体物质及其相关的转运和囊泡载入结构。神经肽需要在胞体内合成，首先合成前体蛋白，然后经过翻译后加工、内切酶剪切及修饰加工，形成有活性的肽段，被载入囊泡并运输到轴突终末。

化学突触传递的最后一步是递质从突触间隙的清除。经典递质在释放后可被酶解，也可以被突触前膜或胶质细胞再摄取，然后被重新利用。神经肽的作用可通过扩散及降解清除的方式终止。影响神经递质降解或再摄取的药物对神经信息传递有极大的影响，表明神经递质的失活在突触功能中发挥着重要作用。

（陈新林　陈　丽）

复　习　题

1.简述神经递质、神经调质、神经肽的概念。

2.试述乙酰胆碱在中枢神经系统中的主要作用。

3.试述去甲肾上腺素在中枢神经系统中的主要作用。

4.简述神经递质受体的分类，并指出它们各有何特点。

5.离子通道受体和G蛋白偶联受体在引起膜兴奋性变化中的作用方式有何不同？

6.试述兴奋性氨基酸受体的类型和主要功能。

7.释放到突触间隙的神经递质有哪些消除方式？

8.神经肽与经典递质的合成及作用方式有何不同？

9.试述 5 -羟色胺的合成及失活过程。

参 考 文 献

[1] 王庭槐.生理学[M].2 版.北京:高等教育出版社,2008.

[2] 姚泰.生理学[M].2 版.北京:人民卫生出版社,2010.

[3] 许绍芬.神经生物学[M].2 版.上海:复旦大学出版社,2008.

[4] 朱长庚.神经解剖学[M].北京:人民卫生出版社,2002.

[5] 王尧,杜子威.神经生物化学及分子神经生物学[M].北京:人民卫生出版社,1997.

[6] 李云庆.神经科学基础[M].2 版.北京:高等教育出版社,2010.

[7] 齐建国.神经科学扩展[M].北京:人民卫生出版社,2011.

[8] 万福生,揭克敏.医学生物化学[M].北京:科学出版社,2010.

[9] BEAR M F,CONNORS B W,PARADISO M A. Neuroscience:Exploring the Brain[M]. 影印版.北京:高等教育出版社,2002.

[10] 尼克尔斯,马丁,华莱士,等.神经生物学:从神经元到脑[M].杨雄里,谭德培,叶冰,等,译.北京:科学出版社,2003.

[11] UNWIN N. Acetylcholine receptor channel imaged in the open state[J]. Nature,1995,373(6509):37 - 43.

[12] KENAKIN T. The classification of seven transmembrane receptors in recombinant expression systems[J]. Pharmacol Rev, 1996, 48 (3): 413 - 463.

[13] PALCZEWSKI K. GTP - binding - protein - coupled receptor kinases—two mechanistic models[J]. Eur J Biochem,1997,248(2):261 - 269.

第六章

神经系统的发育

神经系统的发育包括胚胎期原始神经系统结构的建立,神经元前体细胞的发生与增殖,神经细胞从产生地点向最后定居位置的迁移,以及在上述过程中细胞的分化决定,神经元之间及神经元与靶组织之间通过轴突的生长及突触的发育形成精密连接等。复杂的神经系统从胚胎发生开始,按照基因与环境相互作用的调控模式,进行时间和空间上的特异性发育。胚胎发育各个阶段的细胞分裂、分化、迁移,以及神经元轴突对靶细胞的选择等过程都受到基因与环境调控网络的精细调控。

第一节　神经系统结构发育

高等生物均由单一细胞,即受精卵发育而成,受精卵不断分裂、分化成不同的组织、器官,并最终形成新的个体。受精卵从输卵管向子宫行进过程中快速分裂,经桑椹胚(morula)于受精后第四天发育为胚泡(blastocyst),随后在子宫内植入子宫内膜。第二周时,内细胞群形成椭圆形盘状结构,称为胚盘(blastoderm),此时的胚盘由上、下两个胚层组成,即二胚层期。至第三周末,内胚层和中胚层形成后,上胚层改名为外胚层,内胚层、中胚层、外胚层组成三胚层胚盘。三个胚层分别发育演化为各种组织和器官。随着胚层的分化,扁平的胚盘逐渐变化为圆柱形的胚体。其中,外胚层发育成表皮、神经组织和晶状体等;中胚层发育成真皮、骨骼、心血管、血细胞和结缔组织等;内胚层发育成肺和消化器官等。

一、神经管和神经嵴的形成

(一)神经管的发育

哺乳动物复杂的神经系统起源于管状外胚层结构,即神经管(neural tube)。胚胎外胚层在脊索诱导下逐步发育成为神经管。胚胎发育第三周初,二胚层胚盘的上胚层尾侧正中线处细胞快速增生形成一条细胞索,称为原条(primitive streak)。随后,原条头端膨大呈结节状,称为原结(primitive node/knot)。原结细胞在上、下胚层之间沿中线向头端生长,形成头突,并进一步形成一条中空的细胞索,称为脊索(notochord)。脊索位于二胚层胚盘的中轴。

头突和脊索形成后,诱导其背侧的上胚层细胞增厚,形成神经板(neural plate),神经板最初为单层柱状上皮。随后,神经板继续增殖,沿其长轴中央凹陷形成神经沟,神经板的两侧缘增厚、隆起,在胚盘外表面突出形成神经褶(neural fold)。随着发育进行,神经褶进一步隆起,神经板中轴部进一步凹陷,神经沟逐步加深,使神经褶在背侧中线处相互接近并开始融合。神经褶的闭合首先出现在相当于枕部体节的平面,随后向头、尾两端进展,在第三周末期形成神经管。此时在神经管的头、尾端仍未完全闭合,留有一个孔口,分别称为前神经孔(anterior neuropore)和后神经孔(posterior neuropore)。前神经孔约在胚胎第25天时闭合,后神经孔在27天时闭合,最终形成两端封闭的、完整的神经管。神经管形成后,神经板的单层柱状上皮变为假复层柱状上皮(图6-1)。

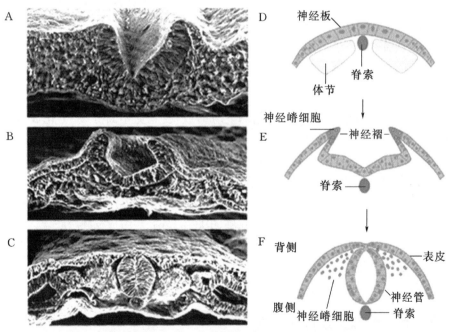

A,D. 脊索诱导神经沟的形成示意图;B,E. 神经褶的形成示意图;C,F. 神经管的形成示意图。

图6-1　胚胎神经管和神经嵴的形成

(二)神经嵴的发育

随着神经褶沿背侧中线逐渐闭合,形成完整的神经管,神经褶外侧区域的一群细胞从神经褶游离出来,形成左右两条与神经管平行的细胞索,位于外胚层的下方、神经管的背外侧,称为神经嵴(neural crest,图6-1)。

神经管和神经嵴共同构成了神经系统的原基。神经管将发育为整个中枢神经系统，即脑和脊髓。神经管的前端膨大，衍化为脑；神经管的后段为脊髓形成的基础。神经管内腔发育成为脑室和脊髓中央管，衬贴于管壁的上皮细胞即为形成脑和脊髓的神经元与神经胶质细胞前体。神经嵴的细胞一部分衍化为感觉神经节中的神经元胞体，另一部分细胞穿过感觉神经节向腹侧迁移，逐步分化为多极神经元，发育成为内脏神经节内神经元的胞体，构成交感神经系统的椎旁节、椎前节和副交感神经系统器官旁节或壁内节。脑部相应的神经嵴细胞一部分演化为脑神经的感觉神经节，另一部分演化为脑部的副交感神经节，包括睫状神经节、翼腭神经节、耳神经节和下颌下神经节。周围神经系统特化的胶质细胞施万细胞（Schwann cell）、肾上腺髓质的嗜铬细胞与黑色素细胞也由神经嵴细胞分化而来（图 6-1）。

二、神经管壁的组织发生

原始神经管管壁由单层神经上皮细胞构成，其内、外面覆有内、外界膜。由于神经管上皮细胞分裂能力强，细胞处于细胞周期不同时期，细胞核的位置有高有低，形成类似复层柱状上皮的形式，称为神经上皮（neuroepithelium）。

随着神经上皮细胞的不断分化，神经管壁逐渐分为三层，由内向外依次为室管膜层（ependymal layer）、套层（mantle layer）、边缘层（marginal layer）。室管膜层后来成为覆盖脑室系统和中央管膜的单层柱状上皮，即室管膜（ependyma）。来自神经上皮的成神经细胞移入套层，开始为圆形，称为无极成神经上皮；随后分化成为具有树突和轴突的神经细胞，即单极成神经上皮、双极成神经上皮和多极成神经上皮；之后进一步分化为中枢神经系统的灰质（grey matter）。其余来自神经上皮细胞的细胞迁移至套层后，保留两端突起，形成胶质母细胞，并保持分裂能力，最后形成胶质细胞。位于外界膜和套层之间的边缘层，逐渐有套层神经元的轴突进入，并且发展成为垂直方向上走行的长纤维；至胚胎第三个月以后，又有起自大脑皮质的锥体束纤维进入，边缘层分化为将来的白质（white matter）。

神经管壁分化后，由于各种细胞增殖能力、分化能力和迁移能力，以及管壁各部增厚的速度不尽相同，神经管内腔（中央管）随之变为左右压扁的裂隙状，在横断面上形成"内菱外方"的形状。神经管背部、腹部的中央部发育较差、管壁薄，不含成神经细胞，其背侧称为顶板（roof plate），腹侧称为底板（floor plate）；神经管背外侧壁与腹外侧壁发育较快，分别称为翼板（alar plate）和基板（basal plate），翼板与基板之间的沟，称为界沟（sulcus limitans）。界沟是腹侧运动区和背侧感觉区之间的界线。翼板衍生物是与感觉传递有关的神经元，而运动神经元由基板发生。

三、脑及脊髓的发育

(一)初级脑泡的发育

早在神经管前孔尚未闭合时,神经管前端便已经开始膨大,在神经管完全闭合后,便可以看到头端三个分界明显、稍微膨大的部分。在胚胎发育第四周,三个膨胀部出现,称为脑泡(brain vesicle),从头端到尾端,分别为前脑泡(forebrain vesicle)、中脑泡(midbrain vesicle)、菱脑泡(rhombencephalic vesicle)。此时神经管亦不再挺直,呈现两个凸向背侧的弯曲,一个位于中脑处,称为头曲(cephalic flexure)或中脑曲(mesencephalic flexure),一个位于将来脊髓与后脑交界处,称为颈曲(cervical flexure)(图 6-2)。

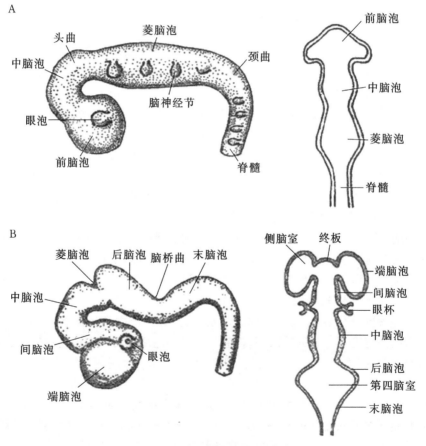

A. 三脑泡期;B. 五脑泡期。

图 6-2 三脑泡期、五脑泡期的胚脑

（二）次级脑泡的发育

随着脑发育的继续进行，菱脑泡和前脑泡不断膨大。中脑泡相对发育较慢，菱脑泡在早期发育迅速，其中部发生一个凸向腹侧的新的弯曲，称为脑桥曲（pontine flexure）。在胚胎第五周时，五个次级脑泡（secondary vesicle）可以清晰辨别，由头端开始依次为端脑泡（telencephalic vesicle）、间脑泡（diencephalic bubble）、中脑泡（mesencephaic vesicle）、后脑泡（hindbrain vesicle）和末脑泡（myelencephalic vesicle）。初级脑泡的前脑泡头端部分形成端脑泡，端脑泡顶部正中线上发生凹陷形成沟，将端脑泡分为左右两侧对称膨大的半球泡，半球泡后部的前脑泡形成间脑泡，将分别演化为端脑和间脑；中脑泡始终变化不大，将来发展为中脑；菱脑泡由脑桥曲向吻侧部分膨大形成后脑泡，其背侧部特别膨出成为小脑的基础，腹侧部将演化为脑桥，菱脑泡由脑桥曲向尾侧的部分演化为末脑泡，是延髓的基础。

随着脑桥曲的发育，神经管管壁铺展形成一个菱形的腔室，称为菱脑（rhomb -encephalon），最后只有一层薄膜存留，形成第四脑室（fourth ventricle）的顶。因此，被界沟分隔形成的翼板和基板位于第四脑室的底，最后发育为成熟脑干的相应部分，即延髓头部和脑桥尾部，感觉核位于运动核的外侧。

经过上述二弯曲（头曲和颈曲）、三脑泡（前脑泡、中脑泡、菱脑泡）及后来的三弯曲（头曲、脑桥曲、颈曲）、五脑泡（端脑泡、间脑泡、中脑泡、后脑泡和末脑泡）的演化过程，脑的基本形态和结构完成。五脑泡的形成过程体现了动物脑进化过程中由低级向高级逐渐发展的历程。最晚出现的是端脑，而端脑表面的大脑皮质是脑最先出现的最高级部分。大脑皮质经历古皮质、旧皮质、新皮质的发育过程，由低级向高级演化，人类大脑新皮质高度发达，适应着自然界和社会生活的发展而不断变化。

（三）脊髓的发育

脊髓由神经管的后段发育而来，其外形简单，是神经管发育过程中变化最小的部位。在神经管壁分化的基础上不需要经过复杂的变化即完成脊髓的演化。如前所述，神经管腹侧壁称为底板，背侧壁称为顶板，神经管的背外侧壁与腹外侧壁分别称为翼板和基板。胚胎发育第五至第六周时，基板和翼板内成神经细胞大量积聚于套层，基板膨大呈球形，形成脊髓的前角，翼板发育成后角。

前角内成神经细胞集聚，逐渐分为腹侧群和背外侧群；其中腹侧群的多极成神经细胞最终演化为前角运动神经元，其轴突由脊髓腹外侧部穿出形成前根，分布到发育中的相应肌节，支配骨骼肌；背外侧群细胞较小，其轴突支配内脏平滑肌。

翼板内的成神经细胞较基板分化稍迟,分化而来的神经元主要对来自皮肤、肌肉、关节、内脏等处的传入信号起反应,接受由其旁边的神经嵴内神经细胞伸出的轴突形成的脊神经后根的纤维。胚胎第二个月中期以后,由于基板、翼板神经细胞突起的增加,进入边缘层后上行或下行,脊髓内部联系纤维及脊髓与脑的联系纤维也逐渐加入,加上神经胶质细胞不断增生,促使边缘层迅速增厚,从而构成脊髓白质,包绕灰质结构。脊髓侧角,也称为侧柱,形成稍晚,在相当于第1胸节到第2、3腰节水平界沟附近,由基板和翼板之间的套层神经元聚集形成。侧柱主要含交感神经系统的节前神经元,其轴突为节前纤维,随脊神经前根及白交通支走行,与由神经嵴发育而来的交感神经节细胞联系。同样,在脊髓骶2~4节段也形成类似侧柱的结构,为副交感神经系统的节前神经元,与来自于神经嵴的、位于器官附近的副交感神经节细胞相联系。在界沟背侧的神经元则接受来自内脏的感觉纤维,称为内脏感觉中间神经元。由于室管膜层的神经上皮细胞不断增生并迁移入基板与翼板中,从而使中央管不断缩小。脊髓两翼板在中线愈合,形成后正中隔,隔表面的浅沟为后正中沟;基板生长迅速并向腹侧突出,使底板处逐渐相对凹陷成为前正中裂。大约在胚胎14周时,脊髓全长达30 mm,上述结构已能明显辨认。

胚胎第三个月时,位于椎管内的脊髓与脊柱等长,三个月后,脊柱生长速度大于脊髓,脊柱末端超越脊髓向后端伸展,脊髓末端的位置就渐渐地相对上移。至出生时,脊髓末端与第3腰椎平齐,仅以终丝(filum terminale)与尾骨相连。由于脊神经均从相应节段的椎间孔穿出,当脊髓位置相对上移后,脊髓颈段以下的脊神经根斜向尾侧,腰部、骶部、尾部的脊神经根则在椎管内垂直下行,与终丝一起组成马尾(cauda equina)(图6-3)。

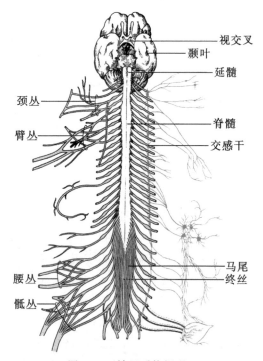

视交叉
颞叶
延髓
颈丛
臂丛
脊髓
交感干
马尾
终丝
腰丛
骶丛

图6-3　神经系统概观

(四)脑的发育

脑在发育过程中的演变远

较脊髓复杂,不仅外形变化多,内部结构也有较多的变化。与脊髓主要的不同在于:①脊髓全长无任何弯曲,而脑部神经管则在发生中高度分化,形成数个脑曲;②脊髓的神经管管壁在发育过程中的分化,各节段基本均等,而脑部神经管壁的分化却因部位不同而不同,脑泡分化为各种不同的核团结构;③脊髓内腔的中央管粗细大体一致,而脑的有些部位中央管扩大形成脑室,形成脉络组织,产生脑脊液,以保证中枢神经系统的物质代谢;④至发育后期,大脑半球高度发达,将脑的其他部分几乎完全覆盖。

1. 末脑

末脑(myelencephalon)是脑干的最尾端部分,发育形成延髓(medulla oblongata)。末脑的尾侧部在发育过程中变化不大,外形及内部结构均与脊髓相似,只有翼板内的成神经细胞在第五周向背侧迁移到边缘层,形成薄束核(gracile nucleus)及楔束核(cuneate nucleus);其吻侧部的结构由于受到脑桥曲的影响而发生变化,即延髓侧壁的背侧部向两侧张开,顶板被拉长变薄成为第四脑室顶(图6-4)。由于延髓壁的外翻,致使延髓吻侧部的基板与翼板的位置从原来的腹背方向转变为内外方向,两者中间仍有界沟。基板在内侧,由此分化出各脑神经的运动核;翼板在外侧,分化出各脑神经的感觉核;内脏传入及传出核团则位于两者之间。

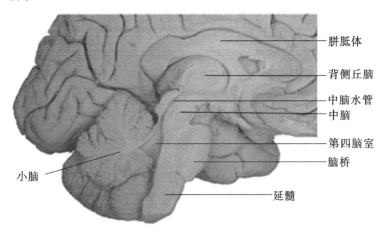

图6-4　小脑、间脑、脑干与第四脑室

胚胎第五至六周,随着鳃弓(pharyngeal arches)的发育,延髓上部在来自基板的运动核团及来自翼板的感觉核团之间,出现管理鳃弓发育产物的特殊内脏传出核团。随着味觉、听觉、位置觉等特殊感受器的发育,在翼板外侧出现特殊内脏传入核团。至此,延髓上部形成七个脑神经核团,由外向内分别为:①特殊躯体感觉核团（special somatic afferent nucleus），包括蜗神经核（cochlear nuclei）和前庭神经核（vestibular nucleus）；②一般躯体感觉核团（general somatic afferent nucleus），为三叉神经脊束核（spinal nucleus of trigeminal nucleus）；③特殊内脏感觉核团（special visceral afferent nucleus），为孤束核（nucleus of solitary tract）上部；④一般内脏感觉核团（general visceral afferent nucleus），为孤束核下部；⑤一般内脏运动核团（general visceral efferent nucleus），包括迷走神经背核（dorsal nucleus of vagus nerve）和下泌涎核（inferior salivatory nucleus）；⑥特殊内脏运动核团（special visceral efferent nucleus），为疑核（nucleus ambiguus）；⑦一般躯体运动核团（general somatic efferent nucleus），为舌下神经核（nucleus of hypoglossal nerve）。这些核并列在脑室底灰质层的深面，在发育过程中出现最早。因为脑神经具有明显的分节性，所以这些核团与脊髓灰质不同，不形成细胞柱，而是各自独立地按顺序排列。由此层向腹侧的部分形成网状结构和一些特殊分化的神经核，包括橄榄核（olivary nucleus）、前庭神经外侧核等，称为被盖（tegmentum）。

2. 后脑

后脑（metencephalon）由菱脑的前部发育而来。后脑在发育过程形成了两个新的特化部分，即背侧的小脑（cerebellum）和腹侧的脑桥（pons）。末脑原始中轴部分向上延伸成为脑桥的被盖部，被盖部的基板及翼板的核团大致上与末脑（延髓）上部一致。从外向内分别为：①特殊躯体感觉核，包括蜗神经核、前庭神经核小部分；②一般躯体感觉核，为三叉神经脑桥核（pontine nucleus of trigeminal nerve）；③特殊内脏感觉核，为孤束核上部；④一般内脏感觉核，为孤束核的头端；⑤一般内脏运动核，为上泌涎核（superior salivatory nucleus）；⑥特殊内脏运动核，有三叉神经运动核、面神经核（nucleus of facial nerve）；⑦一般躯体运动核，为展神经核（nucleus of abducent nerve）。在高等哺乳动物中，随着大脑皮质、小脑皮质、脊髓的发育，有大量的来自脊髓和大脑皮质、小脑皮质的上行纤维、下行纤维穿经后脑的腹侧部，从而使其增厚并向腹面隆起，形成脑桥基底。除了神经纤维外，脑桥还含有起源于末脑翼板外侧部的细胞群增生并迁移而形成的分散的脑桥核。这些核的轴突向着小脑生长，形成小脑中脚（middle cerebellar peduncle），也称为桥臂。

后脑的翼板背外侧部增厚形成菱唇（rhombic lip）。它是发生小脑的原基。随着脑桥曲的急剧弯曲，菱唇的结构逐渐增厚，且向正中线方向延伸，最后合拢成为小脑的基础，称为小脑板（cerebellar plate）。胚胎第十二周时，小脑板的左、右两侧部膨隆，是小脑半球的基础，中央部变细形成蚓部。胚胎第二个月，小脑发育迅速；到第四个月，小脑表面开始发生后外侧裂，由此将小脑分为吻侧的体部和尾侧的绒球小结叶。胚胎第四个月后期，小脑体（corpus of cerebellum）上陆续出现原裂（primary fissure）及次裂（secondary fissure）。小脑在胚胎第四个月先后出现了这些重要的裂，且在此月后期小脑已可区分新小脑、旧小脑、古小脑。新小脑（neocerebellum）位于次裂和原裂之间，与大脑新皮质关系密切；旧小脑（paleocerebellum）位于次裂和后外侧裂间区域及原裂前方区域，与脊髓关系密切；古小脑（archicerebellum）位于外侧裂后方，与前庭系统关系密切（图 6 - 5）。

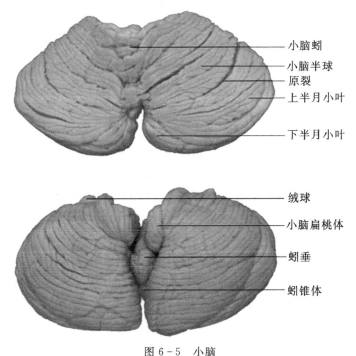

图 6 - 5　小脑

　　小脑内部组织发生不同于其他脑部。在小脑板初期，它具有与脊髓相同的由内向外的室管膜层、套层、边缘层三层结构。胚胎第十至十一周，小脑板内的神经上皮细胞增生，并穿过套层迁移到边缘层表面，形成浅层皮质（peripheral cortex），又称为外颗粒层（external granular layer）。与此同时，室管膜层部分细胞迁移至外颗粒层深面，形成细胞形体较大的浦肯野细胞层（Purkinje cell layer）。外颗粒细胞层细胞仍保持分裂能力，迅速增生而增厚，其中一部分细胞向内迁移，穿过浦肯野细胞层而聚集于其深面，形成内颗粒层（internal granular layer）。浦肯野细胞层及内颗粒细胞层的轴突伸向边缘层，形成表面的细胞成分稀少、纤维为主的分子层（molecular layer）。套层部分细胞在原位发育成小脑中央核(central nucleus),最早分化的是顶核(fastigial nucleus),与古小脑皮质联系;分化最晚的是齿状核(dentate nucleus),与新小脑皮质联系。

后脑的内腔与末脑上部相似,构成第四脑室的上部,且由下向上逐渐变窄过渡为中脑导水管(mesencephali aqueduct)。

3. 中脑

中脑(mesencephalon)起源于原始的中脑泡,在发育过程中变化不大。其基板与翼板的位置仍为腹背方向,界沟位于中央管的两侧。由于相邻的大脑半球及小脑的迅速发育,中脑被覆盖于其中。脑泡壁极度增厚,其内腔变小、变窄,最后成为中脑导水管,导水管周围为较厚的中脑中央灰质。

翼板变厚,形成中脑顶盖(tectum);顶盖细胞增殖速度不均匀,从而形成上丘(superior colliculus)和下丘(inferior colliculus)。上丘为分层结构,是视觉的皮质下整合中枢;下丘不分层,是听觉的皮质下反射中枢。

基板增厚,发育成中脑导水管腹侧的部分。基板内在正中线两侧的神经细胞集中构成一般躯体传出核,上部为动眼神经核(nucleus of oculomotor nerve),下部为滑车神经核(nucleus of trochlear nerve)。此二核紧靠中央灰质的腹侧。在动眼神经核外侧部分,基板细胞集合成为动眼神经副核(accessory nucleus of oculomotor nerve)。向腹侧,被盖区也有中脑网状结构,其内有两个特殊分化的大核团,即红核(red nucleus)和黑质(substantia nigra)。红核由翼板发生。黑质的来源尚不明确,它与基底神经节在功能上属于一个系统。随着大脑皮质的发育,发自大脑皮质的下行纤维,包括锥体束及皮质-脑桥束,穿经中脑最腹侧,形成两侧隆起的大脑脚底(crus cerebri)。

4. 间脑

间脑(diencephalon)由间脑泡的侧壁增厚形成。一般认为,间脑只有顶板、翼板,而基板、底板消失。间脑的顶板很薄,由单层室管膜细胞构成,在吻部与覆盖在其上的软脑膜及血管一起突入第三脑室(third ventricle),成为脉络丛(choroid plexus)。顶板的尾部增厚,最后形成松果体(pineal body)。间脑的翼板形成间脑的侧壁和底部。胚胎第六周末,间脑两侧壁上出现两浅沟,上方为上丘脑沟(epithalamic sulcus),下方为下丘脑沟(hypothalamic sulcus)。此二沟将间脑区分为三部分:上丘脑(epithalamus),位于上丘脑沟上方;丘脑(thalamus),位于二沟之间;下丘脑(hypothalamus),位于下丘脑沟下方。

下丘脑内的套层细胞随后分化成一系列管理内脏活动的、与内脏神经联系的核团。丘脑内的套层细胞增殖迅速,使第三脑室腔变窄,神经元也不断发育形成明显的丘脑核团。丘脑核团包括四个部分:①丘脑腹侧部,发育形成底丘脑核

（subthalamic nucleus）、脚内核（entopeduncular nucleus）、苍白球（globus pallidus）等，构成底丘脑（subthalamus）；②腹侧丘脑，发育形成丘脑网状核（thelamic reticular nucleus）、内侧膝状体（medial geniculate body）、外侧膝状体（lateral geniculate body），构成后丘脑（metathalamus）；③背侧丘脑，发育形成丘脑的主体部分，此处神经细胞的迁移非常明显，形成多数核团；④丘脑上部，发育形成松果体、缰核（habenula nucleus）、缰连合（habenular commissure）、后连合（posterior commissure）等，构成上丘脑。

下丘脑底壁向下形成一突起（称为漏斗），向下延伸，发育为垂体后叶，与来自咽膜外胚层的憩室（Rathke pouch，拉特克囊）发育成的垂体前叶共同构成垂体（hypophysis）。

5. 端脑

胚胎早期的前脑泡吻侧部分化为左、右半球泡，是端脑（telencephalon）发育的基础。胚胎第五周以后，端脑泡迅速发育膨大，其顶壁及外侧壁变薄并向两侧延伸，成为两个大脑半球，并很快覆盖间脑与脑干。两侧大脑半球内的空腔也随之扩大，形成侧脑室（lateral ventricle）。它们与位于两侧丘脑之间的第三脑室间交通的部分逐渐缩小，成为室间孔。大脑半球腹侧的前部，于胚胎第六周末发育成嗅脑。大脑半球底部增厚，突入侧脑室形成纹状体（corpus striatum）的原基。端脑的中央部分吻侧，演化为背侧的结合板和腹侧的终板，由于两大脑半球的迅速发育而陷入两半球之间。结合板是连合系统的原基，连合两侧大脑半球的连合纤维在此越过中线，后来发育为胼胝体（corpus callosum）。原始大脑半球继续增长，其后部向后下构成枕叶及颞叶，其内腔则成为侧脑室后角及下角。

大脑皮质的发生起源于端脑泡的纹状体上部和外侧区。前者发育为大脑的新皮质（neocortex）和海马的古皮质（archiocortex），后者发育为大脑的旧皮质（paleocortex）。在早期，此区与神经管的其他部位一样具有三层结构，即由内向外分别为室管膜层、套层、边缘层。大约从胚胎第六周开始，位于纹状体上部和外侧区内的套层细胞开始不断分裂增生，并向表面的边缘层迁移，于是在套层与边缘层之间出现新的一层，由有丝分裂后的细胞集结而成，这便是新皮质的原基，称为皮质板（cortical plate）。

对于人类，胚胎新皮质的发育过程可分为五个时期。①在胚胎第七至十周：此期皮质板开始形成。②在胚胎第十至十一周：皮质板厚度增加，细胞密度亦增加，与套层分界明显，此时皮质板细胞为未成熟细胞。③在胚胎第十一至十三周：皮质板分为明显的内、外两层。④在胚胎第十三至十五周：皮质板进一步增厚，细胞体积增大。⑤自胚胎第十六周至出生前：在第五个月末至第六个月，皮质板中部细胞较疏松，出现内、中、外三层，中、内两层为后来皮质的第Ⅳ、Ⅴ两层的原基;至第七个月,皮质板的外层进一步分化成Ⅱ、Ⅲ两层。至此,包括脑泡壁的边缘层形成的分子层(Ⅰ层,大脑皮质最浅层),以及由套层的外侧面分化而成的第Ⅵ层,新皮质的六层结构模式便已完成。套层在此时演化为很厚的白质,大脑皮质与皮质下结构联系的很多纤维在此处通过。概括说来,皮质各层神经元的发生、发育、成熟大致遵循一个由内向外、呈放射状连续出现的规律,即最早迁移并成熟的神经元形成深层(第Ⅴ、Ⅵ层),后来迁移并成熟的神经元穿过已形成的层次再形成较浅的层次(Ⅱ～Ⅳ层),其中第Ⅱ层形成最晚。

按照上述发生程序分化的大脑皮质为同型皮质(homotypical cortex),具有典型的六层结构,占大脑皮质总面积的 94%。另有 6% 的皮质为异型皮质(heterotypical cortex),发生过程和构造都与同型皮质不同,有的分层不明显,有的仅分成三层。异型皮质主要位于古皮质和旧皮质。古皮质包括海马、齿状回(dentate gyrus)、海马下托(subiculum)等。皮质的原基位于半球泡的底面,邻接纹状体,主要位于与嗅脑有关的脑部。

端脑泡的下部当胚长为 15 mm 时,其背尾侧部急剧变厚向侧脑室突出,形成纹状体原基。由于内囊的纤维增加,纹状体原基被分隔为背内侧的尾状核(caudate nucleus)和腹外侧的壳(putamen)。壳的外方隔以外囊,为屏状核(claustrum)。吻端部分没有内囊纤维通过,所以尾状核头和壳融合。杏仁核和尾状核的尾由纹状体原基的外侧部分化而来;苍白球则由发生丘脑底部处的神经元迁移而来。

四、周围神经系统发育

周围神经系统包括脑神经、脊神经、内脏神经及相应的神经节。周围神经系统所有的感觉细胞均来自神经嵴,这些细胞的胞体都位于中枢神经系统之外。初始时,这些神经嵴细胞发育为双极神经元,其中枢突经脑神经入脑或经脊神经后根进入脊髓,周围突分布于周围的感觉器官。随着分化进行,这些双极神经元的突起逐渐靠近并在根部合并,成为假单极神经元(pseudounipolar neuron)。当脊神经节发出的中枢突组成的背根进入脊髓后角时,脊神经节即改称为背根神经节(dorsal root ganglion,DRG)。蜗神经节及前庭神经节内的感觉细胞一直保持双极状态。每一感觉传入神经元的胞体,均被来自神经嵴的特化的胶质细胞(施万细胞)形成的囊所包绕,此囊与包绕感觉神经元轴突的施万细胞鞘膜连续。神经嵴细胞在脑发育过程中移行,形成三叉神经半月节、面神经膝节、前庭神经节(vestibular ganglion)、蜗神经节(cochlear ganglion)、舌咽神经及迷走神经的上神经节(superior ganglion of vagus nerve)、下神经节(inferior ganglion of vagus nerve)等,均与脑神经感觉相关。神经嵴细胞还分化为内脏神经节的多极神经元,构成交感神经的椎旁节、椎前节及副交感神经的器官旁节或壁内节。施万细胞、肾上腺髓质的嗜铬细胞(chromaffin cell)、颈动脉体(carotid body)等嗜铬系统与黑色素细胞也发源于神经嵴细胞。

(一)脊神经的发育

脊神经是混合神经。根据脊神经的分布和功能将其纤维分为躯体运动纤维、内脏运动纤维、躯体感觉纤维和内脏感觉纤维四类。如前所述,躯体运动纤维起源于发育中的脊髓基板形成的脊髓前角,其运动神经元的轴突经前根分布到发育中的相应肌节;内脏运动的节前纤维起源于脊髓的侧柱和骶2～4节段相当于侧柱的结构,由基板和翼板之间的套层神经元聚集形成;躯体感觉纤维和内脏感觉纤维则来自由神经嵴细胞发育而成的脊神经节内的感觉神经元的轴突,经后根进入脊髓,与翼板分化出的后角感觉神经元相联系。脊神经节内感觉神经元的周围突与前根在出椎间孔之前合成混合性的脊神经,出椎间孔之后分为粗大的前支和较小的后支。前支形成颈丛、臂丛、腰丛、骶丛,分布于躯干前外侧及四肢的皮肤和肌肉;后支节段性地分布于背侧中线两侧的椎骨和项部、背部、腰骶部深层的肌肉和皮肤。肢芽发育时相应的脊髓节段的神经纤维随之长入肢体,分布于由来自体节的肌原细胞发育而来的肌肉。支配皮肤的纤维亦以节段形式分布。

(二)脑神经的发育

十二对脑神经自胚胎发育第五至六周出现,根据其来源不同可分为三组。

1. 躯体传出脑神经

躯体传出脑神经包括滑车神经(trochlear nerve)、展神经(abducent nerve)、舌下神经(hypoglossal nerve)及大部分动眼神经(oculomotor nerve)。这些神经细胞与脊神经前根的细胞同源。细胞胞体位于由基板发育而来的脑干的躯体传出柱。它们的轴突则分布于头部肌节发育而来的肌肉。

2. 鳃弓神经

鳃弓神经包括三叉神经(trigeminal nerve)、面神经(facial nerve)、舌咽神经(glossopharyngeal nerve)及迷走神经(vagus nerve),支配由胚胎咽弓发育而来的结构。三叉神经节内的感觉神经元来自神经嵴,三叉神经运动纤维来自后脑特殊内脏传出柱的最前部的三叉神经运动核,纤维支配咀嚼肌及由第一对咽弓的下颌突发育而来的其他肌肉;面神经为第二对咽弓神经,运动纤维起源于脑桥尾侧部的特殊内脏传出柱,这些纤维支配表情肌及第二咽弓中胚层发育而来的其他肌肉;舌咽神经为第三对咽弓神经,它的运动纤维分别起源于末脑前部的特殊内脏传出柱,支配由第三对咽弓的中胚层发育而来的茎突咽肌;迷走神经由第四对咽弓神经及第六对咽弓神经合并而成,它的内脏传出纤维及内脏传入纤维分布于心脏、前肠及其衍生物、中肠大部分,第四对咽弓神经成为喉上神经,第六对咽弓神经成为喉返神经;副神经脑部为迷走神经后部的延伸,脊髓部则起源于脊髓上 5、6 颈节段,前者参与迷走神经支配软腭肌及喉内肌,后者支配胸锁乳突肌及斜方肌。

3.特殊感觉神经的发育

(1)嗅神经(olfactory nerve):嗅细胞为双极神经元,这些神经元来自覆盖于原始鼻腔中的上皮。嗅细胞的轴突集中成若干小束,穿筛骨筛板,最后终于嗅球。

(2)视神经(optic nerve):视神经由大约 100 万根纤维组成,纤维发自原始视网膜内的成神经细胞。因视神经由前脑突出部发育而成,故其本身属脑内神经束。

(3)前庭蜗神经(vestibulocochlear nerve):前庭蜗神经包括两种感觉纤维。前庭神经纤维起自半规管。蜗神经起源于在蜗管内发育的螺旋器。

(三)内脏神经的发育

内脏神经从功能角度可分为交感神经系统(sympathetic nervous system)和副交感神经系统(parasympathetic nervous system)两部分。

1.交感神经系统

胸部神经嵴细胞于第五周沿着脊髓两侧移行,在主动脉的背外侧构成一成对的细胞团块,即交感节。交感节由纵行的纤维联系起来,成为排列于脊柱两侧的交感干。部分神经嵴细胞移行至主动脉腹侧而成为椎前神经节,如腹腔神经节(celiac ganglion)、肠系膜上神经节(superior mesenteric ganglion)、肠系膜下神经节(inferior mesenteric ganglion)、主动脉肾神经节(aorticorenal ganglion);其他神经嵴细胞移行至心、肺、肠胃管道,成为位于器官附近的交感神经丛的终节。

2.副交感神经系统

副交感神经节也起源于神经嵴,但具体的分化途径尚有争议。有研究表明,鸡胚的睫状神经节起源于中脑部位的神经嵴,但相关研究还有待进一步完善。

第二节　神经细胞发育

神经细胞的发育包括神经元和胶质细胞发育。神经元和胶质细胞共同起源于前体细胞(precursor cell)。在胚胎发育早期阶段,神经板由单层柱状上皮构成,称为神经上皮(neuroepithelium)。在神经管闭合后,单层柱状神经上皮细胞变为假复层上皮(图 6 - 6A)。其中具有多潜能的、可不断分裂以维持自我更新的是神经祖细胞(neural progenitor cell),也称为神经干细胞(neural stem cell, NSC)。神经祖细胞发生快速分裂增殖,细胞数量得以迅速扩增。经历早期扩增阶段后,其中一部分神经祖细胞在区域性神经诱导信号的作用下启动原神经基因(proneural gene)的表达,从而诱导神经元特异性基因表达,随即分化为未成熟神经元,并逐渐迁移至神经上皮外侧。神经发生晚期,维持未分化状态的神经祖细胞在特定信号诱导下分化出未成熟胶质细胞,也迁至神经上皮外侧。因此,在神经上皮的外侧形成了由未成熟神经元和胶质细胞构成的套层。原来的神经上皮细胞停止分化,细胞变为立方形或矮柱状,形成室管膜层(ventricular layer)。套层的未成熟神经元随后伸出突起并向套层外周延伸,形成边缘层(marginal layer)。神经上皮的基膜较厚,称为外界膜(outer limiting membrane,图 6 - 6B)。

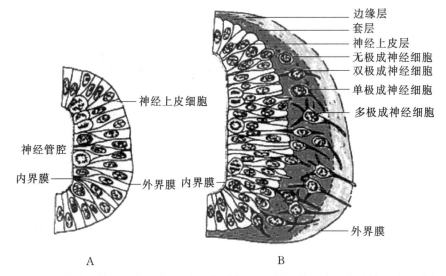

A.神经管内的神经上皮细胞;B.有丝分裂停止后,神经管上皮细胞从管腔表面脱离,迁移到套层。此后这些细胞产生轴突,轴突包以髓鞘,形成边缘层。

图 6 - 6　神经管上皮的早期分化

一、神经细胞的增殖与迁移

神经管内的单层柱状神经上皮细胞长轴与管壁表面垂直,细胞延展于整个管壁,这些神经上皮细胞有高度有丝分裂能力。神经系统发育早期,神经管上皮细胞不断分裂,细胞核在内界膜、外界膜之间往返移动。神经管上皮细胞核在内界膜、外界膜之间的位置则反映出该细胞处于细胞周期的不同时期。用 ^{3}H -腺苷酸标记胚胎后在不同时间制备放射自显影的照片发现,进行有丝分裂的 M 期细胞紧靠内界膜,分裂后的细胞离开内界膜向外移动,同时向内、外两侧伸出细胞质突起,为 G_1 期。随着细胞逐渐移向神经管外界膜表面,细胞进入 DNA 合成的 S 期,标记的 ^{3}H -腺苷酸在这个阶段掺入细胞的 DNA 中。此后细胞又逐渐向内移动,在接近内界膜时进入 G_2 期。当靠近内界膜时,细胞质突起缩回,细胞又进入 M 期。在神经管发育早期,细胞周期通常较短,发育晚期细胞周期较长,说明随着神经发育的进行,细胞增殖的速度逐渐减慢。有丝分裂后形成两个子细胞:一个子细胞又移动至外界膜,重复上述的分裂准备及分裂过程;而另一个子细胞则与内界膜脱离,向外界膜方向移动但不再分裂,形成游离的成神经细胞(neuroblast)(图 6-7)。

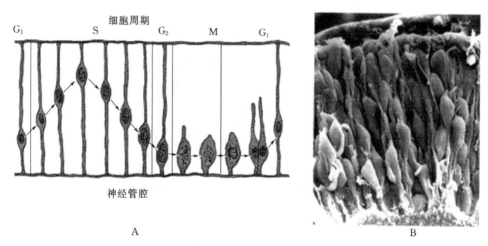

A.神经管内细胞的模式图;B.新形成的鸡神经管的扫描电镜图,显示处于细胞周期不同阶段的神经上皮细胞。

图 6-7 神经管内细胞的细胞周期

神经细胞的迁移是伴随细胞的增殖和分化过程进行的。在中枢神经系统发育过程中,已经确定的神经元迁移方式有两种,即放射状迁移和切线迁移。放射状迁移指神经元沿垂直于脑表面的方向迁移;切线迁移指神经元沿与脑表面平行的方向迁移。

放射状迁移是发育期端脑和小脑投射神经元的主要迁移方式。在胚胎发育早期,室管膜区神经上皮细胞不断分裂增殖,部分细胞迁至神经上皮外侧,发育为成神经细胞,也称为神经母细胞。随后,神经上皮细胞又分化出成神经胶质细胞(glioblast),也迁至神经上皮外侧,形成套层。神经元沿放射状排列的胶质细胞向外迁移。神经胶质细胞的突起称为辐射纤维。大脑皮质中神经细胞的迁移紧贴附于辐射纤维上，它们之间的关系并不是一种简单的靠近关系。神经胶质细胞的突起对神经细胞的迁移和定位起导向作用，称为胶质导向（图 6-8）。小脑皮质中，神经细胞沿伯格曼胶质细胞迁移。

切线迁移的神经元主要位于小脑原基的上菱唇和腹侧端脑。此外，在嗅球、海马、脑桥和脊髓中也可以观察到切线迁移。在成年动物脑内，在室管膜区（ventricular zone，VZ）、室管膜下区（subventricular zone，SVZ）新生的神经元就以切线迁移的方式迁移至嗅球，称为吻侧迁移流（rostral migration streams，RMS）。

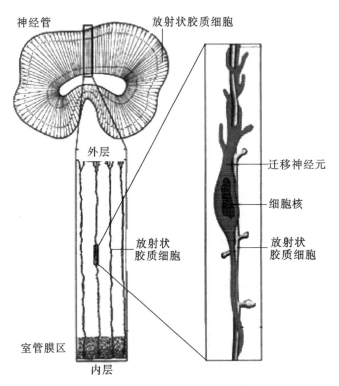

图 6-8　神经细胞沿胶质细胞的突起迁移

二、神经元和胶质细胞的分化

室管膜神经上皮细胞能产生神经元和神经胶质细胞的前体细胞（神经祖细胞或神经干细胞）。这些前体细胞的分化命运由它们进入的环境所决定。当细胞处于套层时，神经胶质细胞前体细胞与神经元前体细胞之间并没有明显的形态学差别。一旦细胞开始迁移，幼稚的神经元不再具有细胞分裂的能力，而神经胶质细胞前体细胞却保持分裂能力,并能在有机体一生中持续进行分裂。

室管膜层神经祖细胞的细胞分裂包括对称性分裂和非对称性分裂两种方式。如果有丝分裂产生两个命运完全相同的子代细胞,则为对称性分裂(symmetric division)。对称性分裂可以产生更多的神经祖细胞。神经祖细胞主要通过对称性分裂增加其数量。分裂产生的两个神经祖细胞重新伸出突起与神经管的外表面接触,从 G_1 期进入下一轮细胞周期。在某些特定的条件下,神经祖细胞有丝分裂会产生两个不同命运的子代细胞,即非对称性分裂(asymmetric division)。通过非对称性分裂,神经祖细胞可同时产生一个保持分裂能力的神经祖细胞和另一个不再分裂的子代细胞,如未成熟的神经元(图 6-9)。

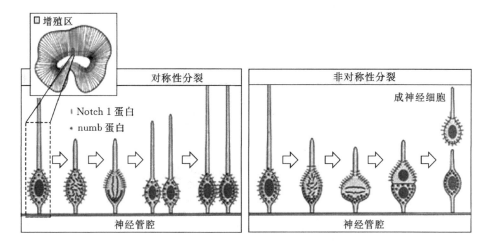

图 6-9 室管膜细胞的分裂方式:对称性分裂和非对称性分裂

早期的神经发生经历三个时相。①扩增期:神经祖细胞通过多次对称性分裂增加细胞数量。②神经元发生(neurogenesis)相:大部分神经祖细胞通过非对称性分裂产生神经元。③胶质细胞发生(gliogenesis)相:此阶段,神经祖细胞通过非对称性分裂主要产生星形胶质细胞和少突胶质细胞(图 6-10)。

神经元的发生起源于胚胎期的神经祖细胞。在神经发生的不同阶段,神经祖细胞表现为不同的细胞类群。扩增期的神经祖细胞一般指神经上皮细胞。神经上皮细胞经对称性分裂,横向扩增,可引起新皮质向外侧的扩展,增大了脑的表面积。也有研究认为,当神经元发生相启动时,神经祖细胞通常指放射状胶质细胞。放射状胶质细胞通过非对称性分裂,在实现自我更新的同时,产生更多的分化细胞,可引起新皮质的辐射状扩展并增厚。

放射状胶质细胞具有非常典型的双极形态,作为未成熟神经元迁移的脚手

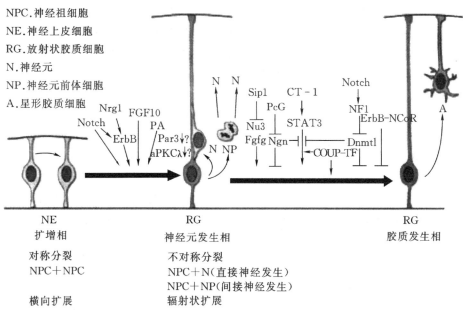

NPC.神经祖细胞
NE.神经上皮细胞
RG.放射状胶质细胞
N.神经元
NP.神经元前体细胞
A.星形胶质细胞

NE	RG	RG
扩增相	神经元发生相	胶质发生相
对称分裂	不对称分裂	
NPC＋NPC	NPC＋N(直接神经发生)	
	NPC＋NP(间接神经发生)	
横向扩展	辐射状扩展	

图 6-10　新皮质的神经发生进程

架,其突起贯穿神经管壁,自室管膜层延伸至外表面的软膜,且随神经管壁的增厚而延长。放射状胶质细胞的有丝分裂十分活跃,伴随细胞周期进程,其细胞核在顶面和基底面之间移动,类似于室管膜的神经上皮细胞,但其突起始终与神经管的顶面、底面相连。因为放射状胶质细胞表达星形胶质细胞典型的蛋白——胶质细胞原纤维酸性蛋白(glial fibrillary acidic protein,GFAP),长期以来被认为是星形胶质细胞前体。事实上,放射状胶质细胞在不同物种、不同发育阶段及部位表达的标记蛋白不同,不仅表达胶质标记分子胶质细胞原纤维酸性蛋白,还表达波形蛋白、神经上皮干细胞蛋白、RC2抗原等神经祖细胞的特征分子,是产生神经元、星形胶质细胞、少突胶质细胞的前体,因而,也可以视为神经祖细胞。

　　神经元发生阶段,放射状胶质细胞(神经祖细胞)主要进行非对称性分裂。每一次分裂都能维持新神经祖细胞的出现,这对于扩增细胞数量和获得发育后期的细胞(如星形胶质细胞)命运是至关重要的。脑中大部分神经祖细胞的分裂发生在脑室腔面的室管膜区,即顶分裂,产生两个不同类型的子细胞——一个神经祖细胞和一个分裂后未成熟神经元或注定了神经元命运的神经元前体细胞,后者也被称为中间前体。一个神经元前体细胞经对称性分裂可产生两个神经元。神经元前体细胞的细胞核不具有伴随细胞周期时相而发生移动的现象。神经元前体细胞产生神经元的部位主要在神经管壁的深部,如室管膜下区。放射状胶质细胞和神经元前体细胞分别形成两个神经元发生区,即室管膜区和室管膜下区。前者在整个神经发生过程中持续存在,而后者则稍晚出现。

神经元发生相启动的早晚直接影响扩增期时间的长短,从而影响扩增期产生的神经祖细胞的数量,最终影响神经元的总量。与猴相比,人类神经元发生相的启动延迟了几天,相对延长了扩增相的时间,增加了3～4次神经祖细胞分裂,从而使人的皮质表面积较猴增大了8～16倍。神经元发生相的启动受到信号通路严格调控。原神经碱性螺旋-环-螺旋(proneural basic helix - loop - helix,bHLH)转录因子在神经元命运决定和分化中发挥核心作用;Notch信号通过对原神经碱性螺旋-环-螺旋蛋白表达的调节,实现对神经祖细胞增殖与分化的调节作用。Notch配体Dll1(Delta - like 1)的出现与神经元发生相的起始基本吻合。如果强制激活或失活Notch通路,可相应增加或减少RC2、BLBP等放射状胶质细胞标志蛋白的表达。

神经元前体细胞分裂产生的成神经细胞,一般不再分裂增殖,起初为圆形,称为无极成神经细胞(apolar neuroblast);以后发生两个突起,成为双极成神经细胞(bipolar neuroblast)。双极成神经细胞朝向神经管腔一侧的突起退化消失,成为单极成神经细胞(unipolar neuroblast),伸向边缘层的一侧的突起迅速增长,形成原始轴突。单极成神经细胞内侧端又形成若干短突起,成为原始树突,于是成为多极成神经细胞(multipolar neuroblast)(图6-11)。

在神经元的发生过程中,生成的神经元数目远比在发育中留存下来得多。未能与靶细胞或靶组织建立连接的神经元在一定时间内死亡,说明神经元的存活与其靶细胞或靶组织密切相关。神经元的存活及其突起的发生主要受靶细胞产生的神经营养因子的调控,如神经生长因子(nerve growth factors,NGF)、成纤维细胞生长因子(fibroblast growth factor,FGF)、表皮生长因子(epidermal growth factor,EGF)、胰岛素样生长因子(insulin - like growth factors,IGF)。大量神经元生理性死亡与其不能获得靶细胞或靶组织释放的这类神经营养因子密切相关。

胶质细胞的发生晚于神经元。在神经发生的晚期阶段即胶质发生相,神经祖细胞主要产生星形胶质细胞和少突胶质细胞,而不再是神经元。与神经元的发生类似,神经胶质细胞的发生也受到严格调控。STAT家族转录因子在调控胶质细胞的发生过程中起着非常重要的作用。新生的成胶质细胞首先分化为各类胶质细胞的前体细胞,如成星形胶质细胞(astroblast)和成少突胶质细胞(oligodendroblast)。然后,成星形胶质细胞分化为原浆性星形胶质细胞和纤维性星形胶质细胞,成少突胶质细胞分化为少突胶质细胞。小胶质细胞的起源至今尚有争议,有人认为它来源于神经管周围的间充质细胞,但多数人认为它来源于血液中的单核细胞(图 6 - 11)。神经胶质细胞始终保持分裂增殖能力。

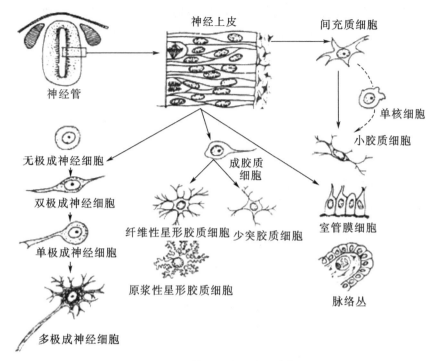

图 6 - 11　神经上皮细胞的分化

三、神经突起的发育

　　神经元之间、神经元与外围靶器官之间形成高度特异的相互连接,是神经系统执行信息传递和加工功能的保障。在发育初期,神经元完成了组织形态发生并迁移到合适的位置后,还需要发出神经突起,形成神经元突起之间及神经元突起与其他细胞之间的连接,以执行其功能。

　　神经元突起(neurite)包括神经元的轴突和树突。轴突和树突都是从一个未分化的细胞体上形成的,二者在它们的生长过程中都有膜增加的机制,即神经元轴突和树突的生长需要新的细胞膜、原生质、细胞骨架成分一起附加到生长的突起中,新膜附加到突起的顶端,而细胞质和细胞骨架成分被附加到突起的基部。在发育早期,轴突和树突在形态学上很难区分。在发育过程中,轴突和树突的形成决定了神经元的极性。轴突和树突在结构上具有差异,树突内可见高尔基体和尼氏体,而轴突内却没有这些结构。此外,突触前膜主要分布在轴突的终末,而突触后膜则位于胞体和树突上。

神经元突起从胞体向外生长的位点由该细胞本身固有的因子决定,形成突起的数目也由细胞内在因素调节。不同类型神经元突起起始位点的调节机制可能与神经元的细胞骨架或细胞器有关,可在神经元形成突起的位置观察到上述细胞结构成分聚集的现象。神经突起的生长和发育,尤其是轴突的生长和发育,也取决于其所处的环境因素。在发育环境中,某些信号分子可以通过吸引、排斥作用引导轴突寻找其靶细胞。

现在认为,神经元联系的最终模式的建立包括以下过程:①轴突长出并选择合适的路径以到达靶细胞;②树突长出并形成特定的形态;③轴突选定合适的靶细胞;④通过突触重排去除多余的突触,以及轴突和树突的分支,剔除错配的神经元;⑤突触联系的最终模式及功能性改造(refinement)。

(一)轴突的生长发育

1. 轴突生长的引导

首先,神经环路的建立需要不同脑区的神经元通过轴突连接在一起。其次,有序的突触连接需要在恰当的神经元之间形成,不恰当的突触连接会导致神经功能紊乱。因此,轴突生长和突触形成是建立神经环路的主要决定因素,而神经环路将最终控制机体的行为。

轴突的定向生长和突触靶位的识别由生长锥(growth cone)介导(图 6-12)。生长锥是一种高度能动的细胞结构特化形式,位于每个生长轴突顶端,呈扁平薄

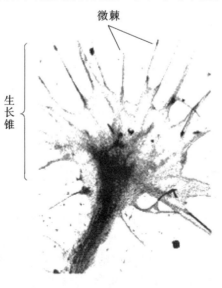

微棘

生长锥

图 6-12　轴突的生长锥

膜状。其尖端分布大量的丝状突起,称为伪足(pseudopodium)。伪足上有微棘(microspike),可在轴突终端迅速形成和消失。生长锥的动态变化实际上是其细胞骨架成分,尤其是肌动蛋白(actin)骨架相关分子,受到外界、内部信号刺激后发生的快速而受控的重排过程。环境信号通过神经元生长锥表面的受体和通道,引发肌动蛋白细胞骨架的重排,最终驱动伪足不断伸长或回缩,以进一步探测外界信号,决定轴突生长的方向,引导轴突沿正确的方向延伸,并最终形成功能突触(图 6 - 13)。细胞表面黏附分子、可扩散的信号分子及分泌的生长因子也影响轴突生长锥的生长、突触的形成,调节轴突与靶连接的数量。各种受体和第二信使分子转导上述信号,启动细胞内相关因子,促进轴突的定向生长、生长锥向突触前成分的特化,以及形成特定的突触后位点。

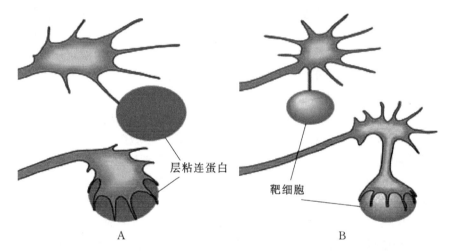

A. 伪足通过探测层粘连蛋白信号指导轴突生长方向;B. 伪足通过探测到的靶细胞信号引导轴突生长方向。

图 6 - 13 伪足指导轴突生长锥的生长方向

2. 轴突引导信号分子

生长锥伪足表面的特异性受体可以感知周围特殊的信号,并通过信号转导机制应答,引导生长锥向特定的方向运动。现已发现多种信号分子,包括细胞黏附、细胞间相互识别及决定轴突或生长锥定向运动的信号分子。影响轴突生长和导向信号可分为短距离接触介导的吸引和排斥信号、长距离化学吸引和排斥信号。这些信号分子组成不同的配体及其受体家族。

(1)非扩散性轴突导向信号。非扩散性(non - diffusible)轴突导向信号在短距离内通过接触介导轴突生长和导向。非扩散性轴突导向分子包括细胞外基质分子、整合素（integrin）、Ca^{2+}-非依赖性细胞黏附分子（Ca^{2+}-independent cell adhesion molecules，CAM）、Ca^{2+}-依赖性细胞黏附分子（Ca^{2+}-dependent cell adhesion molecule，cadherin，又称为钙黏着蛋白）。轴突的生长首先涉及细胞外基质中的黏附分子，包括层粘连蛋白（laminin）、胶原蛋白（collagen）、纤连蛋白（fibronectin）、硫酸软骨素蛋白聚糖（chondroitin sulfate proteoglycan）等。这些基质成分由细胞分泌，并在细胞附近形成多聚体，在局部建立起持久的细胞外微环境。

整合素是与这类分子特异结合的一大类受体。整合素本身并无激酶活性或其他直接信号转导能力，但它们与细胞外基质中的黏附分子如层粘连蛋白、胶原蛋白或纤连蛋白结合后，可启动一连串细胞内事件，引起细胞内 Ca^{2+} 和肌醇三磷酸等信使分子水平的改变，并激活其他细胞内激酶通路，从而刺激轴突的生长和延伸。在胚胎周围神经系统轴突的生长与发育过程中，轴突通过排列松散的胚胎间充质细胞向外周组织生长。这些间充质细胞之间丰富的细胞外基质为轴突的生长提供了导向作用。轴突也能沿间充质细胞和上皮细胞的界面生长。细胞外基质分子组成的基底层为轴突生长提供了支持基础。在中枢神经系统中，细胞外基质分子对轴突的导向作用及机制还有待进一步的研究。

Ca^{2+}-非依赖性细胞黏附分子和 Ca^{2+}-依赖性细胞黏附分子存在于发育过程中的轴突、生长锥，以及周围或靶位细胞上。两者皆具有配体和受体双重功能，对于轴突和靶位间特异位点的识别具有重要作用，一般以同种亲和的方式介导细胞间的黏附。一些 Ca^{2+}-非依赖性细胞黏附分子的功能可能与轴突的集束（fasiculation）有关。由于轴突不仅可以与细胞外基质中的分子作用，而且可以与其他细胞或轴突上的黏附分子发生作用，最先生长的轴突与细胞外基质黏附，后续到达的轴突可黏附到前面生长的轴突上，通过这种方式实现生长轴突的集束作用。

（2）扩散性导向信号。扩散性（diffusible）导向信号也称为化学导向信号，可对轴突的生长做长距离导向。这些信号分子可以影响数百微米至几厘米外轴突的生长，引导轴突到达恰当的靶点。靶源性信号通过吸引或排斥作用，选择性影响轴突生长锥，引导轴突生长，并最终至合适位置。在已发现的信号分子中，特定的信号分子对轴突生长的作用是由多种因素决定的。不同的轴突会产生不同的反应，甚至同一轴突在不同的时间也可能产生不同的反应。

Netrins 是首先在线虫体内被确认的一类影响轴突生长和导向的分泌蛋白，在不同的种属间具有遗传保守性。Netrins 与细胞外基质分子层粘连蛋白在结构上具有高度同源性，可作为与细胞外基质分子相互作用的非扩散分子或可扩散的分泌分子，影响轴突的定向生长。Netrins 对轴突的化学导向作用也具有双重性,吸引作用由细胞表面受体 UNC－40/DCC 介导,而排斥作用由 UNC－5 受体介导。与其他的细胞表面黏附分子类似,Netrins 受体具有含重复氨基酸序列的胞外结构域、一个跨膜结构域、具有未知酶活性的胞内结构域。在神经发育过程中,Netrins 参与了轴突横穿中线的联合通路的形成。

Slit 蛋白是由位于神经管中线的胶质细胞产生的一种分泌蛋白,首先在果蝇中发现,其受体为生长锥表面的跨膜蛋白 Robo。如前所述,神经元轴突受 Netrins 吸引,朝向神经管中线生长,而一旦穿过中线到达另一侧,则会受到 Slit－Robo 信号的排斥而远离中线,从而防止其再错误地返回中线。在 Netrins、Slit 及其他分子的协同作用下,轴突单向穿越中线到达对侧,对于哺乳动物脑内所有主要感觉、运动、联合通路的构建是至关重要的。

Semaphorins 是另外一大类轴突导向分子,包括分泌蛋白和膜蛋白。Semaphorins 可与细胞外基质或细胞表面受体结合,其受体类似于细胞表面黏附分子,为跨膜蛋白,如 Plexins(Plx)和 neuropilin(NP)。Semaphorins 通常作为排斥信号来引导轴突生长发育。

3. 选择性突触的形成

当轴突到达靶点时,需要在局部大量潜在的可形成突触的细胞中确定靶细胞。到达靶区的轴突末梢开始形成多个细微的终末,并启动突触的形成。突触的形成包括三个主要阶段:①细胞因子或黏附分子定位于突触前轴突和突触后胞体或树突间;②突触前分化,建立突触传递结构;③突触后特异性分化,以便能接收神经递质信号。在中枢神经系统和周围神经系统中,存在数量庞大的突触,每个突触在形态、功能、位置和连接方式等方面均有差异,因此突触特异性的形成需要多种信号的诱导。

在神经发育过程中,已经形成的突触连接还会发生重排现象。在发育早期,轴突过度增生,并投射到发育成熟动物中通常并不投射的区域,这些“异位”的投射随机体的发育会逐渐消失。如在成熟的哺乳动物中,单个肌纤维通常与一个运动神经的突触终末连接,但在发育早期,一个肌纤维可能接受多个轴突的支配。随着动物的发育,仅有一个轴突被保留下来。类似的突触消失和稳定过程也存在于内脏神经系统的神经节中(图 6－14)。

(二)树突的发育

树突与轴突类似,都是神经元胞体向外发生的神经突起,因突起的形状类似树枝而得名。在离开神经元胞体后不久,轴突主要根据组织环境进行生长定向,而树突受组织环境影响较小。树突的一般形态是由神经元本身的固有因子决定的,而树突精细结构的建立则依赖于与传入神经持续的相互作用及其功能活动。

随着学习和经历等活动的改变,突起的精细结构不断发生变化,从而实现突触的功能性改造。

神经节细胞　　　　　　　　　肌细胞

出生时

成年时

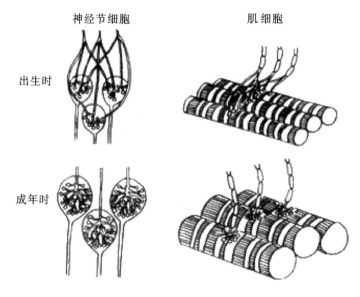

图 6-14　哺乳动物出生后最初几周期间周围神经系统中突触重排

第三节　神经干细胞

　　神经干细胞存在于发育期和成年脑内,是一类能够自我更新,并具有最终分化形成神经元、星形胶质细胞、少突胶质细胞的多潜能特性的细胞。长期以来,人们一直认为成年哺乳动物的神经系统细胞不具备更新能力,受损后不能再生,遗留下永久的神经功能障碍。1992 年,B. A. Reynolds 从成年小鼠脑内分离出能够在体外不断分裂增殖并具有多向分化潜能的细胞群,正式提出了神经干细胞的概念。神经干细胞的发现突破了以往一直认为的成年哺乳动物神经系统细胞不能分裂再生的观念,使人们对神经系统再生的机制和神经系统疾病的治疗有了新的认识,为研究神经细胞的发育过程,也为神经系统疾病的治疗开辟了一条全新的途径。

一、神经干细胞的概念及生物学特征

　　1997 年,R. Mckay 在 *Science* 上发表文章,将神经干细胞的概念总结为“具有分化为神经元、星形胶质细胞及少突胶质细胞的能力,能自我更新并足以提供

大量脑组织细胞的细胞"。2000 年，F. Gage 进一步将神经干细胞描述为"可生成神经组织或来源于神经组织，具有自我更新能力，可通过有丝分裂产生除自我子代以外的其他类型的细胞"。F. M. Wat 将神经干细胞定义为"未分化，缺乏分化标记，能自我更新，具有能分化成至少一种细胞表型的细胞"。从神经干细胞概念的发展可见，自我更新和多分化潜能是神经干细胞具有的两个基本生物学特征。除此之外，现在认为神经干细胞还应该具有以下生物学特性：可生成神经组织或来源于神经组织；处于较原始的未分化状态，不表达相应成熟细胞的特异性标志；在适宜条件下能够不断分裂增殖；神经干细胞的自我更新和分化潜能可以保持很长时间，甚至终生；疾病和损伤可在一定程度上刺激其增殖和分化。

　　成年个体脑内的神经干细胞，因为在体外培养时所发现的自我更新特征和可以分化为所有类型神经细胞（神经元、星形胶质细胞、少突胶质细胞）的能力并没有在体内得以证实，所以在很多文献中用神经祖细胞来总体地描述脑内所有可分裂并具有一定分化能力的细胞。相对于神经干细胞而言，神经祖细胞仅具备有限的自我更新能力，有单分化潜能或双分化潜能，其干细胞样特性只能维持较短的时间，终将逐步分化成熟，成为神经元、星形胶质细胞、少突胶质细胞。

二、哺乳动物神经干细胞的来源和存在部位

　　胚胎发育早期的神经干细胞为神经板神经上皮细胞、室管膜区的成神经细胞和成胶质细胞。直至胚胎发育晚期甚至出生后一周内，神经干细胞还广泛存在于各脑区，包括嗅球、大脑皮质、纹状体、隔区、室管膜区及室管膜下区。另外，由于胚胎干细胞较神经干细胞的分化程度更低，可以诱导胚胎干细胞向神经干细胞分化。

　　成年后，神经干细胞的数量和分布范围急剧下降。目前认为，在成年哺乳动物中枢神经系统内，神经干细胞主要存在于两个区域：侧脑室的室管膜下区和海马齿状回颗粒细胞下区（图 6-15）。这两个区域内终生存在可以增殖分化的多潜能细胞，且受生理性刺激和病理状态的调节。侧脑室的室管膜下区的增殖细胞位于侧脑室外侧壁，为一薄层细胞，在侧脑室前角分布最多。在生理状态下，这些细胞沿吻侧迁移流到达嗅球，迁移入颗粒层和小球层，分化为局部的中间神经元。来自海马齿状回颗粒细胞下区的细胞则可迁入邻近的海马齿状回颗粒细胞层，成为那里的兴奋性神经元（图 6-15）。

　　侧脑室室管膜下区的神经干细胞分化潜能是有限的，其后代的命运由神经系统发育早期阶段所得到的生物信息所决定。在正常啮齿动物的大脑中，侧脑室室管膜下区的细胞与沿着局部血管延伸的基膜相互作用。新生的神经元通过

吻侧迁移流链式迁移路径到达嗅球,并开始放射状的向颗粒细胞层和球旁细胞层迁移。经历形态和功能演变的新生神经元最终整合为颗粒神经元和球旁神经元,整个过程大约需要数周时间。这种链式迁移形成一个延伸的细胞聚集带,并被星形胶质细胞所包绕。虽然包绕的星形胶质细胞在神经元迁移过程中并不直接起作用,但它们可能通过调节 γ-氨基丁酸的水平而影响细胞迁移速度。

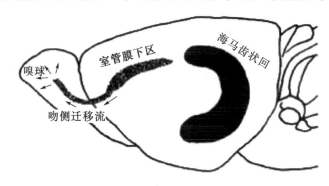

图 6-15　成年哺乳动物脑内神经再生的两个区域

三、神经干细胞的标志物和标记方法

(一)神经干细胞标志物

截至目前,还未发现神经干细胞的特异性标志物。但研究者建议几种在神经干细胞增殖、分化过程中具有高选择性表达的蛋白作为神经干细胞的标志物。

1. Nestin

Nestin 属第Ⅵ类中间丝,最初被发现特异表达于神经上皮干细胞,故亦将其称为神经上皮干细胞蛋白(neuroepithelial stem cell protein)。Nestin 在神经系统细胞的分裂、分化、迁移、成熟的特定发育过程中表达。当神经胚形成时,神经板上皮细胞开始表达 Nestin;在神经干细胞的迁移基本完成后,Nestin 表达量逐渐下降;在细胞分化基本完成,神经系统的各种细胞,包括神经元、星形胶质细胞、少突胶质细胞分化成熟后,Nestin 停止表达。在中枢神经系统损伤后,随着神经干细胞活化的开始,Nestin 再次开始表达。因此,Nestin 被广泛用于增殖的神经干细胞标志物。

研究者利用基因重组技术,将 *nestin* 基因中的增强子,即第二内含子与增强型绿荧光蛋白(enhanced green fluorescent protein,EGFP)报告基因结合,成功制作了转基因细胞和动物,使增强型绿荧光蛋白在 *nestin* 增强子的调控下,与

Nestin 同步表达,从而可以更有效地标记增殖分化过程的神经干细胞。

2. Musashi-1

Musashi-1 是一种 RNA 结合蛋白,最先在果蝇中发现,是感觉神经元前体细胞非对称性分裂所必需的蛋白。Musashi-1 选择性地在神经干细胞/神经祖细胞表达,并在维持干细胞状态和分化中发挥重要作用。在对体外培养的神经干细胞标记时发现,Nestin 和 Musashi-1 呈双重标记。随着细胞分化成为神经元和胶质细胞,二者的标记作用也随即消失,这说明 Musashi-1 具有与 Nestin 相似的细胞特异性。因此,Musashi-1 亦可被用于哺乳动物神经干细胞的标志蛋白。

3. Vimentin

Vimentin 也称为波形蛋白,属第Ⅲ类中间丝,表达较早,起始于神经细胞迁移完成时,分化完成后表达下降。因此,它也被一些学者作为标志物用于鉴定神经干细胞。

4. CD133

CD133 又称为 AC133,是糖基化的 5′端跨膜细胞表面抗原,最初发现表达于人的造血干细胞表面。应用流式细胞检测技术,由胚胎来源的脑细胞所筛选出的 $CD133^+$ 细胞能增殖形成神经球,而 $CD133^-$ 的细胞不能形成神经球。因此,CD133 可以作为细胞表面标志蛋白,用于神经干细胞的鉴定和流式细胞分选及纯化。

(二)神经干细胞增殖的标记物

1. BrdU

BrdU 是一种嘧啶拟似物,可以在细胞 DNA 合成时取代脱氧胸腺嘧啶掺入 DNA 中。当神经干细胞分裂增殖时,BrdU 即进入细胞内。通过特异性抗BrdU 抗体,可以检测到增殖分裂的神经干细胞及其子代细胞。因此,在研究中可以应用 BrdU 标记增殖分裂的神经干细胞及其分化的子代细胞。BrdU 掺入同样也具有一些缺点,主要表现在:①所有的分裂细胞均能摄入BrdU,不仅仅是增殖的神经干细胞;②DNA 修复时也能使 BrdU 掺入细胞内,从而使标记的特异性降低。因此,BrdU 需要联合应用其他标记方法才能用于鉴定神经干细胞。

2. Ki-67

Ki-67 是一种核蛋白,在细胞有丝分裂整个过程中均有表达。与 BrdU 相比,它是细胞的内源性物质,没有 BrdU 掺入过程中对细胞生物学特性可能的干扰。细胞有丝分裂结束后 Ki-67 蛋白表达停止,因而无法标记增殖细胞的迁移和分化方向。

3. 反转录病毒

利用反转录病毒感染,将报道基因 *EGFP* 或 *LacZ* 导入正在进行分裂的细胞,并与基因组 DNA 整合、传递并表达于所有子代细胞,可在体外或在体观察神经干细胞的增殖、分化、迁移。

(三)神经干细胞的分化标志

神经干细胞分化后,根据其分化的细胞类型可确定相应的标志物。常用的分化后细胞标志物包括以下四种。

1. 未成熟神经元标志物

未成熟神经元标志物包括 TOAD-64、β-tubulin Ⅲ、DCX。其中,β-tubulin Ⅲ 是原始神经上皮中所表达的最早的神经元标志物。它作为神经元特有标志物,被广泛应用于神经生物学研究。

2. 成熟神经元标志物

成熟神经元标志物包括 NeuN、MAP-2(微管相关蛋白质)、NF(神经丝)和 NSE(神经元特异性烯醇化酶)。NeuN 是识别神经元标准的免疫细胞化学标志物;NF 是神经元所特有的,神经丝蛋白(直径为 8～12 nm)分为 NF-L(73 000)、NF-M(145 000)、NF-H(200 000)三种不同的类型,它们与其他中间丝蛋白相互聚合形成网络,是构成神经元骨架的主要成分。

3. 星形胶质细胞标志物

星形胶质细胞的标志蛋白为 GFAP(胶质细胞原纤维酸性蛋白)和 S100β。GFAP 属于 Ⅲ 类中间丝蛋白家族成员,在星形胶质细胞中大量表达。因此,GFAP 抗体经常被作为星形胶质细胞的标志物用于神经生物学研究。GFAP 在周围神经系统中的卫星细胞和部分施万细胞中也少量表达。神经干细胞也会频繁并大量的表达 GFAP。

4. 少突胶质细胞标志物

少突胶质细胞的标志蛋白为 GC(半乳糖脑苷脂)、CNPase(环核苷酸磷酸二酯酶)、MBP(髓鞘碱性蛋白)和 O4。其中,MBP 是成熟少突胶质细胞的标志物,而 O4 为未成熟少突胶质细胞的标志物。

第四节　　神经系统发育调节

神经系统的发育调节是一个非常复杂的过程,也是神经科学领域发展较快的前沿领域之一。影响神经系统发育的因素非常多,可分为细胞内因素和细胞外因素。细胞内因素包括 Notch 信号、Wnt 信号、抑制型原神经碱性螺旋-环-螺旋转录因子、Mash1、NeuroD、Neurogenins(Ngn1/Ngn2)、Math 家族等;细胞外因素包括细胞外基质、神经胶质细胞、各种生长因子、神经递质和激素等。极其复杂的神经系统从胚胎发生开始,按照基因调控所决定的时间-空间模式发育,经历了胚胎发育各个阶段的细胞增殖、迁移、分化,通过轴突顶端的生长锥对靶细胞进行选择并与靶细胞建立有功能的突触联系。总体上讲,神经系统发育的调节,是细胞外环境信号调节与细胞内基因有序表达、协同作用的结果。

一、Notch 信号通路

Notch 受体介导的信号通路在神经系统的发育调节中发挥至关重要的作用。Notch 信号通路高度保守,通过受体配体的相互作用及之后的一系列核内分子事件,影响相邻细胞的分化命运。Notch 信号的激活可以维持神经干细胞的特性,抑制神经元产生并促进胶质细胞生成。

1917 年,T. H. Morgan 及其同事在突变的果蝇中发现 *Notch* 基因,因该基因的部分功能缺失会在果蝇翅膀的边缘造成缺刻(notch)而得名。Notch 信号通路由 Notch 受体、Notch 配体、下游的转录因子、调控的靶基因、Notch 的调节分子等组成。哺乳动物有四种 Notch 受体(即 Notch1、Notch2、Notch3、Notch4)和五种 Notch 配体(即 Delta - like 1、Delta - like 3、Delta - like 4、Jagged1、Jagged2)。Notch 信号的产生通过细胞表面的 Notch 受体被相邻细胞的 Notch 配体激活。Notch 受体蛋白经过三次剪切,由细胞内段(NICD)释放入细胞质,并进入细胞核与转录因子 CSL 结合,形成 NICD/CSL 转录激活复合体,从而激活 HES、HEY、HERP 等转录抑制因子家族的靶基因,发挥生物学作用。

在胚胎期的神经系统中,最具有特征的 Notch 靶点是 *Hes*(hairy and enhancer of split)基因,以及相关的 *Hey* 基因。这些基因编码的原神经碱性螺旋-环-螺旋蛋白抑制了皮质中另一类促进神经生成的原神经碱性螺旋-环-螺旋蛋白(如 Neurogenin1/2、Ngn1/2 等)的表达。由于 Ngn1/2 促进神经元分化,因此 Notch 激活的细胞不能分化为神经元,从而保持了神经干细胞的特性(图6 - 16)。目前,*Hes/Hey* 基因仍然是经典的 CBF1 依赖的 Notch 信号的重要研究热点。此外也陆续发现了其他一些靶基因如 *Cyclin D1*、*p21* 等。

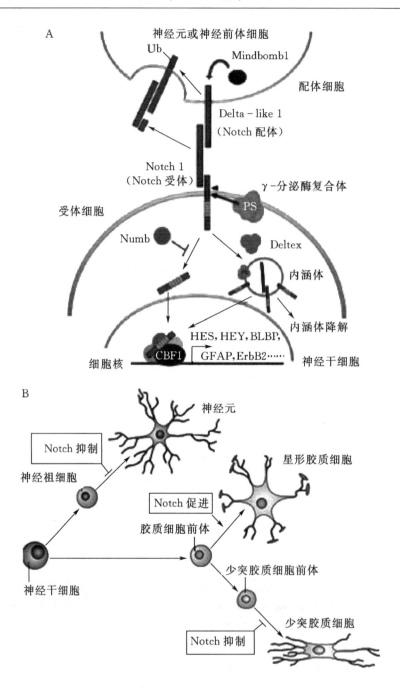

A. Notch 信号通路;B. Notch 信号通路调节神经干细胞发育。

图 6 - 16　Notch 信号通路在中枢神经系统发育中的作用

二、BMP 信号通路

骨形成蛋白(bone morphogenetic protein,BMP)是转化生长因子 TGF-β 超家族的成员之一。骨形成蛋白作为配体首先与其具有丝氨酸/苏氨酸激酶活性的Ⅱ型受体(RⅡ)结合,再招募Ⅰ型受体(RⅠ)并使之磷酸化。磷酸化的 BMP RⅠ再招募效应分子 Smad1/5/8(R-Smads),并使 R-Smads C-末端磷酸化。磷酸化的 R-Smads 与 Smad4 结合并转运至细胞核内,在其他转录因子的协同作用下,形成转录复合物并结合至靶基因的调控区域,从而调控靶基因的表达以发挥生物学效应(图 6-17A)。

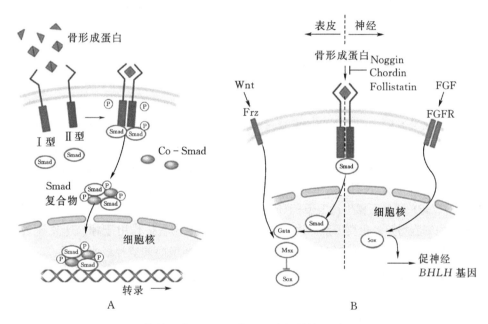

A. BMP 信号通路;B. BMP 信号通路抑制神经诱导过程。

图 6-17 BMP 信号通路在中枢神经系统发育中的作用

BMP 信号通路在中枢神经系统发育不同阶段起着关键的调控作用。BMP 配体和受体的亚单位在整个神经系统发育过程中都有表达。BMP 蛋白可以抑制神经诱导过程,促进胚胎外胚层向表皮分化,而 Noggin、Chordin、Follistatin 等作为 BMP 信号通路的抑制剂,可以通过抑制 BMP 信号而达到神经诱导作用的目的。基于 BMP 信号通路发展起来的神经诱导"default model"假说认为:原始外胚层中的多潜能干细胞具有自发分化为神经组织的默认趋向,而这一神经分化潜能被 BMP 信号所抑制。阻断 BMP 信号,可以促使外胚层中的多潜能干细胞发育、分化为神经组织(图6-17B)。

BMP信号通路在神经干细胞的增殖维持和后续的神经细胞分化过程中同样发挥重要的调控作用,并且在不同时期、不同部位所起的作用不尽相同,有时甚至起相反的作用。研究发现,BMP信号通路既可以促进增殖,又可以导致有丝分裂的阻滞,这可能是由于不同时期的神经干细胞对BMP信号的响应性差异造成的。BMP信号通道还与其他信号通路(如Wnt信号通路、Shh信号通路)一起协同作用,在神经干细胞的增殖、分化及神经系统各亚型细胞的形成过程中发挥作用。

三、生长因子和神经营养因子

1. 生长因子

碱性成纤维细胞生长因子(basic fibroblast growth factor,bFGF)和表皮生长因子(epidermal growth factor,EGF)均为有丝分裂促进因子。它们都能通过作用于细胞表面相应的受体促进神经干细胞的增殖和分化。这两种细胞因子在许多方面又有所不同。在胚胎发育过程中,表皮生长因子及其受体出现要比碱性成纤维细胞生长因子晚。说明碱性成纤维细胞生长因子在胚胎发育早期可维持神经干细胞存活,促进其增殖,而表皮生长因子在发育较晚期促进神经干细胞增殖和分化。近年来,人们也认识到血管内皮生长因子(vascular endothelial growth factor,VEGF)、胰岛素样生长因子-1(insulin-like growth factor-1,IGF-1)等都是调节脑内细胞增殖的重要因素。这些生长因子除了可能直接作用于神经干细胞外,也可能作用于其他类型细胞,通过改变细胞的微环境而调节神经发育。

2. 神经营养因子

神经营养因子(neurotrophic factors)主要包括神经生长因子(nerve growth factor,NGF)、脑源性神经营养因子(brain-derived neurotrophic factor,BDNF)及神经营养素-3(neurotrophin-3,NT-3)、神经营养素-4/5(NT-4/5)、神经营养素-6(NT-6)。神经营养因子的主要作用是促进神经元存活及分化。脑源性神经营养因子可促进成年个体侧脑室的室管膜下区来源的神经干细胞向神经元方向分化;脑室注射脑源性神经营养因子或脑源性神经营养因子重组腺病毒均能促进成年大鼠嗅球和纹状体的神经发生。NT-3与FGF-2合用可促进神经干细胞向交感神经细胞分化。神经营养因子对细胞分化的影响主要是促进已分化的神经细胞的成熟,而不是使未分化的多能干细胞向神经元分化。

四、神经细胞因子

神经细胞因子也会影响脑内的神经再生。睫状神经营养因子(ciliary neu-rotrophic factor,CNTF)通过诱导 Notch1 促进体外培养的神经元前体细胞增殖,阻断睫状神经营养因子降低侧脑室的室管膜下区的神经再生,表明它是一个内源性神经再生调节因子。除此之外,脑损伤时白细胞介素-6 在星形胶质细胞的过表达,减少了神经干细胞的增殖,这可能是炎症反应降低神经再生的原因之一。另外,白血病抑制因子(leukemia inhibitory factor,LIF)也可以促进嗅球的神经再生。

五、神经递质

脑内的神经递质不仅可介导神经元之间、神经元与效应器之间的信息传递,而且可作为细胞外因子参与神经干细胞增殖、分化及神经系统发育的调节。

1.5-羟色胺

5-羟色胺影响神经干细胞增殖、分化。增加 5-羟色胺的浓度可增加大鼠齿状回颗粒细胞下区的细胞增殖,而通过抑制 5-羟色胺合成或降低 5-羟色胺的浓度可降低海马齿状回和侧脑室室管膜下区新生细胞的数量。5-羟色胺受体在神经干细胞和新生大鼠皮质少突胶质细胞上有功能性表达,且当少突胶质细胞分化时其表达水平上调。

2.γ-氨基丁酸

γ-氨基丁酸(GABA)是脑发育过程中主要的抑制性神经递质。激活 $GABA_A$ 受体可能导致神经干细胞 Ca^{2+} 内流的增加,特异性受体拮抗剂可逆转此效应。$GABA_A$ 受体激动剂 muscimol 可通过去极化机制负性调节神经元前体细胞 DNA 的合成,而其拮抗剂可增加 DNA 的合成,提示 $GABA_A$ 受体的激活可调控新皮质神经元前体细胞的细胞周期。内源性 γ-氨基丁酸在新皮质发育和调节神经元前体细胞增殖方面起着重要作用。另外 γ-氨基丁酸可间接激活丝裂原活化蛋白激酶(mitogen-activated protein kinase,MAPK)信号通路而促进体外未成熟小脑颗粒细胞的增殖。

3.乙酰胆碱

乙酰胆碱(ACh)可通过 M 受体激活丝裂原活化蛋白激酶信号通路,激活细胞外信号调节激酶 1/2(extracellular signal-regulated kinase1/2,ERK1/2)和磷脂酰肌醇-3 羟激酶(phosphoinositide 3-hydroxy kinase,PI3K),从而促进神经干细胞的增殖。

另外,一氧化氮(nitric oxide,NO)作为中枢神经系统的神经递质,广泛参与神经系统细胞的存活、分化及可塑性的调节。脑发育过程中有高浓度的谷氨酸表达。脑缺血损伤后局部也存在高浓度的谷氨酸。谷氨酸可通过离子型受体和代谢型受体发挥调节神经干细胞存活、增殖、分化。

六、激素

激素在维持脑内细胞增殖中起到重要作用。肾上腺糖皮质激素抑制齿状回细胞的分裂增殖。切除肾上腺可使齿状回细胞增殖增加,而使用皮质激素替代后,其促增殖作用消失。肾上腺糖皮质激素可激活泛素-蛋白酶体,通过水解Cyclin D1 使进入细胞周期的神经干细胞减少,抑制体外培养的大鼠胚胎神经干细胞的增殖。在雌性动物的动情期,海马齿状回、侧脑室的室管膜下区和吻侧迁移流的增殖细胞增加,卵巢切除后这种增殖效应消失,证明雌激素发挥了促进神经干细胞增殖的作用。在小鼠怀孕期间,侧脑室的室管膜下区和嗅球的神经发生均被增强,认为催乳素促进了神经干细胞的增殖。

小　　结

哺乳动物的神经系统是一个高度复杂的系统,但其胚胎起源只是一个简单的管状外胚层结构(神经管)和位于其背外侧的神经嵴。神经管衍变为整个中枢神经系统(脑和脊髓),而神经嵴则分化为周围神经系统的神经节细胞等。神经系统发育的过程主要包括神经干细胞的诱导和增殖、神经元及神经胶质的分化、细胞迁移、突触联系的建立及修剪,以及已建立联系的神经功能的发育等。对神经系统发育的研究不仅可以使我们清楚地认识大脑,为大脑功能的开发提供不可缺少的基础资料,而且可以使我们了解中枢神经系统先天性畸形及脑疾病的发生基础,为保护脑、进行脑疾病预防及临床治疗提供必要的基础知识。

早期胚胎的原始外胚层发育分化为神经外胚层。神经系统的主要结构来源于神经胚的神经管、神经嵴。神经管形成后,其柱状上皮变为假复层上皮,此时称为神经上皮。其中多潜能性、可维持自我更新的神经祖细胞发生快速分裂增殖,细胞数量得以迅速扩增。在神经管中的神经干细胞扩增到一定数量后,一部分神经干细胞在外界信号的作用下分化为各种不同类型的神经细胞,包括神经元、星形胶质细胞、少突胶质细胞。在神经系统层状结构的发育过程中,神经细胞沿着神经胶质细胞伸出的、呈辐射状排列的突起迁移。

神经突起的发育包括轴突和树突的发育。神经突起从细胞体向外生长的位点是由该细胞本身固有的因子决定的。发育环境中某些信号分子可以通过吸引、排斥作用引导轴突生长,寻找其靶细胞,并建立有功能的突触联系。

胚胎期的神经干细胞广泛存在于各个脑区,成年个体脑内的神经干细胞主要存在于侧脑室的室管膜下区和海马齿状回颗粒细胞下区。

Notch 信号、Wnt 信号、转录因子、细胞外基质、神经胶质细胞、各种生长因子、神经递质、激素等细胞内因素和细胞外因素相互作用,调节神经系统的发育。

(田英芳　刘朝晖)

复 习 题

1. 简述神经管和神经嵴的形成和发育过程。
2. 简述神经管壁的组织发生过程。
3. 简述脑泡的发育和各部分脑的起源。
4. 简述周围神经的起源。
5. 简述神经系统发育过程中脑的形态发生过程。
6. 简述神经元和神经胶质细胞的发育。
7. 简述神经干细胞的特点。
8. 成年动物脑内是否存在神经干细胞? 有何生理和病理学意义?

参 考 文 献

[1] 李云庆.神经解剖学[M].西安:第四军医大学出版社,2006.

[2] 钱亦华,林奇.人体解剖学图谱[M].西安:西安交通大学出版社,2013.

[3] 朱长庚.神经解剖学[M].北京:人民卫生出版社,2002.

[4] 尼克尔斯,马丁,华莱士,等.神经生物学:从神经元到脑[M].杨雄里,谭德培,叶冰,等,译.北京:科学出版社,2003.

[5] 许绍芬.神经生物学[M].2 版.上海:复旦大学出版社,2008.

[6] 关新民.医学神经生物学[M].北京:人民卫生出版社,2002.

[7] 徐慧君.神经生物学[M].苏州:苏州大学出版社,2004.

[8] SANES D H,REH T A, HARRIS W A.神经系统发育[M].3 版.北京:科学出版社,2012.

[9] 蔡文琴,李海标.发育神经生物学[M].北京:科学出版社,1999.

[10] 刘勇,刘建新.脑的神经再生[J].西安交通大学学报(医学版),2010,31(2):131 - 137,142.

[11] GAGE F H. Neurogenises in the adult brain[J]. J Neurosci,2002,22(3):612 - 613.

第七章

神经内分泌免疫网络

神经系统是机体内最复杂的控制和调节系统。对于机体而言,神经系统不仅完成对肌肉活动的控制,还发挥重要的调节作用。感受器感知和接收体内环境、外环境变化信息,通过周围神经传递至中枢神经系统不同部位(神经传入),信息经过处理后,再经过周围神经控制和调节各系统、器官活动(神经传出),从而达到调节机体活动和维持机体内环境、外环境稳定的效果。内分泌系统(endocrine system)同样是机体重要的调节系统,与神经系统相辅相成,在调节生长发育、代谢及维持内环境的稳定方面发挥重要作用。免疫系统(immune system)属于机体的防御系统,在抵抗外来侵袭,维护体内环境稳定方面发挥重要作用。从功能上来讲,神经系统、内分泌系统、免疫系统有许多相似之处。比如,三个系统都可以精确地感知和接收来自内环境、外环境变化的信息,通过传递、扩大、储存等处理,最终针对变化的信息做出调整性的应答。神经系统、内分泌系统和免疫系统之间相互调节、相互影响,共同维护机体内外环境的平衡和稳定。

第一节 神经内分泌免疫调节的结构基础

神经系统通过下丘脑-垂体-靶腺轴完成对内分泌系统的调节;内分泌系统与免疫系统活性物质(激素、细胞因子)又反馈作用于下丘脑,完成对神经系统的调节。

一、下丘脑

神经系统是人体内起主导作用的功能调节系统。其中,丘脑下部(下丘脑,hypothalamus)是中枢神经系统中维持机体内环境平衡的最重要的部位。它参与调节机体各种内脏活动、能量代谢、水电解质平衡、生长发育、应激反应、醒睡周期、体温及生殖功能等。

下丘脑在脑内占据位置小,重量仅为全脑重量的 0.3%,但其结构复杂,有丰富的核团和神经内分泌细胞,并且与脑干、基底节、丘脑、边缘系统及大脑皮质之间均有广泛而复杂的纤维联系。因此,它既是神经中枢,又是内分泌器官。

下丘脑神经核团边界并不是十分明显。从冠状切面观察,可以人为地将下丘脑分成自前向后的四个区域,分别为视前区、视上区、结节区和乳头体区。从矢状面观察,以穹窿柱为界,可以将其分为室周区、内侧区、外侧区,也有人将室周区归于内侧区。下丘脑各个分区内均有特定的核团,执行不同的功能(表7-1)。

表7-1　下丘脑四个分区中主要核团及功能

	视前区	视上区	结节区	乳头体区
核团	视前内侧核	视上核	下丘脑腹内侧核	下丘脑后核
	视前外侧核	室旁核	下丘脑背内侧核	乳头体核
		视交叉上核	漏斗核	
功能	体温调节	水和糖的代谢	脂肪代谢、生长发育	体温调节

(一)视前区

视前区位于第三脑室两旁、终板的后方。较为明确的核团有视前室周核(preoptic periventricular nucleus)、视前内侧核(medial preoptic nucleus)、视前外侧核(lateral preoptic nucleus)。

(二)视上区

视上区位于视交叉的上方,含有较多而且重要的核团。其中,大的核团有视上核和室旁核。

视上核(supraoptic nucleus)是下丘脑较明显的核团之一,细胞密集,而且以大细胞为主。这些大细胞神经元主要分泌加压素(vasopressin)和催产素(oxytocin,OXT)。大细胞神经元的轴突在垂体漏斗处集合,形成视上垂体束,下行至垂体后叶,终止于垂体毛细血管旁。

室旁核(paraventricular nucleus)是另一个明显的核团,位于下丘脑内侧区靠近室周区,呈长楔形,分为大细胞部和小细胞部。其中,大细胞部同视上核大细胞神经内分泌细胞,分泌加压素和催产素,而小细胞神经内分泌细胞则主要合成促肾上腺皮质激素释放激素(corticotropin releasing hormone,CRH)或促甲状腺素释放激素(thyrotropin releasing hormone,TRH)。此外,在视交叉上方有一群小圆形核团,称为视交叉上核,参与对昼夜节律的调节。

(三)结节区

结节区包括下丘脑腹内侧核、背内侧核及漏斗核等。下丘脑腹内侧核

(ventromedial nucleus)是位于乳头体之前、视上核之后的卵圆形灰质块，与性功能有关。下丘脑背内侧核（dorsomedial nucleus）居于腹内侧核之上、第三脑室的两旁及室旁核的腹侧，与脂肪代谢有关，也参与情感活动。漏斗核（infundibular nucleus）位于结节区的室周区、第三脑室的腹侧、垂体柄的后上方，细胞小且密集，可合成促生长激素释放激素（growth hormone‐releasing hormone，GRH）和 β‐内啡肽（β‐endorphin）。除此之外，尚有结节核。

正中隆起（median eminence）位于下丘脑内侧基底部，主要由神经纤维和丰富的血管组成，在构造上可分为内层和外层。内层位于背侧，内层神经纤维投射至垂体后叶，形成下丘脑垂体束，神经纤维以释放神经垂体激素催产素和加压素的肽能纤维为主；外层位于腹侧，神经纤维来源复杂，包括室旁核小细胞的肽能神经元、室周核神经元、弓状核及腹内侧核神经元等的轴突纤维。下丘脑神经内分泌激素可经正中隆起外层的神经纤维释放入垂体门静脉血后流向腺垂体。因此，正中隆起是中枢神经系统与内分泌系统信息交流的重要驿站。

（四）乳头体区

乳头体区包括下丘脑后核（posterior hypothalamic nucleus）和乳头体核（mamillary nucleus）。下丘脑后核位于第三脑室旁，与产热保温有关。

二、垂体

垂体（pituitary 或 hypophysis）位于蝶鞍内，下丘脑腹侧下方，借助漏斗柄与下丘脑相连，属于神经内分泌器官（图 7-1）。垂体由前叶（anterior lobe）和后叶（posterior lobe）组成。前叶最大，约占垂体总体积的 3/4；后叶是下丘脑的直接延续。也有人将垂体分为三叶，即前叶、中间叶和后叶，但中间叶极不发达，仅有少量细胞。

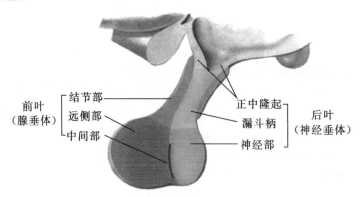

图 7-1　垂体结构及分区

(一)垂体前叶

垂体前叶又称为腺垂体(adenohypophysis),可进一步分为远侧部、结节部和中间部。垂体前叶的主要细胞组成为嗜酸性细胞、嗜碱性细胞和嫌色性细胞。嗜酸性细胞主要合成分泌糖蛋白类激素,包括生长激素(somatotropin 或 growth hormone,GH)和催乳素(prolactin);嗜碱性细胞主要分泌促甲状腺素(thyrotropin 或 thyroid stimulating hormone,TSH)、促性腺素(gonadotropin)和促肾上腺皮质激素(adrenocorticotropic hormone,ACTH);嫌色性细胞不分泌激素,但是细胞内同样有分泌颗粒,因此被认为由嗜酸性细胞或嗜碱性细胞脱颗粒而成,或者属于尚未分化的垂体干细胞,有可能成为嗜酸性细胞或嗜碱性细胞。

(二)垂体后叶

垂体后叶又称为神经垂体(neurohypophysis),可进一步分为神经部、正中隆起和漏斗柄三部分。神经垂体并非真正的器官,而是下丘脑神经内分泌神经元的无髓鞘轴索组成的垂体柄的延伸,由下丘脑视上核和室旁核分泌的催产素和加压素经垂体柄运送到该处储存。垂体后叶除了含有下丘脑神经元约 10 万根轴索外,还有胶质细胞和垂体后叶细胞,并且富含毛细血管。

(三)下丘脑-垂体门静脉系统

垂体的血液供应主要来自垂体上动脉(superior hypophysial artery)和垂体下动脉(inferior hypophysial artery)。

垂体上动脉来自基底动脉环,在下丘脑正中隆起和漏斗柄处形成丰富的第一级毛细血管。毛细血管汇合形成门静脉,沿着垂体柄下行进入腺垂体,在腺垂体的腺细胞之间形成丰富的血窦,即第二级毛细血管。下丘脑正中隆起处的第一级毛细血管为有窗内皮,通透性强,且不构成血脑屏障。下丘脑释放的调节多肽可通过上述两级毛细血管丛及门静脉运至腺垂体细胞,引起腺垂体有关激素分泌,从而实现丘脑下部对腺垂体的调节。垂体下动脉来自颈内动脉,进入神经垂体,也分成毛细血管丛。下丘脑的神经分泌物通过神经纤维轴浆流动而至神经垂体细胞。

在下丘脑-垂体门静脉系统内,下丘脑各种激素的浓度均高于外周血,即使是少量释放的激素在门静脉系统也不会被稀释,从而保证了下丘脑对垂体调节的准确性和灵敏性(图 7 - 2)。

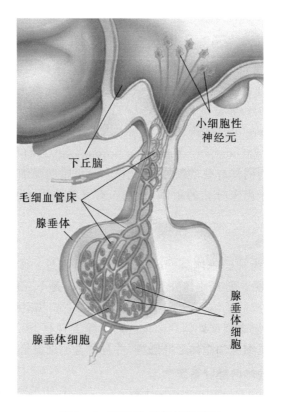

图 7 - 2　下丘脑-垂体门脉系统

三、松果体

松果体(pineal body)是一个重要的神经内分泌器官,参与对机体生殖功能、内分泌功能、免疫功能、昼夜节律及体温的调节。松果体位于间脑背上方的上丘脑部、第三脑室顶,为一红褐色的豆状小体,重 120~150 mg。

松果体的细胞以松果体细胞为主,此外有少量的星形胶质细胞和一些间质细胞。松果体细胞为圆形或不规则形,有长短不一的突起,突起末端膨大,常止于血管周围;细胞核大,着色浅,核仁明显;细胞质呈弱嗜碱性,内含粗面内质网、高尔基体、小圆形分泌颗粒[颗粒内含有褪黑激素(melatonin)],另外还有较丰富的线粒体、游离核糖体和脂滴;细胞膜常与神经末梢形成突触联系。星形胶质细胞位于松果体细胞之间,胞体小,形态不规则,细胞突起末端附着在松果体细胞或伸到血管周围间隙。

松果体的血液供应极为丰富,主要来自于邻近的脉络丛血管。松果体的毛细血管床没有血脑屏障的结构特点,因此属于血脑屏障外的脑区。外周血的成分及理化性质的变化极易影响松果体的功能状态。

因为松果体位置表浅,而且低等脊椎动物的松果体细胞具有感光功能,所以松果体也被称为"第三只眼"。高等动物的松果体内已无感光细胞,不能直接感受光刺激,但是松果体细胞的活动仍然与光照有十分密切的联系。松果体细胞可交替性地分泌褪黑激素和 5-羟色胺,并呈现明显的昼夜节律性,白昼分泌5-羟色胺,黑夜分泌褪黑激素。目前对人松果体的功能尚不十分了解。一般认为,人的松果体能合成、分泌多种生物胶和肽类物质,功能主要是调节神经分泌和生殖系统功能,而这种调节功能具有很强的生物节律性,并与光线强度有关。

四、神经内分泌细胞

神经内分泌细胞(neuroendocrine cell)是一类特化了的神经细胞。它接受神经递质或神经激素类物质的调节,能够合成并分泌激素类物质进入血液循环。神经内分泌细胞胞体含丰富的粗面内质网、高尔基体及大量的分泌颗粒。这些神经分泌颗粒沿轴索快速运输,然后以胞吐形式释放,所释放的物质进入有窗孔毛细血管的血管周隙,而不进入突触间隙。

神经内分泌细胞仍保留着神经细胞的结构和功能特征,同时具有内分泌细胞的特点。从结构上看,神经内分泌细胞也由胞体和突起(树突和轴突)组成,胞内有尼氏体(神经元特征)和神经分泌颗粒(内分泌细胞特征);细胞的传入端与其他神经细胞有突触联系,传出端往往与血管紧密接触,形成神经血管器官。从功能上看,神经内分泌细胞与一般神经细胞相似,也能兴奋和传播动作电位,并对某些神经递质发生反应,其分泌的活性物质进入血液循环,以经典的激素作用方式影响远端的器官。

目前所知的神经内分泌细胞均属于肽能神经元,主要存在于下丘脑。下丘脑神经内分泌细胞所分泌的肽类物质不仅存在于轴突及胞体中,而且存在于树突中。有证据表明,血管加压素和催产素的释放并非仅限于血管周围的轴突终末,也存在于许多部位的轴突、树突和胞体中。

下丘脑神经内分泌细胞按形态不同可分为大细胞神经内分泌细胞和小细胞神经内分泌细胞两类。

(一)大细胞神经内分泌细胞

大细胞神经内分泌细胞位于视上核和室旁核。视上核内的细胞密集,主要集中在视上核背外侧部的中央;细胞核大、偏位,核仁清楚,细胞质有尼氏体和内分泌颗粒。视上核大细胞神经内分泌细胞主要合成血管加压素和催产素,而且前者多后者少;神经元发出的纤维走向漏斗,集合成视上垂体束下行至神经垂体。室旁核的细胞有大细胞和小细胞,其大细胞神经内分泌细胞与视上核相似,主要是血管加压素神经元和催产素神经元,催产素神经元相对较少。室旁核大细胞的轴突组成室旁垂体束,下行至神经垂体;血管加压素神经元的轴突还止于漏斗部垂体门静脉系统的一级毛细血管附近。

大细胞神经内分泌细胞分泌颗粒直径为 50～200 nm,催产素和血管加压素储存在不同轴突的致密核心囊泡内。这些致密核心囊泡被释放入毛细血管周围间隙中。血管加压素神经元是渗透压敏感神经元,接受来自正中视前核及穹窿下器的渗透压感觉传入,以及来自脑干去甲肾上腺素能神经元的心血管传入。它们可以被谷氨酸(glutamic acid)、乙酰胆碱(acetylcholine)、血管紧张素 II(angiotensin II)及 α_2 肾上腺素能传入所兴奋,而被 γ-氨基丁酸所抑制。除血管加压素外,大细胞神经内分泌细胞还分泌少量的其他肽类物质,如强啡肽、甘丙肽、胆囊收缩素及促甲状腺素释放激素。

(二)小细胞神经内分泌细胞

小细胞神经内分泌细胞主要位于下丘脑内侧区,特别是室旁核小细胞部、内侧弓状核及室周核内。小细胞神经内分泌细胞所含的分泌颗粒直径为 80～100 nm。神经元轴突在漏斗处集聚成结节漏斗束,终止在垂体门静脉的血管袢上,其分泌的神经肽,包括垂体前叶释放因子或抑制因子,经结节漏斗束流入垂体上毛细血管丛,经垂体门静脉进入腺垂体细胞间的血窦中,调节腺垂体激素的合成和释放。

腺垂体未见大的神经支配,有关小细胞神经内分泌细胞的传入控制不详。由于腺垂体所有激素分泌均有昼夜节律变化,提示视交叉上核有纤维投射至小细胞神经内分泌细胞。另外,来自边缘系的传入可能介导紧张效应,而来自脑干的 5-羟色胺及去甲肾上腺素也影响腺垂体大多数激素的释放。

(三)呼吸道神经内分泌细胞

除了下丘脑之外,呼吸道上皮也存在神经内分泌细胞。呼吸道神经内分泌细胞最早由 F. Feyrter 在 1938 年提出,是存在于呼吸道上皮中的一种嗜铬细胞。呼吸道神经内分泌细胞起源于内胚层的未分化前体,在哺乳动物胚胎期假性腺囊阶段早期即已开始分化为小颗粒细胞,出现在呼吸道上皮,呈簇状分布,形成神经上皮小体(neuroepithelial body)并开始有神经分布。

簇状分布的神经上皮小体仅分布于肺内支气管上皮,且有丰富的神经支配。除此之外,呼吸道上皮内存在另一类神经内分泌细胞,单个散在于喉、气管、支气管上皮直至肺泡交界处,称为孤立的神经内分泌细胞。呼吸道神经内分泌细胞具有摄取胺前体,然后经过脱羧产生肽类或活性胺的能力,细胞内含神经内分泌颗粒;细胞分布在丰富的有孔毛细血管网上,其分泌产物可以直接释放入血液循环(内分泌作用)或以旁分泌的方式影响邻近细胞。这些神经内分泌细胞对缺氧敏感,在缺氧时分泌多肽及胺类递质,如神经元特异性烯醇化酶(neuron-specific enolase,NSE)、神经细胞黏附分子(neural cell adhesion molecule,NCAM)、S-100蛋白、酸性脱羧酶、韩蛙皮素肽、5-羟色胺、降钙素基因相关肽、甘丙素、神经紧张肽、神经肽Y、阿片样物质、内皮素及P物质等。

(四)神经内分泌细胞分泌功能的反馈调节

神经内分泌细胞产生动作电位的机制与一般的神经细胞大致相同,静息电位一般为$-80 \sim -50$ mV,动作电位为$80 \sim 110$ mV。不同的是,一般的神经细胞轴突末端只分泌单一活性产物,而神经内分泌细胞轴突末端可分泌一种以上的活性化合物。

神经内分泌细胞分泌的神经激素和内分泌器官释放的激素一样具有反馈调节作用。下丘脑激素分泌的反馈调节层次多,既有全身靶器官分泌激素的长反馈调节,又受到腺垂体分泌的促激素的短反馈调节,还受到下丘脑自身分泌神经激素的超短反馈调节(图7-3)。此外,神经分泌还受到脑内其他神经元的突触传入控制,也受到周围星形胶质细胞的调控。

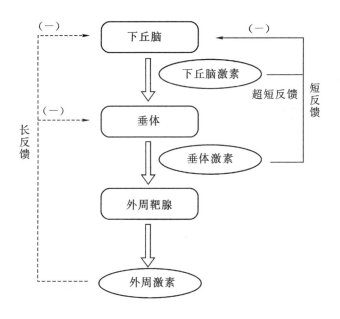

图7-3　下丘脑激素分泌的反馈调节

附：神经内分泌细胞英文解释

Neuroendocrine cells are cells that receive neuronal input(neurotransmitters released by nerve cells or neurosecretory cells)and, as a consequence of this input, release message molecules(hormones) to the blood.

第二节　神经系统与内分泌系统相互调节

神经系统和内分泌系统几乎调控着机体全部的代谢活动和内环境的稳定。两大系统在功能上有非常多的相似之处，都能通过化学物质激发或抑制靶细胞的活动，从而发挥特定的生理功能。

20世纪20年代，神经内分泌学之父G. Harris就已经发现了哺乳动物下丘脑的内分泌功能——其分泌物质可通过垂体门静脉系统调控垂体前叶功能。此后，人们陆续发现了下丘脑调节内分泌系统功能的各种因子。1977年，R. Guillemin和A. W. Schally也因为对脑产生的肽类激素的研究而获得诺贝尔生理学或医学奖。

在此之后，关于神经系统和内分泌系统相互作用的研究不断展开，逐渐形成了神经内分泌、神经内分泌系统、神经内分泌学等新的概念。其中，神经内分泌指特化的神经元可以产生和分泌激素，对内分泌器官和全身发挥作用；上述整个系统被称为神经内分泌系统；而神经内分泌学(neuro endocrinology)指神经科学和内分泌学之间的边缘学科，主要研究神经系统和内分泌系统之间的相互作用——神经系统对内分泌系统的功能有调节作用，内分泌系统的活性物质也通过反馈的形式影响着神经系统的功能。

一、神经系统对内分泌系统的调节作用

内分泌器官功能直接受到神经系统的调节，甲状腺、肾上腺及性腺都有直接的神经纤维支配。神经纤维传入冲动可以通过影响血流来改变内分泌腺体的功能。增加血流可增加单位时间促激素类物质的作用，更快地带走已分泌的激素，以减轻其对类固醇激素合成的负反馈作用。神经内分泌细胞的静息膜电位也受到神经支配的调节。

神经系统对内分泌系统的调节作用主要是通过神经系统(主要是下丘脑)合成和释放具有激素活性的化学物质(神经激素)，借由下丘脑-垂体-靶腺轴来完成对内分泌系统的调节。下丘脑的激素，通过垂体门静脉系统血循环传递到达垂体前叶，通过下丘脑垂体束神经途径传递至垂体后叶，调控垂体功能。

(一)下丘脑分泌的神经激素

下丘脑可以合成分泌多种促进或抑制垂体激素分泌的激素(表7-2),包括促肾上腺皮质激素释放激素、生长激素释放激素、促性腺素释放激素、促甲状腺素释放激素、生长抑素、催乳素释放因子、催乳素释放抑制因子,以及黑素细胞释放激素、β-趋脂素、β-内啡肽等。

表7-2　下丘脑释放的神经激素及相应的垂体激素

神经激素	相应的垂体激素				
下丘脑激素	促肾上腺皮质素释放激素	生长激素释放激素/生长抑素	促性腺素释放激素	促甲状腺素释放激素	催乳素释放因子/催乳素释放抑制因子
垂体前叶激素	促肾上腺皮质素、β-内啡肽	生长激素	黄体生成素、卵泡刺激素	促甲状腺素	催乳素

1.促肾上腺皮质激素释放激素

促肾上腺皮质激素释放激素(corticotropin releasing hormone,CRH)也被称为促肾上腺皮质激素释放因子(corticotropin releasing factor,CRF)。合成和分泌促肾上腺皮质激素释放激素的神经元主要位于下丘脑室旁核的小细胞部,其分泌、释放受到生物节律和应激刺激的调节,因此呈脉冲式和昼夜周期节律。同时,它接受边缘系的传入及低血糖应激反应的刺激。下丘脑释放的促肾上腺皮质激素释放激素经下丘脑-垂体门静脉系统直接作用于腺垂体,调控促肾上腺皮质激素及β-内啡肽的释放。

2.生长激素释放激素及生长抑素

生长激素释放激素(growth hormone releasing hormone,GHRH)主要由位于弓状核的神经元产生。弓状核的小细胞神经内分泌细胞接受来自位于腹内侧核中的葡萄糖感受器的传入信息,以及来自海马、杏仁核、隔核的传入信息。神经纤维经室周区到正中隆起的神经血管区。下丘脑脉冲式释放生长激素释放激素,与垂体前叶的生长激素细胞上的受体结合,通过增加细胞内的环腺苷酸和Ca^{2+}刺激生长激素的脉冲式分泌。中枢神经产生的多巴胺对生长激素释放激素的分泌也可能具有刺激效应。因此,人紧张时会有生长激素的分泌。

分泌生长抑素(somatostatin)的神经元主要分布于室周核和弓状核。生长抑素的作用非常广泛,既能够抑制腺垂体对生长激素的基础分泌,又能够抑制因运动、进餐、应激、低血糖等所引起的反应性分泌。生长抑素的抑制作用特异性不高,对垂体前叶分泌的其他激素也有不同程度的抑制作用。多巴胺能促进垂体释放生长激素,这可能与生长抑素能神经末梢上有抑制其分泌多巴胺受体的存在有关。与生长激素释放激素相反,生长抑素通过减少细胞内的环腺苷酸和 Ca^{2+} 发挥作用。在大脑皮质、纹状体、杏仁核、海马、脊髓等部位,以及胃肠道、胰岛、肾、甲状腺与甲状旁腺等组织处都存在生长抑素。

3. 促性腺素释放激素

合成分泌促性腺素释放激素(gonadotropin releasing hormone,GnRH)的神经元主要位于室周核和弓状核。部分释放促性腺素释放激素的神经元位于室周视前区,它们发出的纤维投射至正中隆起。促性腺素释放激素主要调节垂体前叶分泌黄体生成素(luteinizing hormone,LH)和卵泡刺激素(follicle - stimulating hormone,FSH),也可刺激睾丸而使睾酮生成及精子生成,治疗不育症。促性腺素释放激素呈现脉冲式释放,因此血中黄体生成素和卵泡刺激素的浓度也呈现相应的波动。促性腺素释放激素受中枢单胺类神经递质、γ-氨基丁酸的影响,也受促肾上腺皮质激素释放激素及内源性阿片肽的影响。

4. 促甲状腺素释放激素

分泌促甲状腺素释放激素(thyrotropin releasing hormone,TRH)的神经元广泛分布于室周核、腹内侧核及背内侧核。分泌的促甲状腺素释放激素作用于腺垂体,促进促甲状腺素及催乳素(prolactin,PRL)的释放。促甲状腺素释放激素的释放受下丘脑前部感受温度的影响及甲状腺素的反馈影响。有关神经递质控制促甲状腺素释放激素释放的说法不一。

5. 催乳素释放因子及催乳素释放抑制因子

下丘脑对腺垂体分泌催乳素有促进和抑制两种作用,平时以抑制为主。催乳素释放抑制因子(prolactin release - inhibiting factor,PRIF)是一种多巴胺,主要由外侧结节核产生,而产生催乳素释放因子(prolactin releasing factor,PRF)的位置是下丘脑前区。另外,促甲状腺素亦能促进催乳素释放,腺垂体多巴胺浓度下降时催乳素分泌也会增加。

6. 促黑素细胞激素释放因子及促黑素细胞激素释放抑制因子

下丘脑有促使黑素细胞激素释放和抑制其释放的两种功能,平时以促黑素细胞激素释放因子(melanocyte - stimulating hormone releasing factor,MRF)的作用为主。

7. β-内啡肽

下丘脑弓状核中含促肾上腺皮质激素、β-趋脂素、β-内啡肽前体(前阿黑皮素)。β-趋脂素可能是类阿片肽的前激素。β-内啡肽神经元的轴突沿脑室壁至视上核、室旁核、室周核及视交叉上核,还有些纤维到达丘脑。在应激状态下,垂体前叶可同时释放促肾上腺皮质激素、β-趋脂素、β-内啡肽。

(二)下丘脑-垂体-靶腺轴

下丘脑和垂体无论是在结构上还是在功能上都存在非常紧密的联系,共同构成下丘脑-垂体功能单位(hypothalamus - hypophysis unit)。下丘脑神经内分泌细胞接受中枢神经系统其他部位传来的信息,通过垂体作用转化为体液调节的信息,共同调节机体内外环境的稳定。

1.下丘脑-垂体-肾上腺轴

下丘脑-垂体-肾上腺轴(hypothalamic - pituitary - adrenal axis,HPA)由下丘脑室旁核、垂体前叶、肾上腺皮质三个结构组成(图7-4)。室旁核的小细胞神经内分泌细胞产生促肾上腺皮质激素释放激素,通过门静脉系统刺激垂体前叶释放促肾上腺皮质激素,进而作用于肾上腺皮质,合成并释放糖皮质激素(主要为皮质醇)。糖皮质激素又可以反馈作用于下丘脑和垂体,抑制促肾上腺皮质

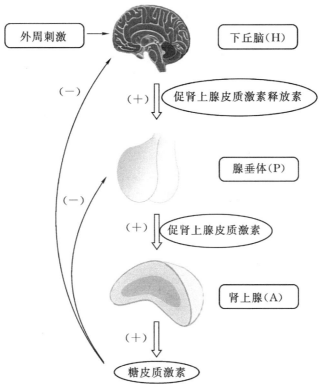

图7-4　下丘脑-垂体-肾上腺轴

激素释放激素和促肾上腺皮质激素的合成与分泌,即形成反馈调节环路。下丘脑-垂体-肾上腺轴是神经内分泌系统的重要部分,参与控制应激反应,并调节许多身体活动,包括消化功能、免疫功能,以及情绪、心情、性行为等。

2. 下丘脑-垂体-甲状腺轴

下丘脑-垂体-甲状腺轴(hypothalamic - pituitary - thyroid axis)由下丘脑室周核、腹内侧核、背内侧核、垂体前叶及甲状腺组成(图 7-5)。下丘脑神经内分泌细胞受到中枢神经系统高级部位的影响,分泌促甲状腺素释放激素,随垂体门静脉系统进入腺垂体,促进促甲状腺素的合成与释放;促甲状腺素随血液循环到达甲状腺,与腺泡细胞膜上相应的受体结合,进而促进甲状腺素的合成与释放。促甲状腺素首先促进甲状腺球蛋白水解,释放 T_4、T_3,随后增强碘泵活动,促进腺泡上皮聚碘,以及加强碘的活化、酪氨酸的碘化、激素的合成等过程。下丘脑除了分泌产生促甲状腺素释放激素促进促甲状腺素的合成释放以外,其分泌的生长抑素可抑制促甲状腺素分泌细胞对促甲状腺素释放激素的反应,即下丘脑对垂体分泌促甲状腺素可产生抑制性调节作用。

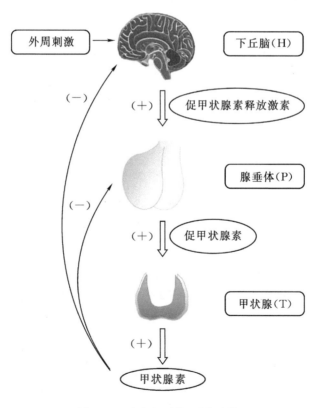

图 7-5　下丘脑-垂体-甲状腺轴

当外周血中 T_4、T_3 的浓度高时,可反馈性调节垂体促甲状腺素的合成与释放,一方面通过与腺垂体合成促甲状腺素的细胞核特异性受体结合,产生抑制性蛋白,使促甲状腺素的合成与释放减少,另一方面也可通过降低腺垂体促甲状腺素分泌细胞对促甲状腺素释放激素的反应抑制促甲状腺素的产生,即产生负反馈调节作用;当外周血 T_4、T_3 的浓度过低时,其对垂体的负反馈抑制减弱,促甲状腺素的分泌增多,甲状腺素的释放增加,血中 T_4、T_3 水平上升,从而维持血中 T_4、T_3 的浓度在正常范围内。T_4、T_3 是否同样通过负反馈作用抑制下丘脑促甲状腺素释放激素的释放,目前尚无定论。

3. 下丘脑-垂体-性腺轴

下丘脑-垂体-性腺轴(hypothalamic - pituitary - gonadal axis,HPG)是由下丘脑室周核、垂体前叶及性腺组成(图 7-6)。下丘脑室周核神经内分泌细胞受神经系统高级中枢的调控,产生促性腺素释放激素,经垂体门静脉系统到达垂体前叶,刺激产生促卵泡激素和促黄体生成素,卵泡刺激素和黄体生成素随血液循环

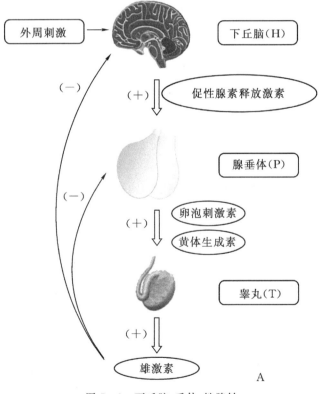

图 7-6 下丘脑-垂体-性腺轴

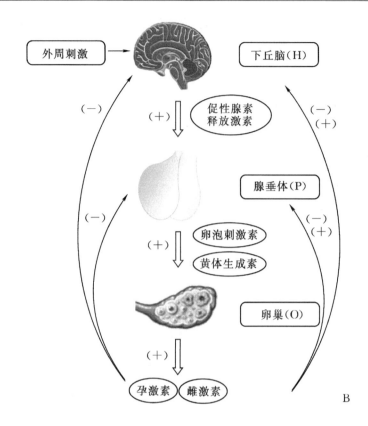

A. 男性；B. 女性。

图 7-6(续)　下丘脑-垂体-性腺轴

到达性腺,刺激女性卵巢合成释放雌激素(estrogen,E)、孕激素(progestogens,
P)或刺激男性睾丸产生睾酮(testosterone,T)。男性进入青春期后,下丘脑促
性腺素释放激素呈现每2小时一次的脉冲式分泌,在夜间尤著,促使垂体黄体
生成素及卵泡刺激素释放增多,黄体生成素与睾丸间质细胞膜上的受体结合促
进睾酮的合成、分泌,卵泡刺激素则在黄体生成素诱导分泌的睾酮参与下促进精
子的生成。女性青春期前,卵巢雌激素的分泌主要受其自身对垂体黄体生成素、
卵泡刺激素分泌的负反馈调节而控制;进入青春期后,下丘脑促性腺素释放激素
呈现每60~90分钟一次的强脉冲式分泌,促进腺垂体大量释放黄体生成素和卵
泡刺激素,诱导卵泡细胞膜上卵泡刺激素受体及卵泡内膜、颗粒细胞膜上黄体生
成素受体增多,促进卵泡成熟和黄体形成;月经周期中,排卵前分别由卵泡内膜
细胞及颗粒细胞合成分泌雌激素和少量孕激素,排卵后则由黄体颗粒细胞及黄
体卵泡内膜细胞大量合成释放孕激素和雌激素。

下丘脑分泌促性腺素释放激素的方式有紧张性基础分泌和阵歇脉冲式释放两种。前者起自身预刺激作用；后者是刺激黄体生成素与之同步释放的关键。下丘脑促性腺素释放激素脉冲式释放是生殖内分泌信息传递的重要方式，也是保证动物生殖周期、排卵、分泌性腺类固醇激素的关键。下丘脑分泌促性腺素释放激素除了受到高级中枢的控制以外，目前有三套公认的反馈调节机制参与维持促性腺素释放激素分泌的相对恒定，即性激素作用于下丘脑引起促性腺素释放激素分泌增加或减少（正/负长反馈）、垂体激素卵泡刺激素/黄体生成素作用于下丘脑影响促性腺素释放激素分泌（短反馈）、垂体门静脉血中的促性腺素释放激素浓度的变化反过来作用于下丘脑调节其自身分泌（超短反馈）（图 7-6）。来自垂体的短反馈主要提供抑制性信号；超短反馈由促性腺素释放激素自身控制产生的速率；由性激素产生的长反馈较为复杂，尤其是女性激素的长反馈作用。

外周血高浓度的男性激素睾酮对下丘脑促性腺素释放激素的分泌及垂体黄体生成素（主要）和卵泡刺激素的分泌产生反馈性抑制作用，同时睾酮也通过抑制垂体对促性腺素释放激素的反应性而产生负反馈作用。女性激素对促性腺素释放激素、卵泡刺激素、黄体生成素分泌的反馈性调节作用与月经周期有密切关系（图 7-7）。在前次月经中的黄体萎缩后，血中雌激素、孕激素水平急剧下降，负反馈地促进下丘脑促性腺素释放激素、垂体黄体生成素、卵泡刺激素释放逐渐

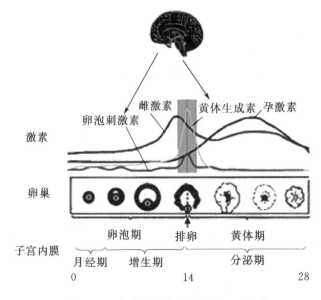

图 7-7　女性激素的周期性变化及调节

增多,刺激卵泡发育和雌激素分泌逐渐增加,子宫内膜出现增生期变化;随着卵泡发育成熟,高浓度雌激素正反馈作用于下丘脑,促进促性腺素释放激素脉冲式释放,并引起腺垂体黄体生成素、卵泡刺激素分泌高峰,诱发排卵,子宫内膜由增生期转变为分泌期;排卵后黄体生成素、卵泡刺激素迅速下降,破裂的卵泡形成黄体,在黄体生成素作用下继续分泌雌激素及大量的孕激素,于排卵后一周左右出现雌激素的第二次高峰及孕激素高峰;若未受孕,则高雌激素水平在孕激素协同下对下丘脑及垂体产生负反馈调节,促性腺素释放激素、黄体生成素、卵泡刺激素分泌减少,黄体萎缩,血中雌激素、孕激素骤降,子宫内膜脱落形成月经。

二、内分泌系统对神经系统的调节作用

下丘脑、垂体和外周内分泌腺体共同构成的下丘脑-垂体-靶腺轴,在维持内分泌腺体功能及体内激素水平稳定方面发挥非常重要的作用。

内分泌系统的活性物质激素有自己独有的作用方式。它可特异性地结合于某些特定的器官、组织和细胞上的受体,通过引发一系列酶促反应,完成对靶器官、组织和细胞生理生化功能的调节。

内分泌激素主要通过下丘脑-垂体-靶腺轴完成对神经系统功能的反馈性调节。如前所述,内分泌腺体合成分泌的大部分激素(雌激素除外)均负反馈作用于下丘脑和垂体前叶,通过改变下丘脑释放激素和垂体刺激激素的释放来维持外周激素水平的稳定。在外周激素对下丘脑和垂体的负反馈调节中,不同激素之间也可能存在相互调节和相互影响。

除上述肾上腺素、甲状腺素、性激素以外,机体内其他外周激素,如褪黑激素、瘦素、胰岛素等同样可直接或间接地作用于中枢神经系统,对神经系统功能产生调节作用。

褪黑激素不同于肾上腺素、甲状腺素、性激素,它在松果体细胞中合成,不经储存立即释放入血。褪黑激素的合成和分泌受到光照的调节,有明显的昼夜节律变化。夜间褪黑激素合成相关酶活性增强,褪黑激素前体色氨酸含量降低,褪黑激素水平高于白昼;白天光照刺激经视网膜的神经通路传递到达交感神经节后纤维,抑制去甲肾上腺素的释放,抑制褪黑激素的合成。此外,褪黑激素的分泌也与年龄及性成熟程度有关,幼年时期褪黑激素水平高,至青春期时血中褪黑激素水平明显下降,整个成年期都处于相对稳定的低水平,至 45 岁后褪黑激素的夜间分泌大大减少,提示其可能与衰老有一定关系。除此之外,褪黑激素的分泌还受到应激、食物、性激素水平的影响。

褪黑激素也被称为脑白金,主要影响机体生殖系统功能。褪黑激素通过下丘脑-垂体-性腺轴控制促性腺激素的合成和分泌,调节青春期发育、延缓未成年

动物性成熟。褪黑激素有镇静、镇痛、催眠、抗惊厥的作用；可以调节昼夜节律、调整醒睡周期（因此被认为是生理性睡眠的诱导剂）；可以刺激细胞因子的合成，提高免疫能力；可参与能量代谢；可对抗感染、清除自由基、抗衰老、抗抑郁。因此，褪黑激素已经作为药物用于疾病的治疗。

瘦素（leptin）又名肥胖荷尔蒙、瘦蛋白、抗肥胖因子、苗条素等，是蛋白质类激素，主要由白色脂肪组织产生。其他组织如乳腺上皮细胞、胎盘、胃黏膜上皮细胞中也可检测到少量瘦素。瘦素的分泌受到饮食种类和数量的调控。胰岛素可促进瘦素的分泌，瘦素负反馈调节胰岛素的合成与分泌，当瘦素水平低下时还可引起胰岛素敏感性下降。

瘦素的作用与其受体的数量和敏感性有关。瘦素受体不仅存在于丘脑、脂肪组织，还广泛存在于全身各个组织。在中枢神经系统中，瘦素主要作用于下丘脑的代谢调节中枢，发挥抑制食欲、减少能量摄取、增加能量消耗、抑制脂肪合成的作用。瘦素对代谢的调节主要通过以下几种途径完成：①抑制食欲，减少进食；②增加交感神经的活性，增加能量消耗；③抑制脂肪的合成，促进脂肪的代谢；④与胰岛素相互调节，调控糖代谢。瘦素对体重的调节是双向调节，也称为体脂的自稳系统。当人体能量摄入正平衡时，体脂增加，脂肪细胞分泌瘦素增多，瘦素作用于下丘脑瘦素受体，产生饱食反应，从而降低食欲，减少能量摄取，促进能量消耗；当人体体重降低时，脂肪细胞分泌瘦素下降，作用于下丘脑的另一受体，产生饥饿反应，增加食欲，提高摄食量，降低能量消耗。绝大多数肥胖体型人体内的瘦素水平远高于体型正常人，但其受体水平被反馈性下调，受体后信号转导受阻，产生瘦素抵抗现象。

瘦素除了参与调节体重和代谢以外，还参与刺激青春期下丘脑-垂体-性腺轴的发育成熟。动物实验表明，瘦素缺乏的动物会出现冷漠、对甜食不感兴趣等症状，额外添加瘦素可以阻止大鼠因强迫游泳而产生的抑郁症状。目前，有关瘦素的研究已成为神经科学及营养代谢领域的热点，还有很多的问题有待进一步阐明。

第三节　神经系统与免疫系统相互调节

免疫系统是机体保护自身的防御性结构，主要由淋巴器官、其他器官内的淋巴组织和全身各处的淋巴细胞、抗原呈递细胞等组成。免疫系统在功能上与神经系统和内分泌系统有许多相似之处，彼此之间也存在相互的调节作用。当机体神经系统功能紊乱时，免疫系统的功能随即紊乱，进而出现各种顽固性疾病。

一、神经系统对免疫系统的调节

(一)中枢神经系统对免疫系统的调节

早期关于中枢神经系统对免疫功能调节作用的认识主要来自动物实验。通过在模型动物局部脑区实施损毁或进行电刺激的方法,证明大脑不同区域对免疫系统功能调节有分区管理的特点(表7-3)。左侧大脑皮质、右侧大脑皮质损伤对免疫功能有不同调节作用。左侧大脑皮质的大面积损伤会导致免疫功能低下,如T细胞数目下降、自然杀伤(natural killer, NK)细胞活性上升,而右侧大脑皮质受损则T细胞功能增强,这一现象在一定程度上解释了左利者罹患自身免疫性疾病比率相对较高的原因。损毁海马和杏仁核会使脾细胞和胸腺细胞数目增加,免疫功能增强,提示海马和杏仁核对免疫系统有抑制作用。损毁尾状核则导致外周淋巴细胞的数目减少,免疫力下降。

表7-3　大脑不同区域损毁对免疫系统功能的影响

损毁区域		免疫功能变化
大脑皮质	左侧	T细胞数目下降、自然杀伤细胞活性上升
	右侧	T细胞功能增强
海马、杏仁核		脾细胞、胸腺细胞数目增加
尾状核		外周淋巴细胞数目减少
下丘脑	前部	免疫功能下降
	中部、后部	抗体水平降低,免疫功能受抑

下丘脑的损毁实验结果比较复杂。下丘脑前部损毁,体液免疫、细胞免疫功能均下降,而且部分作用由神经内分泌机制完成调节;下丘脑中部和后部损毁,研究报道不尽相同,但均显示抗体水平降低,免疫功能受抑制。损毁脑干特定部位也会引起免疫反应,通常这些部位都与下丘脑有投射联系。小脑和下丘脑也有直接的双向联系,如果损毁顶核,刀豆蛋白A(Con-A)所致的淋巴细胞增殖加强,而损毁前庭小脑,则会降低白细胞数量,抑制细胞因子的分泌和抗体的生成。上述结果均提示下丘脑在免疫调节过程中发挥着非常重要的作用。

脑区损毁实验所引起的免疫功能改变往往是一过性的,术后2~3周基本恢复正常。因为损毁很难精确控制,而且一个核团中包含许多功能不同的神经元,有许多神经纤维经行其中,所以脑损毁实验的结果通常比较难以解释,不同实验室的结果也不尽相同。

中枢神经系统对免疫功能的调节不仅与上述核团有关,而且精神-心理因素对免疫功能也有调节作用。研究精神-心理因素对免疫功能的影响的科学称为精神免疫学(psychoimmunology)。焦虑、紧张等心理应激均可以影响细胞免疫功能,导致机体抵抗力下降。当机体接受来自内、外环境强烈的刺激时会发生应激反应,神经内分泌系统乃至整个机体均会发生一系列适应性变化,交感神经系统兴奋,激素释放水平改变,免疫功能也随之发生改变。短时间应激,机体免疫功能增强,而长时间处于应激状态,则会导致免疫功能的紊乱。目前,有关精神-心理因素对免疫功能影响的研究工作还在不断深入,但由于其作用复杂,相关机制仍不完全清楚。

(二)周围神经系统对免疫系统的调节

动物的各种免疫器官和组织都接受神经系统的支配。这些神经纤维主要是交感神经纤维,也有部分副交感神经纤维,沿着血管进入免疫器官。其中,少量的神经纤维则深入实质淋巴细胞区域。

胸腺是机体最重要的免疫器官。胸腺发育受迷走神经的支配。胸腺功能受到副交感神经纤维、交感神经纤维及肽能(如 P 物质、血管活性肠肽)神经纤维的支配。脾主要由交感神经支配,切除脾交感神经,将导致抗体水平上升。骨髓的交感神经进入髓质,支配造血细胞,刺激骨髓交感神经会促进骨髓血细胞进入血循环。淋巴结也同样直接接受交感神经纤维支配,神经纤维末梢与淋巴细胞互相紧邻。

一般认为,交感神经兴奋可减弱免疫功能,而副交感神经兴奋通常有增强免疫反应的作用。手术切除支配免疫器官的交感神经,通常导致免疫反应增强。当副交感神经活动正常时,唾液、胃液、肠液、胰液与胰岛素分泌正常。当副交感神经活动减弱时,唾液、胃液、肠液、胰液与胰岛素分泌减少,会直接导致机体免疫力降低,致使罹患艾滋病、病毒性肝炎、风湿性关节炎等免疫系统疾病的风险增加,与此同时,机体代谢紊乱,出现高血糖、高血脂、高血压,以及心脑血管疾病、周围血管病、周围神经病变、微血管病的概率明显增加。

(三)神经胶质细胞参与对免疫反应的调节

神经胶质细胞具有合成和分泌多种生物活性物质的能力。当中枢神经系统损伤发生时,胶质细胞能产生许多细胞因子,如白细胞介素(interleukin,IL)、肿瘤坏死因子(tumor necrosis factor,TNF)、干扰素(interferon,IFN)、粒细胞-巨噬细胞集落刺激因子(granulocyte - macrophage colony stimulating factor,GM - CSF)。这些细胞因子与免疫系统和神经内分泌系统相互调节、相互影响。一些神经胶质细胞还能通过呈递抗原参与免疫应答。

1. 星形胶质细胞

星形胶质细胞是体积最大的神经胶质细胞,与神经元相同,均起源于外胚层神经上皮组织,由神经干细胞/前体细胞分化而来。星形胶质细胞除了参与调节神经系统发育、神经元的存活及功能的发挥以外,还参与中枢神经系统的免疫调节。星形胶质细胞是中枢神经系统主要的抗原呈递细胞。细胞膜上有特异性MHCⅡ类蛋白分子。该分子可将外来抗原呈递给 T 淋巴细胞,从而产生免疫应答反应。另外,星形胶质细胞能够分泌白细胞介素-1、白细胞介素-6、干扰素等而参与免疫反应,并诱导小胶质细胞活化、增殖,增强其吞噬功能。当损伤程度轻、范围小时,星形胶质细胞也可能发挥吞噬细胞功能。

2. 小胶质细胞

小胶质细胞的来源与星形胶质细胞、神经元不同,起源于中胚层,属单核细胞系统。当神经系统发生病变时,在星形胶质细胞分泌的白细胞介素-6、损伤后神经元释放的某些糖蛋白片段或细胞因子的刺激下,小胶质细胞迅速活化,形态和功能均发生改变。

当损伤程度较轻时,活化的星形胶质细胞和小胶质细胞主要发挥吞噬作用。当损伤程度严重时,损伤区附近活化的小胶质细胞还会通过旁分泌的方式将损伤信息传递到远处,募集更多的细胞参与免疫炎症反应。其中,循环血中的单核细胞被募集而进入损伤区域成为主要的吞噬细胞。神经损伤后小胶质细胞的功能具有双向性,可以与星形胶质细胞相互影响,既能吞噬发生凋亡的神经元、释放神经营养因子和对抗炎症的细胞因子(白细胞介素-10,由静息态的小胶质细胞产生),又可以分泌具有神经毒性分子,如肿瘤坏死因子、白细胞介素-1、谷氨酸、氧自由基(图 7-8)。

中枢神经系统很多事件均能引起小胶质细胞活化,其中革兰氏阴性菌外膜的一种成分脂多糖(lipopolysaccharide,LPS)具有明显的抗原性。它已被当作小胶质细胞的活化剂广泛用于小胶质细胞的相关研究中。脂多糖与小胶质细胞表面的 Toll 样受体 4(TLR4)结合、连同小胶质细胞表面的另一成分 CD14 组成复合物,参与中枢炎症及脱髓鞘损伤反应。也有研究证实,Toll 样受体 4 的活化有助于少突胶质细胞损伤后的再髓鞘化过程。

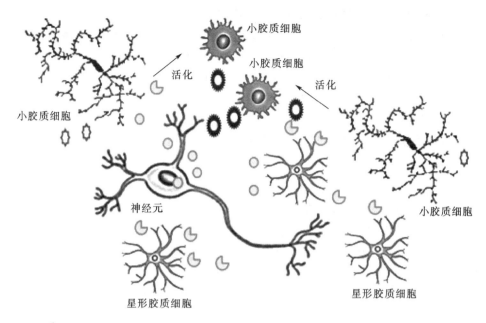

白细胞介素-1、白细胞介素-6 及干扰素

肿瘤坏死因子、白细胞介素-1、谷氨酸及氧自由基

白细胞介素-10

图 7-8　神经胶质细胞反应

(四)神经递质的免疫调节作用

脑内神经递质对神经活动、内分泌系统、免疫系统都起重要的调节作用。

1.单胺类中枢神经递质的免疫调节作用

单胺类中枢神经递质包括多巴胺、去甲肾上腺素、肾上腺素、5-羟色胺(又称为血清素)。前三者也被统称为儿茶酚胺。在整体动物研究中,动物在激动、恐惧等心理状况下,体内交感神经兴奋,儿茶酚胺释放量增加,吞噬细胞的吞噬功能降低,淋巴细胞增殖降低,抗体水平降低,免疫功能下降,因此极易感染疾病。体外实验也发现低浓度的儿茶酚胺能增强免疫反应,而高浓度则抑制免疫反应。

5-羟色胺是另一种重要的神经递质,对许多免疫细胞都有调节作用。大部分的实验支持其免疫抑制功能。例如:损毁中脑中缝核导致 5-羟色胺水平下降,免疫反应增强,而注射 5-羟色胺或其前体均导致免疫抑制。此外,5-羟色胺可以调控免疫细胞分泌细胞因子。实验研究已发现多种免疫细胞(如 T 淋巴细胞、B 淋巴细胞、自然杀伤细胞)表面均有不同程度的 5-羟色胺受体表达。

2.氨基酸类中枢神经递质的免疫调节作用

氨基酸类中枢神经递质包括 γ-氨基丁酸、甘氨酸、谷氨酸、组胺、乙酰胆碱。目前已证明,乙酰胆碱主要影响细胞免疫功能,增加淋巴细胞和巨噬细胞的数目,并促进白细胞介素的分泌。增强乙酰胆碱的作用可以模拟副交感神经兴奋,刺激免疫反应;而同类神经递质中的组胺可以抑制脂多糖刺激引起的单核细胞产生白细胞介素-1,抑制巨噬细胞产生补体成分,抑制外周血单核细胞分泌 γ 干扰素和白细胞介素-2,从而起到抑制免疫反应的作用。

3.肽类中枢神经递质的免疫调节作用

肽类中枢神经递质包括内源性阿片肽、P 物质、神经加压素、胆囊收缩素、生长抑素、血管加压素、缩宫素、神经肽 Y。

阿片肽几乎作用于所有种类免疫细胞,且对不同的细胞类型其功能不尽相同。大量的实验从整体、细胞、分子水平均证实,阿片肽在神经内分泌免疫调节中有重要作用,而且其作用相当复杂。现有的资料显示,整体和离体的结果有时不相吻合,不同实验室的结果也有矛盾,对其机制、原理尚待进一步深入研究。

P 物质是另一种具有免疫调节功能的神经肽。它广泛分布于神经系统,具有多种生理功能,对特异、非特异免疫都有调节作用。实验表明,P 物质能促进免疫反应,表现为能促进巨噬细胞的吞噬作用、T 细胞的增殖和抗体的合成。此外,P 物质能刺激人外周单核细胞释放白细胞介素和干扰素,刺激肥大细胞释放组胺,刺激胶质细胞分泌白细胞介素-1、白细胞介素-6 及肿瘤坏死因子等细胞因子。

实验研究还发现,其他神经肽(如血管活性肠肽、生长抑素、神经加压素、血管紧张素Ⅱ)对免疫系统功能也有调节作用。目前,有关肽类中枢神经递质对神经内分泌免疫调节作用的研究仍在深入进行中。

二、免疫系统对神经系统的调节

由于血脑屏障(blood brain barrier,BBB)的存在,传统的观念认为中枢神经系统为"免疫豁免区域",不存在免疫应答。后续的研究证实,脑内也有抗原呈递细胞和免疫信息物质,即细胞因子的存在。虽然细胞因子相对分子质量较大,不能自由通过血脑屏障,但可以通过以下四条途径进入脑内。①脑内的室周器官,如延髓最后区、终板血管器等处无血脑屏障,细胞因子可以自由进入这些脑区。②通过血管内皮细胞的转运功能进入脑实质。③通过激活血管内皮细胞上的受体,诱导这些细胞释放炎性介质,从而将免疫信息传入脑内。④通过周围神经如迷走神经将信息传入脑内。

免疫系统在接受神经系统和内分泌系统调节的同时也参与对神经系统和内分泌系统功能的调节。一方面,免疫系统细胞(淋巴细胞)能够合成并释放神经营养素(如 NT-3)、神经递质、激素(如促肾上腺皮质激素),参与调节神经系统功能;另一方面,神经细胞表面表达有免疫反应产物,如白细胞介素、γ干扰素、胸腺肽等细胞因子的受体。因此,免疫系统可通过细胞因子对神经内分泌系统功能产生影响。通常情况下,免疫系统对神经系统的调节作用主要指细胞因子对神经系统的调节作用。细胞因子对神经系统功能的影响非常广泛,不仅参与调节神经细胞放电活动,也参与调节神经系统高级功能。

(一)细胞因子对神经系统活动的影响

1. 细胞因子的致热效果及对摄食、镇痛的影响

一些细胞因子可以直接作用于下丘脑,引起发热和进食抑制等反应。现已发现的致热原包括白细胞介素-1、干扰素、肿瘤坏死因子。其中,肿瘤坏死因子既能直接作用于下丘脑,又可以诱导白细胞介素-1的产生而引起发热反应。另外,细胞因子诱导的致热效应也可能与刺激脑组织释放前列腺素 E 有关。上述细胞因子也能作用于下丘脑与进食相关中枢,包括下丘脑外侧部的饥饿中枢及下丘脑腹内侧核(饱感中枢),导致进食抑制。另外,有一些细胞因子(如干扰素、白细胞介素-2)具有中枢镇痛作用,此作用能被纳洛酮阻断,提示细胞因子的镇痛作用与阿片受体相关。

2. 细胞因子对睡眠的影响

睡眠与免疫的关系十分复杂,不同的研究可能得出不同的结论。一些细胞因子有催眠作用。当机体受到病原生物入侵时,免疫系统释放细胞因子,机体往往表现为睡眠增加,即机体可能通过增加睡眠来提高抗病及恢复的能力。细胞因子在睡眠剥夺后也会发生改变。大多数的实验证明,短期睡眠剥夺,血浆中细胞因子(如白细胞介素-1、肿瘤坏死因子-α)水平增加,促进睡眠,以维持机体的平衡,但细胞因子表达量过高或持续时间过长,机体免疫功能下降。

细胞因子也被认为是昼夜节律中启动睡眠的重要因子。脑室内注射白细胞介素-1、白细胞介素-2、白细胞介素-3、γ干扰素、肿瘤坏死因子等细胞因子能够引起动物睡眠,但细胞因子如何参与睡眠调控的机制并不清楚。这可能与影响神经元放电有关,也可能与阿片受体有关,因为预先应用纳洛酮,细胞因子的催眠作用则会被阻断。

3. 细胞因子诱导抑郁样行为

临床研究发现,长期、大量使用细胞因子会产生情绪失调和精神心理症状,包括抑郁、焦虑、认知障碍等。抑郁症患者通常伴有免疫系统激活和炎症反应,炎性细胞因子增多。大多数抗抑郁药具有一定的抗感染作用。同样,抗感染药通常也可以增强临床抗抑郁药的治疗效果。上述研究提示,免疫系统参与心理活动、精神活动的调节,细胞因子与精神障碍的发生有一定的关系。

　　动物实验研究发现,注射细胞因子白细胞介素-6、γ干扰素等会诱导动物产生抑郁样行为。另外,利用少量注射脂多糖激活免疫系统已成为建立抑郁症动物模型的常用方法。细胞因子导致抑郁样行为发生的机制被认为可能通过以下两条途径完成。①细胞因子通过激活小胶质细胞,影响谷氨酸的代谢,异常激活兴奋性神经递质谷氨酸系统。②细胞因子抑制星形胶质细胞功能或促进其死亡,谷氨酸清除减少,兴奋性神经递质谷氨酸的水平增加诱发神经元死亡,导致抑郁样行为的发生。

(二)细胞因子对神经细胞的影响

　　细胞因子对神经细胞及神经胶质细胞有营养作用,可以促进其存活及分化。白细胞介素-1、白细胞介素-6能促进体外培养的神经胶质细胞分泌神经生长因子,并促进胶质细胞增殖。白细胞介素-2支持神经细胞的存活,促进其轴突生长,还能显著地促进少突胶质细胞增殖、分化、成熟。其他一些细胞因子,如白细胞介素-3、肿瘤坏死因子、干扰素,也被发现能对神经细胞起作用。上述实验研究证明,细胞因子可能参与神经系统的正常发育、损伤修复、病理性反应。

　　细胞因子参与神经细胞的活动及功能调节,影响神经递质、神经肽的产生及释放,参与对内脏神经功能及学习记忆等的调节。白细胞介素-1能够促进去甲肾上腺素能神经元的活动,并促进阿片肽、黑素细胞刺激素、促肾上腺皮质激素的共同前体阿黑皮素原的基因表达。白细胞介素-2能引起神经放电改变,也能抑制K^+诱导乙酰胆碱的释放。白细胞介素-1、白细胞介素-6、肿瘤坏死因子能抑制长时程增强,降低记忆力。

第四节　神经-内分泌-免疫网络

　　神经系统、内分泌系统、免疫系统之间相互调节、相互影响。神经系统通过神经支配合成与释放信息物质发挥调节内分泌系统和免疫系统功能的作用;内分泌系统通过激素、免疫系统通过细胞因子作用于神经系统,完成对神经系统功能的调节。20世纪以来,随着神经科学、免疫学、分子生物学的发展,对神经系统、内分泌系统、免疫系统之间极其复杂的相互关系的认识逐渐深入。1977年,瑞士科学家H. Besedovsky和E. Sorkin首先提出了"神经-内分泌-免疫网络"(neuro-endocrine-immune network)学说。他们的研究证实,免疫系统和神经系统、内分泌系统之间存在信息的传入和传出;抗原抗体反应、内分泌激素的合成和释放与下丘脑电活动密切相关。后来,更多的证据均证实了"神经-内分泌-免疫网络"的存在。越来越多的学者也更加关注这一学说。1999 年,我国科学家朱长庚等人通过免疫标记技术证明了神经、内分泌及免疫物质可共存于同一种神经细胞,从而将这一学说发展到细胞水平。

一、内分泌系统与免疫系统之间的相互调节

(一)内分泌系统对免疫系统的影响

20 世纪 70 年代以来,神经内分泌学研究飞速发展,人们对于激素和免疫的关系有了更为深刻的认识。不同的应激刺激都可以通过激活下丘脑-垂体-肾上腺轴提高血液中肾上腺皮质激素水平,抑制免疫功能。除此之外,神经系统还可以通过其他通路,如生长激素、催产素等不同激素的水平改变影响免疫功能。

大部分激素对免疫功能都有抑制作用。垂体释放的促肾上腺皮质激素可以抑制抗体生成;肾上腺产生的糖皮质激素几乎对所有的免疫细胞有抑制作用。糖皮质激素可以抑制 B 细胞活化的初始阶段,发挥抑制体液免疫的作用,还可以通过抑制 T 细胞转化、激活及杀伤性 T 细胞的细胞毒作用,抑制细胞免疫功能。除此之外,糖皮质激素对其他参与免疫反应的细胞(如巨噬细胞、自然杀伤细胞等)都有较强的抑制作用。因此,在治疗过敏性炎症反应、抑制器官移植的排斥反应中,糖皮质激素有广泛的应用。另外,性激素也有免疫抑制作用,而孕激素更是一种强免疫抑制剂,可以保护胎儿不被母体免疫排斥。

有少数激素可以增强免疫反应,如生长激素几乎对所有的免疫细胞都有促进分化和免疫增强的作用。生长激素能够促进抗体合成,活化吞噬细胞、自然杀伤细胞等,促进 T 细胞活化和白细胞介素-2 的合成。甲状腺素和促甲状腺素也具有促进 T 细胞活化、增加 T 细胞数量和抗体生长的功能。研究还发现,催乳素也能够增强免疫反应,促使巨噬细胞的活化和白细胞介素-2 的产生。

(二)免疫系统对内分泌系统的影响

1.细胞因子对激素的影响

免疫细胞产生的淋巴因子和单核细胞因子除对自身活动进行调节外,还可作用到神经内分泌系统,从而影响全身功能活动。有关免疫系统对内分泌系统影响的研究主要集中在细胞因子对激素的影响方面。其中,报道较多的有白细胞介素-1、白细胞介素-2、干扰素。

细胞因子可以直接作用于下丘脑,显著影响神经内分泌功能,也可以作用于下丘脑和/或垂体,甚至是周围内分泌腺体,从而引起激素分泌的变化。目前,关于细胞因子对激素分泌是促进作用还是抑制作用的研究结果尚不一致。一般认

为,细胞因子对下丘脑-垂体-肾上腺轴起促进作用(干扰素例外),而对下丘脑-垂体-甲状腺/性腺轴起较强抑制作用。

白细胞介素-1能直接作用于下丘脑和垂体,通过影响下丘脑-垂体轴,对多种激素的分泌发挥显著性调节作用。白细胞介素-1可以刺激促肾上腺皮质激素水平增高,这一作用可能主要通过直接刺激下丘脑释放促肾上腺皮质激素释放激素来介导,中和该激素,其效果得到抑制;也可能通过直接刺激垂体细胞,促进促肾上腺皮质激素的分泌增加。白细胞介素-1也能通过调节下丘脑的神经内分泌功能,对其他激素的合成与释放进行调控。白细胞介素-1直接刺激分泌加压素和促肾上腺皮质激素释放激素细胞,促进加压素、生长激素的释放,也可抑制促性腺素释放激素、促甲状腺素的分泌。白细胞介素-1对垂体中各种激素的水平影响还不是很明确,各个实验室的报道也不一致。

白细胞介素-2可以提高促肾上腺皮质激素的含量,促使肾上腺皮质激素水平升高。与白细胞介素-1的作用类似,白细胞介素-2的这一作用也通过促肾上腺皮质激素释放激素介导,同时也能直接作用于垂体,甚至直接刺激肾上腺释放皮质酮。研究表明,白细胞介素-2对多种激素都有调节作用,各种类型的垂体内分泌细胞也均有白细胞介素-2受体的表达。

干扰素对下丘脑-垂体-肾上腺轴的活动有抑制作用。干扰素在体外能抑制垂体细胞在促肾上腺皮质激素释放激素诱导下分泌促肾上腺皮质激素,而且这一作用能被阿片受体拮抗剂阻断,说明干扰素的作用可能通过阿片受体完成。

胸腺素对神经内分泌,特别是对神经内分泌器官的发育具有重要作用。没有胸腺的裸鼠,甲状腺、肾上腺、性腺都发育不良,且功能减退,但如果早期移植胸腺或注射胸腺素,则能纠正上述症状。另外,胸腺素受体在脑内分布广泛,尤其是在下丘脑。胸腺素能够促进促肾上腺皮质激素和甲状腺素的增高,也能作用于下丘脑-垂体-性腺轴,提高性激素水平。

2. 免疫细胞产生的内分泌激素

1980年J. E. Blalock等人证明,人白细胞干扰素中有促肾上腺皮质激素和γ-内啡肽的活性片段,而且,人α干扰素能与双氢吗啡竞争受体,发挥比吗啡强300倍以上的功效。另外,几乎所有人外周血淋巴呈现促肾上腺皮质激素和γ-内啡肽抗体染色阳性,提示免疫细胞可以产生某些内分泌激素。此外,G. Zurawski在小鼠T辅助细胞株中找到前脑啡肽原的mRNA,以Con-A刺激T辅助细胞后,上清液中可以测到脑啡肽样免疫活性物质。这一发现从基因水平证明,小鼠T辅助细胞可以合成和释放脑啡肽。目前已发现单核细胞、肥大细胞、多形核白细胞可以合成生长抑素,淋巴细胞、巨噬细胞可以合成内啡肽、生长激素等(表7-4)。

表 7 - 4　免疫细胞产生的神经内分泌激素

免疫细胞	神经内分泌激素
淋巴细胞	内啡肽、生长激素、生乳素、促肾上腺皮质激素
巨噬细胞	促肾上腺皮质激素
单核细胞、肥大细胞、多形核白细胞	生长抑素、血管活性肠肽
T 细胞	绒毛膜促性腺素、促甲状腺素
T 辅助细胞	脑啡肽
胸腺上皮细胞	精氨酸升压素、催产素、促甲状腺素

二、神经-内分泌-免疫网络

(一)神经-内分泌-免疫网络的组成

神经系统、内分泌系统、免疫系统之间相互联系、相互作用,形成复杂的网络式调节系统,被称为"神经-内分泌-免疫网络"。免疫系统中的淋巴细胞犹如巡逻的神经细胞,可接受不被神经系统识别的抗原性异物的刺激,产生免疫反应,并释放多肽因子,使神经内分泌系统出现生理或病理反应。同时,神经内分泌系统通过多肽因子反馈调节免疫反应的进行。同样的,神经内分泌系统在接受可识别的刺激后,通过释放多肽因子,引起免疫系统的功能改变;免疫系统随之产生多肽因子对神经内分泌系统反应产生影响。

(二)神经-内分泌-免疫网络的形成机制

神经系统、内分泌系统、免疫系统之间共用一套语言,共享配体和受体系统。系统之间的共同语言是一套共同的信息分子,包括细胞因子、激素、神经递质、神经肽等。中枢神经系统通过内脏神经、神经内分泌来调制免疫反应;免疫系统通过细胞因子、神经肽等作用于神经系统。

1. 神经系统可以产生细胞因子,并表达其受体

大量实验研究表明,神经细胞,特别是神经胶质细胞,可以产生多种细胞因子。现在已经发现,神经系统细胞产生的细胞因子包括白细胞介素-1、白细胞介素-2、白细胞介素-3、白细胞介素-4、白细胞介素-5、白细胞介素-6、白细胞介素-8、肿瘤坏死因子、干扰素等。小胶质细胞从来源和功能上与免疫系统的单核细胞类似,受外界刺激时能分泌多种细胞因子,并具有吞噬和抗原呈递作用。星形胶质细胞在损伤后会迅速活化,对损伤刺激产生免疫炎症性反应。

脑组织中检测到细胞因子白细胞介素-1、白细胞介素-2、白细胞介素-3、白

细胞介素-16 的受体,这些受体在脑内分布广泛,通常在下丘脑的浓度较高,可能与催眠、致热、神经细胞增殖分化和生理活动有关。

2. 免疫系统能产生神经肽、激素,并表达相应受体

20 世纪 80 年代以来,人们发现免疫系统可以直接分泌神经肽和激素,其结构和功能与神经系统所产生的完全相同。目前的研究已发现,淋巴细胞可以合成、释放的激素已经有 20 多种,包括促肾上腺皮质激素、促甲状腺素、生长激素、催乳素、脑啡肽等(表 7-4)。这些激素通常在感染或毒素刺激的条件下产生和释放,并对免疫细胞本身发挥重要调节功能,如刺激淋巴细胞增殖、提高免疫活性。由免疫细胞产生的肽类激素也能释放入血,产生全身的反应,如免疫细胞产生的 β-内啡肽可以产生镇痛等全身反应。

免疫细胞表面存在多种神经递质、神经肽、激素的受体,包括儿茶酚胺受体、多巴胺受体、组胺受体、5-羟色胺受体、肽类激素受体、类固醇激素受体等。这些受体的存在是神经内分泌系统调控免疫系统的物质基础。

3. 细胞因子和神经递质的多结构功能区域和多种受体亚型

许多细胞因子和神经递质具有多结构功能区域。不同的区域能够与不同受体结合,产生不同的生物学效应。例如:干扰素的结构中有部分区域与促肾上腺皮质激素和内啡肽片段重合,使得干扰素能促进糖皮质激素释放及具有阿片肽的活性,产生镇痛的效应。内啡肽也存在不同的结构域,分别具有镇痛和免疫调节的作用。

神经递质通常具有多种受体亚型。不同的受体亚型有特异的激动剂和拮抗剂,分布于不同类型细胞,介导不同的生物效应。例如:乙酰胆碱的 M 受体和 N 受体在免疫细胞中有不同的分布。又如:加压素有 V1 和 V2 两种受体,V1 受体通过肌醇三磷酸通路,起到血管收缩和免疫调节功能;V2 受体则以环腺苷酸为第二信使,产生抗利尿的作用。

神经系统和免疫系统共用的配体具有的多结构功能区域和多种受体亚型,造成配体的多功能性。细胞因子不仅能与免疫细胞上的受体结合,还能与神经系统细胞上的受体及神经递质的受体结合。同样,神经递质不仅能在神经系统发挥功能,而且能影响免疫细胞功能。这种配体的多功能性,可能是神经-内分泌-免疫网络形成的一个重要的生物学机制。

三、流动脑及肠神经免疫系统

(一)流动脑

免疫系统能够接受病毒、细菌、毒素及自身组织畸变的刺激。这些刺激不同

于神经系统直接感受到的刺激。免疫细胞可以被看成一类特殊的感受器,在接受刺激后,产生肽类激素和细胞因子,不仅调节免疫反应本身,而且将信息传递到神经内分泌系统,影响和调节机体其他功能,进一步引起机体对内、外抗原刺激而进行适当的反应。因此,也有人将免疫系统称为"流动脑"(mobile brain)。

(二)肠神经免疫

神经免疫网络非常复杂。现以肠道神经免疫关系为例,简单说明它们之间的相互作用。肠道有一个相对独立的神经结构,称为肠神经系统。肠神经系统含超过1亿个神经元构成的一个复杂神经网络,具有相对独立的信息整合功能。消化道与外界相通,在日常进食过程中,不断遭遇饮食抗原、细菌、病毒、毒素和寄生虫的侵入。肠上皮的物理屏障和化学屏障不足以完全排除这些大量抗原的负荷,所以肠黏膜免疫系统处于慢性的激活状态。肠黏膜内的肥大细胞在检测到威胁性抗原之后进行增殖,并脱粒释放各种化学性介质,包括5-羟色胺、白细胞介素、前列腺素、组胺等。这些信号一方面激活免疫系统,一方面将信息传递到肠神经系统。通过信息整合,肠神经系统协调促进黏液分泌和推进肠、胃运动,使得肠内容物迅速排出体外,有效地清除肠腔的大量抗原。

四、精神神经免疫学

随着神经科学、免疫学及内分泌学的不断发展,近年来,有关精神应激因素与内分泌系统、免疫系统的关系研究逐渐增多,并形成新的领域,即精神神经免疫学(psycho-neuro-immunology,PNI)。精神神经免疫学主要研究大脑、行为、免疫系统之间的关系。其理论的提出源于 R. Ader 在 1974 年发表的一篇文章,即发现免疫系统与神经系统一样,都具有学习和记忆的能力。此后多年,人们渐渐了解到消极的情绪会影响免疫系统的功能,但是,积极的情绪是否一定会增强免疫系统功能,有关的研究还在进一步深入进行中。除此之外,人类免疫缺陷病毒感染者大多伴有精神抑郁,而抑郁症患者往往伴有免疫功能的下降,这一现象成为免疫系统与精神神经系统之间相互联系的另一个有力的证据。

小　　结

神经系统、内分泌系统、免疫系统之间相互调节、相互影响,共同维持机体内、外环境的稳定。神经系统、内分泌系统、免疫系统之间共用一套信息分子、受体和配体系统,彼此之间形成网络式的调节,被称为"神经-内分泌-免疫网络"。神经系统除了通过直接的神经支配完成对内分泌系统、免疫系统功能进行的调节外,也通过合成并释放信息物质完成对内分泌系统、免疫系统的调节;内分泌系统对神经系统、免疫系统的调节主要通过其信息物质（激素）的反馈作用来完成，而且以负反馈调节作用为主；免疫系统作为机体的防御系统，对神经系统、内分泌系统的调节作用主要依靠其特有的效应分子（细胞因子）来完成。

随着神经科学、免疫学、内分泌学的不断发展，有关精神应激因素与内分泌系统、免疫系统的关系研究逐渐增多，并形成新的领域，即精神神经免疫学。目前关于精神因素对内分泌、免疫功能影响的研究尚处于起步阶段。

（吕海侠　符　辉）

复 习 题

1. 简述下丘脑主要核团及其功能。
2. 简述垂体结构及垂体激素。
3. 简述神经内分泌细胞的概念及分布。
4. 简述神经系统对内分泌、免疫系统的调节作用及途径。
5. 简述下丘脑-垂体功能单位。
6. 简述激素对神经系统及免疫系统的调节作用。
7. 简述褪黑激素、瘦素对神经及免疫系统的调节作用。
8. 简述细胞因子对神经系统及内分泌系统功能的影响。
9. 简述神经-内分泌-免疫网络的概念及形成机制。

参 考 文 献

[1] 李云庆. 神经科学基础[M]. 2 版. 北京：高等教育出版社，2010.
[2] 朱长庚. 神经解剖学[M]. 北京：人民卫生出版社，2002.
[3] 许绍芬. 神经生物学[M]. 2 版. 上海：复旦大学出版社，2008.
[4] 闫剑群，赵晏. 神经生物学概论[M]. 西安：西安交通大学出版社，2007.
[5] 吕国蔚. 医学神经生物学[M]. 2 版. 北京：高等教育出版社，2000.
[6] 寿天德. 神经生物学[M]. 2 版. 北京：高等教育出版社，2001.
[7] 刘春涛，王曾礼. 气道炎症性疾病[M]. 北京：人民卫生出版社，2004.
[8] 齐建国. 神经科学扩展[M]. 北京：人民卫生出版社，2011.
[9] BESEDOVSKY H, SORKIN E. Network of immune – neuroendocrine interactions[J]. Clin Exp Immunol, 1977, 27(1):1 – 12.

第八章
中枢神经损伤与修复

中枢神经系统损伤主要是由于外伤、感染、遗传和代谢等所致的脑和脊髓的一系列病理变化。中枢神经系统损伤所致的神经功能障碍主要由神经元及神经纤维受损引起，如何修复受损的神经元及神经纤维，从而改善患者预后，已成为神经外科医生及研究者关注的焦点。

第一节　中枢神经系统损伤的病理特征

根据导致损伤的原因不同，可将中枢神经系统的损伤分为创伤性损伤、血管性损伤、神经退行性疾病、遗传性损伤、肿瘤和感染性损伤六大类。本节将以脑损伤为例，对其基本概念、损伤机制、病理特征逐一进行介绍。

一、创伤性脑损伤

创伤性脑损伤简称为脑创伤，是由于外力作用于头部所导致的脑组织结构和生理功能的严重损害。脑创伤分为原发性脑创伤和继发性脑创伤。原发性脑创伤指创伤暴力当时造成的脑损伤，如脑震荡、脑挫裂伤、脑干损伤、丘脑下部损伤。继发性脑损伤是致伤后一段时间逐步形成的脑损伤，如颅内血肿、脑水肿。

（一）创伤性脑损伤的机制

脑损伤因外界暴力作用于头部而引起，因此，其发生与发展主要取决于致伤因素和损伤性质。前者指的是外界机械力的作用，包括作用力方式、大小、速度、方向及频次等。后者指的是被致伤因素所影响的组织结构和生理功能的变化，其损害程度与致伤性质密切相关。

1. 原发性脑损伤

脑震荡（concussion of brain）为原发性脑损伤中较为常见的一种类型，主要指外力作用所致的一过性脑功能障碍，多无明显的器质性变化，通常经过短暂时间之后可以自行恢复，而且在病理解剖学方面无明显肉眼可见的形态学改变，但在显微镜下可见组织细胞学变化。脑挫裂伤包括脑挫伤(contusion of brain)和脑裂伤(laceration of brain),为外力作用所导致的脑深部组织结构的损害。其损伤机制为脑挫裂伤早期由于外力作用而导致脑血管挫伤甚至断裂,脑局部及其邻近组织遭受缺血、缺氧和酸中毒损害,由此导致神经元膜磷脂代谢障碍,钙超载,腺苷三磷酸生成减少,脂质过氧化增强等,最终结果是神经元肿胀、崩解、毒性脑水肿。

2.继发性脑损伤

继发性脑损伤显示两种不同的组织病理学特征:一是局限性损伤,由于病变区在颅内占据相应空间,因此也被称为外伤性颅内占位性病变,并引起与该部位相关的临床症状,此可借助外科手术予以清除,如颅内血肿;二是弥漫性损伤,其大多不引起局灶性症状,且以非手术治疗为主,如脑水肿。上述损伤对颅内脑组织、脑血流和脑脊液的影响与其他颅内占位病变的损害原理基本类同,主要是导致脑水肿形成、脑血流障碍、脑脊液循环受阻。上述变化可以互为因果,造成恶性循环,最终导致颅内压增高。

(二)创伤性脑损伤的病理特征

1.损伤局部脑组织的病理学变化

脑震荡常无肉眼可见的组织病理变化,而脑挫伤常见于大脑皮质表面,且以脑回的表面多见,常呈楔形,其尖端朝向白质。因为通常并发出血,所以在脑回表面形成圆顶状的出血点,但有的出血发生于脑的深部(如脑室和导水管的室管下)。脑挫伤所致的出血点有的小如针尖,有的融合成大片。由于脑表面出血致使其呈现紫红色或污红色外观。脑裂伤容易识别,其特征为脑表面软脑膜有裂痕,其间有挫碎、破裂的脑组织及出血、水肿,甚至血肿。

2.脑损伤区域神经元及胶质细胞的特征性反应

鉴于脑震荡患者的良性预后,很难直接获得人脑病理形态学改变的证据,因此对脑震荡的病理变化的观察主要来自动物实验。借助豚鼠和猴动物模型的研究结果显示:脑干前庭核、网状结构、红核、上橄榄核神经元出现染色质溶解、尼氏体结构紊乱和断裂,同时可见一些神经元毁损和丢失。

脑挫伤的组织病理学显示:显微镜下病灶中央为血块,其周边区域的组织结构碎烂,同时可见广泛的星芒状出血。受累区域的神经细胞及其纤维呈现严重的病理变化。病灶区受累的大多数细胞呈现退行性变,一些细胞甚至完全瓦解,一些幸存的细胞活力也明显减退。神经髓鞘的变化主要为肿胀和卷曲,有的出现断裂。其内的轴突呈现颗粒状变化,甚至断裂成嗜银块,其断端呈现球状膨大。

在脑裂伤早期病灶区的毛细血管周围可见点状出血,病灶区的组织结构呈现严重损害;神经元的细胞质空泡形成、尼氏体消失、核固缩、碎裂、溶解、神经轴突肿大、碎裂。神经胶质细胞也出现肿胀,神经元和胶质细胞出现严重损害和丢失。脑皮质损伤区的细胞分层构筑出现严重破坏,灰、白质界限模糊,毛细血管充血,细胞外间隙水肿明显。病灶区的毛细血管周围明显可见组织结构坏死,并且有小坏死区合并成大块的坏死灶。在出血和坏死灶周围可见明显的水肿带,并且可发展成宽阔的水肿圈,其内的神经元呈现严重的损伤和丢失,而胶质细胞(如小胶质细胞)则呈现肥大和增生性变化。

二、缺血性脑损伤

缺血性脑损伤又称为缺血性脑血管病,是由于脑血流供应中断所导致的脑相应区域组织结构和生理功能的系列变化。按照缺血的性质和程度,缺血性脑损伤又被分为:①短暂性脑缺血发作(transient ischemic attack,TIA),又叫小中风或一过性脑缺血发作,其病因与脑动脉硬化有关,是短暂性缺血和局灶性缺血所致的脑组织功能障碍。②脑血栓形成,主要是由于动脉粥样硬化、各种动脉炎、血液病、外伤和其他物理因素所引起脑血管局部病变形成的血凝块堵塞而发病。③脑栓塞,主要为其他疾病所产生的栓子进入血液,阻塞脑血管而发生,临床上来源于心脏疾病的最为多见,其次是骨折或外伤、虫卵或细菌感染、气胸、静脉炎等。

(一)缺血性脑损伤的机制

脑缺血是导致神经元损伤较常见的原因之一。缺血性神经元死亡包括坏死和凋亡两种方式。脑缺血引起的急性期神经元的死亡是以坏死为主,而继发性死亡或迟发性死亡则以凋亡为主。前者发生在缺血早期的病灶中央区,而后者多发生在缺血后期的半暗区。缺血性神经元损伤的发生机制极为复杂,包括兴奋性神经毒性作用、酸中毒、电解质失衡、围梗死去极化、氧化应激、炎症反应、细胞凋亡等。

(二)缺血性脑损伤的病理特征

1.脑缺血区的组织病理变化

脑缺血后,部分脑组织在数分钟内形成不可逆损伤,还有一部分脑组织可以通过侧支循环得到足够的血流,从而使局部脑组织的能量供应维持在原水平以下、电活动的基本需要量之上。这部分脑组织就是缺血半暗带。但是,如果这种不稳定的血液循环3～4小时仍不改变,则可出现脑组织代谢障碍,从而导致更广泛、更严重的脑组织损伤。短暂、严重的脑缺血,神经元可不发生损害,而中度脑缺血若持续几小时,神经元即可遭受较重的损害。神经元不可逆损害的程度和范围与缺血持续的时间有密切关系,缺血的时间越短,不可逆损伤的程度越轻。

在急性脑卒中后的短时间内,动脉供血中断的脑组织将发生一系列病理生理变化,并形成三个动态的脑区(图8-1)。①中心坏死区:由于急性脑梗死所致的血流中断,脑组织完全缺血、缺氧,很快发生软化坏死,神经元功能丧失呈不可逆变化,难以恢复。②半暗区:围绕在不可逆损伤之外的电生理活动消失,但尚能维持自身离子平衡的脑组织。脑缺血半暗区是坏死灶的中心和正常组织间的移行区,半暗带不是静止的,随时间和治疗其大小发生变化。半暗区是梗死周围去极化、炎症、凋亡起作用的地方。③正常脑神经。

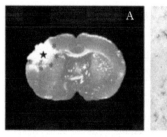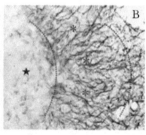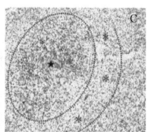

A.脑组织TTC染色;B.大脑皮质的GFAP免疫组化染色;C.纹状体的NISSL染色。
★为中心坏死区,*为半暗区。

图8-1　脑卒中后脑组织形成三个动态脑区

2. 脑缺血诱导神经元的特征性损伤

神经病理学研究发现,同等程度的脑缺血,某些区域或某些神经元易受损,如大脑皮质3～5层、纹状体背外侧、丘脑前外侧、海马CA1区和小脑的浦肯野细胞对缺血较为敏感,而其他部位的神经元耐受性较强。缺血早期,神经元胞体和树突水肿,尼氏体消失,电镜下可见线粒体肿胀,粗面内质网扩张,同时细胞核畸形;随着缺血时间的延长,线粒体肿胀加重,膜断裂、破坏、线粒体嵴消失,细胞膜形成空泡、断裂,核染色质边集,细胞质溶解,细胞膜界限不清,细胞呈不可逆性坏死。

缺血再灌流后的改变与完全缺血改变不同:①缺血30分钟,再灌流2～24小时,神经细胞发生微空泡变;24小时后,神经细胞逐渐恢复正常。②缺血1～2小时后再灌流,脑组织中神经细胞严重水肿、坏死;血管内皮细胞水肿坏死,血液有形成分渗入,严重者引起梗死后出血。采用酶细胞化学电镜方法研究表明,缺血后线粒体内琥珀酸脱氢酶明显减少。电镜与细胞化学技术结合的研究表明,缺血 5 分钟神经元内 Ca^{2+} 分布未见异常变化；缺血 30 分钟，细胞质、细胞核及线粒体内有大量 Ca^{2+} 沉积，Ca^{2+} 蓄积程度与细胞损伤程度一致。

3. 脑缺血区胶质细胞的特征性反应

小胶质细胞的反应模式主要包括两个阶段：①第一期的反应是短暂的广泛反应，也包括那些以后不出现神经元变性的区域，如海马 CA3 区。这种反应的特点是几乎没有形态上的变化，小胶质细胞表达 MHC I 类抗原而不是 MHC II 类抗原。该期反应出现于缺血后 20 分钟至 24 小时以内，用兀鹰凝集素 IB - 4 染色可呈阳性反应。②第二期反应与神经元变性有关，仅出现于神经元变性区。该期见于缺血后 48 小时，可伴形态变化和细胞增殖，小胶质细胞可变成杆状细胞，继而转化成阿米巴样细胞，或变成丛状细胞、卫星细胞。

星形胶质细胞对缺血的反应类似于小胶质细胞，也包括两个阶段。①首发反应平行于小胶质细胞的第一期，是最早出现的、短暂的普遍反应。这时的星形胶质细胞呈正常血浆 IgG 阳性反应。②第二期反应也与神经元变性有关，这时的星形胶质细胞呈胶质纤维酸性蛋白和波形蛋白阳性反应。缺血两天后胶质纤维酸性蛋白和波形蛋白阳性星形细胞在缺血损伤区持续到缺血后 5 周，非损伤区的胶质纤维酸性蛋白阳性星形细胞数量和大小在两周后恢复正常。波形蛋白阳性星形细胞仅见于损伤区。损伤区的星形细胞常增生和肥大。颈动脉和椎动脉短暂性阻塞后，胶质纤维酸性蛋白阳性反应高峰和时间与神经元坏死范围和成熟程度有关，提示轻度缺血后的胶质增生与神经元的环境改变密切相关，而不是缺血本身所致。

少突胶质细胞的主要功能是形成中枢神经系统内轴突的髓鞘。一般来说，少突胶质细胞对缺血、缺氧较为耐受。对局限性脑缺血的研究发现，缺血后少突胶质细胞损伤的发生在神经元损伤和血脑屏障泄漏之后。这种缺血后少突胶质细胞的坏死涉及凋亡过程。另外，在梗死区周围发现少突胶质细胞发生增殖反应。然而，对白质缺血的研究却发现，少突胶质细胞对缺血极为敏感，缺血 30 分钟少突胶质细胞即出现明显肿胀，3 小时后，大量的少突胶质细胞出现致死性损害，而且这种损害领先于神经元坏死的出现。因此认为这种损害的发生与血流量的减少无关，而与少突胶质细胞对缺血的选择性损害有关。

三、神经退变性疾病

神经退变性疾病是一组以原发性神经元变性为基础，临床表现为不同程度记忆力、感觉能力、判断力、思维能力及运动能力等受损的慢性进行性神经系统变性疾病。临床上以阿尔茨海默病（Alzheimer's disease，AD）、帕金森病

(Parkinson's disease，PD)、亨廷顿病（Huntington's disease，HD）、脊髓小脑共济失调疾病（spinocerebellar ataxia）及运动神经元病（motor neuron disease）等较为常见，大脑特定区域的迟发性神经细胞退行性病变、细胞丢失是它们的共同特征（图 8 - 2）。

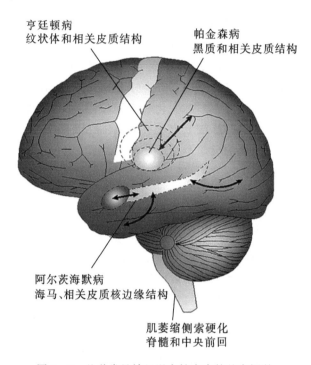

图 8 - 2　几种常见神经退变性疾病的基本概况

（一）神经退变性疾病的损伤机制

1. 海马神经环路与阿尔茨海默病

海马结构的纤维联系很广泛，可以分为三组，即皮质传入、皮质下传入、皮质下传出。直接投射到海马结构的皮质结构包括嗅周皮质、海马旁回、扣带皮质、梨状皮质、岛叶皮质、眶额皮质及颞上回。皮质下传入部位有杏仁核群、屏状核、隔区、斜状带、基底核、乳头上核、前部和中线丘脑、腹侧被盖区、中缝核群及蓝斑。海马结构发出的纤维可投射到嗅区、屏状核、杏仁核群、隔区、斜状带、伏核、尾壳核、下丘脑、前部丘脑和乳头体核。从上述可知，海马结构与大脑皮质和皮质下中枢有广泛的纤维联系。其中，尤其受到注意的是 Papez 环路。它是 J. W. Papez 在 1937 年研究边缘叶后提出的。他认为脑内存在一个与情绪行为有关的神经环路。这个环路是：接受新皮质信息的海马，其传出纤维经穹窿至下丘脑乳头体,下丘脑发出乳头丘脑束至丘脑前核,丘脑前核发出纤维至扣带回,而扣带回又发出纤维至海马。这样,海马、下丘脑、丘脑前核、扣带回间就形成了一个环路,海马是它的中心环节。后来称此环路为 Papez 环路。当时虽提出它在情绪反应中有重要作用,但尚缺乏充分的实验证据。现有研究认为,海马与情绪反应活动关系不大,而大量事实说明,海马在学习和记忆活动中有重要作用。因而认为此环路可能与学习、记忆有关。海马的不同区域参与不同类型的学习和记忆,海马 CA3 区可能与长时记忆有关,CA1 区可能与分辨学习有关。海马两侧较大范围损伤,可引起近期记忆的严重损害和某些行为改变,如好静、冷漠及主动性丧失,但远期记忆通常不受影响。在以记忆力和智力丧失为主要症状的阿尔茨海默病患者中,病理改变较明显的皮质组织之一是海马。

2. 基底核神经环路与亨廷顿病和帕金森病

纹状体在啮齿动物内包括尾核和壳核,而在灵长类动物则主要由豆状核、尾状核、杏仁核所构成。它们主要接受神经纤维传入:①从皮质和丘脑发出的谷氨酸能神经纤维;②黑质致密部所发出的多巴胺能神经纤维。纹状体主要由两类神经元组成。一类为占纹状体神经元 90%～95% 的中等大小的 γ-氨基丁酸能棘状神经元。它们在哺乳动物中被进一步分为投射到苍白球外侧部并表达脑啡肽和神经降压肽(neurotensin)的纹状体-间接通路神经元、投射到苍白球内侧部和/或黑质网状部并表达 P 物质和强啡肽的纹状体-直接通路神经元。另一类为占纹状体神经元 5%～10% 的中间神经元。纹状体中间神经元进一步分为两种类型:一种是胆碱能中间神经元,表达胆碱乙酰转移酶;另一种是 γ-氨基丁酸能中间神经元,包括小清蛋白中间神经元、钙结合蛋白中间神经元、神经肽/一氧化氮合酶中间神经元。大鼠纹状体免疫组化染色体视学细胞计数显示:神经肽/一氧化氮合酶中间神经元数量占纹状体神经元总数的 0.6%,钙结合蛋白中间神经元占 0.5%,小清蛋白中间神经元占 0.7%。

纹状体通过两个途径控制苍白球内侧部、黑质网状部的传出活动,包括由 γ-氨基丁酸/P 物质能棘状神经元发出的单突触直接通路和由 γ-氨基丁酸/脑啡肽能棘突状神经元发出的多突触间接通路。直接通路从纹状体到苍白球内侧部和/或黑质网状部。间接通路首先投射至苍白球外侧部,经底丘脑核(STN)至苍白球内侧部,也可由底丘脑核返回苍白球外侧部,底丘脑核与苍白球外侧部往返通路都以谷氨酸为递质,还有绕过底丘脑核由苍白球外侧部到苍白球内侧部通路。蜘蛛状神经元可能主要投射至 γ-氨基丁酸/脑啡肽能棘状神经元。丘脑皮质通路则主要调控直接通路中的纹状体 γ-氨基丁酸/P 物质能棘状神经元。黑质致密部的多巴胺能神经元发出的黑质纹状体投射调控纹状体的两个主要传出通路,即作用于纹状体 γ-氨基丁酸/P 物质能棘状神经元上的 D1 受体促进直接通路的传递和作用于 γ-氨基丁酸/脑啡呔能棘状神经元上的 D2 受体抑制间接通路的传递。因此,纹状体内多巴胺释放的总效应为减少底节对丘脑的抑制而促进丘脑-皮质投射神经元的活动(图 8-3)。

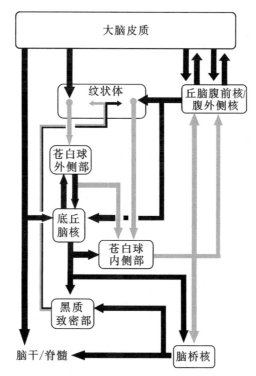

兴奋性和抑制性联结分别以黑色和灰色箭头表示。

图 8-3　皮质-基底节-丘脑-皮质回路示意图

　　基底核传出的病理性增强或减弱可分别导致运动过少或运动过多。运动过少的最常见疾病为帕金森病(图 8-4A),主要表现为启动运动困难,随意运动的速度变慢和幅度变小。运动过多以亨廷顿病为代表,主要表现为不随意运动,如不自主的舞蹈样动作等(图 8-4B)。对于帕金森病,由于黑质致密部内多巴胺能棘状神经元大量死亡,基底节间接通路中纹状体 γ-氨基丁酸/脑啡呔能棘状神经元活动增强而抑制苍白球外侧部的活动,底丘脑核脱抑制而促进苍白球内侧部和/或黑质网状部的活动,可导致丘脑皮质通路的更大抑制。运动皮质易化减弱,出现运动不能和运动徐缓。对于亨廷顿病,投射至苍白球外侧部的纹状体神经元发生变性,苍白球外侧部脱抑制而对底丘脑核的抑制增强,可导致基底节传出减弱。丘脑皮质通路脱抑制而出现运动异常。

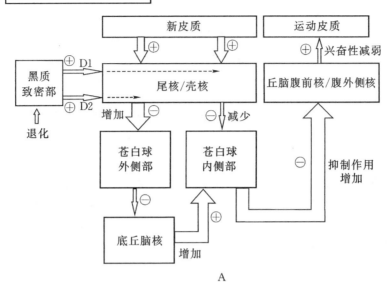

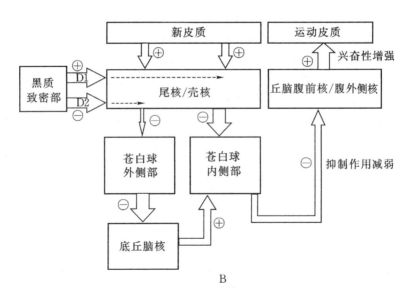

A. 帕金森病时基底核环路损害情况；B. 亨廷顿病时基底核环路损害情况。箭头粗细分别表示作用增强和减弱。D1. 多巴胺Ⅰ型神经元；D2. 多巴胺Ⅱ型神经元。

图 8-4　基底核环路损害与临床表现

(二)神经退变性疾病的病理特征

1. 一般病理特征

许多神经退变性疾病具有选择性侵犯解剖或生理上相关神经元的特点。如肌萎缩侧索硬化病理仅局限于大脑皮质、脑干、脊髓的运动神经元;某些进行性共济失调型变性病变只影响小脑的浦肯野细胞。因此,这些退变性疾病曾称为系统萎缩或系统性的神经元萎缩。其中很多被证明与遗传密切相关。然而,在阿尔茨海默病和部分其他退变性疾病中,病理改变则较弥散,似乎没有选择性。

神经退变性疾病的病理基础为神经元缓慢消耗和脱失,不仅有细胞体的消失,而且有其相应的树突、轴突、髓鞘的消失,但不伴有明显的组织反应或细胞反应。因此,脑脊液(CSF)常无变化或变化甚微,最多只有蛋白质含量轻度升高。另外,因为这些疾病无一例外地导致组织丧失(不像肿瘤或炎症时有新的组织形成),影像学无改变或显示神经组织容积减小,以及相应的脑脊液成分增加。这些影像学的发现有利于鉴别神经元萎缩和其他各种神经系统进行性疾病如肿瘤、感染、其他炎性过程。

2. 阿尔茨海默病的病理变化

阿尔茨海默病患者的脑在宏观和微观上均出现明显的形态学改变。肉眼可见脑组织明显萎缩,重量减轻,脑回变薄,脑沟变宽、变深,脑室扩大(图 8-5A)。但是,这些改变并非特异性的,有些脑萎缩相当明显的老年人并不出现痴呆症状。阿尔茨海默病患者的特征性病理变化是在显微镜下可见到大量老年斑和神经原纤维缠结,如用体视学方法可发现一些部位有大量的神经元减少。

(1)老年斑:老年斑是一种细胞外的病理改变,共有四种不同的类型。①弥散(扩散)斑:也称为无定形斑或前淀粉样沉积。弥散斑中的沉积物质对刚果红或硫代黄素 S 都不起反应。这种不含淀粉样蛋白纤丝的沉积一般被认为是老年斑形成的起始阶段。②原始斑:由夹杂于正常及异常神经元与星形胶质细胞结构之间的呈小束状聚集的淀粉样蛋白所组成。③成熟的神经斑:表现为典型的淀粉样蛋白核心,外围为变性或营养不良轴突与树突,成熟的老年斑可被刚果红或硫代黄素 S 染色。④淀粉样蛋白或烧焦斑块:完全由淀粉样蛋白组成。

(2)神经原纤维缠结:神经原纤维缠结是 A. Alzheimer 最早描述的病理改变。神经原纤维缠结的一般特征是胞体内原纤维变粗、扭曲、不规则排列,甚至成一团绒球状,有些占据了细胞质的大部分,将细胞器及细胞核挤在一隅,甚至将之完全取代。末期阶段的神经原纤维缠结又称为神经原纤维缠结的"残壳",是神经细胞解体后由于神经原纤维缠结结构能抗拒蛋白酶水解作用而遗留下来的,被星形胶质细胞的增生孤立于胞体外的神经原纤维丝。

（3）神经细胞的丧失与突触改变：虽然正常脑老化与阿尔茨海默病都有局部脑区神经细胞的丧失，而且在某些部位两者相同，如齿状回门、下托、Meynert 基底核与蓝斑。但是，在阿尔茨海默病中，神经细胞的丧失一般比较严重，如阿尔茨海默病的 Meynert 基底核的胆碱能神经元减少是促使认识功能下降的一个重要因素。更重要的是，有些部位（如内嗅区皮质、海马 CA1 区、杏仁核、斜角带的水平肢、颞叶及额叶、顶叶的Ⅲ层与Ⅴ层内）的大锥体细胞，以及中缝背核的神经细胞丧失，是阿尔茨海默病所特有的。除了神经细胞的丢失，突触数量的减少在阿尔茨海默病中也尤为显著，还伴有突触的病理性改变。事实上突触减少是由于投射神经元的萎缩和/或减少造成的。萎缩的投射神经元可能难以维持其轴突远端的突触功能。此外，局部环境的变化，如细胞间质、胶质细胞等的变化，也可能导致突触的病理改变。

3. 帕金森病的病理特征

帕金森病的明确病理学改变为黑质致密部投射至纹状体的多巴胺能神经元大量死亡（8-5B）。中脑其他多巴胺能神经元有死亡，但范围不同，蓝斑的去甲肾上腺素能神经元和基底前脑区的胆碱能神经元也可见死亡。帕金森病的神经元死亡在细胞质中有嗜酸性包涵体 C（即 Lewy 小体）的形成，特别是在黑质致密部。Lewy 小体呈球形，直径为 $5\sim25~\mu m$，电镜下可见在其周围有放射状排列的疏松的直径为 $7\sim25~nm$ 的纤维丝。用免疫组化分析 Lewy 小体的主要结构，发现了三种主要成分，即 α- syunclein 蛋白、神经纤维丝蛋白、泛素蛋白。分析 Lewy 小体内细胞骨架和非细胞骨架蛋白发现了四种成分，分别为 Lewy 小体纤维丝、与 Lewy 小体形成相关的细胞应答蛋白、可调节 Lewy 小体纤维丝的酶（如激酶和磷酸酶）、参与包涵体形成的细胞溶性蛋白。

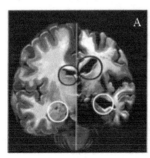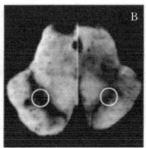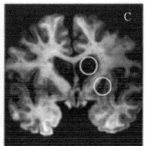

A. 阿尔茨海默病的脑组织变化；B. 帕金森病的脑组织变化；C. 亨廷顿病的脑组织变化。

图 8-5　阿尔茨海默病、帕金森病与亨廷顿病的脑部变化

4.亨廷顿病的病理变化

亨廷顿病的病理改变特点是纹状体和大脑皮质的神经细胞脱失。大体改变发现80%的患者出现额叶皮质萎缩,冠状切面显示对称性的纹状体萎缩,其他区域正常或出现不同程度的萎缩(图8-5C)。纹状体是唯一出现神经细胞脱失并伴随星形胶质细胞和小胶质细胞增生的部位,一般体积较小的投射神经元显著丢失,而纹状体的中间神经元则相对幸免。在丢失的投射神经元中,尤以纹状体投射至苍白球外侧段的间接通路神经元丢失最为严重,而纹状体投射至苍白球内侧段和黑质网状部的直接通路神经元丢失则相对较轻。亨廷顿病的主要免疫病理改变为大脑皮质神经细胞出现泛素和亨廷素阳性的核内包涵体和营养不良的轴突。

四、神经系统遗传性疾病

神经系统遗传性疾病指由于遗传物质在数量、结构或功能上发生改变致发育的个体出现以神经系统功能缺陷为主要临床表现的疾病。遗传性疾病必须具备四个基本条件:①与亲代遗传物质(基因或染色体)改变有关;②生殖细胞或受精卵的遗传物质改变;③具有垂直传递和水平分布的规律;④引起机体不同程度功能和代谢的变化。在已发现的7000多种遗传性疾病中,半数以上累及神经系统,而且新的病种还在不断被发现,其数量也在不断增大。神经系统遗传性疾病的遗传方式与其他遗传性疾病的方式大同小异,概括起来有三类方式,即单基因遗传、多基因遗传和染色体异常。

常见神经系统的单基因遗传性疾病有肝豆状核变性、脊髓小脑共济失调疾病、结节性硬化症、亨廷顿病、家族性肌萎缩侧索硬化等;神经系统的多基因遗传性疾病包括癫痫、帕金森病、偏头痛、脊椎裂等;与染色体异常有关的机体的结构和功能异常称为染色体疾病,神经系统遗传性疾病中的唐氏综合征(21-三体综合征)是典型的染色体疾病。

(一)神经系统遗传性疾病的损伤机制

神经系统遗传性疾病发病机制的研究十分复杂,其内容涉及细胞学、免疫学、分子生物学、生物化学等多个学科。但是在目前发现的4000多种神经系统遗传性疾病中,仍有1645种疾病未明确其分子发病基础,其发病机制的研究仍是薄弱环节。多基因遗传性疾病的分子水平研究仍在起始阶段,这些领域尚需加强。

肝豆状核变性是一种常见的常染色体隐性遗传性疾病,其致病基因在1993年被定位克隆,为 *ATP7B* 基因。ATP7B蛋白的功能主要负责 Cu^{2+} 转运,若其功能部分或全部丧失,就会发生两种情况:①ATP7B 不能与脱铜蓝蛋白(Apo - CP)结合转化为铜蓝蛋白,其结果是患者血清铜蓝蛋白减少;②ATP7B 不能将多余的 Cu^{2+} 从细胞内转运出去,即铜向胆小管排泄困难,导致 Cu^{2+} 在肝细胞内沉积,产生铜毒。过量的铜损害肝细胞的线粒体,产生过氧化损伤。另外,Cu^{2+} 从肝细胞溢出进入血液,使体内其他器官如脑、肾、血细胞等的铜过度负荷并发生铜中毒。在正常情况下,蛋白凋亡抑制剂可抑制 caspase - 3 和 caspase - 7,但肝细胞内的铜毒会促进凋亡细胞的死亡。

三核苷酸重复疾病指致病基因内三核苷酸重复序列不稳定地异常增多而导致的遗传性疾病,目前已经发现 20 余种这类疾病(如脆性 X 综合征、强直性肌营养不良、亨廷顿病、脊髓小脑共济失调疾病、Machado - Joseph 病和齿状核-红核-苍白球-丘脑下核萎缩等)。三核苷酸重复序列异常扩增可发生在蛋白编码区、非翻译区、内含子区及启动子区,一方面可导致减数分裂时复制不稳定,进一步扩增而形成恶性循环,另一方面造成基因的转录、翻译过程缺陷引起蛋白结构功能异常,从而引起发病。例如:亨廷顿病、脊髓小脑型共济失调疾病是由于编码蛋白基因的外显子区域 CAG 重复增多,编码出连续的谷氨酰胺残基的毒性而导致神经元变性造成的;强直性肌营养不良是由于编码强直性肌营养不良蛋白激酶基因的 5' 非翻译 CTG 重复异常扩增影响蛋白表达而发病的。

(二)神经系统遗传性疾病的病理特征

常见的神经系统遗传性疾病(如亨廷顿病和阿尔茨海默病)的病理特征已做过详细叙述。下面简单介绍几种遗传性疾病累及中枢神经系统的病理变化特征。

1.肝豆状核变性

肝豆状核变性(hepatolenticular degeneration)又称为威尔逊氏症(Wilson's disease,WD)。病变主要在基底核,以壳核最明显,其次为苍白球和尾状核,其他如大脑皮质、丘脑、红核、黑质、齿状核、脑桥、小脑均可受累。壳核皱缩,严重者形成空洞(图 8 - 6)。光镜下见神经细胞变性坏死,胶质细胞反应性增生及胶质小结形成,可见 Alzheimer Ⅱ 型细胞、Ⅰ 型细胞,还有少见的 Opalski 细胞。这些细胞代表了星形胶质细胞高度增生的结果。基底核神经细胞变性肿胀,并有胶质细胞增生和水肿。电镜下观察到豆状核神经细胞呈变性坏死结构,细胞质膜断裂,核膜内陷或断裂,细胞核破碎,染色质崩解,细胞质中大量的尼氏体溶解呈空泡状,大部分线粒体嵴断裂,毛细血管基膜电子密度明显增高。

2.肌萎缩侧索硬化

肌萎缩侧索硬化(amyotrophic lateral sclerosis,ALS)是一种以大脑、脑干、

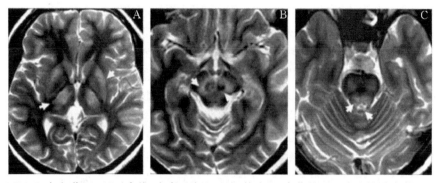

MRI T$_2$加权像(A)显示壳核、内囊后支和丘脑(箭头)呈高信号,(B)中脑被盖高信号,与正常红核呈"大熊猫脸"征,(C)低信号的脑桥中央被盖与高信号的第四脑室导水管呈"小熊猫脸"征。

图 8-6　肝豆状核变性病的 MRI 特点

脊髓运动神经元选择性死亡引发致死性瘫痪为特征的疾病。肉眼可见大脑额上回轻度萎缩,脊髓较正常略小,切面见前角变小,前根变细。显微镜下发现脊髓前角细胞和脑干下部运动核丧失,大脑皮质运动区锥体细胞丧失。神经元细胞质内有表达外周蛋白的包涵体,研究发现其主要成分为 TDP-43。其高度磷酸化、泛素化、裂解产生 C-末端片段。它仅在海马、新皮质、脊髓和脑干神经核等中枢神经系统中有覆盖,是额颞叶变性与肌萎缩侧索硬化共同的主要致病蛋白,可能是将这些疾病连接在一起的共同病理底物。皮质脊髓束和皮质延髓束弥散变性、脱髓鞘,轴索断裂,还可扩大至脊髓侧束和前束中非运动纤维。脑干运动神经核中以舌下神经核变性最为突出,疑核、三叉神经运动核、迷走神经背核和面神经核也有累及,动眼神经核很少被累及。存活的神经细胞缩小和皱缩,细胞质充满脂褐质。病变部位可见不同程度的胶质增生,吞噬活动不明显。

五、中枢神经系统肿瘤

中枢神经系统的肿瘤可以起源于神经上皮组织、脑神经或脊神经、脑膜组织、淋巴细胞及造血组织、生殖细胞、腺垂体组织,包括囊肿及类肿瘤病变、邻近组织肿瘤的颅内延伸、转移性肿瘤及少数未能分类的肿瘤。发生于颅腔内的中枢神经系统肿瘤称为颅内肿瘤,俗称为"脑瘤"。颅内肿瘤依其原发部位可分为两类:起源于颅内组织的肿瘤称为原发性颅内肿瘤;从身体远隔部位转移或由邻近部位延伸至颅内的肿瘤称为继发性颅内肿瘤。在颅内肿瘤中,以神经胶质瘤(神经上皮组织肿瘤)最常见(图 8-7),占颅内肿瘤的 40%～51.8%;其次为三大类良性肿瘤,即脑膜瘤占 15%～18%、垂体腺瘤占 10%～12%、听神经瘤占8%～12%。

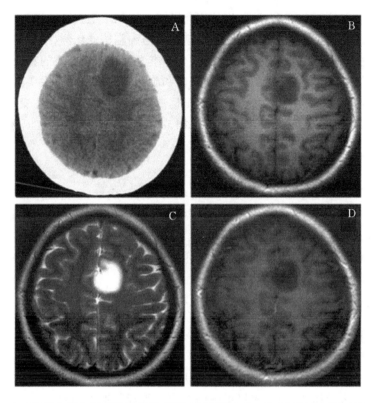

A. CT 平扫示左额不规则低密度影，边界尚可；B～D. MRI 示左额不规则形 T_1 WI 低信号、T_2 WI 高信号，边界较清，无强化。

图 8-7　神经胶质细胞瘤

（一）中枢神经系统肿瘤的损伤机制

　　最终导致正常细胞转化为肿瘤细胞的机制非常复杂，人们提出了不少学说，归纳起来有基因突变说和基因外癌变说两类。基因突变（体细胞突变）为致癌因子引起 DNA 碱基对增、减（失）、掺、变的一系列生物化学变化。基因外癌变说认为，细胞癌变不是基因的结构发生了改变，而是基因表现的调控失常。基因外癌变说认为，癌细胞基因的完整性和全能性并未受到破坏，故障在基因表现过程中，即细胞的分化发生了障碍，乃所谓分化病。虽然指导细胞分化的根本是位于细胞核内的基因，但是调节基因开关的部位在细胞质和细胞膜，所以叫基因外癌变。

(二)中枢神经系统肿瘤的组织病理学特征

从肿瘤的病理角度看,脑肿瘤的变化既包括组织学上实质的细胞学(细胞类型、多寡、活力、生长率、细胞核的变化、细胞质与细胞核的比例、细胞排列及与周围组织的关系等)变化,又包括间质的变化和继发性改变。实质的特征性结构有很多种,其中典型的有菊形团、室管膜腔隙和旋涡。间质的变化主要是血管和结缔组织,肿瘤的恶性程度和间质反应成正比。脑肿瘤常见的继发性变化有变性、出血和坏死、囊性变、钙化及淋巴细胞浸润。

六、中枢神经系统感染性疾病

中枢神经系统感染性疾病是一组由细菌、真菌、病毒、立克次体、螺旋体和寄生虫等多种病原侵犯脑实质、被膜、血管等引起的急、慢性炎症(或非炎症)性疾病。临床上这类疾病主要包括:①以脑或/和脊髓实质受累为主的脑炎、脊髓炎或脑脊髓炎;②以脑或脊髓被膜受累为主的脑膜炎、脊膜炎和脑脊髓膜炎;③脑实质和被膜合并受累的脑膜脑炎。

(一)中枢神经系统感染性疾病的损伤机制

1. 氧自由基

正常生理情况下机体内氧自由基的产生和清除保持动态平衡,但中枢神经系统被感染时这种平衡遭到破坏,自由基的产生量远远超出机体的清除能力。自由基一旦大量积累,则造成组织细胞损害。神经细胞受自由基攻击发生脂质过氧化反应,主要表现为细胞膜成分中的分子结构改变,膜的流动性、通透性增加,组织细胞水肿、坏死。

2. Ca^{2+} 超载

神经系统被感染时细胞发生变性、坏死的原因是:感染因子直接干扰、破坏细胞代谢,或炎症发展过程中引起细胞内环境紊乱,最终造成神经细胞发生不可逆性损伤。其发生机制目前尚不完全清楚,但细胞 Ca^{2+} 代谢紊乱所致的细胞内 Ca^{2+} 超载起十分重要的作用。细胞内 Ca^{2+} 平衡在细胞正常功能发挥中起重要作用。在神经系统被感染情况下,神经细胞内 Ca^{2+} 平衡被破坏,主要原因在于:①感染炎症刺激,神经细胞膜结构遭破坏,细胞膜通透性增加,Ca^{2+} 通道开放,大量 Ca^{2+} 流入细胞内;②磷脂酶激活产生的肌醇三磷酸(IP_3),促使细胞内 Ca^{2+} 储库释放 Ca^{2+};③细胞线粒体功能障碍,腺苷三磷酸生成减少,钙泵及 Na^+/Ca^{2+} 交换失活,Ca^{2+} 排出受阻。也即在感染的情况下,Ca^{2+} 内流增加,排出减少,细胞内 Ca^{2+} 储库释放增加,这些都导致细胞内 Ca^{2+} 浓度增加,细胞质内游

离 Ca^{2+} 增加,Ca^{2+} 超载。Ca^{2+} 超载可以通过多种途径引起细胞损伤和死亡。

(二)中枢神经系统感染性疾病的病理特征

中枢神经系统感染性疾病的基本病理改变是炎症,主要包括变质、渗出、增生三个基本病理过程。其发展过程具有一系列的病理特点。①变质过程比较突出,表现为神经细胞的变性和坏死,而且因神经细胞的易感性不同,在侵犯部位和病变类型上亦有所不同。此外,神经组织中的髓鞘成分也很容易受损害,呈现继发性脱髓鞘改变。②渗出过程中常见有特征性的血管套形成,即在血管周围的血管周隙内有炎症细胞浸润,炎症细胞成分中以淋巴细胞、浆细胞、单核细胞为主。此外,渗出过程中常伴有炎性脑水肿,严重的脑水肿可导致颅内压或加重颅内压。③由于中枢神经系统内神经细胞再生能力很弱,纤维结缔组织成分比较少,修复愈合的过程比较缓慢且常很不明显,而胶质细胞的增生过程尤其是小胶质细胞的增生过程很明显。

第二节 神经损伤修复的调节机制

神经损伤后,由于不能进行有实质意义的再生而形成功能性突触联系,往往导致永久的神经功能丧失。神经再生困难的原因至少有以下几个方面:①神经损伤后神经元极易死亡;②神经细胞的周围环境含有多种抑制因子,不允许轴突再生;③有丝分裂后的神经细胞再生长能力减弱。

神经损伤修复涉及神经元胞体的潜力、轴突再生、通道与靶之间的相互联系和作用,需具备两个基本条件:一是损伤区尚存在生长潜能的神经元,且存活的神经元可以提供轴突再生所需的结构和功能物质;二是有营养因素、细胞外基质等引导再生轴突延伸的神经再生微环境。因此,神经损伤修复策略应包括多因素联合才能解决这个难题,包括使残留神经元最大限度地存活及功能保存,促进神经保护和再生,以及阻断抑制轴突再生的因素等。

一、神经损伤修复的调节物质

神经营养素(neurotrophin,NT)是一类由神经所支配的组织(如肌肉)和星形胶质细胞产生的且为神经元生长与存活所必需的蛋白质分子。神经营养素通常在神经末梢以受体介导式入胞的方式进入神经末梢,再经逆向轴浆运输抵达胞体,促进胞体合成有关的蛋白质,从而发挥其支持神经元生长、发育和功能完整性的作用。目前发现的神经营养素包括神经生长因子(nerve growth factor,NGF),脑源性神经营养因子(brain derived neurophic factor,BDNF),神经营养素-3(neurotrophin 3,NT-3)、神经营养素-4(NT-4)、神经营养素-5(NT-5)

等。

在神经损伤修复中，除了促进神经生长的因素外，还应考虑到抑制因素。抑制神经再生的因子称为神经生长抑制因子(nerve growth inhibitor, NGI)。成熟的少突胶质细胞能产生许多轴突生长抑制物质，包括 NI－250、NI－35、MAG。最早发现的中枢抑制性因子是 NI－250。

二、神经营养素与神经损伤修复

神经营养素是能促进神经元存活，诱导其分化，并对神经系统的发育及功能的维持起重要作用的一些小分子多肽。它的发现和研究开辟了一个崭新的领域，为神经系统损伤及退行性疾病的治疗提供了一种新的思路。所有神经营养素均不同程度地或各有侧重地支持发育期感觉、运动神经元的存活。神经营养素在神经系统发育期表达水平较高，但在成年后表达下降。

神经损伤可以诱导神经营养素的表达上调，通过靶源性、自分泌、旁分泌的方式与特定受体结合，激活各种信号转导通路，促进受损神经再生。例如：脑损伤后，由星形胶质细胞和免疫细胞产生的细胞因子介导神经营养素(如神经生长因子)的表达增加。当中枢神经系统多发性硬化和自身免疫性脑脊髓炎等疾病发生时，神经生长因子及其他营养因子的表达能减轻炎症反应。成年中枢神经系统营养因子网络不仅可以保护轴突髓鞘，而且有利于维持脑组织的免疫豁免。

(一)神经营养素的作用模式

神经营养素作为一种分泌性蛋白，其作用模式包括靶源性作用模式和自分泌/旁分泌作用模式两种。

1. 靶源性作用模式

神经元轴突支配的靶细胞及其周围的胶质细胞能合成、分泌神经营养素。这些神经营养素可被轴突末梢摄取并通过轴浆运输，逆向转运至胞体而发挥生物学效应(图 8－8)。目前已知神经生长因子的靶源性作用机制如下：由靶组织合成、分泌的神经生长因子与神经末梢受体结合后，激活原肌球蛋白受体激酶 A(TrkA)的酪氨酸激酶，使其自身酪氨酸残基磷酸化，活化的原肌球蛋白受体激酶 A 或 NGF－TrkA 复合物，或 NGF－TrkA－P75 复合物，通过受体介导的内吞机制产生内在化，形成由轴膜包绕、含有神经生长因子并保持其生物活性的小泡，经轴突沿微管逆行转运至胞体，由信使体系(第二信使、第三信使等)转导，进而启动一系列级联反应，对靶细胞的基因表达进行调控而发挥其作用。

发育神经生物学研究发现，神经细胞在发育期大量增殖，如果没有与靶细胞取得联系，则大部分神经细胞发生程序性死亡，但只有部分在竞争中获得靶细胞的神经细胞才得以存活下来。因为这些神经细胞即可以从靶细胞获得神经营养素,通过靶源性神经营养素的作用来维持效应神经细胞的存活。未成熟的神经细胞,如果因轴突损伤后使神经细胞失去靶源性的营养素将导致发育中的神经细胞死亡,而给予外源性的神经营养素可促进神经细胞的存活,减少神经细胞的死亡。发育成熟的神经细胞对靶源性的营养素的依赖较少。轴突切断引起的靶源性营养素供给的中断,其直接效应是引起神经细胞胞体和树突的萎缩,以及蛋白质表达及代谢的变化,并使得神经细胞更易在受损的环境下死亡。

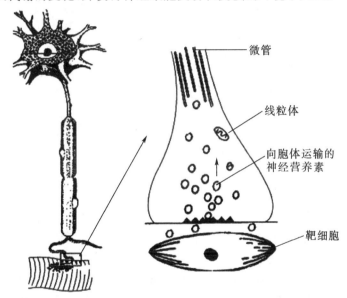

图 8 - 8　靶源性作用模式

2. 自分泌/旁分泌作用模式

除了靶源性作用模式以外,20 世纪 80 年代末提出了"神经营养素还可能通过局部的自分泌/旁分泌方式发挥其生物活性"(图 8 - 9)的理论。对背根神经节感觉神经元进行体外培养发现,这些成熟的背根神经节感觉神经元不仅能表达脑源性神经营养因子,而且能依赖自身合成的脑源性神经营养因子维持存活。成年大鼠坐骨神经损伤后,相应背根神经节部位神经生长因子和脑源性神经营养因子的 mRNA 水平均明显增加,同时在损伤的整个期间都表达 P75、原肌球蛋白受体激酶 A(TrkA)、原肌球蛋白受体激酶 B(TrkB)三种受体。这表明背根神经节神经元仍具有对神经生长因子和脑源性神经营养因子等因子的反应性,而这些神经营养素又来自背根神经节本身。这些自身合成的神经营养素支持感觉神经元的存活,即神经生长因子是以自分泌方式发挥作用的。另外,成体动物背根神经节免疫组织化学双标染色研究也显示:许多表达脑源性神经营养因子mRNA的感觉神经元也表达神经生长因子的高亲和力受体原肌球蛋白受体激酶A,表明神经生长因子可通过旁分泌机制调节脑源性神经营养因子的合成。有研究表明,成年哺乳动物神经系统可同时存在自分泌作用机制和旁分泌作用机制。

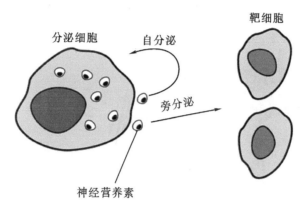

图 8-9 自分泌/旁分泌模式图

目前,已发现了20余种神经营养素和某些细胞因子能促进损伤神经元的存活。一些神经营养素兼有营养和导向两种作用。神经营养素不仅对神经系统的发育及正常功能维持起着十分重要的作用,而且在中枢神经系统损伤(如脑卒中、阿尔茨海默病、帕金森病等多种神经系统疾病)中有明显的神经保护作用,因此,应用神经营养素进行神经损伤修复治疗有重要的理论意义和实践意义。神经营养素局部注射等常规给药方式有药物作用持续时间短、须反复给药、药物难以透过血脑屏障等缺陷,临床上难以实际应用。然而,将携带神经营养素基因的神经干细胞移植替代破坏的神经元并诱导其向特定的细胞类型分化,与宿主神经元形成突触联系,是一种有潜在应用价值的方法。基因治疗在寻找安全有效的载体方面虽然已取得一些进展,但仍有许多问题急需解决,如重组神经营养素的生产和纯化、基因转移后的长期表达及免疫排斥反应等。

(二)神经营养素在神经损伤修复中的作用

1. 神经生长因子与神经损伤修复

神经生长因子是最早发现的神经营养活性物质,其受体分为高亲和力受体(HNGFR 或 TrkA)和低亲和力受体(LNGFR 或 P75)。有证据提示,原肌球蛋白受体激酶A 含有酪氨酸激酶,在神经生长因子和原肌球蛋白受体激酶A 结合后,由于自身酪氨酸残基磷酸化,引起一系列细胞内信号传导,从而导致细胞生理功能改变。通过对已消除了酪氨酸激酶区编码顺序的原肌球蛋白受体激酶 A 突变大鼠的研究发现,大多数此类大鼠生后即死亡,少数活到成年者均出现脊髓和三叉神经节中传递感觉的中小神经元丧失,因而动物对温度觉、痛觉均不敏感。这表明,其神经营养功能由原肌球蛋白受体激酶 A 调节,失去原肌球蛋白受体激酶 A,其功能不能发挥。尽管神经生长因子与 P75 结合并不能直接发挥生物学效应,但能通过提高高亲和力受体与神经生长因子的结合位点率间接影响高亲和力受体介导的信号传递。

神经生长因子有促进神经元存活和诱导神经突起生长的作用,主要表现在以下几方面。

(1)维持交感神经元和胆碱能神经元的正常功能。细胞培养研究已显示,神经生长因子能支持基底前脑胆碱能神经元的存活。应用外源性神经生长因子能促进大多数交感神经节内神经细胞存活,甚至肥大。在横切海马伞以后,注入神经生长因子亦可阻止被切断轴突的海马胆碱能神经元的死亡。

(2)诱导离体培养的交感神经元、感觉神经元突起生长。神经生长因子可诱导培养的鸡胚背根神经节、交感神经节神经元突起生长,并促进核仁、粗面内质网、高尔基体的蛋白质与 DNA 的合成。对新生大鼠连续给予神经生长因子,其交感神经元的突起数目及长度比对照组增加 3 倍,但在成年哺乳动物中枢神经系统,神经生长因子和神经生长因子受体的水平明显下降,主要效应神经元对神经生长因子的依赖性也显著降低。例如:新生大鼠用神经生长因子抗体处理,背根神经节神经元减少 20%~35%,而成年大鼠用神经生长因子抗体处理,背根神经节神经元则不死亡。

(3)神经生长因子对神经纤维的生长起一定的化学导向作用,诱导突起向神经生长因子浓度高的方向生长。有研究表明,连续 7~10 天将神经生长因子注入新生大鼠延髓,可见椎旁交感神经节细胞长出神经纤维并经脊神经节长入脊髓,还可再向上延长。神经生长因子还可以影响免疫系统的肥大细胞、巨噬细胞、胸腺细胞的功能。随着研究的不断深入,神经生长因子与神经损伤修复的关系已备受重视。有资料报道,切断动物坐骨神经,局部应用神经生长因子后发现,神经生长因子可明显减轻轴突切断后所致的神经元胞体萎缩,避免神经元死亡。成年大鼠单侧隔核-海马背侧胆碱能通路损伤后可发现内隔核 75% 的胆碱能神经元变性、死亡,隔核、海马内胆碱乙酰化酶的活力显著降低。同侧脑室内注入神经生长因子可以防止隔核内胆碱能神经元的死亡,并明显减轻隔核、海马内胆碱乙酰化酶降低的程度。另外,在人脊髓创伤后的尸检材料中观察到前角、侧角内运动神经元表达了神经生长因子受体,结果提示创伤后神经元通过其胞体表达神经生长因子受体获得神经生长因子支持,以维持细胞生存,进而有利于神经纤维的再生。大量实验结果表明,成年哺乳动物中枢神经系统损伤后,其轴突再生能力十分有限,其中一个重要因素是损伤部位缺乏神经营养素。目前,人们正在试图通过应用神经组织移植,同时使用外源性神经生长因子等神经营养素的方法,以改善中枢神经系统损伤部位的微环境(提供神经营养素),促进移植组织的存活及再生修复。在成年大鼠脊髓横断损伤模型中,损伤部位进行胚胎脊髓组织移植并植入浸有神经生长因子的硝酸纤维素,6 周后发现再生轴突的长度是对照组的 3 倍,证明了外源性神经生长因子可以明显促进神经再生,从而有利于损伤脊髓功能重建。

2.脑源性神经营养因子与神经损伤修复

脑源性神经营养因子是 1982 年德国神经生物学家 Y. A. Barde 等人从猪脑中分离出来的由 119 个氨基酸残基组成的分泌型成熟多肽,相对分子质量为 1 315 000。因脑源性神经营养因子的氨基酸序列与神经生长因子相似,二者有 55%～60% 的氨基酸序列同源,其中的 6 个恒定的半胱氨酸残基可形成维持脑源性神经营养因子、神经生长因子生物活性所必需的 3 对二硫键,故同归属为神经营养素家族成员。从调节靶细胞的功能来讲,脑源性神经营养因子比神经生长因子强,如在海马内,脑源性神经营养因子的 mRNA 比神经生长因子的 mRNA 多出 50 倍。中枢神经系统中脑源性神经营养因子主要在神经元合成,由轴突运输,通过与其特异性膜受体原肌球蛋白受体激酶 B 结合形成原肌球蛋白受体激酶 B 同源二聚体,进而激活原肌球蛋白受体激酶 B 的酪氨酸激酶,诱导受体蛋白质磷酸化。活化的原肌球蛋白受体激酶 B 再通过细胞质途径依次激活多种蛋白质和酶,使信号从细胞质传入细胞核内,最后导致基因表达模式的改变,包括 DNA、RNA、蛋白质等大分子的合成,进而引起效应细胞在生理学和形态学上的改变。

脑源性神经营养因子作为神经营养素家族中的一员,是一类可促进运动神经元、感觉神经元、基底节前脑胆碱能神经元、皮质神经元、海马神经元、多巴胺能神经元等的存活、生长、分化,能保护以上受损神经元并促进其再生的多肽。它在中枢神经系统的损伤修复中具有重要的作用。在体内,脑源性神经营养因子可阻止感觉神经元死亡,尤其是阻止神经板来源的睫状神经元死亡。脑源性神经营养因子还可以维持中枢神经系统基底前脑胆碱能神经元的存活。在培养 16 天的大鼠胚胎基底前脑胆碱能神经元中加入脑源性神经营养因子,可发现胆碱能神经元的数目极大增加,表明脑源性神经营养因子具有促进基底前脑胆碱能神经元存活的作用。横切海马伞后,注入脑源性神经营养因子可阻止切断轴突的胆碱能神经元的死亡。有研究发现,外源性脑源性神经营养因子、成纤维细胞生长因子还可以促进体外培养的新生鼠海马颗粒细胞存活及分化,TrkB－

IgG 融合蛋白能阻断脑源性神经营养因子的效果,减少培养的海马颗粒细胞分化,提示脑源性神经营养因子高亲和力受体原肌球蛋白受体激酶 B 可能介导海马颗粒细胞的分化。该研究支持脑源性神经营养因子和成纤维细胞生长因子影响海马颗粒细胞的发育及生长。体内、体外研究表明:发育及成熟的运动神经元对脑源性神经营养因子亦有依赖作用;脑源性神经营养因子可防止运动神经元的自然死亡;切断新生大鼠坐骨神经后,局部施予脑源性神经营养因子亦可营救92%的脊髓运动神经元。进一步研究证实,脑源性神经营养因子还可支持中脑多巴胺能神经元及 γ-氨基丁酸能神经元的分化。此外,脑源性神经营养因子可增强突触间经典递质的释放,如在体外实验显示出脑源性神经营养因子可上调胆碱能神经元的胆碱乙酰转移酶表达从而加强突触联系。迄今为止,关于脑源性神经营养因子促进损伤神经再生的研究已有不少报道。有研究发现,脑源性神经营养因子、神经营养素-4、神经营养素-5 可使轴索切断后的背后外侧核运动神经元胆碱乙酰转移酶丢失减少,表明外源性脑源性神经营养因子、神经营养素-4、神经营养素-5 可以维持成体脊髓运动神经元神经递质的含量。将转染 *BDNF* 基因的成纤维细胞注入脊髓损伤部位可促进损伤脊髓的形态结构恢复等,提示脑源性神经营养因子在神经损伤后的修复中具有重要作用。

目前,大量体内、体外研究表明,脑源性神经营养因子可以作用于阿尔茨海默病的基底前脑胆碱能神经元、帕金森病中脑多巴胺能神经元,还可用于脊神经和脊神经根损伤的早期治疗。同时,脑源性神经营养因子已进入治疗肌萎缩侧索硬化的临床试验阶段。因此,脑源性神经营养因子在以上神经系统疾病的治疗中具有潜在的临床应用价值。然而,因其难以通过血脑屏障,故直接全身给药在靶区的有效药物浓度很低。目前,为了提高中枢神经系统局部的药物浓度,可以通过脑内给药方式,如用微泵装置或缓释微囊将脑源性神经营养因子直接注入脑内,或直接将 *BDNF* 基因导入移植细胞内,以增加其表达水平;或利用载体增加脑源性神经营养因子透过血脑屏障的能力等。也有将脑源性神经营养因子与能穿越血脑屏障的载体(如 NLA－OX26)结合使其穿过血脑屏障而进入脑内发挥生物学作用的研究。此外,寻找调控内源性脑源性神经营养因子及其受体表达的小分子物质也是一个新的途径,如糖皮质激素可刺激海马内脑源性神经营养因子表达增加。脑源性神经营养因子还可与其他神经营养素联用,产生协同作用并减少副作用,如脑源性神经营养因子和睫状神经营养因子联用既可明显减缓肌萎缩侧索硬化中运动神经元的退行性改变,又可减少睫状神经营养因子的副作用。

3. NT－3 与神经损伤修复

NT－3 是 P. Ernfors 等人于 1990 年发现的一种碱性蛋白质,根据来源及生物活性首先命名为海马源性神经营养因子(HDNF)。因其与神经生长因子和脑源性神经营养因子等神经营养素家族成员有相似的一级结构和生化特点,并具有维持神经元存活和促进神经突起生长的生物活性,故把它归属为神经营养素家族的成员。因 NT-3 在一级结构上既有与神经营养素家族其他成员一致的保守区又有自己的可变区,故其生物活性既与神经营养素家族其他成员相似又有其自身特点。在神经系统,NT-3 主要分布于背根节、脊髓、脑干、小脑、海马等处。在非神经系统,NT-3 主要分布于脾、肾、肠等处。

NT-3 的生理功能主要是维持多种神经元存活。体外培养研究表明,NT-3 可维持交感神经元、感觉神经元、基底前脑胆碱能神经元、运动神经元的存活。如新生大鼠面神经切断后局部应用 NT-3,与对照组相比,NT-3 可防止 30% 的面神经核运动神经元死亡。NT-3 基因突变的新生小鼠由于缺乏 NT-3 而导致颈上节神经元数目比正常减少 50%。这些结果均为 NT-3 支持神经元存活提供了有力的形态学证据。需要注意的是,NT-3 对背根神经节有独特的作用。发育期 NT-3 缺乏不仅使背根神经节本体感觉神经元丢失,而且使包含降钙素基因相关肽、P 物质、硫胺素一磷酸酶活性的小细胞丢失,提示 NT-3 在调控以上细胞的发育中有重要作用。NT-3 的另一个作用是促进神经元分化和诱导轴突生长。体外研究表明,NT-3 能上调胆碱能神经元胆碱乙酰转移酶的表达、支持中脑多巴胺能神经元分化,以及促进发育、损伤的皮质脊髓束(corticospinal tract)侧支出芽。研究发现,过度表达 NT-3 的转基因小鼠出生时,其背根神经节中神经元和轴突的数目增加。

现有的研究表明,NT-3 在神经损伤修复中的作用可能至少涉及营养和镇痛两个方面。脊髓损伤后应用 NT-3 可使 75% 萎缩的神经细胞恢复且存活细胞的数目也明显增加,提示 NT-3 可以防止继发性神经细胞丢失。有研究将转移 NT-3、BDNF、NGF 基因的成纤维细胞移植到脊髓损伤处,发现损伤后第 10 周,所有移植物中都有轴突生长,移有 NT-3、BDNF 基因者尤其明显,且含有更多的髓磷脂碱性蛋白阳性纤维丝,表明在这些移植物中生长的轴突髓鞘形成增加。由此推测,能够分泌 NT-3 的移植物可用于治疗 SCI 后慢性脱髓鞘病变。另外,成体大鼠胸段横断皮质脊髓束后,局部应用 NT-3 治疗 5 天,该束有侧支出芽,而联合 MAG 和 NT-3 一同注入,可见皮质脊髓束的侧支出芽长度增加,提示联合应用 NT-3 和 MAG 可增加横切的皮质脊髓束再生出芽长度。

用原位杂交和免疫组织化学技术研究神经营养素与周围神经系统损伤引起的慢性疼痛综合征之间的关系发现,神经损伤后 48 小时,损伤侧背根神经节中损伤神经元的卫星细胞表达 NGF 和 NT-3 mRNA 水平明显上调。另外,经受损的脊神经注入特异性神经生长因子和 NT-3,交感神经出芽明显减少。周围神经系统损伤后慢性疼痛综合征是损伤背根神经节大神经元周围的交感神经和肽能神经末梢出芽所致,提示卫星细胞源性 NT-3 可能通过减少交感神经出芽发挥镇痛作用。神经生长因子和 NT-3 诱导痛阈和 P 物质释放变化的实验结果也提示,NT-3 可能通过抑制 P 物质样免疫活性物质释放而发挥镇痛作用。

随着对 NT-3 保护神经作用研究的日益深入,一些学者已试图将 NT-3 应用于临床试验。由于 NT-3 不能透过血脑屏障,只能局部给药,而在损伤局部持续给药必须通过反复鞘内、室管膜内注射或借助于侵袭性微管装置,因而不利于临床应用。近年来,有学者用浸过 NT-3 的纤维连接蛋白材料(可结合并释放生物活性 NT-3)植入成鼠坐骨神经缺损处,释放 NT-3 获得成功,为解决 NT-3 给药途径问题带来了希望。另有研究发现,NT-3 转基因豚鼠因NT-3合成增多而致培养中的背根神经节轴突过度生长,此效果持续 20 天。它可以使 NT-3 在损伤局部持续稳定表达,为神经损伤治疗又提供了一个有用方法。可以预见,在不远的将来,NT-3 作为一种促进神经再生的神经营养素会有较好的临床应用前景。

4. NT-4 与神经损伤修复

NT-4 是 1991 年在蝰蛇和非洲蟾蜍中被发现的低相对分子质量碱性蛋白,含有 130 个氨基酸,相对分子质量为 14 000,属于神经营养素家族的成员。随后发现的 NT-5 经分析鉴定被认为就是 NT-4。因此,NT-4 也被称为NT-4/5。研究表明,NT-4 生物学作用的发挥是通过与细胞膜表面特异性酪氨酸激酶受体原肌球蛋白受体激酶 B 结合而启动细胞内一系列反应来实现的。原肌球蛋白受体激酶 B 还可分为高亲和性 TrkB145 和低亲和性 TrkB95 两类。富含激酶长片段的 TrkB145 在中枢神经系统大多数神经元中表达。与之相比,缺乏激酶短片段的 TrkB95 主要定位于中枢神经系统非神经元。

NT-4 在中枢神经系统中分布很广,在运动神经元、基底前脑胆碱能神经元,脑皮质、海马、背侧丘脑核、橄榄核、下丘、延髓及小脑浦肯野细胞等处均有表达。NT-4 对神经系统的主要作用有以下几方面。

(1)维持感觉神经元存活。周围神经系统的体内、体外研究显示,神经营养素可以促进感觉神经元和交感神经元的存活。在中枢神经系统损伤动物模型中,神经营养因子可以促进中枢神经系统神经元的存活,但单一神经营养素缺乏或脑源性神经营养因子、NT-4 共同缺乏未显示出明显中枢神经系统神经元丢失。有学者用脑源性神经营养因子、NT-3、NT-4 三种神经营养素缺陷小鼠研究周围神经系统、中枢神经系统神经元的结果显示:三种神经营养素缺陷小鼠周围神经系统大多数感觉神经元丢失,一些运动神经核中运动神经元减少;提示胚胎发生时,神经营养素对维持大多数外周感觉神经元的存活是必需的,并可以影响小部分运动神经元的生存。有人研究 NT-4 对发育期大鼠腰部背根神经节神经元的作用,将 NT-4 加入 12.5 天的胚胎后发现能增强背根神经节神经元的存活。还有实验表明,NT-4 可以逆转轴突切断后背根神经节神经元的变性。

(2)促进运动神经元存活。对猫脊髓 L6 节段用免疫组织化学技术研究表明,脊髓神经元有 NT-4 分布,提示 NT-4 可能与脊髓神经元的生理功能有关。切断新生大鼠面神经后,局部应用 NT-4 可防止 45% 的面神经核神经元死亡。有实验表明,在体外培养中,皮质脊髓运动神经元存活的数量依赖于培养基中加入 NT-4 的含量。切断大鼠坐骨神经,应用外源性 NT-4 也发现,NT-4 可保护因神经损伤而引起的胆碱乙酰转移酶神经元丢失,且促进背后外侧核(RDLN)神经元重新表达神经营养素低亲和力受体 P75。有研究也显示,切断坐骨神经后,NT-4 能诱导脊髓神经元 $TrkB$ mRNA 表达增加,但其水平在 3 周内就恢复正常。这些结果提示应用外源性 NT-4 治疗脊髓损伤有一定效果。

(3)促进前脑胆碱能神经元和纹状体 γ-氨基丁酸能神经元的存活。在培养 16 天大鼠的胚胎基底前脑胆碱能神经元中加入 NT-4 后发现,胆碱能神经元数量明显增多,表明 NT-4 与基底前脑胆碱能神经元的存活和分化关系密切。体外实验发现,NT-4 可以保护培养的胎鼠海马、皮质神经元免受由葡萄糖缺少引起的损伤。在培养基内加入 NT-4,神经元对由 Ca^{2+} 载体 A23187 诱导产生的毒性有很强的耐受力,说明 NT-4 可以减轻 Ca^{2+} 介导的神经元损伤,从而发挥神经元保护作用。用出生后 3～4 天的 Swiss-Webster 大鼠的纹状体切片进行培养,在培养第 1 天和第 5 天向培养基中加入人重组体 NT-4,在培养 1 周后发现,NT-4 培养组的神经元数量是对照组的近 4 倍,而 NT-3 和脑源性神经营养因子则没有明显作用。有学者认为,NT-4 可能是通过调节 Ca^{2+} 水平而挽救神经元变性坏死的。此外,在实验中还发现纹状体投射神经元轴突切断后,NT-4 能减少导致神经元变性凋亡的 $c-jun$ 基因的表达,提示 NT-4 的作用机制还可能涉及第三信使。

(4)促进多巴胺能神经元的存活。研究发现:NT-4 在无神经胶质细胞的培养物中能促进黑质多巴胺能神经元的存活与分化,NT-4 很可能是通过与黑质神经元原肌球蛋白受体激酶 B 受体结合而不是通过支持细胞发挥这种效应的。

(5)促进神经细胞的分化,调节突触可塑性。有人发现,NT-4 能诱导移植脊髓神经元轴突数量和长度增长、每个肌纤维终板数目的增加、围绕在脊髓移植物周围的神经支配纤维面积的扩大,提示 NT-4 可增强脊髓运动神经支配潜能。由于 NT-4 在体内、体外均具有促进多种神经元存活的功能,因此,如何提高损伤后内源性 NT-4 的表达来促进神经损伤修复可能是新的研究方向。

NT-4 作为神经营养素家族中的一员,其作用越来越受到重视。目前已有了一些关于 NT-4 在动物中枢神经系统退行性疾病(如阿尔茨海默病、帕金森病)模型中对神经元的变性有保护作用的报道,且一些研究者也探索了将NT-4作为治疗物应用于动物周围运动神经元损伤模型和培养胎儿脊髓神经元生长中的情况,并获得了一些有益资料。最近还发现,NT-4 可以调节突触可塑性促进神经肌肉接头的形成,并能诱导正常运动神经元侧支出芽,因而 NT-4 对肌萎缩侧索硬化等运动神经元疾病有潜在的治疗作用。然而,NT-4 存在的不能通过血脑屏障和生物利用度低等问题尚未解决,故有待更深入探索、研究,以便NT-4 在神经系统的损伤修复治疗中得到更广泛的应用。

三、轴突生长抑制因子与神经损伤修复

成年哺乳动物中枢神经系统损伤后,由于轴突不能自发再生,因而在临床上引起毁灭性后果。20 多年前,神经科学家们的前期工作证实,中枢神经系统髓鞘不允许轴突生长的特性使神经再生失败。过去几年,人们对中枢神经系统髓鞘抑制成分的认识有了巨大的进步,轴突受体对线索的反应和细胞内信号级联反应介导了轴突生长抑制。将新生大鼠神经元与年轻大鼠视神经的胶质细胞联合培养发现,神经突起长到少突胶质细胞表面就折回,生长锥伪足与少突细胞接触不仅停止运动,甚至萎缩,而遇星形胶质细胞则无此现象。分析少突胶质细胞的髓磷脂蛋白证明,35 000 和 250 000 组分产生抑制作用,遂命名为神经突起生长抑制因子(NI-35 和 NI-250)。

自 1988 年首次证实轴突生长抑制蛋白 NI-35、NI-250 的存在至今,已发现了 MAG、Nogo、Collapsin 等多种抑制蛋白。它们在发育早期主要参与引导轴突生长,调控轴突生长方向,协助构建精确的神经网络,而在成年个体中,损伤可以诱导其重新表达或表达增加,对中枢神经系统再生造成不利的影响。Nogo仅由中枢神经的少突胶质细胞表达,可以引起生长锥崩溃,抑制神经突起生长。目前,人类的 *Nogo* 基因已被分离并克隆表达出 Nogo-A、Nogo-B、Nogo-C三种不同结构的蛋白。很多研究者认为,Nogo-A 与先前发现的轴突抑制蛋白NI-250/bNI-220 相对应,NI-250 的抗体 IN-1 具有中和 Nogo-A 的抑制轴突生长的作用,可诱导神经纤维在中枢神经系统白质内生长。

令人惊奇的是,Nogo 和少突胶质细胞髓鞘糖蛋白(OMgp)在包括新皮质投射神经元在内的许多神经元中强烈表达。中枢神经系统损伤区边缘的神经元Nogo 蛋白表达增加。在发育期,生长的轴突也表达 Nogo,提示 Nogo 可能有介导轴突生长的作用。尽管 Nogo、MAG、OMgp 缺乏序列同源性,但是它们均结

合 Nogo 受体 NgR。NgR 在大脑皮质神经元中强烈表达,而在其他神经元中只表达很少或几乎不表达。神经系统损伤后,NgR 表达不受影响,其表达与神经再生之间似乎无明显相关性。损伤脊髓的 NgR 与它的配体相互作用对皮质脊髓束等下行传导束可能是重要的。Nogo 抗体 IN‑1 与它的衍生物可以增加部分脊髓切断后功能的恢复。它们使损伤轴突可塑性增加,包括轴突出芽越过中线和损伤区域有限再生。但是,脊髓完全横断及钝挫伤后未显示出 Nogo 抗体可以引起皮质脊髓束再生,说明中枢神经系统再生需要多因素协同作用,仅通过拮抗 Nogo 来促进中枢神经系统损伤后再生的效果是有限的。关于轴突生长抑制因子在神经损伤修复中的作用,还有待更深入研究。在中枢神经损伤修复策略中,轴突抑制因子的作用不容忽视。

第三节　神经损伤修复的基因与细胞治疗

中枢神经系统损伤修复是医学的重大课题。在以往的观念中,成年哺乳动物的神经元失去了再生能力是中枢神经损伤和变性后难以修复的主要原因。近年来,随着基因工程技术的迅猛发展,许多可以分化为神经细胞的干细胞的发现为中枢神经系统的损伤和变性的治疗带来了希望。本节就基因治疗和神经干细胞治疗在神经损伤修复中的应用做简要介绍。

一、神经损伤修复的基因治疗

基因治疗(gene therapy)指将一种或几种基因递送给患者特定的靶细胞,从而达到治疗疾病目的的方法。靶细胞一般指体细胞,因此临床上基因治疗即指体细胞基因治疗。基因治疗一般将治疗基因递送至细胞内,通过基因转录、翻译、蛋白质合成,最后由合成的蛋白质产生治疗效应。更新的技术是使用反义核酸、核酶分子、转运 RNA(tRNA)抑制基因或核酸圈套,选择性地靶向基因转录和信使 RNA(mRNA)翻译。这为改善某些常染色体显性遗传性疾病(如亨廷顿病)的神经元表型提供了一种新的手段。

(一)帕金森病的基因治疗

1.神经递质替代的基因治疗

多巴胺生物合成酶是酪氨酸羟化酶(tyrosine hydroxylase,TH)。它催化酪氨酸变为 L-多巴。这一反应需要辅助因子四氢生物蝶呤(BH_4)参与,并被鸟苷三磷酸环水解酶I(GTPCH‑I)限速。L-多巴在芳香族氨基酸脱羧酶(AADC)作用下生成多巴胺,浓缩于突触小泡内。因此,将编码酪氨酸羟化酶和其他与多巴胺合成相关的酶基因引入到纹状体内,是目前基因治疗帕金森病的主要策略。

将携带 TH 基因的 1 型单纯疱疹病毒(HSV-1)扩增子载体或腺相关病毒载体注射到 6-羟多巴模型大鼠脑内,可观察到长期的行为恢复。二者均可改善由阿扑吗啡诱发的旋转症状,分别减少约 65％ 和 35％。利用编码 TH 的质粒DNA 与脂质转染剂(lipofectin)的复合体在 6-羟多巴模型大鼠的纹状体进行的基因治疗也取得了一些效果:基因转移后 3~15 天,由阿扑吗啡诱发的旋转降低了 46％,RT-PCR 检测出 TH mRNA,还在纹状体见到了酪氨酸羟化酶免疫反应阳性细胞。单纯引入 TH 基因的效果并不理想。为提高多巴胺含量,有人用腺相关病毒载体同时介导 TH 和 $GTPCH-I$ 基因进入纹状体内。神经元标记染色表明,90％ 以上的 AAV-TH 阳性细胞是神经元。微透析分析显示,酪氨酸羟化酶和鸟苷三磷酸环水解酶 I 共表达的动物 L-多巴水平明显升高,但旋转行为的纠正并不显著。其后的实验利用无辅助病毒载体包装系统将 TH 和 $AADC$ 基因同时引入到帕金森病的大鼠纹状体内,并使用了神经元特异性启动子以提高长期表达。结果,基因转入后第 4 天和 1 个月在纹状体内均检测到了酪氨酸羟化酶和芳香族氨基酸脱羧酶免疫反应阳性神经元,同时动物的旋转行为得到了明显的纠正。另一种用于帕金森病基因治疗的途径是增加纹状体内多巴胺 D_2 受体的表达。编码 D_2 受体的腺相关病毒载体进入大鼠纹状体后,在CMV 启动子的控制下表达 D_2 受体,结果观察到注射部位周围受体密度增加。

除了上述的直接体内酶替代基因治疗法,还可利用间接体内方法。通常先用磷酸钙转染或病毒感染的方法对靶细胞进行基因修饰,再将携带目的基因的细胞植入脑内以达到治疗的目的。除了磷酸钙转染和 1 型单纯疱疹病毒载体感染外,多数研究都采用 CMV 启动子或反转录病毒长末端重复序列(LTR)启动子,驱动带有 TH-cDNA 和/或 GTPCH-I-cDNA 的反转录病毒载体,对原代培养的成纤维细胞、大鼠胶质肉瘤 9L 细胞、大鼠和人的多能骨髓基质细胞及成肌细胞进行基因修饰。实验结果显示:在培养基中加入四氢生物蝶呤后,表达酪氨酸羟化酶的成纤维细胞产生和释放 L-多巴;表达酪氨酸羟化酶的原代星形胶质细胞能在缺少四氢生物蝶呤情况下释放 L-多巴;当有四氢生物蝶呤存在时,共同培养的表达酪氨酸羟化酶和芳香族氨基酸脱羧酶的成纤维细胞能产生和释放多巴胺;将表达酪氨酸羟化酶的细胞移植到由 6-羟多巴去神经支配的大鼠纹状体内,可以减轻由阿扑吗啡诱发的旋转行为,而仅表达报告基因的细胞则没有这样的作用。可知,当宿主源性或移植物源性四氢生物蝶呤存在时,移植细胞能产生和释放 L-多巴,后者在宿主芳香族氨基酸脱羧酶作用下转变成多巴胺,增多的多巴胺又会降低损伤侧多巴胺受体的超敏性,从而纠正阿扑吗啡诱发的旋转行为。移植基因修饰细胞的治疗效果是显而易见的,但转移基因细胞的表达呈进行性下降,在移植后两周仅有少量移植的星形胶质细胞和成纤维细胞仍呈酪氨酸羟化酶免疫反应阳性,L-多巴的产生下降达95%,而且行为改善效应到第六至八周也大大减弱。因此,长期表达是需要解决的问题。

2. 神经营养素的基因治疗

近年来,对神经营养素与多巴胺能神经元关系的研究非常活跃。迄今,研究显示有20多种神经营养素与多巴胺能神经元有关。它们包括胶质细胞源性神经营养因子(GDNF),转化生长因子TGF-β-1、TGF-β-2、TGF-β-3等TGF-β超家族成员,脑源性神经营养因子、NT-3等神经营养素,睫状神经营养因子、白细胞介素-1b、白细胞介素-6等细胞因子,以及碱性成纤维细胞生长因子、酸性成纤维细胞生长因子、表皮细胞生长因子、转化生长因子-α等促细胞分裂因子。这些因子有的能维持多巴胺能神经元的存活、促进突起生长及增强其对多巴胺的摄取能力,有的则可以减轻或防止多巴胺能神经元的损伤,减轻帕金森病症状。因此,给予神经营养素是帕金森病治疗的重要策略之一。不过,由于神经营养素不易通过血脑屏障,长期注射不现实。因此,目前研究的重点在于:①如何将神经营养素的基因引入中枢神经系统,以持续产生活性因子;②如何使用可调节启动子控制活性因子的释放;③如何使用细胞特异性启动子将活性因子局限于靶细胞。

腺病毒、腺相关病毒、1型单纯疱疹病毒、慢病毒等病毒载体都已被用于转移神经营养素基因治疗帕金森病。有关神经营养素中报道最多的是胶质细胞源性神经营养因子。胶质细胞源性神经营养因子能有效防止大鼠多巴胺能神经元的破坏,对黑质的多巴胺能系统产生保护、修复作用,减轻帕金森病症状。有实验在6-羟多巴损伤前1周将腺病毒-胶质细胞源性神经营养因子注射到大鼠黑质或纹状体内,结果在注射部位检测到表达的胶质细胞源性神经营养因子,其含量足以活化胶质细胞源性神经营养因子受体。同时与对照组动物(用表达$LacZ$基因的复制缺陷型腺病毒或腺病毒-假胶质细胞源性神经营养因子处理动物)相比,损伤后6周存活的多巴胺能神经元增加了3倍,由阿扑吗啡诱导的旋转症状也得到了改善。另有实验显示,慢病毒载体分别携带GDNF cDNA和突变型GDNF到6-羟多巴大鼠,结果见前者可以显著改善动物的旋转行为,并有效保护酪氨酸羟化酶阳性神经元。

另外,也可以先将胶质细胞源性神经营养因子、脑源性神经营养因子、碱性成纤维细胞生长因子等因子的基因通过反转录病毒载体导入成纤维细胞、成肌细胞、星形胶质细胞等细胞系,再将这些能表达神经营养素的细胞移植到黑质或纹状体,通过移植细胞分泌神经营养素应能达到治疗的目的。预先将BDNF基因修饰的成纤维细胞移植到MPTP模型动物黑质内,结果减轻了由过度氧化或线粒体损伤引起的细胞毒性,能保护约80%的多巴胺能神经元,且黑质多巴胺含量也得到增加。胶质细胞源性神经营养因子表达质粒经磷酸钙转染可将幼仓鼠肾细胞包裹成多聚体,它能分泌胶质细胞源性神经营养因子,促进培养的胚胎多巴胺能神经元存活及突起生长。移植这些多聚体到 6-羟多巴大鼠纹状体内,能诱导多巴胺能纤维长入多聚体,但行为改善不显著。基因修饰细胞还能与其他类型的细胞共同移植来加强治疗效果。肾上腺髓质嗜铬细胞能分泌高水平多巴胺,曾被作为治疗帕金森病的理想替代材料。实验显示,由反转录病毒载体将神经生长因子基因转入星形胶质细胞或原代成纤维细胞,再将这些基因修饰细胞与嗜铬细胞共同移植,可以促进嗜铬细胞的存活及分化,并改善旋转行为。

(二)阿尔茨海默病的基因治疗

如前所述,近年来,尽管阿尔茨海默病的分子生物学研究有了明显进展,但是其病因和发病机制仍然不清,且可供选择的基因治疗的目的基因十分有限。首先是与阿尔茨海默病关系密切的 APP 尚难以应用于阿尔茨海默病的基因治疗。另一个被关注的目标是载脂蛋白 E 基因(APOE)。目前认为,APOE 基因是阿尔茨海默病发病的危险因子,而迟发型、散发型阿尔茨海默病的发生与APOE 亚型 E4-4 关系密切。将 E4-4 患者中的 E4 变换成 E2 被认为是基因治疗阿尔茨海默病极有希望的策略之一,但在技术上近期内难以成功。大量研究证明,中枢皮质胆碱能功能低下与阿尔茨海默病学习、记忆功能障碍等痴呆症状关系密切。在脑内神经生长因子对基底前脑细胞胆碱能神经元的作用已被肯定,脑内给予神经生长因子和胆碱乙酰转移酶可以抑制胆碱能神经元变性脱落和促进恢复。因此,目前认为可行的阿尔茨海默病基因治疗的策略主要集中在基底前脑大锥体细胞胆碱能功能恢复的研究上。①应用基因转移技术将神经生长因子和胆碱乙酰转移酶基因导入成纤维细胞,然后再移植到脑内,并使之表达神经生长因子或胆碱乙酰转移酶。②脑内直接注射重组神经生长因子和胆碱乙酰转移酶基因的病毒载体,以此将神经生长因子和胆碱乙酰转移酶基因导入神经元,并使之在导入神经元内表达神经生长因子和胆碱乙酰转移酶。

阿尔茨海默病有关脑的主要病理改变为基底前脑胆碱能神经元退行性变、死亡。神经生长因子的减少是神经元变性病变的主要原因。脑内给予神经生长因子治疗,可以抑制神经元变性和恢复变性神经元功能。因此,阿尔茨海默病的基因治疗可以选择脑内移植产生神经生长因子的基因修饰成纤维细胞的方式。应用产生神经生长因子和产生神经递质的基因修饰细胞移植到实验动物海马中取得了满意的效果。基因修饰成纤维细胞移植后在脑内继续释放乙酰胆碱,而且乙酰胆碱产生的水平可以通过向移植物附近注射胆碱来调节。采用靶向定位技术在灵长类动物模型上成功地将产生神经生长因子自体成纤维细胞导入猴基底前脑皮质病变部位,也取得了满意的结果。另外,NGF 基因修饰细胞的移植也可以在非中枢神经系统的血管中进行,这样可以从远隔部位提供基因产物神经生长因子的治疗,但是这需要将神经生长因子与抗转铁蛋白受体结合,以通过血脑屏障。开发在神经系统之外的组织移植神经生长因子产生细胞的技术,就可以避开以手术方式行脑内基因导入的困难和风险,为包括阿尔茨海默病的中枢神经系统疾病的基因治疗开辟新途径。此外,针对阿尔茨海默病有关脑胆碱能神经元变性脱落的特征,可以将胆碱乙酰转移酶的基因修饰细胞移植到海马等胆碱能神经元病变部位,使之产生乙酰胆碱,来弥补由于神经元变性死亡而引起的乙酰胆碱分泌减少的情况,维持和恢复胆碱能神经元的功能。

体内基因转移主要是应用病毒载体直接将神经生长因子基因导入病变部位神经元的方式。其中最常用的病毒载体是1型单纯疱疹病毒。目前,国际上采取的导入中枢神经系统的载体多为在实验动物模型上脑立体定位,在脑实质、脑室内直接注射的缺陷型1型单纯疱疹病毒表达载体,使病毒载体直接感染病变部神经细胞并表达导入基因的神经生长因子产物,以达到基因导入和基因治疗的目的。这种基因导入方法不仅操作困难,而且必须施行开颅手术,给机体带来严重创伤和痛苦,危险性较大。因此,构建具有感染性外膜的1型单纯疱疹病毒载体,使之既能够模拟野毒株自然感染过程而完成基因导入,又能保持其嗜神经宿主的特性,还可以经神经轴突和突触沿神经通路进行较长距离的传播。这种自然状态的1型单纯疱疹病毒感染方式,为我们带来了实现无损伤中枢神经系统基因导入的新途径。

(三)缺血性脑卒中的基因治疗

目前,基因治疗缺血性脑卒中的策略是:通过改变某些基因的表达而引起血流动力学改变,或者改变某些特定的分子、细胞机制以增强脑组织对缺血的抵抗性。例如:已证实将编码生长因子的基因导入脑缺血模型动物的脑细胞显示出对神经元的保护作用。目前已发现了许多针对脑缺血的治疗靶结构。缺血性脑卒中的基因治疗选择什么样的受体细胞作为基因转导的靶细胞也是基因治疗成败的关键,可以选择病变细胞,也可以选择非病变细胞,其原则为:①最好选择组织特异性细胞,即外源基因仅在该系统组织中表达,而在其他组织中不表达或表达量较低;②细胞要易于从体内取出,有增殖趋势,且生命周期较长,使得有足够的时间进行体外基因操作;③离体的细胞要能接受外源基因的转染;④细胞经过休外基因操作后能够存活下来,并能安全输送回体内。

截至目前,仅有较少的研究观察了脑卒中动物模型的转移基因治疗效果,如在半球缺血模型中导入神经生长因子、抗凋亡基因(bcl-2)、嗜碱性白细胞介素-1受体拮抗剂(IL-1ra)及在局灶性脑缺血模型中导入葡萄糖转运子基因(GT)。还有人将能刺激血管生成的血管内皮生长因子基因导入心肌缺血的动物模型,这一方法也可运用于脑缺血的基因治疗。

神经营养素是靶细胞产生的天然蛋白质。已从分子、细胞水平证实，神经营养素是神经细胞发生、存活、分化的依赖因子，是发育成熟的神经元功能的调控因子，也是神经元受损害或病变中维持其存活和促进其再生的必需因子。神经营养素在执行功能过程中常常由多个结构不同的分子协同发挥其效能，其中靶源性神经营养素起主导作用。神经营养素对神经元不仅有影响核内基因调控的长时程效应，而且对膜蛋白和胞溶质具有短暂的即时效应。这些性质对应用外源神经营养素调整神经元的活性有重要的实际意义。迄今为止，已发现存在 10多种神经营养素。

基于几种临床前研究观察的结果，神经生长因子基因可能是治疗脑缺血的理想候选基因，因为在体实验表明，脑室内注射神经生长因子能增强海马 CA1区神经元对缺血的抵抗作用。动眼神经内注射神经生长因子能使短暂完全性脑缺血动物的存活期延长，并且能增强视网膜节细胞的功能。另有实验表明，神经生长因子对低氧诱导的脑缺血动物具有明显的神经元保护作用。有人将表达神经生长因子的基因修饰成纤维细胞导入半球缺血动物的海马内，结果发现这种基因修饰细胞能拯救 CA1 区神经元。虽然神经生长因子转染后的神经保护机制还有待进一步证实，但可以肯定的是，在半球缺血时脑内神经生长因子水平明显低于正常。另外还发现，缺血可促进脑内新的分子表达，如缺血引起海马CA1 区神经元表达 P75 神经生长因子受体。因此，我们推断神经生长因子的神经保护机制可能在于：在转染神经生长因子基因后，其表达的神经生长因子与受体结合，从而启动了神经保护机制。一方面原因是，神经生长因子可诱导过氧化氢酶产生——一种超氧阴离子清除酶，能清除自由基的毒性；另一方面原因是，由神经生长因子诱导的神经保护机制可能还与促进神经元分化、轴突形成的信号转导机制有关。还有一些神经营养素也可作为治疗脑缺血的候选物质，包括一些促进神经细胞发育、分化、存活的因子，如 NT－3、NT－4、脑源性神经营养因子。这些因子能显著增加钙结合蛋白（calbindin）的含量。钙结合蛋白是海马神经元的“生存蛋白”之一。神经营养素还能诱导需钙蛋白酶（calpain）的合成。需钙蛋白酶是白细胞介素-1β 转换酶（ICE）的抑制剂。碱性成纤维细胞生长因子（bFGF）、神经生长因子及胰岛素样生长因子-1、胰岛素样生长因子-2 通过稳定细胞内 Ca^{2+} 平衡而增强海马神经元对缺血的抵抗性，而且脑源性神经营养因子、碱性成纤维细胞生长因子、神经生长因子还通过增加超氧化物歧化酶和谷胱甘肽还原酶的活性而增强海马神经元对兴奋性毒性的耐受性。

有实验证实，连续 7 天向脑室注入脑源性神经营养因子可通过原肌球蛋白受体激酶 B 受体依赖机制保护海马 CA1 区（缺血易感区）的锥体细胞。脑室内注入睫状神经营养因子也可改善沙土鼠因缺血导致的学习、记忆功能障碍,并可阻止海马 CA1 区神经元的丢失。

(四)脑肿瘤的基因治疗

对恶性肿瘤,基因治疗主要涉及通过交付"伪"基因到肿瘤的 DNA 上来阻止肿瘤的生长、发育,并选择性杀灭肿瘤细胞而不伤害周围正常的脑实质。这一直是肿瘤基因治疗十分关注的课题。中枢神经系统由高度特异化的且大多数已是分裂期后的细胞组成,一旦损伤,神经细胞没有分裂再生能力,将永久性残留,相应的功能废损。另外,中枢神经系统无淋巴引流,是一个免疫特区。中枢神经系统肿瘤是多基因紊乱者,如胶质细胞瘤可出现 *p53* 变异、在染色体 17p 和 19p 上的基因的杂合性缺失,以及表皮生长因子受体、源于血小板的生长因子受体的过度表达。在研究神经系统肿瘤基因治疗时应对这些结构和病理特点予以充分考虑。

1986 年,研究报道了一种能激活前药(prodrug)的基因,即来自 1 型单纯疱疹病毒的胸腺嘧啶核苷激酶(thymidine kinase,tk)基因。*TK* 基因编码的酶能把类核苷物[如阿昔洛韦(ACV)、更昔洛韦(GCV)]磷酸化(GCV triphosphate,GCV-TP)(图 8-10)。这种磷酸化的物质是一种"假核苷酸"。它作为内源性核苷酸的竞争性抑制物,抑制这些核苷酸结合而进入增殖细胞的 DNA 链,从而导致细胞死亡。在离体实验和动物模型上转移 *TK* 基因后观察到了更昔洛韦介

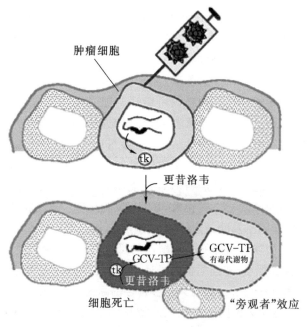

图 8-10　肿瘤的基因治疗

导的杀份肿瘤细胞效应。这种细胞毒性作用可被"旁观者"效应所增大。"旁观者"效应指更昔洛韦代谢物透过细胞间的缝隙连接向周围肿瘤细胞转移所引起的肿瘤杀伤作用。目前,大多数临床肿瘤基因治疗试验用的均是这种 TK 基因结合更昔洛韦的方法。此外,上述结合的"假核苷酸"还能使肿瘤细胞 DNA 增加对放射线的敏感性。方法是在载体上结合一个可因放射而诱导的启动子,当受放射线照射时,启动子产生"开关"效应,启动 TK 基因的表达。继之,表达的胸腺嘧啶核苷激酶激活抗疱疹病毒的胸腺嘧啶类似物 BvUDR。BvUDR 可增强肿瘤细胞 DNA 对放射线的敏感性。因此,这种基因转移疗法可与肿瘤的放射疗法相结合以增强疗效。

如今,肿瘤形成的过程已逐渐明了。已证明肿瘤形成与某些通过细胞周期和 DNA 修复而控制肿瘤生长进程的基因有关,因此人们正在对如何替代这些有缺陷的基因进行研究。最近的研究表明,p53 基因的功能是使细胞在分裂周期检查点(主要是 G_1 期/S 期)停下来以修复 DNA 损伤,并促使不能完成 DNA 修复的细胞凋亡。p53 基因通过多种途径执行这种功能,如诱导 p21 基因的转录、诱导 gadd45 基因的转录及在不能修复 DNA 时诱发细胞凋亡。突变的 p53 基因不能扣留 DNA 有损伤的细胞,而是允许这种细胞随周期继续分裂,并将错误 DNA 随分裂的细胞不断传播扩大。在绝大多数情况下,这种 DNA 错误对细胞本身来说是致命的,但在罕见的情况下,这种错误可能形成选择性生长优势,引起不能控制的细胞增殖而形成肿瘤。因此,通过转移基因技术替代有缺陷的 p53 基因应该能在分子水平上治疗上述 DNA 损伤监测障碍。有人用单纯疱疹病毒扩增子作为载体,把一种野生型 p53 基因递送给一种培养的带有突变 p53 基因的神经管细胞瘤 Daoy 细胞。结果发现,Daoy 细胞内 p53 基因调节的一种基因表达增加,细胞周期蛋白 E 免疫细胞化学染色消失,而原来的 Daoy 细胞不能在 G_1 期/S 期停止细胞分裂,细胞周期蛋白 E 在细胞内聚集,染色明显。这些结果提示,基因缺陷得到了成功纠正。另有研究用腺病毒载体将野生型 p53 基因递送到六种成胶质细胞瘤细胞内,其中三种细胞含野生型 p53 基因,另外三种细胞含突变的 p53 基因。结果前三种细胞显示细胞增殖抑制,而后三种细胞出现细胞凋亡。前者表明了抑制肿瘤细胞的增殖作用,后者表明了细胞的凋亡作用,两种情况都提示野生型 p53 基因具有显著的抗癌效果。但是,这尚需在活体水平进一步证实。

二、神经干细胞治疗

神经干细胞是一种终身具有自我更新能力及广泛分化潜能的细胞,处于分化的非终末状态。神经干细胞可通过对称性分裂或非对称性分裂生成新的干细胞和分化潜能逐渐变小的子细胞,最终产生中枢神经系统的三种主要细胞,即神经元、星形胶质细胞、少突胶质细胞。胚胎期神经干细胞的分裂、增殖、分化是神经系统发生的基础。已经证实,在成年个体的神经系统中同样有干细胞的存在,但功能还不十分明确。

一般认为,成年神经系统中干细胞尤其是位于海马区的干细胞很可能与认知功能密切相关,是神经功能可塑性的基础。在某些外界环境影响下,成年个体的神经干细胞在局部生成的新神经元可以参加记忆的形成和整合,即大脑控制行为,行为又可以反过来影响大脑的结构。

(一)成年神经干细胞

随着干细胞研究的不断深入,成年个体神经干细胞逐渐受到关注,尤其是在脑损伤修复方面的应用更是得到了快速的发展。

在成年哺乳动物脑内,神经干细胞主要存在于两个区域,即室管膜下区和海马齿状回颗粒细胞下区。除此之外,在海马与胼胝体之间的胼胝体下区(sub-callosal zone,SCZ)、小脑内颗粒层(internal granular layer,IGL)与白质之间的小脑界面区(图 8 - 11)也观察到未成熟细胞的存在。

位于室管膜下区的神经干细胞即使到了成年,仍持续保持着增殖及向神经

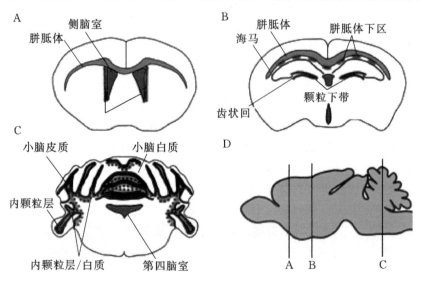

A~C.冠状切面;D.矢状切面,所示为冠状切面的位置。A~C 所示分别为神经干细胞位于侧脑室外侧壁的脑室下带(A);海马的颗粒下带(B);海马与胼胝体之间的胼胝体下区(B);小脑内颗粒层与白质之间的小脑界面区(C)。

图 8-11　成年小鼠脑内神经干细胞的解剖学定位

元分化的潜能,能够不断产生神经元前体细胞,并形成吻侧迁移流迁移到嗅球,替代嗅球中不断更新的中间神经元。室管膜下区的细胞主要有四种,分别为成神经细胞(A型细胞)、成星形胶质细胞(B型细胞)、未成熟前体细胞(C型细胞)和室管膜细胞。室管膜细胞为单层、多纤毛状细胞,分隔脑室下区与侧脑室。A型细胞在迁移过程中呈链状分布,并穿过由缓慢分裂的星形胶质细胞形成的胶质细胞隧道;而成堆的、快速分裂的C型细胞则散在分布于该脑室下区的网络上,即呈灶状分布。在某些部位,星形胶质细胞在室管膜细胞间伸出一个突起,与侧脑室相联系,并表达胚胎神经上皮细胞所具有的单纤毛特性。星形胶质细胞是此区的干细胞,增殖分化成C型细胞,再分化成A型细胞。

海马齿状回颗粒细胞下区是位于海马齿状回和齿状回门之间的一个生发层,产生齿状回颗粒状神经元。此区的神经发生以血管为中心,不发生迁移。此部位含有海马齿状回颗粒细胞下区星形胶质细胞、已分化的不成熟的D型细胞、新产生的神经元和血管内皮细胞。海马齿状回颗粒细胞下区星形胶质细胞是神经元原始前体细胞,分化成D型细胞,再分化成颗粒状神经元。

(二)神经干细胞在神经系统疾病治疗中的应用

1. 内源性神经干细胞的诱导

成体脑内神经干/祖细胞终生而广泛的存在为内源性原位诱导神经发生以治疗神经退行性疾病和中枢神经系统损伤提供了可能。研究表明,内源性神经干细胞能对多种细胞调控和分子调控发生反应。研究发现,成体大鼠大脑皮层第Ⅵ层发生特异性凋亡性损伤后,停留在该脑区的内源性神经祖细胞能被诱导分化为该层特异性投射神经元。该研究及其他研究认为,在成年个体哺乳动物脑内,正常情况下不存在神经发生的区域(如新皮质),内源性神经干细胞能以板层和区域特定的方式被原位诱导分化成神经元,并与适合的目标形成长距离联系。这提示了以调控内源性神经干细胞为基础对神经退行性变和中枢神经系统损伤进行神经元替代治疗的可能性,并有研究证实了这种可能性——向帕金森病动物模型的脑内注射转化生长因子-α后发现,转化生长因子-α能诱导前脑神经干细胞大量而迅速地增殖并直接迁移和分化成神经细胞,从而改善行为学缺陷。另外,兴奋毒性和机械损伤海马颗粒细胞层可刺激前体细胞增殖,提示该处的神经损伤可能导致神经再生。实验发现:脑损伤3天后可见海马齿状回的颗粒细胞层内BrdU阳性细胞增殖达到高峰;损伤1个月后颗粒细胞层BrdU阳性细胞大部分双标有成熟神经元标记物钙结合蛋白,说明颗粒细胞层的增生细胞主要分化成神经元。与此相似,在制备小鼠控制性脑损伤模型后发现,损伤后7天损伤区和齿状回有Nestin阳性细胞增生,60天后齿状回颗粒细胞层内增生细胞主要分化为神经元。同样的研究也表明损伤后室管膜下区和海马有细胞增生出现。然而,他们未发现室管膜下区的细胞分化。海马区的细胞也主要分化为未成熟的星形胶质细胞和活化的小胶质细胞,但没有发现神经元分化。特异性地损毁成体大鼠大脑皮层第Ⅵ层投射神经元后发现,内源性神经元前体细胞能原位分化为层特异性、区域特异性的神经元来代替受损的神经元。这一研究的重要性不仅在于其于海马和室管膜下区外发现神经再生,还在于其中出现了正常的生理功能相关的神经恢复。

内源性神经干细胞的原位诱导有其理论上的优势。例如:无须外源性细胞源泉,从而避免了伦理学问题和脑内移植造成的损伤等。不过,这种治疗策略仍存在理论上的局限性:①诱导仅限于成体脑神经发生区;②对于较严重、范围较大的中枢神经系统损伤,内源性神经干细胞群不足以促进功能恢复;③内源性神经干细胞的分化命运太局限而不能够与不同的脑区整合;④外源性操作难以提供精确的和顺序性的诱导内源性神经干细胞增殖、分化成合适的脑内神经元类型的分子信号。这样,根据目前关于内源性神经干细胞修复的认识,神经干细胞移植仍然是在治疗多数中枢神经系统损伤中最具有前景的神经替代治疗策略。

2. 外源性神经干细胞移植

胚胎组织移植的临床使用面临着大量实践上和伦理上的困难。神经干细胞成功的分离、培养解决了其在研究中和临床上应用胚胎神经干细胞进行移植所面临的材料来源受限的问题,并且避免了有关的伦理学问题,使其成为潜在的细胞移植治疗的资源。近几年的研究发现:神经干细胞具有较原先所认为的更强的可塑性,即具有"转分化"的特性;其增殖、命运的选择、分化、成熟可受细胞外微环境的调节;胚胎和成体神经干细胞的分化潜能可能接近于胚胎干细胞的分化潜能。在适当的环境下,正常情况下只产生神经元和胶质细胞的神经干细胞能够产生一些血细胞。人和小鼠来源的成体神经干细胞在植入骨骼肌组织中后还具有产生骨骼肌的能力。注射成体小鼠的神经干细胞有助于鸡胚胎和小鼠胚胎的形成并产生所有原始胚层的细胞。神经干细胞"转分化"的特性表明它具有非常广阔的发育能力,可潜在性地用于产生其他细胞类型,以在不同的疾病中移植。

神经干细胞作为胚胎组织移植的替代品,移植后能够与宿主脑组织整合,在宿主脑内增殖、迁移、分化成神经细胞和/或实际上替代细胞的成分,还可能通过分泌营养因子保护原有的宿主细胞和联系,建立增强突触活动的局部联系和为宿主轴突的再生提供桥梁而有助于宿主的可塑性。

有研究设计实验,在制备 C57BL/6 小鼠控制性脑损伤模型 3 天后,在损伤的同侧或对侧于脑立体定向技术下注射 C17.2 细胞系神经干细胞或人胚胎肾细胞(human embryonic kidney cell,HEKC),另设空白对照。结果显示,神经干细胞组(同侧或对侧)均比人胚胎肾细胞组有显著的运动功能提高,而认知功能的恢复在两组之间未见明显差别。免疫组织化学分析显示,神经干细胞移植后长期存活达13周以上。13周时,神经干细胞损伤同侧移植组可见神经干细胞表达神经元标记物神经核蛋白或星形胶质细胞标记物胶质纤维酸性蛋白,而神经干细胞损伤对侧移植组的神经干细胞仅表达神经元标记物而未见任何星形胶质细胞标记物。这说明神经干细胞移植后可以存活,并能分化为神经元或胶质细胞,且其分化趋势可能受微环境影响,移植能改善运动功能但对于认知功能的改善作用并不明显。神经干细胞移植改善运动损伤可能的机制为:细胞替代作用可减少组织损失和胶质瘢痕形成;C17.2细胞系可能存在神经营养作用。

还有研究发现,阻塞小鼠大脑中动脉60分钟后,将MPH36(从孕14天鼠海马原基中获得的永生干细胞系)移植到缺血侧纹状体、皮质的8个位点,接受移植的动物在18周内其感觉运动障碍恢复至假手术组相同水平,而移植到缺血对侧,可见神经干细胞向缺血侧迁移,并且显著减少梗死体积。空白模型动物与假手术动物相比,8周以上还表现平衡感觉运动缺陷。相对运动而言,3组纹状体学习与记忆功能无差异,形态学上MHF36主要见于未损伤移植半球,在损伤半球皮质也可见,提示MHP36通过帮助损伤与未损伤半球的组织自发重建来提高其功能,实现神经回路的重建。用四血管闭塞法制作鼠海马CA1区的缺血损伤,2~3周后将MHP36移植到缺血动物的CA1区,3~5个月后这些细胞移行至损伤区重建了CA1区锥体层的大致形态,出现了神经元和胶质细胞的表型,并促进了认知功能的恢复。

另有报道,移植外源性的少突胶质细胞可促使中枢神经损伤后脱髓鞘再生,产生新的郎飞结,使传导部分或全部修复,这说明神经干细胞不仅修复神经元缺失,而且可修复受损伤的神经胶质。有研究者将表皮细胞生长因子和成纤维细胞生长因子-2从人胚胎分离的神经干细胞植入大鼠帕金森病模型中发现,存在酪氨酸羟化酶阳性神经元分化,并能明显改善大鼠运动不平衡行为;将其植入亨廷顿病大鼠模型中发现,存在大量分化的神经元,并沿着宿主的白质纤维束包括正常纹状体传出途径投射,部分重建神经通路。移植细胞的分化表型由移植区域的局部信号决定,既可分化为神经元,又可分化为神经胶质细胞,因而可以从解剖和功能上修复损伤脑组织。

另外,从出生后14天的大鼠脊髓采取神经干细胞,经神经球法培养增生后移植到成体颈髓损伤的大鼠模型损伤部位发现,到移植后第5周,上肢深部感觉障碍均能明显恢复,同时发现移植部位出现新生神经元。目前,神经干细胞移植已用于缺血性脑损伤和外伤性脑损伤的治疗研究,普遍结果显示神经干细胞能促进损伤脑区的修复,改善患者的神经功能。

从以往的实验结果中不难发现,植入体内的神经干细胞的存活率并不高。为了提高神经干细胞的存活率,目前主要依靠以下两种途径。

(1)改善移植细胞的局部生存环境。研究表明,局部环境在移植神经干细胞的存活、增殖、分化中起重要作用,且这一作用可能强于神经干细胞自身的特性。成体脊髓来源的神经干细胞在植入海马齿状回后能分化为神经元,但在移植回脊髓后不能出现神经元表型。同样,成体海马来源的神经干细胞在移植到室管膜下区或吻侧迁移流时可分化成嗅球神经元,出现嗅球中的神经传递表型,而再移植到海马时则不能进行上述分化。

有人在将神经干细胞植入鼠脑时加入了纤连蛋白(fibronectin,FN)基质,发现加入了纤连蛋白基质组神经干细胞的存活率和迁移率均高于其他组细胞。将神经生长因子基因转染入 HiB5NSC 系内克隆,构建成 NGF2HiB5 细胞。在制备液压性脑损伤(fluid percussion injury)模型后 24 小时,将其立体定向下植入损伤区周边脑质。伤后 1 周,NGF2HiB5 细胞组由于其分泌神经生长因子的作用,与对照组相比,可见明显的海马 CA3 区细胞死亡减少。这提示移植后神经干细胞存活的环境对其存活、迁移及进一步分化有重要影响。分析其原因,可能存在以下两点:①损伤后还存在局部炎症等后期效应,使得新植入的神经干细胞不易存活;②损伤区周边的细胞或神经干细胞自身可能存在某些细胞因子的旁分泌作用或自分泌作用,可影响干细胞的存活和分化。说明可通过改变微环境来影响干细胞的存活、迁移、分化,以得到所需要的特殊表型的神经元或胶质细胞。

(2)体外预分化神经干细胞,选择合适的移植细胞。在大多数神经干细胞移植研究中,移植的是多潜能神经干细胞,依靠细胞自身的分化能力在体内分化。然而,如此移植后,大多数神经干细胞分化成胶质细胞,只有少数能分化成神经元,而分化成正常功能的神经元则更少。为此,体外预分化使其在体外成为谱系限制性的前体细胞,可提高对损伤的治疗作用。成鼠选择性损毁新皮质锥状神经元后,植入的未分化神经干细胞未能向神经元终末分化,而是形成了星形胶质细胞。与之相反,体外预分化后表达未成熟神经元表型的神经干细胞植入同一部位后却可分化为锥状细胞的表型。因此,有关神经元限制性前体细胞的研究引起了人们的注意。

神经元限制性前体细胞是一种能定向朝神经元方向分化的细胞,从胚胎中枢神经系统组织、胚胎干细胞、增殖中的多潜能神经干细胞中均可分离出神经元限制性前体细胞。有研究发现,来源于鼠脊髓的神经元限制性前体细胞移植到新生鼠室管膜下区后,广泛迁移至嗅球、额叶、枕叶皮质等处,形成多种成熟神经元并呈现多种化学表型和形态学表型,且移植细胞能保持来源细胞的特性而持续表达胆碱乙酰转移酶,甚至在宿主细胞没有该酶表达的脑区也能继续表达出来,但无胶质细胞分化。最重要的是,移植的神经元限制性前体细胞呈现出与原位宿主神经元一样的表型。将新生期鼠室管膜下区来源的神经元限制性前体细胞植入成鼠纹状体时,表现出较小的迁移能力和分化能力,但将神经元限制性前体细胞移植到发育中鼠的室管膜下区后,细胞不仅仅局限于吻侧迁移流和嗅球,还广泛转移。尽管这两个实验结果的差别是否与宿主的年龄因素有关还需要进一步的研究证实,但是可以说神经干细胞在体内的存活、增殖、分化是局部微环境和干细胞自身特性相互作用的结果。

目前,神经干细胞移植治疗脑损伤的研究已取得了较大的进步。然而,由于脑的结构复杂,其神经生理学研究尚待完善,而且创伤性脑损伤病变复杂,包括神经元缺失、轴突脱髓鞘、胶质瘢痕形成等改变,在现阶段尚难以深入研究神经干细胞治疗创伤性脑损伤的修复机制和效果。同时也不难看出,目前的研究仍存在很多问题:如何更好地对移植细胞进行标记,以确定和区分移植细胞和宿主细胞;如何更好地评价移植细胞在体内神经功能恢复方面的作用;如何更好地进行神经干细胞的体内或体外的定向分化研究。相信随着研究的进一步深入,这些问题会一一得到解决。神经干细胞必将成为脑损伤治疗方案的一个选择。

小　　结

脑损伤后神经功能损害的病理生理机制极为复杂,而干预神经再生与修复的影响因素多种多样,因此促进神经再生与修复面临很多困难。依赖单一的治疗技术或方法很难获得良好的效果,因此需要采取综合的干预措施,需要有创新的思维和方法来提供更多的方案。

(穆淑花　雷万龙)

复 习 题

1.中枢神经系统退变性疾病包括哪些? 各自的发病机制和病理特征是什么?

2.基因治疗的基本原理是什么? 基本步骤包括哪些?

3.结合文献阐述神经干细胞在帕金森病临床治疗中的研究现状及应用前景。

参 考 文 献

[1] 饶明俐. 中国脑血管疾病防治指南[M]. 北京：人民卫生出版社，2007：127 - 256.

[2] 关新民. 医学神经生物学[M]. 北京：人民卫生出版社，2002：214 - 364.

[3] 许绍芬. 神经生物学[M]. 2 版. 上海：复旦大学出版社，2008.

[4] 齐建国. 中枢神经系统疾病的基因治疗[M]. 北京：科学出版社，2005：122 - 308.

[5] 雷霆，陈坚，陈劲草. 颅脑损伤[M]. 上海：上海科学技术出版社，2010：69 - 274.

[6] 吕国蔚. 医学神经生物学[M]. 2 版. 北京：高等教育出版社，2000：115 - 392.

[7] 王廷华，冯忠堂，ENG-ANG LING. 神经细胞培养理论与技术[M]. 2 版. 北京：科学出版社，2009.

[8] ROHN T T，HEAD E. Caspase activation in Alzheimer's disease：early to rise and late to bed[J]. Rev Neurosci，2008，19(6)：383 - 393.

[9] OKOUCHI M，EKSHYYAN O，MARACINE M，et al. Neuronal apoptosis in Neurodegeneration[J]. Antioxid Redox Signal，2007，9(8)：1059 - 1096.

[10] SOHRABJI F，LEWIS D K. Estrogen - BDNF interactions：implications for neurodegenerative diseases[J]. Front Neuroendocrinol，2006，27(4)：404 - 414.

[11] COLAFRANCESCO V，VILLOSLADA P. Targeting NGF pathway for developing neuroprotective therapies for multiple sclerosis and other neurological diseases[J]. Arch Ital Biol，2011，149(2)：183 - 192.

[12] SCHWAB M E. Nogo and axon regeneration[J]. Curr Opin Neurobiol，2004，14(1)：118 - 124.

[13] ST GEORGE J A. Gene therapy progress and prospects：adenoviral vectors[J]. Gene Ther，2003，10(14)：1135 - 1141.

[14] BRUNETTI - PIERRI N，NG P. Progress and prospects：gene theurapy for genetic diseases with helper - dependent adenoviral vectors[J]. Gene Ther，2008，15(8)：553 - 560.

[15] MURPHY A M，RABKIN S D. Current status of gene therapy for brain tumors[J]. Transl Res，2013，161(4)：339 - 354.

[16] SUTTER R，YADIRGI G，MARINO S. Neural stem cells，tumour stem cells and brain tumours：dangerous relationships[J]. Biochim Biophys Acta，2007，1776(2)：125 - 137.

[17] TEMPLE S. The development of neural stem cells[J]. Nature，2001，414(6859)：112 - 117.

[18] PLUCHINO S,ZANOTTI L,DELEIDI M,et al. Neural stem cells and their use as therapeutic tool in neurological disorders[J]. Brain Res Brain Res Rev,2005,48(2):211 - 219.

[19] MÜLLER F J,SNYDER E Y,LORING J F. Gene therapy:can neural stem cells deliver? [J]. Nat Rev Neurosci,2006,7:75 - 84.

[20] SHIVAKUMAR R,THOMAS S V. Teaching NeuroImages:face of the giant panda and her cub:MRI correlates of Wilson disease[J]. Neurology 2009,72(11):e50.

第九章
神经生物学研究范畴及常用研究方法

人类对脑的探索已走过漫长的道路。过去的 40 多年来,神经生物学研究突飞猛进,已成为整个生命科学中较活跃的分支之一,甚至有人认为人类科学已经进入脑研究时代。

第一节 神经生物学的研究范畴

神经科学研究的目的在于了解神经系统内细胞之间的变化过程,以及这些过程在中枢神经系统功能中的综合作用。神经系统活动是人类感知觉、思维和行为等的基础。观察神经系统的结构和功能,揭示其活动的基本规律,在分子、细胞和组织等水平阐明其机制,进而预防、诊治神经系统的各种疾病,是神经生物学研究的基本任务。

一、神经生物学的研究内容

现阶段,神经生物学的研究主要包括以下几个方面:①神经信息的传递、加工、整合、调控及不同信号转导系统之间的对话;②神经系统发育、退变、再生和损伤修复;③脑的复杂性及学习、记忆、意识、认知与人工智能的整合研究;④包括物质成瘾在内的精神疾病的发生机制及新的干预途径;⑤神经-内分泌-免疫网络在疾病发生中的作用;⑥新技术的开发与应用,如神经干细胞分化调控的研究、无创性脑影像技术的发展、神经系统新基因的克隆和功能研究、多导脑内电极同时记录脑细胞活动技术的发展。

近年来,神经科学的研究迅速发展,并已在多个领域取得了举世瞩目的成就。比如:明确了脑的功能由多因素决定,除遗传因素和营养因素外,还包括各种环境因素;揭示了高级神经活动的脑内通路和定位;发现了许多诱导神经系统发育的分子和可形成神经元的神经干细胞;识别出多种退行性疾病(如阿尔茨海默病、帕金森病、亨廷顿病、肌萎缩侧索硬化等)的关键致病基因;认识到神经系统具有高度可塑性,基因组的决定因素受个体经历的巨大影响;对神经元死亡机制的研究也取得了巨大进展;发现了应激与许多神经心理疾病的相关性,长期应激使糖皮质激素水平升高,损害海马等记忆系统,并能促使神经元凋亡;中风和脊髓损伤的急救治疗取得确切进展。

二、神经生物学研究的还原论

生物学的发展主要是沿着"还原论"(reductionism)途径,神经生物学也不例外,从宏观到微观,从整体、系统到器官、组织,再到细胞、亚细胞和分子,以至逼近生命活动的理化本质。"还原论"认为,神经活动可最终归结为细胞水平和分子水平所发生的事件。当前,分子生物学几乎主宰了生命科学的所有领域,成为生命科学研究的主流思想。这样的思想是完全必需的,并且已经取得了巨大的成功。组织培养、细胞培养,以及组织薄片方法,使人们能把复杂的神经回路还原成简单的单元进行分析。膜片钳技术、重组 DNA 技术等使人们不仅对神经信号发生、传递的基本单元——离子通道的结构、功能及运转的认识完全改观,而且对突触部位发生的细胞、分子事件(如神经递质的合成、维持、释放及其与相应受体相互作用的研究)取得了令人瞩目的进展。在脑的高级功能方面,人们已经试图揭示记忆的分子基础,对神经元、神经系统发展的细胞、分子机制的认识也已大大拓展;对若干神经系统疾病的基因已经成功定位,在分子水平对致病原因进行细致研究的基础上,人们已经开始基因治疗的尝试。

但是,必须清醒地认识到,把神经系统的生理现象单纯、完全地归结为分子水平的物理、化学变化的"还原论"观点是片面的。人脑毕竟不是基因、递质、受体、离子通道等的机械堆积,而是生物界经千百万年进化过程发展而来的、各个基本单元通过"自组织"形成的一套精密的复杂系统。神经系统无论是从整体行为水平,还是从组织水平或细胞水平、分子层水平次,无不显示出惊人的复杂性。当把复杂系统还原成基本的单元时,不可避免会失去许多信息;而当把神经系统的基本单元和反应过程组织成复杂的系统时,系统必然会产生不同于基本单元简单叠加的、全新的运动特征。因此,在任何情况下都不可能简单地从一个复杂系统的基本组分,如基因、离子通道、神经元、突触等的性质来反推这个系统是如何工作的,这就好比研究鸟的羽毛的性质不能了解鸟的飞行一样。

三、神经生物学研究的特点

(一)神经生物学的研究是多学科的综合研究

多学科综合研究不仅包括研究手段的综合运用,也包括研究内容和学术思想的相互交叉。现代神经科学研究综合了分子生物学、生物化学、细胞生物学、遗传学、发育生物学、生理学、生物物理学等生物学学科,解剖学、组织学、病理学、免疫学、药理学、神经病学、精神病学、心理学、影像学、认知科学等医学及相关学科,以及计算机网络、控制论等学科,具有明显的多学科综合研究特点。不同学科的研究手段被广泛地综合应用于神经生物学的研究,例如:形态学研究方法中的束路追踪法、免疫组织化学法、原位杂交法、受体定位法及神经系统功能活动形态定位法,生理学研究方法中的神经递质的功能测定及行为学方法,电生理学研究方法中的脑电波记录技术和脑诱发电记录、细胞外微电极记录技术和细胞内微电极记录技术、膜片钳记录技术,生物化学研究方法中的层析法、放射免疫法、免疫印迹法,分子生物学方法中的基因分子克隆、聚合酶链反应、核酸分子杂交技术,脑成像技术中的颅骨 X 射线照相术、同位素脑扫描、脑超声波、脑血管造影术、计算机断层扫描术、磁共振成像、正电子发射断层成像等。

不同学科的研究技术、方法的综合为系统了解神经系统某种活性物质或受体的功能奠定了基础。反过来,现代神经科学的蓬勃发展也推动了相关学科的发展。学科之间相互渗透、取长补短、相辅相成,这既表现在多学科的技术交叉上,又体现在学术思想和概念的交融上。基于生物物理学的功能性磁共振成像技术、正电子发射断层成像等无创成像技术使人们观察到活体脑功能的梦想成为可能,而神经系统的精细和复杂又要求和驱使这些技术不断提高和改进。

20 世纪 70 年代前,研究神经系统的主要途径是研究各个组件,然后再了解它们怎样组合在一起并执行其功能。其中,神经解剖学和神经生理学是神经生物学两个较大的传统分支。借助这两个学科中层出不穷的新技术和新成就,人们对神经系统某些部分的结构和功能、神经元回路的信息处理机制形成了相当完整的概念。进入 20 世纪 70 年代后期,神经生物学出现了一个新的重要趋势,即细胞生物学和分子生物学的迅速崛起使得人们力图阐明神经系统功能的细胞和分子机制。这一趋势是科学发展历程中不同学科自然交叉的反映,把在整体水平、系统水平、器官水平、组织水平上的研究迅速推向探索神经活动的细胞水平和分子水平的内在规律。

(二)神经生物学的研究是在多水平、多角度上进行的综合研究

神经生物学的研究必然是从多水平、多角度上展开的。任何一个水平的工作所获得的认识只能是对另一个水平认识的补充,而决不能相互代替。应用系统论或整合理论的观点来研究脑是近年来神经生物学另一个重要的发展趋势。不论是感觉、运动,还是脑的高级功能,既有整体上的表现,也有对其机制的分析,因此必然涉及下游各种层次。细胞水平、分子水平上的工作为组织或整体水平的观察提供分析的基础,而组织或整体水平的观察又有助于引导细胞水平、分

子水平工作的推进方向及体现后者的功能意义。更重要的是,需要把这多层次的信息整合起来,形成完整的认识。

近几十年来,在神经系统研究的各水平上均发展出与之相对应的多种多样的研究方法。在整体水平,动物神经行为学是神经科学常用的研究方法和手段之一。新的无创伤脑成像技术(正电子发射断层成像、功能性磁共振成像等)的开发,多导程脑电图技术的发展,为大群神经元组合成神经网络的工作原理及对不同脑区神经元活动如何协同以实现复杂功能的探索提供了技术保障。在组织、细胞水平,形态学和电生理等的研究方法用以揭示神经细胞功能特征和细胞间相互的联系。在分子水平,利用分子生物学的方法研究与神经信号转导、加工有关的各种生物大分子。

第二节　整体水平的神经生物学常用研究方法

一、动物神经行为学实验方法

行为指有目的、有动机的行动。动物时刻处于复杂多变的外部环境中,为了生存、繁衍,必须不断根据环境的变化,通过各种神经反射活动实时调整自己的行为,才能达到适应环境的目的。行为是神经活动的外在表现,可以通过观察行为来了解神经活动的状态。

与神经活动相关的行为包括简单的反射性行为(如屈肌反射)和相对复杂的姿态控制与平衡、摄食行为、攻击和防御行为、逃避行为、性行为、技能习得性行为等,这些相对复杂的行为由多级中枢参与整合的复杂反射性行为。此外,灵长类动物,尤其是人类,具备高度发达的大脑,赋予其更为高级的精神、心理活动,出现特有的社会心理性行为、情感性行为、意志性行为、知识性习得行为等。

简单的反射行为始于对外界刺激的感受和感觉,而复杂的行为始于对外界刺激的感知和认知。行为是由感知觉触发,经中枢和大脑整合后,通过随意运动实施的一个完整反射过程。任何一个行为活动的反射途径至少包含三种神经成分的参与,即感觉输入神经元、中间神经元和运动输出神经元。绝大多数行为是在多级中枢控制下,经多级神经环路、多层次、多水平整合后才实现的。大脑是实现复杂行为活动的高级整合中枢。当多级反射环路中任何一个环节发生异常时,就会出现各种病理性行为。通过对这些病理性行为的观察分析,判断神经损伤的部位和程度,进一步用之建立各种神经损伤性行为障碍的动物模型。

(一)动物自发活动检测

感觉、运动能力的检测是评价动物行为的重要部分。这种行为既不需要学习、记忆的参与,也不存在条件反射与非条件反射,是动物在没有任何外界环境干扰下的自发活动。多数行为学实验需要进行此项测定,一方面用于筛选具有正常感觉、运动能力的动物,另一方面用来鉴别某种处理是影响到动物的认知能力,还是因为感觉、运动能力受损而表现出认知能力障碍的假象。常用的检测方法是"旷场实验"(open field)。

旷场实验是利用啮齿类动物天生害怕空旷场地而具有趋避性,同时对新环境因好奇而具有探索行为的特点而设计的。将鼠置于四周有围挡的空旷圆形或方形旷场内,旷场的大小约 1 m²(大鼠)或 0.25 m²(小鼠),旷场内底板划分成大小相等的多个小区域。实验环境应安静、隔离,选用弱光照明。观察动物在旷场内的活动参数,如水平运动距离、垂直运动距离、中央区域活动的时间和次数,以及直立、理毛、舔咬等其他行为。动物在旷场中的运动距离、在中央区的穿越次数和时间不仅反映其活动度,还反映其焦虑程度。在周边区域次数越多、中心区域次数越少,动物焦虑程度越高。

(二)伤害性刺激诱发的反射性行为

观察伤害性刺激反应的阈值是常用的防御行为研究方法。在疼痛动物实验研究中,以引起痛反应的伤害性阈刺激量代表痛反应的阈值,即痛阈。痛阈测定、痛行为观察评级是痛觉生理研究和镇痛药物筛选中广泛使用的方法。痛行为的研究,需首先建立实验性疼痛动物模型,对于不同类型的疼痛,使用不同的疼痛模型。急性疼痛可用热板实验或热辐射甩尾实验,持续性疼痛可用福尔马林实验,而慢性神经性疼痛可用神经慢性压迫、结扎损伤模型。

1. 热板实验

热板实验(hot plate test)是一种用热作为刺激的急性伤害性知觉疼痛实验。将动物置于可以加热的平板上,如果热度足够使动物产生疼痛的感觉,动物会通过舔舐爪子或跳跃来逃避伤害。从热刺激开始到动物发生反应的时间,即为痛觉反应的潜伏期。一般来说,刺激强度越大,反应越强烈,潜伏期越短。热刺激强度通常控制在 52~55 ℃,热刺激持续时间为 180 秒钟,测试的反应用第10 个反跳的潜伏期。

当进行镇痛药物研究时,一般可记录开始出现反应的潜伏期。如果动物没有明显的反应,应在一定的时间内终止实验(如 30 秒钟),以免动物被灼伤。通常用"最大可能效应百分比"(percent maximum possible effect,％MPE)进行药效评价,计算公式如下:

$$％MPE＝[(给药后－给药前)/(终止时间－给药前)]×100％$$

其中,"给药前"和"给药后"均指反应潜伏期,"终止时间"指给药后动物不能对热刺激做出反应而终止实验的时间。

2. 热辐射甩尾实验

热辐射甩尾实验(tail-flick test)也是一种用热作为刺激的急性伤害性知觉疼痛实验。用能发出高强度发热光束的热辐射测痛仪照射鼠尾部,如果动物产生疼痛的感觉,会产生甩尾反应。测定甩尾潜伏期作为痛反应的指标。

3. 福尔马林致痛模型

脚掌皮下注射福尔马林,可以使鼠产生慢性持久性疼痛。福尔马林注射可以引起两期的疼痛感觉。第一期为注射后立即开始到注射后 10 分钟,第二期从注射后 15~20 分钟开始,持续 60 分钟以上。第一期痛和第二期痛不仅在时间上不同,在药理学上也明显不同。非甾体抗炎药对第一期疼痛无效,但可明显抑制第二期疼痛,提示第二期疼痛为炎性痛,一般认为与中枢神经系统敏化作用有关。正因为如此,福尔马林注射诱发的第二期疼痛成为研究痛觉过敏机制的重要手段之一。

福尔马林致痛模型动物往往采用成年大鼠、小鼠。分别将 5% 福尔马林 50 µl 注射于大鼠后爪皮下,或 20 µl 注射于小鼠后爪皮下,注射完成后立即进行计时,观察第一期疼痛表现。大鼠注射后出现爪趾的抽缩,而小鼠主要表现为舔舐注射部位。观察大鼠注射后每分钟第一个 15 秒钟内注射侧爪趾抽缩的次数,共计 10 分钟,即记录 10 个 15 秒钟的抽缩总次数;而小鼠则观察其舔舐注射侧爪趾的时间,每 5 分钟观察 1 分钟,共计 40 分钟,即记录 8 个 1 分钟的舔舐总时间。大鼠第二期疼痛于注射 30 分钟后开始计算,一般计算 20 分钟;而小鼠则在注射后 10~40 分钟开始计算,测试指标同第一期。

4. 坐骨神经损伤性痛模型

慢性压迫损伤模型(chronic constriction injury)是 1988 年由谢益宽和 G. J. Bennett 建立的一种损伤后周围神经痛模型。其特征是坐骨神经部分损伤,主要引起有髓鞘神经纤维轴突损伤(Aβ 纤维和 Aδ 纤维),而大多数 C 纤维是完整的。与其他完全将坐骨神经纤维切断的模型相比,慢性压迫损伤模型保留了刺激神经引起的反射行为,方便疼痛反应的观察分析。

(1)慢性压迫损伤模型的建立。将大鼠麻醉后常规消毒皮肤,在右侧股骨大转子后方约 0.5 cm 处做一横向切口,钝性分离肌层,用钝头剪刀将神经束周围与肌肉连接的筋膜沿长轴剪开,充分暴露坐骨神经干,在胫、腓神经分支的近心端约 0.5 cm 处用 4-0 铬制羊肠线打 4 个松结,各结扎点相距约 0.5 cm。假手术对照组操作同上,但不进行坐骨神经结扎。结扎后可通过体视镜观察神经束表面毛细血管内红细胞的流动来判断线结的松紧程度是否合适。如果红细胞流动缓慢但不停止,说明松紧适宜,也可以轻轻小幅度上下牵拉结扣,如果能够移动,说明松紧适宜。打完结后,清创缝合。于术后分别测定鼠的痛阈、进行自发性疼痛行为评分。

(2)热辐射-抬脚痛阈的测定。造模前测定鼠的基础痛阈,测定时室温保持在 25~30 ℃。将鼠置于底部为 3 mm 厚的无色玻璃板的透明观察盒内,并将热辐射光源置于观察盒下,光源聚焦于鼠后爪足底中心,记录开始照射到鼠因光照热辐射引起抬腿的时间(潜伏期)。两侧后足底交替进行,每一足底测定 3 次,取平均值代表基础痛阈。造模后分别于第 3、7、10、14 天按上述方法测定鼠的痛阈。比较鼠造模前后、手术组与假手术组痛阈的变化。

(3)自发性疼痛行为的评分。慢性压迫损伤术后动物常出现姿态异常。术侧(患侧)足跛行,避免将术侧足与地面接触,躺卧时朝向健侧,患侧足趾部痉挛并向背侧弯曲,后爪外翻,严重时出现撕咬患侧足现象。自发性疼痛行为的评价可按 N. Attal 等人的方法,通过观察动物行为及患侧爪部姿势进行综合评定。疼痛行为分为六级:0 级无任何行为异常;1 级爪部轻度弯曲;2 级爪部弯曲明显,并向外侧翻;3 级鼠朝向健侧侧卧,爪部以内侧缘与地面接触,但不承重;4 级鼠抬足,患侧足不与地面接触;5 级除抬足外,舔咬足趾。

5. 脊髓神经结扎痛模型

坐骨神经的大部分轴突都汇入到腰节第 4、第 5 中枢神经的背根,也有少量汇入第 3 和第 6 腰节神经根部。脊髓神经结扎痛(spinal nerve ligation)模型是人为损伤第 5 和第 6 腰节水平的脊髓神经而造成疼痛,故与慢性压迫损伤模相似。脊髓神经结扎痛模型相当于部分结扎坐骨神经,但其保留了完整的第 4 腰节的背根神经。慢性压迫损伤对热、机械刺激可产生明显的疼痛反应,但慢性压迫损伤模型中羊肠线的松紧度可能影响疼痛产生的强弱,甚至会导致该侧后肢瘫痪,所以慢性压迫损伤产生疼痛的反应具有较大的变异性。与慢性压迫损伤不同,脊髓神经结扎痛所损伤的神经单一,产生疼痛反应的差异小,并且将损伤神经和未损神经分离开来,有利于研究损伤神经和未损伤神经在产生疼痛中的不同作用。但制备脊髓神经结扎痛模型的手术操作复杂,制作难度大。

(三)学习和记忆的行为学研究方法

学习和记忆功能对生物体的繁衍和生存至关重要。基因和环境改变均可以影响学习、记忆行为。学习是获得外界环境信息(对动物而言)或有关世界知识(对人类而言)的过程,而记忆是对这些信息或知识进行加工、储存和再现的过程。

人类的记忆相当复杂,从不同的角度大致可以分为以下几类。①情景记忆和语义记忆：情景记忆指人们根据时空关系对某个事件的记忆；语义记忆指人们对一般知识和规律的记忆，与特殊的地点、时间无关。②内隐记忆和外显记忆：内隐记忆指在个体无法意识的情况下，过去经验对当前作业产生的无意识的影响，有时又叫自动的无意识记忆；外显记忆指在意识的控制下，过去经验对当前作业产生的有意识的影响。③感觉记忆、短时记忆、长时记忆：感觉记忆指在客观刺激停止作用后，感觉信息在一个极短的时间内被保存下来，这是记忆系统的开始阶段，其储存时间为 0.25～2 秒钟；短时记忆介于感觉记忆和长时记忆之间，保持时间为 5 秒钟至 2 分钟；长时记忆指信息经过充分的、有一定深度的加工后长时间保留下来，这是一种永久性的储存。④陈述性记忆和程序性记忆：陈述性记忆指对有关事实和事件的记忆，可以通过语言传授而一次性获得；而程序性记忆是对知觉技能、认知技能、运动技能的记忆，这类记忆往往需要通过多次尝试才能逐渐获得，在利用这类记忆时往往不需要意识的参与。

　　动物的记忆相当简单，可分为短期记忆（short‐term memory）和长期记忆（long‐term memory）。与之相对应的是工作记忆（working memory）和参考记忆（reference memory）。工作记忆是将获得的信息进行加工并储存较短时间，属短期记忆，而参考记忆是对在整个实验过程中均有用的信息进行加工储存，属长期记忆。

　　记忆的脑机制非常复杂，迄今尚不清楚。以往的研究表明，脑内多个脑区特异性地参与了学习、记忆的调节，包括海马、杏仁核、皮质（如前额叶皮质和嗅周皮质）、小脑、背侧纹状体等。人们针对不同的记忆相关脑区建立了相对特异的学习、记忆行为测定方法。海马是空间记忆最重要的调节脑区，同时也参与情绪记忆的调节。测试海马依赖的学习、记忆方法包括各种迷宫实验、抑制性回避实验等。纹状体主要调节刺激‐反应习惯的学习、记忆过程，与强化学习和物质依赖密切相关，目前主要用赢‐留放射臂迷宫（win‐stay radial arm maze）实验和条件性位置偏爱实验来检测。嗅周皮质是调节视觉依赖性记忆的特异性脑区，可用物体认知模型（object recognition）测试。小脑是调节运动的特异性脑区，可用眨眼反应模型对小脑依赖的记忆功能进行测试。情绪记忆主要由杏仁核调控，常用条件性恐惧实验检测。

　　行为学的神经基础是条件反射、奖励和惩罚。学习有两种形式：一种是经典式条件反射学习，另一种是操作式条件反射学习。前者由 I. P. Pavlov 最早提出，而后者由 B. F. Skinner 提出。经典式条件反射学习是由特定的、可观察的刺激所引起的行为，用以塑造生物体的应答行为，是刺激‐反应（S‐R）联接过程，产生的应答行为是被动的、由刺激所控制的。操作式条件反射学习是在没有任何能够观察到的外部刺激的情况下生物体的自发行为，用以塑造生物体的操作行为,是反应-刺激(R-S)联接过程,产生的操作行为是主动的、由行为的结果所控制。学习是否能够成功建立,关键在于是否强化。在一个操作发生后,如果紧接着呈现一个强化刺激,这个操作的强度就会增强。奖励对行为可以起到正性强化作用,而惩罚对动物的回避行为具有负性强化作用。

1. Morris 水迷宫实验

Morris 水迷宫由 R. Morris 于 1981 年建立,是动物神经行为学中较常用的检测项目之一,目前已被广泛应用到空间学习、记忆机制的研究当中。动物在迷宫中经过多次训练,学会寻找固定位置的隐蔽平台,从其厌恶的水中逃逸。在此过程中形成稳定的空间位置认知,这种认知通过加工空间线索而形成。平台的位置与鼠自身所处的位置和状态无关。鼠必须通过周围的环境信息来判断平台的位置,因此是一种以异我为参照点的参考认知,所形成的记忆是一种空间参考记忆。

经典的 Morris 水迷宫设备包括盛水的直径为 1.5~2.0 m(大鼠)或 1.0~1.5 m(小鼠)圆形容器(迷宫)、1 个隐藏在水面下 1.5~2.0 cm(大鼠)或 1.0~1.5 cm(小鼠)的直径为 10 cm(大鼠)或 5 cm(小鼠)的圆形平台、1 套图像自动采集和处理系统(图 9-1A)。实验房间四周墙壁上悬挂一些圆形或三角形标志作为实验动物的视觉线索。将迷宫划分为四个象限,平台置于其中一象限的中央。迷宫内的水温保持在 25 ℃左右。在水中加入奶粉、墨汁或有色的小塑料颗粒等,以防止鼠在水面上通过视觉发现平台的位置,同时提高动物与周围环境的对比度。如用黑色小鼠实验时水中加牛奶,而白色大、小鼠水中加墨汁或黑色塑料颗粒。

Morris 水迷宫实验分为适应期、训练期、测试期。

(1)适应期:平台伸出水面 1.0~1.5 cm,将鼠从任一象限放入水中寻找平台,找到平台后让其在平台上休息 30 秒钟,然后以同样的方法再进行 1 次。适应期训练的目的是让鼠熟悉环境,同时检测鼠游泳能力和视觉状态等。

(2)训练期:将鼠头朝壁随机按东北、西北、东南、西南 4 个入水点放入水中,让其在水中寻找隐藏的平台(图 9-1B)。每次入水时间设定为 60 秒钟或 90 秒钟,一般不应超过 90 秒钟。记录鼠从入水至找到并爬上平台所需时间(为逃逸潜伏期)(图 9-1C)。让其在平台上停留 30 秒钟后带离平台,放入鼠笼休息 30 秒钟,然后换入水点再次进行训练。每天训练 4 次,连续训练 4~6 天。如果在某次训练中,鼠超过设定的时间(如 60 秒钟或 90 秒钟)仍未找到平台,则将本次逃逸潜伏期记录为所设定的时间,并由实验人员引导鼠找到平台,同样让其在平台上停留 30 秒钟,然后进行下一轮实验。

(3)测试期:最后一次训练结束后 24 小时,撤除平台,将鼠从任一随机象限放入水中,追踪其运动轨迹 60 秒钟或 120 秒钟,分析其在原先放置平台的象限(目标象限)游泳时间、游泳距离、进入目标象限的次数、穿越原平台位置的次数等(图 9 - 1D)。

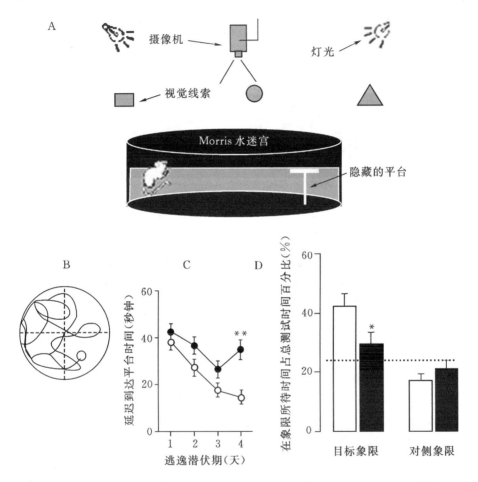

A. 水迷宫装置模式图;B. 动物在迷宫中的运动轨迹;C. 正常大鼠(○)和记忆损伤大鼠(●)训练期逃逸潜伏期;D. 测试期正常大鼠(无填充色)和记忆损伤大鼠(黑色填充)在目标象限和对侧象限所呆时间占总测试时间的百分比。

图 9 - 1　Morris 水迷宫实验

2. 放射(八臂)迷宫检测

放射迷宫由 D. S. Olton 和 R. J. Samuelson 于 1976 年首次建立,主要用于大鼠空间参考记忆和工作记忆的研究(图 9 - 2A)。其工作原理是:大鼠利用房间内远侧线索所提供的信息,可以有效地确定放置食物的臂所在位置。在参考记忆形成过程中,信息在长时间内有效,并通常在整个实验期间都需要此类信息。工作记忆的形成过程与此不同,它所依据的信息是暂时的,迷宫内所提供的信息仅对一个实验间期有用,而对其他实验间期无用,故动物必须记住在延迟间隔期内的短暂信息,并在迷宫中做出正确的选择以获得食物奖赏。

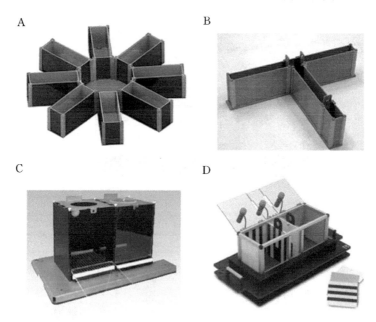

A. 放射迷宫;B. T 迷宫;C. 穿梭箱;D. 条件性位置偏爱实验箱。

图 9 - 2 实验装置

放射迷宫实验分为学习阶段和训练阶段。

(1)学习阶段:动物首先适应训练环境 5～7 天,称重后禁食 24 小时。8 个臂的末端均放置食物粒,让动物学习从臂的末端取食。每天训练 1 次,每次 10 分钟,共 3 天。注意食物粒应选择鼠喜欢但没有浓郁味道的食物,避免鼠根据嗅觉来寻找食物。

(2)训练阶段:仅在其中的 4 个臂放置食物粒,让鼠选择入臂。对同一大鼠而言,放置食物的 4 个臂是固定的,而对于不同大鼠而言,放置食物的 4 个臂是不同的。每天训练 2 次,每次 10 分钟,间隔 1 小时以上。动物在规定的时间内完成 4 个臂的食物获取或进入各臂总次数达 14 次、连续错误次数不超过 1 次为达到学会标准。动物首次进入无食物臂为参考记忆错误,重复进入放置食物臂为工作记忆错误。

3. T 迷宫实验

T 迷宫是广泛用于研究动物空间学习、交替行为、条件识别学习和工作记忆的实验模型。通常用这一模型来研究动物的空间工作记忆，即测定动物只在当前操作期间有用的信息。T 迷宫由 2 个目标臂和 1 个与之垂直的起始臂组成（图 9 - 2B）。起始臂内放置起始箱 1 个，并有一闸门与主干臂的另一部分相连。

T 迷宫测试空间工作记忆的实验包括适应期、训练期、测试期。

（1）适应期：实验前限制动物饮食，直至体重降低到原体重的 85%。在 T 迷宫目标臂尽头放入少量食丸，让动物适应迷宫 5 分钟，每天 1 次，连续 3 天。

（2）训练期：在 2 个目标臂中均放入食丸，将动物放入闸门关闭的起始箱，打开闸门将其放出。动物将直接到达其中任一目标臂放置以获取那里的食丸，然后将其放回起始箱，关上闸门；经过一段时间（0～20 秒钟）的延缓期后，再次打开闸门将其放出，要求动物进入与上次相反方向的目标臂，才能获得食物奖励，如此为 1 次训练（trial）。每次训练之间的间隔为 10 分钟，每 10 次训练为 1 轮训练（session）。每天进行 2 轮训练，上午、下午各 1 次。

动物在延缓期内必须记住上次访问过的目标臂，以便在本次训练中选择另外的目标臂来获得奖励。这一任务被称为延缓交替非匹配任务（也可进行延迟位置匹配任务，方法与此不同），检测的是依赖于前额叶皮质的工作记忆能力。每次训练中，大鼠在 10 秒钟内准确无误地直接到达放置食物的目标臂以获取食物作为 1 次正确选择；连续 2 轮训练操作正确率达 80% 作为学会标准。

（3）测试期：动物学会之后，开始进行测试，测试前可对动物施加与实验目的相关的干预措施。与训练阶段相似，首先在 2 个目标臂的末端都放入食物，允许动物随机做选择，选择之后将其放回起始箱，关上闸门，经过一段时间（0～20 秒钟）的延缓期后，再次将其放出，要求动物进入与上次相反方向的目标臂，才能获得食物奖励；如果选择错误，即动物进入了与上次相同的臂中，就不会得到奖励；将其拿回起始箱，一段延缓期后，再次让它进行选择，直到选对为止；正确选择 10 次之后，实验结束。对大鼠选择错误的次数进行统计，其中，将前一次选对、下一次选错称为 Win - Shift Failure，该类错误反映了大鼠工作记忆的好坏；将前一次选错、下一次仍然选错称为 Lose - Shift Failure，该类错误反映了大鼠的纠错能力。

4. 穿梭箱实验

主动回避学习是一种基本的行为现象，反映了动物非陈述性记忆的能力。穿梭箱实验以光/声、电击为联合刺激，使实验动物由被动回避建立主动条件反射的行为学实验模型。穿梭箱由实验箱、刺激控制系统、记录装置组成（图 9 - 2C）。实验箱大小为 50 cm×16 cm×18 cm,箱底部格栅为可以通电的不锈钢棒,箱底中央部有一高 1.2 cm 挡板,将箱底部分隔成左、右两侧,即安全区和电击区。实验箱顶部有光源或/和蜂鸣音控制器,记录装置可连续自动记录动物对电、光/声刺激的时间和潜伏期。

穿梭箱实验分为训练和测试两个阶段。

(1)训练阶段:让动物在测试箱中自由活动 5 分钟以适应环境。将动物置于穿梭箱电击区,先给予条件刺激(光/声)20 秒钟,之后的 10 秒钟内同时给予电刺激(电击强度为 30 V,50 Hz)。如果在亮灯前 10 秒钟内动物逃向安全区为主动回避反应,电击后才逃向安全区为被动回避反应。经过数次训练后,动物可逐渐形成主动回避性条件反射。每次训练 20 秒钟,共训练 30～50 次,为设定循环次数。

(2)测试阶段:将动物置于穿梭箱电击区,刺激程序同训练期,记录其遭受电击的次数(被动回避的次数),该值与设定循环次数之差即为主动回避次数。常用的另一个指标为刺激时间,即动物受到电刺激的时间总和,该值越小,说明动物主动回避反应越迅速。

5. 条件性位置偏爱实验

条件性位置偏爱(conditioned place preference)实验主要是利用啮齿类动物喜欢黑暗环境、粗糙材质,躲避明亮环境、光滑材质的天性,用以检测动物对特定环境的喜爱,以及与奖赏相关联的选择性偏爱改变情况的方法,是物质依赖研究主要的行为学实验手段之一。把某一奖赏刺激与非奖赏的特定环境刺激关联起来,经过反复训练之后,非奖赏刺激就会具有奖赏效应的特性,动物会在不给奖赏刺激的情况下依然偏好非奖赏刺激的特定环境。常用的条件性位置偏爱实验装置含有 3 个箱体,两侧箱体大小相同,为主实验箱,中间箱体较小,为起始过道(图 9 - 2D)。一个主箱体为黑色,配有粗糙地板,另一个主箱体为白色,配以光滑地板。实验前一天,将动物放入条件性位置偏爱实验箱 15～30 分钟,开启箱体之间的通道,让其在箱内自由探索以适应环境。

条件性位置偏爱实验分为条件关联建立期和测试期。

(1)条件关联建立期:关闭箱体之间的通道,给动物注射依赖性药物(如吗啡、可卡因),然后将其放入白箱 30 分钟,3～4 小时后或第 2 天注射安慰剂(如生理盐水),放入黑箱 30 分钟。此为 1 个周期。连续进行 4 个周期。

(2)测试期:最后一次注射后的第 2 天,打开两箱之间的通道,将动物放入起始过道,让其自由探索 15 分钟。分别记录其在两箱中停留的时间。

二、生物电记录技术

近年来,尽管分子生物学对整个生物学领域的影响日趋显著,但发展基础深厚的神经电生理学仍是神经生物学研究的无可替代的手段。电变化是神经系统活动最直接、最基本的表现形式。近年来,神经电生理技术的发展举世瞩目。借助神经电生理技术,人们对大脑错综复杂的传递通路、信息整合处理过程等有了前所未有的了解。脑电图、肌电图、诱发电位记录、脑磁图等技术在整体水平上应用最为广泛。

(一)脑电图

将记录电极放在头皮上,通过生物电放大器(通常用脑电图机)可以记录到大脑皮质的自发电位活动,即脑电图(electroencephalogram,EEG)。脑电图是一种帮助诊断中枢神经系统疾病的现代辅助检查方法,对被检查者没有任何创伤,对脑部疾病诊断有一定的价值。因脑电图受到多种条件的限制,极易受各种因素干扰,故多数情况下不能作为诊断的唯一依据,而需要结合患者的症状、体征及其他实验室检查或辅助检查来综合分析。脑电图主要用于颅内器质性病变如癫痫、脑炎、脑血管疾病、颅内占位性病变等的检查。

脑电图一般通过头皮表面电极获得,特殊情况下如进行开颅手术时也可以把记录电极直接安放在大脑皮质表面,以记录自发放电活动,其记录到的图形称为皮质电图(ECoG)。头皮电位产生的机制被认为是:安静时皮质的锥体神经元顶树突-胞体轴心的整个细胞处于极化状态,当一个冲动传入树突一端时引起该端反极化,此时细胞两端的电位差可产生一个双极电场系统,电流自一端流向另一端。因细胞质和细胞外液都含有电解质,故电流同时也会在细胞外通过。利用金属电极即可记录到这种电流活动。事实上,头皮电位的变化是由许多此类双极电场综合而成的,即许多神经细胞群电活动的总和。

脑电图的波形很不规则,有些类似于正弦震荡。根据其频率、振幅的不同,常常把正常的脑电图划分为四种基本类型(图 9-3)。

1. α波

α波频率为 8~13 Hz,波幅为 10~100 μV,是正常成年人脑电波的基本节律,在安静、清醒并闭眼时出现。大脑各区均有 α 波,但以枕叶和顶叶后部最明显。小儿的α波及节律随年龄增长而逐渐明显。α波可能由非特异性丘脑核团的兴奋性突触后电位和抑制性突触后电位变化所产生。

2. β波

β波频率为 14~30 Hz,波幅为 5~20 μV,安静闭目时只在额区出现,睁眼或进行思考时出现的范围较广。β波的出现一般表示大脑皮质处于兴奋状态，在精神活动、情绪兴奋时增多。约 6％的正常人即使在安静和闭目时所记录的脑电图仍以 β 节律为主，称为 β 型脑电图。

3. θ 波

θ 波频率为 4～7 Hz，波幅为 100～150 μV，成年人在困倦时常可记录到此波。θ 波多见于额、颞前部导联，它的出现是中枢神经系统抑制状态的一种表现。

4. δ 波

δ 波频率为 0.5～3 Hz，波幅为 20～200 μV，正常成年人只有在深睡眠时才可记录到这种波。

θ 波和 δ 波统称为慢波。清醒的正常人身上一般记录不到 δ 波和 θ 波。慢活动增多或出现局灶性慢波有一定的定位诊断价值。

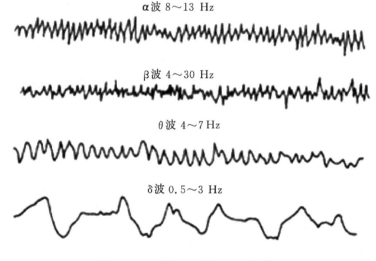

图 9-3　正常脑电图的四种基本类型

(二)诱发电位记录

诱发电位记录(evoked potential recording)技术开始于 1913 年 Pravdish - Neminsky 实验，并较早地被应用于感觉系统的电生理研究，对于感觉功能的中枢定位、连接及投射关系等各方面做出了重要的贡献。诱发电位指当感觉传入系统受刺激时，在中枢神经系统内引起的电位变化。接受刺激的部位可以是感觉器官、感觉神经纤维或感觉传导途径上的任何一点。诱发电位有时也称为场电位，是缓慢电变化。它不是单细胞放电，而是由许多突触后电位总和而成。

　　大脑皮质诱发电位一般指当感觉传入系统受刺激时,在皮质某一局限区域引出的电位变化。它是用以寻找感觉投射部位的重要方法,在研究皮质功能定位方面起着重要的作用。由于皮质随时处于活动状态并产生自发脑电波,因此诱发电位时常出现在自发脑电波的背景之上。在动物皮层相应的感觉区表面引起的诱发电位可分为两部分:一部分为主反应,出现的潜伏期是稳定不变的,为先正后负的电位变化;另一部分为后发放,尾随主反应之后,为一系列正相的周期电位变化。诱发电位也可在人体头颅外头皮上记录到,由于记录电极离中枢较远,颅骨的电阻很大,记录到的电位变化极微弱,而且诱发电位夹杂在自发脑电之间,电位很难分辨。然而,诱发电位与刺激之间具有锁时的关系,即固定的时间间隔,而且每次诱发的脑电波形恒定,而与刺激无关的自发脑电不具备这些特征。因此,把多次重复刺激诱发的脑电位变化叠加、平均,就可以放大该诱发电位而消除无关电活动,从而把淹没在自发脑电中的刺激诱发信号提取出来。用这种方法获得的电位称为平均诱发电位(averaged evoked potential)。目前,平均诱发电位已成为研究人类的感觉功能、神经系统疾病、行为和心理活动的一种有效手段。

　　因诱发电位常常出现在自发电位的背景上,故需要对二者进行鉴别。其主要的鉴别要点如下。

　　(1)潜伏期:诱发电位的出现与给予刺激之间有锁时的关系,即诱发电位必有一定的潜伏期。潜伏期的长短取决于刺激引起的冲动沿神经传导的速度、刺激点与记录点之间的距离、突触数目、突触传递时间等因素。

　　(2)刺激-反应形式:在不同的感觉系统中,由于传入通路结构的不同,刺激-反应形式可以不同,而在同一感觉系统中刺激-反应形式则是相同的。自发电活动则不然,它的形式不固定,每次记录到的波形都不一样。

　　(3)空间分布:诱发电位在脑内某一部位有一定的分布,即刺激外周某个部位,诱发电位只限于在中枢神经系统的某些特定部位,刺激与反应一一对应,主要由解剖结构决定。然而,自发放电可在脑的任何部位发生,没有特定的部位。

　　(4)主反应及后发放:主反应只发生在中枢神经系统的一定部位,而后发放几乎可在大部分皮质同时出现。

　　(5)与伪迹的关系:在进行诱发电位的实验过程中,伴随有刺激伪迹的出现。刺激伪迹是测定诱发电位潜伏期的标志。伪迹过大可掩盖诱发电位,甚至在没有诱发电位的情况下,误将伪迹视为诱发电位。简单的鉴别方法是将刺激电流的极性倒转,因伪迹属于物理现象,必定会因极性倒转而倒转,而诱发电位是由电流刺激所引起的生理反应,不会因刺激电流极性的改变而改变。

　　目前,诱发电位的应用已比较明确,如视觉诱发电位主要对早期眼科疾病具备灵敏的反应性;听觉诱发电位有助于后颅凹损伤的定位诊断,尤其对听神经胶质瘤及脑干神经胶质瘤的诊断有特殊的意义;体感诱发电位能检测中枢神经系统感觉通路的情况。目前仍有不少诱发电位尚处于研究阶段。诱发电位尚不能用于损伤的解剖定位,因神经系统的结构还没完全被认识清楚。

(三)事件相关电位技术

事件相关电位(event - related potential,ERP)是 20 世纪 60 年代由 S. Sutton 提出的概念,是目前认知神经科学研究中常用的、能有效反映认知过程中大脑神经电生理变化的手段。事件相关电位的本质是一种与特定刺激或事件相关联的脑电活动,因此事件相关电位技术实际上是脑诱发电位技术的一种改进形式。给予神经系统(从感受器到大脑皮质)特定的刺激(阳性或阴性)或使大脑对刺激的信息进行加工,并在脑的相应部位产生的可以检出的、与刺激有相对固定时间间隔(锁时关系)和特定位相的生物电反应,即为长潜伏期诱发电位。因为事件相关电位与认知过程密切相关,是在注意的基础上,与识别、比较、判断、记忆、决断等心理活动有关,反映了认知过程的不同方面,故被认为是窥探心理活动的"窗口"。事件相关电位为研究大脑认知活动过程提供了新的方法和途径。

事件相关电位具有高时间分辨率的特点,可达毫秒级甚至亚毫秒级,对研究大脑活动的动态过程特别有效。事件相关电位最大的缺点是空间分辨率很低。事件相关电位本质上仍然是在容积导体中记录的场电位,每个电极记录到的信号都是脑内各部位的综合电活动。尽管可以利用地形图和源分析技术进行一定程度的定位分析,但实质性的定位仍有困难。有的事件相关电位成分的脑内源不止一个,所以在定位方面也有很大的局限性。

事件相关电位与普通诱发电位的不同点在于:①受试者必须是清醒的;②所有的刺激不是单一的、重复的刺激,而是由两种或两种以上刺激编成的刺激序列,刺激信号可以是视、听刺激的数字、语言、图像等;③事件相关电位的构成包括外源性成分及内源性成分,而内源性成分与认知过程密切相关。

1.事件相关电位的成分

事件相关电位由大小、形状、正负向不同的脑电波组成(图 9-4)。这些成分的命名规则为:P 表示正向成分,N 表示负向成分,而其后数字表示该成分相对于刺激的出现时间,即刺激-反应潜伏期。如 P100 表示在刺激后 100 毫秒左右出现的正成分。经典的事件相关电位主要成分包括 P100(P1)、N100(N1)、P200(P2)、N200(N2)、P300(P3)、失匹配负波(mismatch negativity,MMN)、伴随负反应。其中,前三种称为外源性(生理性)成分,受刺激物理特性的影响;后四种称为内源性(心理性)成分,不受刺激物理特性的影响,与被试的精神状态和注意力有关。

　　P300 是事件相关电位中最受关注的一种内源性成分,一般由偏差刺激引起,主要与人在从事某一任务时的认知活动(如注意、辨别、工作记忆)相关。P300 可能代表期待的感觉信息得到确认和知觉任务的结束,目前已用于精神分裂症、脑血管疾病、痴呆症、智力低下等的研究。研究 P300 的潜伏期、波幅、波形的变化,可反映认知障碍或智力障碍及其程度,也可应用于测谎研究。此外,P300、伴随负反应还被用作观察神经精神药物治疗效果的评价指标。N200 反映大脑对刺激的初步加工,该波并非单一成分,而是一复合波。N400 则被认为与语言等功能相关。

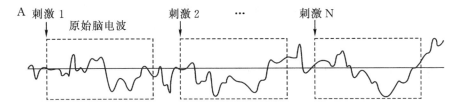

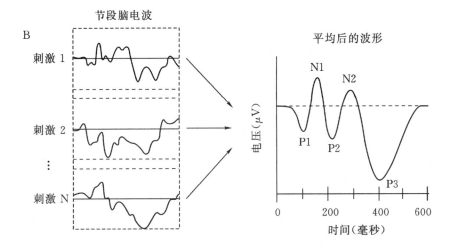

A.多次重复的任务刺激诱发的脑电波;B.将多次重复刺激诱发的脑电波电位变化叠加、平均,以放大与刺激相关的诱发电位、消除无关电活动。

图 9 - 4　事件相关电位成分的提取

2.事件相关电位的测试

　　事件相关电位测试时一般要求被试者清醒,并在一定程度上参与其中。实验在屏蔽室内进行,室温恒定、舒适。被试者坐在软椅上,全身肌肉放松,闭目,保持头脑清醒及注意力集中。实验前,向被试者说明目的、要求,按照国际化标准安放脑电电极。

引出事件相关电位的刺激是按研究目的不同而编制的不同刺激序列,包括两种及两种以上的刺激,其中一个为标准刺激(非靶刺激),而另一个刺激与标准刺激产生偏离(靶刺激),以启动被试者的认知活动过程。如果由阳性的物理刺激来启动心理活动过程,除了由认知活动产生的内源性成分,尚包括外源性刺激相关电位;如果由阴性刺激来启动,则只引出由认知加工过程产生的内源性成分。

事件相关电位的刺激包括视觉刺激模式、听觉刺激模式、躯体感觉刺激模式。视觉刺激模式:①随机出现 0~9 数字中的某个数,以 3、7 等奇数为靶刺激;②随机出现 26 个英文字母中的一个字母,以 O、E、W 为靶刺激;③黑白方格棋盘图形作为刺激物,以图形中黑白方格的逆反即黑变白、白变黑的上下变化作为靶刺激。听觉刺激模式包括:①随机作业(OB 刺激序列);②双随机作业;③选择注意。OB 刺激序列指通过耳机同步给高调纯音、低调纯音,低调纯音作为靶刺激。躯体感觉刺激模式是以 8 mA 为靶刺激,4 mA 为非靶刺激。

3. 事件相关电位的分析

事件相关电位分析指标包括潜伏期、波幅、面积、地形图、主成分分析等。其中,潜伏期反映对刺激物评价或归类所需要的时间,即反应速度,随作业难度的增加而延长;波幅反映了心理负荷的量,即被试者投入到任务中的脑力资源的多少。

影响事件相关电位结果的因素较多,主要包括以下 5 种。

(1)刺激的概率:靶刺激与非靶刺激的比例是影响事件相关电位的最主要因素。例如:靶刺激概率越小,P300 的波幅越高;反之,波幅减小。通常靶刺激概率为 10%~30%,非靶概率为 70%~90%。

(2)刺激的时间间隔:间隔越长,P300 波幅越高。通常刺激间隔多采用 1.5~2 秒钟,刺激持续时间通常为 40~80 毫秒。

(3)刺激的模式:虽然听感、视感、体感感觉通路皆可引出事件相关电位,但其潜伏期、波幅不尽相同。

(4)被试者的觉醒状态:注意力是否集中皆可影响事件相关电位结果。另外,作业难度对测试结果也有影响,难度加大时,波幅降低,潜伏期延长。

(5)年龄:不同年龄 P300 的波幅、潜伏期不同。潜伏期与年龄呈正相关,随年龄增加而延长,而波幅与年龄呈负相关。

三、脑成像技术

20 世纪 70 年代以来相继诞生了多种无创或微创脑成像技术,这些技术可以把测量的结果通过图像形式直观地展现出来。脑成像技术总体上可分为两大类。一类主要用于脑结构静态特征的测量,如已在临床普遍应用的计算机体层摄影(computerized tomography,CT)和磁共振成像技术。二者均可显示正常脑、脊髓组织的结构及病变的直接或间接特征。脑结构成像技术不但应用于临床实践,还可以应用于研究脑结构损伤与认知功能缺陷之间的关系,但因其只能提供脑结构的静态信息,应用于认知神经科学研究有一定局限性。另一类脑成像技术为脑功能成像技术。与脑结构成像技术相比,脑功能成像技术的最大特点是可以动态地检测大脑的生理活动。

得益于各种技术的迅猛发展,迄今进入应用的脑功能成像技术已有十几种。根据所测量对象的不同,将其分为三大类。

第一类是非侵入性电生理技术,可实时测量活体脑内神经元的活动。其特点是时间分辨率非常高,但空间分辨率有限(厘米级),只能测量大群神经元的总体活动,包括脑电图、脑磁图(MEG)、事件相关电位技术等。另外,改进的记录技术(如多导记录)和有关分析(如信号源分析)方法能提供一定的空间信息。

第二类是各种活体脑内化合物测量技术,属于神经化学研究技术范畴。这些技术可定位、定量或半定量测量活体人脑内各种生物分子的分布和代谢,包括单光子发射计算机断层显像(single photon emission computerized tomography,SPECT)、正电子发射断层成像、磁共振波谱分析等。

第三类是脑功能成像技术。通过测量神经元活动引起的次级反应,如局部葡萄糖代谢和血流、血氧变化等,研究与行为相关的脑局部神经元活动情况,主要方法有正电子发射断层成像、功能性磁共振成像、光学成像技术(optical imaging)。后两类技术具有很高的空间分辨率,为 1~3 mm,但时间分辨率低,大约 1 秒钟。本节主要介绍两个具有代表性的脑功能成像技术——功能性磁共振成像和正电子发射断层成像。

(一)功能性磁共振成像

功能性磁共振成像是在系统水平上了解中枢神经系统代谢和功能的一种跨学科技术,是随着计算机技术、电子电路技术、超导体技术的发展而迅速发展起来的一种生物磁学核自旋成像技术。

传统的磁共振成像技术利用磁场和射频波在脑内产生脉冲能量,因为脉冲可调谐到不同频段,使一些原子与磁场偶联。当磁脉冲被关掉的瞬间,这些原子振动(共振)并返回到自己的初始态,利用特殊的射频接收器检测这些共振而获得不同原子在脑区中的定位图像。

神经元活动需要消耗氧气,因此当神经元活动或脑内某些部位发生病变时,一般伴有血流动力学改变,即活动或病变区域局部脑血流量(regional cerebral blood flow,rCBF)与血氧浓度的改变。从神经元活化到引发血流动力学的改变,通常会有 1～5 秒钟的延迟,然后于 4～5 秒钟内达到高峰,再回到基线(通常伴随些微下冲)。静脉注入顺磁性的磁共振造影剂后进行超快扫描,可观察特定脑区的血流量变化。血液成分中的氧合血红蛋白为逆磁性物质,而脱氧血红蛋白为顺磁性物质,氧合血红蛋白与脱氧血红蛋白之间的磁导率差异可以被磁共振造影所侦测。

功能性磁共振成像将磁共振成像和血流动力学检测两项技术结合起来,通过检验血流量和血氧含量变化引起的局部磁场变化而实现脑功能成像,可给出更精确的结构与功能关系。由于功能性磁共振成像是一种对大脑没有损伤的诊断和实验研究方法,因此被广泛应用于认知神经科学研究领域,用来探讨人类认知过程与情绪活动的脑机制,以及对感知觉、注意、语言和情绪等脑功能进行定位研究。该技术具有较高的空间分辨率,理论上可以精确到 100 μm,但由于脑血流量和血氧合状态的变化远远慢于神经元信号传递的速度,即磁共振信号总是滞后于神经和生理响应,因此不能实时反映人脑的活动,其时间分辨率不高。将功能性磁共振成像和脑电图结合起来应用,可弥补其时间分辨率的不足。

1. 功能性磁共振成像的分类

功能性磁共振成像可分为三类:第一类是在灌注基础上的功能性磁共振成像,以示踪剂在脑内的时间过程来计算脑血流。第二类是在血流基础上的功能性磁共振成像,可探察大血管内的血流变化。第三类是在磁敏感对照基础上的功能性磁共振成像,如血氧水平依赖性(blood oxygen - level dependent)方法,也是目前最常用的方法。由于此法得到的信号是相对且非定量的,其可靠性受到质疑,因此有人提出能更直接侦测神经活动的方法,如氧抽取率(oxygen extraction fraction)方法,即估算有多少氧合血红蛋白被转化成脱氧血红蛋白。然而,由于其电磁场变化非常微弱,且信噪比过低,使得它至今仍无法可靠地定量统计。

2. 功能性磁共振成像的实验设计

功能性磁共振成像的实验设计主要有两种类型:组块设计(blocked design)和事件相关设计(event related design)。

组块设计的特点是以组块的形式进行刺激,在每一个组块内同一类型的刺激反复、连续呈现。组块设计的刺激分为两类：一类是任务刺激，另一类是控制刺激。组块设计通过对任务刺激和控制刺激引起的脑局部血氧反应的对比，获得与任务相关的脑组织活动的信息，常用于功能定位。实际应用时常采用多因素、多任务比较，并可通过因素分析计算主效应和交互作用。

事件相关设计是一种较新的任务呈现方式。其特点是随机化设计，常用于对行为事件的研究。采用这种设计时，一次只给一个短暂的刺激，经过一段时间间隔再进行下一次相同或不同的刺激。该方法的原理与事件相关电位类似，也需要对多次刺激引起的信号进行叠加。叠加的基础是刺激-反应的锁时性和反应的恒定性。

事件相关设计可以提供单次刺激脑激活信息，为研究不同脑区对刺激的反应方式提供了可能，而组块设计时不同功能区的反应都是相似的方波，很难发现不同脑区的差异。事件相关设计的特点是可实现刺激任务和刺激间隔的随机化。在组块设计中，由于同类刺激的反复呈现，被试者不可避免地出现对刺激的期待效应，并可伴随注意力降低；而事件相关设计每次刺激呈现是随机的，被试者无法预知，因此可有效地排除期待效应并可保持较为稳定的注意力。此外，由于事件相关设计是单个刺激的单一任务，因此可以在混合设计的条件下根据任务类型和被试反应进行选择性处理，这种选择性处理方法在组块设计中是无法实现的。

（二）正电子发射断层成像

正电子发射断层成像以正电子放射性核素及其标记化合物为示踪剂，以功能图像方式，从分子水平显示机体及病变组织细胞的代谢、功能、血流、细胞增殖和受体密度分布状况，为基础科研和临床提供更多的生理和病理方面的信息。在神经科学研究中，正电子发射断层成像主要用于认知功能成像，以及神经与精神疾病方面进行的病理生理学和药理学研究。

正电子发射断层成像实际上是一种在体放射自显影技术。其工作原理为：将某种物质，一般是生物生命代谢中的必需物质，如葡萄糖、蛋白质、核酸、脂肪酸，以短寿命的放射性核素（如 ^{18}F、^{11}C、^{13}N）标记后注入人体，通过扫描该物质在代谢中的聚集、分布并形成影像来反映生命代谢活动的情况。注入人体的正电子放射性核素衰变（又称为正电子的 β 衰变）过程中发射出正电子，正电子在行进零点几毫米到几毫米后遇到介质中的负电子碰撞时发生湮灭，从而产生方向相反（180°）的一对能量为 511 keV 的光子（γ 光子对）。当它们遇到侦测器中的闪烁晶体物质时，会造成光亮，而被光敏感的光电倍增管或雪崩光电二极管所探测。相对的探测器经电子学方式配对，保证只检测相符合的 γ 光子对（并发事件）。非同时发生抵达探测器（即相差几个奈秒以上的时间）的光子将被视为背景事件而不予考虑。

正电子发射断层成像仪获得的原始数据是一系列由探测器捕获的正电子湮灭产生的一对光子的并发事件。每个并发事件背后有一个正电子逸出，从而引发一个湮灭事件，在空间中同时射出背向的两个光子并被捕捉到。通过全部并发事件重建出在采集时段内平均放射活度的三维分布，组成投影图像。重建时，必须对背景事件、头部组织对 γ 光子的衰减、探测头部工作期、探测器敏感性及散射等进行校正。重建结果是一套由连续的脑断层面组成的三维图像，图像中每一像素代表局部正电子放射性浓度的绝对值。可以通过动态采集获得正电子放射性浓度变化的时间序列，最后利用数学模型将随时间变化的示踪剂浓度图转换为生理参数图。

正电子发射断层成像实验中最关键的环节是示踪剂的选择，需根据观察目的选择恰当的示踪剂类型，如观察受体密度和亲和性使用神经递质拮抗剂，观察糖代谢使用葡萄糖类示踪剂，观察蛋白质合成使用氨基酸类示踪剂。由于可使用各种生理示踪剂进行脑显像，尤其能提供生理参数的绝对定量值和检测体内神经传导过程，因而正电子发射断层成像在脑功能研究中具有独特优势。目前，正电子发射断层成像亦存在难以克服的缺点。首先，检查成本昂贵。其次，现有正电子放射性核素半衰期短，且种类有限。再次，其设备成像速度慢，成像时间较长，至少为几十秒，其时间分辨率低于脑电图、脑磁图、事件相关电位。此外，正电子在湮灭之前有一定的射程，受发射的正电子能量影响，有一定的半峰宽（FWHM）；正电子湮灭时，电子-正电子对保留了部分动量，导致产生的 2 个光子并非严格的相反，而是有少许偏差，使湮灭光子分布正比于探测器直径，有一定的非锐散射，产生的半峰宽为 0.028 mm/cm。上述原因使得正电子发射断层成像空间分辨率不佳，但并不足以影响正电子发射断层成像的推广应用。

脑功能成像技术今后的发展乃是将空间成像技术（正电子发射断层成像、磁共振成像）和时间成像技术（脑电图、脑磁图、事件相关）结合起来，以更加完整深入地揭示认知加工过程、各脑区之间的动态联系和大脑活动机制。

四、脑内化学物质活体监测

连续动态监测脑内神经化学信号物质和细胞代谢物质的体内介入技术已成为神经生理学、神经病理学、神经精神药理学、功能性神经解剖学等领域研究的常用实验手段之一。从神经末梢释放的神经递质、神经调质、神经营养素和其他因子在到达靶受体的过程中都必须经过细胞外间隙，而由毛细血管转运到细胞的营养因子和由细胞到血管的代谢分子也必须经过细胞外间隙，因此对脑内细胞外液化学物质的检测和分析是研究神经元活动的重要途径之一。

活体监测脑内化学物质的介入性技术主要分为两类：一类是通过植入相应的生物传感器直接监测，另一类是连续采样、动态监测。在前一类技术中，传感装置和相应的检测设备对于植入的生物传感器所直接探测到的被分析物需具有高度选择性，通常是利用被分析物质本身特有的化学、物理性质来确保其选择性。如多巴胺可以产生相对特异的氧化电流，而高度特异的分子间相互作用（如酶-底物反应、抗体-抗原、离子-离子载体）均可以直接或通过中间产物导致物理信号（光或电）的改变。后一类技术是将细胞外液连续采集出体外，然后利用合适的分析技术动态分析目标物质的含量。细胞外液的采集通常使用微透析技术。

（一）清醒活动动物微透析分析技术

微透析分析技术是将灌流透析取样技术和微量分析技术结合起来的一种从生物活体内进行动态微量生化分析的新技术。微透析分析技术具有活体连续取样、动态观察、定量分析、采样量小、组织损伤轻等特点，样品的采集与分析过程既可在位又可离位进行。该技术可在麻醉或清醒的生物体上使用，特别适用于深部组织和重要器官的活体生化研究。植入脑内的透析管内存在浓度梯度，物质沿浓度梯度逆向扩散。通常情况下透析膜外（脑组织）目标物质浓度高于膜内浓度，可透过膜的小分子物质穿过膜而扩散进入透析膜，并被透析膜内连续流动的灌流液不断带出，从而达到活体组织取样的目的。

微透析系统装置主要由微量灌流泵、微透析探头、低温收集器、配套设备及分析设备组成（图 9-5）。微透析探头通常由一管式半透膜与不锈钢、石英或塑料毛细管构成双层管道。半透膜由再生纤维素、聚碳酸酯或聚丙烯腈制成，截留相对分子质量 5000～10 000 不等的物质。实际应用需根据具体组织和待测物选择不同的微透析探头。微透析导管的植入可以借助脑立体定位技术在麻醉动物上进行。

1. 微透析实验程序

（1）脑立体定位手术：大（小）鼠以异氟烷（isoflurance 与 O_2 混合气体深度麻醉，固定于脑立体定位仪上，头顶部去毛，消毒皮肤，头顶部正中切口，暴露颅骨。调平前、后囟门点，根据所选目标脑区，按大（小）鼠脑立位图谱确定透析点坐标，以前囟点为基点定位。用颅骨钻在颅骨上打孔，并挑开硬脑膜，利用微操纵臂将微透析探头套管缓慢插入脑组织到达目标位置。牙科粉固定，15 分钟后植入管芯及保护帽。皮肤切开处用青霉素抗菌，待动物苏醒后送回动物房。术后连续监测动物体重 3 天，第 3 天开始每天打开保护帽，抽出针芯，清洁后再置入，防止套管堵塞及感染。恢复 1 周后开始实验。若进行麻醉动物微透析实验，则省去牙科粉固定及其后续步骤。实验结束后动物在麻醉下处死,多聚甲醛灌注固定后取脑,行冠状面切片、染色,以检查探针所在位置是否准确,若探针位置错误则摒弃其结果。

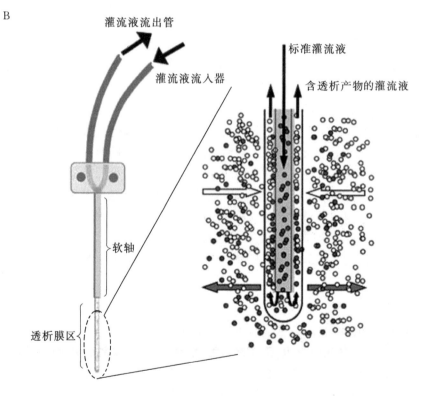

A.大(小)鼠脑内微透析装置;B.透析探头示意图。

图 9-5　清醒自由活动动物脑内微透析

(2)探针回收率测定:在微透析实验开始前需要进行探针活化和回收率测定。

先将微透析系统各部分管线连接好,将微透析泵灌流速度调节为 20 μl/min,先用超纯水去除探针头上的密封甘油。灌流 30 分钟后换人工脑脊液灌流,并将探针浸入待测物质的标准溶液中。调节流速为 2 μl/min,收集器时间定为每管 15 分钟。收集 2 管透析液进行回收率测定。

(3)样品透析:抓取动物,拔除固定在颅骨上的微透析套管芯,并将微透析探针插入套管中,然后将动物放入"U"形活动装置中。活动装置的旋转接头和导连杆可确保动物活动时不会拔掉探针或将透析导管缠绕、打结。将低温收集器温度调至 4 ℃,微透析泵流速调为 2 μl/min,灌流液采用人工脑脊液,持续灌流 60～90 分钟,弃去此期间收集的样品,然后开始正式实验,收集器时间定为每管 10～20 分钟。干预措施前的 6 个样品作为被测物质基线水平。

(4)样品分析检测:收集到的样品经编号后存入 −70 ℃ 冰箱保存以待合适时机检测,也可以利用样品检测设备进行在线分析。常用的检测方法有高效液相色谱法、放射性免疫测定法、比色法、气相色谱法、原子吸收光谱法等,需根据所测物质特性选择恰当的方法。例如:单胺类神经递质多采用碳工作电极电化学液相色谱;氨基酸和 γ-氨基丁酸采用柱前衍生后荧光液相色谱;乙酰胆碱采用带酶柱的电化学液相色谱;尿酸和抗坏血酸采用金电极电化学液相色谱;葡萄糖、乳酸、丙酮酸和甘油等能量代谢产物采用具备微量分析能力的自动生化监测仪分析。

在众多的检测方法中,高效液相色谱法应用最为广泛。高效液相色谱法利用的是色谱原理进行物质分离,同时结合高效的检测装置实现对微量物质的分析。高效液相色谱法的仪器可分为以下几部分。①储液瓶和高压泵:储液瓶内装流动相,其主要成分为水和甲醇的混合液;高压泵保证液体在系统中不停流动。②进样装置和色谱柱:一般进样量不会超过 40 μl;色谱柱多为反向 C18 柱,利用样品中的不同组分因亲水性不同而在色谱柱上保留时间不同起到分离样品组分的目的。③检测装置:液相色谱可以配备多种不同的检测器,其中最常用的是紫外吸收检测器,此外有荧光检测器、示差折光率检测器、电化学检测器等,需根据实验需求选择合适的检测器。④控制分析装置:所有数据的计算和分析控制都是在电脑上完成的。

2. 探针回收率测定

对取出的样品进行准确可靠的校正是微透析实验的重要环节,通常通过对探针回收率的测定来进行校正。探针回收率指从灌流液中流出的待测组分与标准液中该组分浓度之比率。探针回收率是影响微透析结果的重要因素,取决于取样部位的生物学性质、透析膜的物理性质(材料、孔径、长度及几何形状等)、待测物质的相对分子质量、灌注液的成分和性质、灌流速度和压力、生物体本身的健康条件和生物节律等。目前测定回收率的方法主要有以下几种。

(1)外标法:将探针放入已知浓度的标准溶液中,用与体内实验相同的流速灌流探针,达到稳定状态后收集灌流液并进行检测。测定浓度与标准溶液浓度之比就是体外回收。此法简单易行,但由于被测物质在体外与体内的环境状况不同,检测结果不能严格等同于实际的回收率。

(2)内标法:灌流液中加入已知浓度且性质与被分析物质相似的另一种物质作为内标物。内标物不仅在扩散性质上需要与被分析物一致,而且在体内的代谢过程中也需要尽可能一致。测出的透析率即作为被分析物的回收率。由于选择内标物的局限性很大,限制了此法的应用。

(3)反透析法:反透析法是把已知量的药物加入灌流液中,一段时间后测定透析液中的该药物浓度。应用反向透析法校正微透析探针回收率的前提条件是探针的回收率和传递率相等。

(4)释放量法:释放量法是反透析法的一种改良方法,可以克服应用一种类似物作为内标物所引入的不确定因素。在实验前测定待测物向体内靶组织的释放量,释放量即等于回收率,并在实验完成后,重新测定释放量,以证实探针行为在实验过程中没有改变。

(二)生物传感器植入技术

活体监测脑内化学物质的生物传感器就是利用特定的生物化学反应或免疫化学反应的电极或光电极。根据物理探测原理,将可植入体内的传感器分为电流传感器、电压传感器、光学传感器;根据测量过程中所包含的化学反应,传感器可分为直接测量内源性离子浓度的电极、测量电极表面因电化学反应而产生的内源性离子的电极、测量外界传入的光的变化的光电极和测量由生化方法传入的光的变化的光电极。

1. 电压型电极

常用的电压型电极是分别针对 H^+、K^+、Na^+、Ca^{2+}、Cl^- 及 CO_2、NO 等的选择性微电极。电极中装有电解液,电解液中的离子交换剂形成仅允许被选择离子通过的液体膜。当将电极植入体内时,会形成一个被选择离子的跨膜浓度梯度,产生与被选择离子浓度的对数成比例的电位差,进而以合适的参比电极(如 Ag/AgCl 电极)来测量。信号经高输入阻抗和低偏流的差动放大器放大,电脑程序采集分析。

2. 电流型电极

有些生物活性分子被施加电压时能被快速氧化而释放电子,产生电流并可被检测到。碳纤电极就是利用这样的电化学原理,用于检测包括多巴胺在内的多种分析物。碳纤电极材料的组成包括微碳纤丝和绝缘包被支持物两部分,需要先将微碳纤丝穿引到玻璃毛胚管中,然后经过毛胚管拉制、切割、绝缘胶封合等工序,最后剪切出适当尖端长度而制成。在碳纤电极的前端施加恒定电压(600~800 mV),使电极端面周围可被氧化的物质快速氧化而产生电流,即安培法。安培法具有很高的时间分辨率。在电极上加非恒定电压(如斜坡电压、电脉冲),根据不同物质氧化还原电位的不同,即可判断被检测物质是哪一种物质,称为伏特法。伏特法的优点是在一定程度上可以鉴别物质分子属性,但测量灵敏度较安培法低。对于已确定种类的被检测物,一般使用安培法。但是,安培法最大的缺陷在于体内存在不止一种可被电压氧化的酸性分子,如抗坏血酸和尿酸会对多巴胺的检测造成很大的干扰,故碳纤电极需经过化学修饰来提高其检测的特异性。常用的修饰材料有全氟磺酸聚合物膜、聚合物膜、金属或金属氧化物纳米材料、碳材料等。

3. 光学传感器

常用的光学设备和方法有:①脑氧化-近红外光谱;②固有信号-反射能力成像;③内源性化合物自发荧光(如还原型烟酰胺腺嘌呤二核苷酸的自发荧光);④外源性标记、染料和反应物活化光学信号,如钙离子显色剂、电压敏感性染料。前面介绍的脑成像技术中正电子发射断层成像,以及近期迅速发展起来的利用转基因动物表达绿色荧光蛋白或萤火虫荧光素酶的指针基因允许非破坏性检测基因转化和基因表达的暂时性变化也属于此类范畴。

第三节　组织、细胞水平的神经生物学常用研究方法

在神经生物学实验研究中,除了应用于生物体整体水平的实验技术外,大多数研究是在神经系统器官、组织的体外标本上进行的。

一、中枢神经系统器官、组织体外模型的制备

中枢神经系统器官、组织体外模型制备可在细胞水平和组织水平上进行。

细胞水平的标本制备包括细胞器的提取、细胞的培养、单细胞的分离等。体外培养的分散神经元因其生长环境、细胞间的联系和相互作用、细胞形态等与体内大不相同,并不能完全真实地反映在体行为特征。然而,因体外培养大大简化了在体神经元生活环境的复杂性,而且能够对其进行方便的人工操控,故体外细胞培养已经成为神经生物学研究的基本方法,并且得到广泛应用。

组织水平的标本制备包括脑片培养、脑组织块培养等。脑片培养技术和整体脑组织块灌流技术因能够最大限度地保留神经元的某些在体特性,以及与其

他细胞之间的联系,被广泛用于进行神经元生理功能的研究。相比之下,整体脑组织体外模型保留了更为完整的神经网络结构,对于研究脑的整合功能和有自主功能的神经元机制非常有帮助。但是,除了一些对缺氧有较高耐受性的冷血动物和新生哺乳动物的脑组织外,大多数离体脑组织需要通过含氧灌流液的灌注才能较长时间保持脑组织活性。目前只有少数研究小组采用该技术,大多数研究人员仍然采用离体脑片进行研究。

(一)组织细胞破碎和突触体制备

当检测和提纯细胞内的某些物质时,需要将细胞破碎。破碎细胞的方法主要有:①机械破碎法,如研磨、捣碎、压榨、超声波振动、冻融;②细胞溶胀法,即将组织、细胞放入低渗溶液中,或使用水解酶、生物降解酶等使细胞自溶。需要根据研究目的和所提取物质的性质选择合适的方法,但不管选用哪种方法,均应遵循破坏性小、能保持提取物结构和活性完整的原则。

突触体(synaptosome)指具有突触区的完整形态结构的封闭颗粒。突触体是脑组织在等渗溶液中匀浆时,神经末梢的细胞膜从神经元胞体上断裂、封闭而形成的亚细胞结构。实际上,突触体就是断裂、脱落的神经末梢,它由突触前膜、突触后膜、包裹在突触前膜内的突触小泡、线粒体和具有生物活性的生物蛋白组成。在适宜条件下,它保留着正常原位突触的一系列功能和特性。

1. 突触体的形态及其生物学特性

分离的突触体与组织中原位神经末梢的形态基本相似,可以根据特征性的突触囊泡加以鉴别。电镜下的突触体由完整的质膜包围,内含透亮型与颗粒型的突触囊泡,有时也含有线粒体。有些突触体还含有突触后膜。

突触体虽然不同于正常细胞,但具有完整的独立结构,可保持正常原位神经末梢的某些生理学特性。例如:在合适的孵育条件下,突触体能进行积极的代谢活动,能通过呼吸作用消耗氧、合成磷酸肌酸和腺苷三磷酸等,其呼吸速率可与脑切片类似;能逆浓度梯度积累 Na^+、K^+、Ca^{2+} 等离子,建立膜电位;突触体还保留着摄取与释放神经递质的功能,能接受外界刺激并产生反应;具有信号传递系统,在刺激下可以产生相应反应。

2. 突触体在研究中的应用

突触体是研究突触功能与神经膜功能的有效体外标本,主要用于以下几方面。①神经递质研究,如递质种类、性质、转运、代谢。若测得某种物质的浓度在突触体组分很高,则可以推断它可能起到递质的作用;用放射性同位素标记物与突触体一同在适宜条件下温育,然后测其放射性强度,可以了解递质的动力学过程;结合电镜下的自显影方法可以显示递质积累的位置和含量。②神经通路研究。损毁一定的神经通路后,观察某一脑区突触体递质含量的变化,从而确定神经末梢分布。③突触功能和行为表现之间关系的研究。

3. 突触体的制备

制备突触体的方法较多,但整个制备过程均需在 0~4 ℃的条件下进行,常用的方法有 Ficoll-Sucrose 法、Wittaker 法、Hajos 法等。以 Wittaker 法为例,其制备程序见图 9-6。

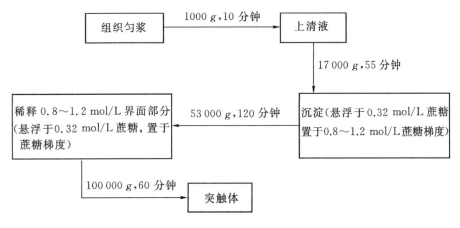

图 9-6　突触体的制备流程

(二)脑片模型的制备

脑片指由动物脑组织制备的厚度为 100~700 μm、能够在体外存活一定时间的薄片。脑片技术开始于 20 世纪 50 年代的电生理实验。到目前为止,研究区域几乎囊括了大脑的所有区域,包括大脑皮质、海马、纹状体、小脑、下丘脑、脑干等不同部位,实验方法也打破了电生理学的局限,发展到病理生理、生物化学、药理学、分子生物学等领域。

脑片标本的特性介于在体脑组织和离体分散的神经元之间,兼有二者某些特点。与培养或急性分离的神经元相比,脑片的优点包括:①离体脑片在体外48 小时内依然保持良好活性,离子通道性质不发生变化,而神经元经培养或在急性分离后,离子通道在细胞膜上的分布及性质发生显著变化;②离体脑片保持完整的神经突起和局部神经解剖通路,适用于突触传递特征的研究;③脑片实验可选用成年动物,而神经元培养只能使用胚胎或新生动物,而胚胎或新生动物的大脑并未发育完全。与在体脑组织相比,脑片标本具备以下特点:①脑片排除了血压、温度、电解质、血脑屏障等因素的干扰,能通过改变灌流人工脑脊液的成分实现对标本环境的控制;②利用现有显微设备如红外显微镜、激光共聚焦显微镜、双光子显微镜等可在实验中对脑片标本进行方便的可视化操作；③脑片能够复制出整体动物大多数电生理现象，可模拟在体实验。

脑片制作是一个创伤过程。保持脑组织的高度活性，尽可能降低脑片制作时的损伤是实验成功的保证。维持合适的人工脑脊液环境，如酸碱度、离子浓度和温度，降低细胞能量代谢消耗及仔细熟练的操作技巧，是降低脑片制作损伤的关键。脑片的制备包括以下三个流程。

1. 脑组织分离

动物断头后在 60 秒钟内快速将全脑取出并将其置于混合气体($95\% \ O_2 + 5\%$ CO_2)饱和的 4 ℃人工脑脊液(artificial cerebrospinal fluid)中冷却 30 秒钟。以清洁、锋利的解剖刀清除软脑膜等组织，轻柔操作，避免挤压或使脑变形。根据实验目的，对脑组织进行修剪，直至合适大小，修剪后脑组织块应包含完整的目标区域。

关于动物断头处理前是否需要使用麻醉药物的观点目前并不一致。支持者认为，使用麻醉剂可以减少神经元的氧耗，减轻脑片制作过程中的损伤；反对者认为，使用全身麻醉药物可以影响神经元的功能，特别是对离子型神经递质受体影响明显。

常用的人工脑脊液成分包括 NaCl(124 mmol/L)、KCl(3.3 mmol/L)、KH_2PO_4(1.2 mmol/L)、$NaHCO_3$(26 mmol/L)、$CaCl_2$(2.5 mmol/L)、$MgSO_4$(1.2 mmol/L)、葡萄糖(10 mmol/L)，pH 值为 7.4。人工脑脊液用以脑组织分离、脑片切割过程中的漂洗，脑片孵育、培养、记录时的灌流液。人工脑脊液首要与脑脊液等渗，有条件的实验室可在实验前测定人工脑脊液的渗透压。pH 值是人工脑脊液的另一个要素。此外，在取脑和切片过程中，降低 Ca^{2+} 的浓度(0.5 mmol/L)、提高 Mg^{2+} 的浓度(2 mmol/L)可以降低谷氨酸对神经元的毒害作用，添加维生素 C 可以减少自由基的形成，高钾可以改善神经网络的兴奋性。

2. 切片

用氰丙烯酸盐胶(cynoacrylate glue)将已冷却变硬的脑组织块按所需方向固定于切片装置的皿槽中，以琼脂块为支撑。即刻置于以 4 ℃混合气体($95\% \ O_2$ + $5\% \ CO_2$)饱和的人工脑脊液内(注意组织完全浸埋于人工脑脊液中)，保持脑组织在低温状态下，以减小由于缺氧造成的损伤，整个切片过程中持续通混合气体。用振动切片机将脑组织块切成厚为 400 μm 的薄片，刀片的振动频率为 5～10 Hz，推进速度为 10～20 mm/min。切割前需调整刀片的角度，以免在切片过程中挤压脑组织，造成损伤。

3. 孵育

将切好的脑片立即用宽口的滴管转移至内置 25～35 ℃ 的人工脑脊液的孵育槽内,持续通以混合气体。孵育槽中间有棉网,脑片平铺于棉网上。将混合气体管道的出口置于孵育槽底部的边角处,通过气泡使孵育液在槽内缓慢循环流动,同时避免气泡附着于脑片上造成损伤。整个过程中应避免脑片打卷、翻滚。一般经过 1 小时的孵育(孵育好的脑片能够保持 10 小时的活性),脑片神经元的活性就可以恢复,可以进行下一步实验。

决定脑片活性的主要因素有脑片的厚度、代谢、温度三个方面。①厚度:厚度越大,中间层的细胞得不到充足的氧和葡萄糖供应,会变性、坏死。②代谢:脑组织对缺氧的耐受能力随年龄的增长而下降,成年动物的脑片比幼年动物的脑片更容易受到缺氧的损伤。③温度:接近体温的温度有利于神经元活动,但同时其代谢也明显增强,加重脑片的缺氧,故通常将温度调节至 25～30 ℃。

评价脑片活性最简单的方法是记录脑片上的群锋电位。状态良好的脑片记录到的群锋电位在一个很宽的刺激强度范围内始终是单峰的。出现多个群峰往往提示抑制性突触功能已受损,这是脑片最早的病理生理学改变。如果仅存在由传入纤维上的动作电位形成的突触前纤维群峰(fiber volley,FV),或突触前纤维群峰大于突触后反应,提示脑片活性极差,有活性的突触已所剩无几,为激发突触反应需要更多的突触前纤维参与,故需中止实验。在活性较好的脑片中,突触前纤维群峰几乎探测不到或远远小于突触后反应。

(三)神经元原代培养

神经元培养已成为神经生物学研究中十分重要的技术手段。其主要优点为:①分离培养的神经元在体外生长成熟后,能保持其结构和功能上的某些特点,表达某些在体细胞的特征,而且长期培养能形成髓鞘和建立突触联系,为体内生长过程在体外重现提供机会。②许多在体内不能进行的实验可在体外培养的细胞中进行。③能在较长时间内直接观察活细胞的生长、分化、形态和功能变化,便于使用各种不同的技术手段进行研究。④易于人为控制细胞生长的环境条件,便于进行物理(如缺血、缺氧)、化学、生物因子(如神经营养素)等条件改变对神经元直接或间接作用的观察。⑤便于从细胞、分子水平探讨某些神经疾病的发病机制,以及药物或各种因素对胚胎或新生动物神经元在生长、发育、分化等各方面的影响。

神经元培养与其他类型的细胞培养有所不同。正常神经元只能生长,不能分裂、增殖,故只能进行原代培养,而神经胶质细胞可以增殖,可以进行传代培养。

1. 神经元培养的基本条件

细胞培养最好在单独或隔离的房间进行，房间内装备高效空气微粒滤层的超净工作台、可调节温湿度的 CO_2 孵箱、倒置相差显微镜等设备。此外，需要配备灭菌消毒设备（如高压蒸汽灭菌器）、冰箱、冷藏柜、pH 计、手术器械、滤器、滤瓶、吸管、注射器、尼龙网细胞过滤器、移液器、试剂、培养基等。

2. 大鼠海马神经元的分离培养

海马属大脑边缘系统，与情绪、学习、记忆有关。海马主要的细胞类型为锥体神经元，占海马全部神经元的 85%～90%。锥体神经元具有特征性的形态——拥有单根轴突和数根树突，所有的树突都高度分化并密布树突嵴。在体海马锥体神经元相互之间、锥体神经元与中间神经元之间均有直接联系，即使在缺乏外源性传入纤维的体外培养环境下，海马锥体神经元相互间仍然能产生广泛的突触联系。

（1）材料和方法：新生大鼠在无菌条件下取脑并分离双侧海马。以剪刀将海马剪切成碎小组织块，用含 0.125% 胰蛋白酶的 4-羟乙基哌嗪乙磺酸（HEPES）缓冲液（无 Ca^{2+}，含 Mg^{2+}）消化 30 分钟（36 ℃），轻柔吹打。细胞分散后，用种植培养液稀释成每毫升 5×10^5 个细胞密度的细胞液，接种于涂有小牛皮胶的 35 mm 塑料培养皿中，每皿 2 ml，置于 36 ℃、含 5% CO_2 的培养箱内培养。24 小时后将培养皿内种植培养液替换成饲养培养液。接种第 5 天，在培养皿中分别加入细胞分裂抑制剂 5′-氟-2′-脱氧尿苷 15 $\mu g/ml$ 和尿苷 35 $\mu g/ml$，或加入阿糖胞苷 3 $\mu g/ml$，以抑制非神经细胞的过度增殖，48 小时后更换新鲜培养液，以后每 3 天换液，每次更换 50% 新鲜培养液。

种植培养液成分：80% 改良杜氏伊格尔培养液（Eagle's DMEM）（含葡萄糖 6 g/L、$NaHCO_3$ 3.7 g/L）、10% 胎牛血清、10% 马血清、神经生长因子 20 ng/ml、谷氨酰胺 100 $\mu g/ml$。脱氧核糖核酸酶 I 40 $\mu g/ml$。

饲养培养液成分：95% 改良杜氏伊格尔培养液（含葡萄糖 6 g/L、$NaHCO_3$ 3.7 g/L）、5% 马血清、神经生长因子 20 ng/ml、神经营养素 1 ml/100 ml、谷氨酰胺 100 $\mu g/ml$、1% 抗生素。

（2）细胞观察：种植 12 小时后，大部分细胞贴壁生长，细胞形态呈圆形，其中少数神经元开始伸出 1～2 个突起。培养 24 小时后，多数神经元伸出突起，且突起开始延长，一般可长达 20～40 μm。培养 3 天后，神经元突起进一步增多并延长，突起之间形成稀疏网络。随着培养时间延长，神经元胞体逐渐增大，胞突主干和分支明显延长并增粗，形成更加密集的网络。培养的海马细胞以锥体神经元为多见，胞体较大，直径为 6～12 μm。海马神经元体外培养可维持 2 m 长。

3. 大鼠大脑皮层神经元的分离培养

大脑皮质内神经元的数量庞大,其类型也多,均属多极神经元,且神经元之间具有复杂的联系。

(1)材料和方法:新生大鼠在无菌条件下取脑并分离双侧皮层。培养方法同海马神经元培养。

(2)细胞观察:新生大鼠皮层神经元的生长分化和形态特征与新生大鼠海马神经元相似。培养的皮层神经元中既可见到体积较大的锥体神经元和颗粒细胞(如星状细胞、篮状细胞、梭形细胞),又可见到 Martinotti 细胞(胞体较小,呈三角形或多角形)。随着培养时间延长,神经元胞体逐渐增大,突起增粗并形成更加密集的网络。新生大鼠皮层神经元的培养可持续 2 m 长。

4. 大鼠下丘脑神经元分离的培养

下丘脑作为神经系统和内分泌系统的连接点,在神经内分泌研究中有很重要的地位。

(1)材料和方法:同海马神经元培养。

(2)细胞观察:培养的下丘脑神经元大多为具有两个突起的双极神经元,神经元胞体呈椭圆形,直径为 $6 \sim 8\ \mu m$,偶见胞体较大(直径为 $9 \sim 12\ \mu m$)的多极神经元。

5. 大鼠中脑黑质神经元的培养

黑质由中脑背侧的致密部和腹侧的网状部组成。中脑黑质是多巴胺能神经元存在的主要部位。腹侧多巴胺能神经元在运动和行为中起着关键性的作用。多巴胺能神经元的体外培养为多巴胺能神经元的形态、受体分布、药物作用、电生理特性研究及多巴胺能神经元移植研究提供了较好的实验手段。

(1)材料和方法:新生大鼠在无菌条件下取脑并分离出双侧黑质。培养方法同海马神经元培养。

(2)细胞观察:新生大鼠中脑黑质神经元的生长分化和形态特征基本上与新生大鼠下丘脑神经元相似。

6. 大鼠纹状体神经元的培养

纹状体位于大脑皮质下,紧靠丘脑背外侧。纹状体是高级整合中枢,与随意运动的稳定、肌紧张和躯体运动的整合有密切关系。纹状体中最主要的神经元是 γ-氨基丁酸能神经元,接受中脑黑质多巴胺能神经元的支配。

(1)材料和方法:新生大鼠在无菌条件下取脑,从下丘脑后叶中点至视交叉前叶做一厚度为 3 mm 的冠状切片,取出两侧纹状体。培养方法同海马神经元培养。

（2）细胞观察：纹状体有多种类型的神经元，包括 γ-氨基丁酸能神经元、乙酰胆碱能神经元等。培养至 21 天左右，神经递质合成达到成熟水平。

7. 新生大鼠小脑神经元的培养

小脑由外层的灰质（皮质）、内部的白质、三对深部的核团（顶核、间位核和齿状核）组成。小脑皮质结构分为分子层、浦肯野细胞层、颗粒层三层。含有五种神经元，即颗粒细胞、浦肯野细胞、篮状细胞、星形细胞和高尔基细胞。小脑是中枢神经系统中最大的运动机构，主要作用是维持躯体平衡、调节肌肉张力、协调随意运动。体外培养的小脑细胞大小和形态特征明显，容易识别。另外，小脑缺陷神经突变的小鼠种系比较多，使小脑细胞成为发育研究的良好对象。

（1）材料和方法：新生大鼠在无菌条件下取脑并分离出双侧小脑。培养方法同海马神经元培养。

（2）细胞观察：培养的小脑神经元生长、分化与新生大鼠大脑皮层神经元基本相似。以颗粒细胞多见，体积较小，直径为 $3\sim5$ μm，可见一定数量的星形细胞、浦肯野细胞、篮状细胞（胞体直径为 $6\sim8$ μm）。

8. 大鼠、小鼠及鸡胚背根神经节神经元的培养

背根神经节神经元起源于神经嵴，外源性神经生长因子能刺激培养的背根神经节神经元生长发育并形成广泛的神经网络。因此，利用培养的背根神经节神经元进行轴突生长发育的研究是较为经典而常用的方法之一。

（1）材料和方法：新生的大鼠、小鼠，在无菌条件下除去背部皮肤，剪取一段脊髓，背侧朝上，在立体显微镜下沿椎管两侧水平剪除腹侧面椎骨，暴露脊髓和神经节，用解剖镊分离出神经节。

鸡胚背根神经节的取材方法：选正常受精的鸡蛋，置于 37 ℃生化培养箱内孵化，每天翻动鸡蛋 1 次。取孵化 8~12 天的鸡蛋，在无菌条件下从气室端敲开蛋壳，剥除气室部蛋壳。用弯镊钩住鸡胚颈部，取出鸡胚，除去头部后，腹侧向上打开胸腹腔，除去内脏器官。在立体显微镜下，小心除去腹膜，暴露脊柱及其两侧结构，在椎间孔旁可见到沿脊柱两侧排列的背根节，小心取出。

剥除神经节被膜，用 0.125%胰蛋白酶消化 30 分钟（37 ℃），轻柔吹打。细胞分散后，用种植培养液稀释成每毫升 0.2×10^{5} 个细胞密度的细胞液，接种于涂有鼠尾胶的 35 mm 塑料培养皿中，每皿 2 ml，置于 36 ℃、含 5% CO_2 的培养箱内培养。24 小时后将培养皿内种植培养液替换成饲养培养液。接种第 3 天，在培养皿中分别加入细胞分裂抑制剂 $5'$-氟-$2'$-脱氧尿苷 15 $\mu g/ml$ 和尿苷 35 $\mu g/ml$，或加入阿糖胞苷 3 $\mu g/ml$，以抑制非神经细胞的过度增殖，48 小时后更换新鲜培养液，以后每 3 天换液，每次更换 50%新鲜培养液。培养液成分同

海马神经元培养液。

（2）细胞观察：大鼠、小鼠及鸡胚背根神经节神经元的观察如下。

大鼠背根神经节神经元的生长分化和形态特征：接种后 4 小时，大部分细胞可贴壁，呈圆形或椭圆形，直径为 $8\sim14\ \mu m$，胞体周围呈现一圈光晕。神经元的细胞核位于中央或偏于胞体一侧，核仁明显，亦可见双核神经元。接种后 24 小时，大部分贴壁细胞开始长出突起。多数为多极神经元，少数为双极神经元和假单极神经元，突起细长，并可观察到突起末端的生长锥。除单个散布的神经元外，还常见到几个或多个神经元聚集在一起，向四周发出树枝状的神经突起。培养 $2\sim3$ 天后，神经元的突起逐渐增多并延长，形成稀疏网络。随着培养时间延长，神经元突起的主干和分支明显延长并增粗，神经突起网络变得更加稠密，神经元胞体逐渐增大。

小鼠背根神经节神经元的生长分化和形态特征：除胞体稍小外，其他特征与大鼠的背根节神经元相似。

鸡胚背根神经节神经元的生长分化和形态特征：与大鼠和小鼠的背根节神经元相似，但鸡胚背根节神经元以假单极神经元多见，神经突起分支较少。

（四）神经胶质细胞培养

1. 施万细胞的培养

施万细胞是周围神经系统最主要的胶质细胞，也是周围神经的成髓鞘细胞。它形成髓鞘或包裹轴突而不形成髓鞘。施万细胞的功能极其活跃，一旦神经受损，能反应性分裂增殖，分泌神经营养素，产生细胞外基质和细胞黏附分子，对神经元及其轴突起营养和修复作用。体外培养的施万细胞有独一无二的形态学特点，在撤掉培养基中的血清后细胞从扁平状变为蜘蛛形。

（1）材料和方法：施万细胞培养取材于各类哺乳动物的周围神经和背根神经节。取出生 48 小时的小鼠或大鼠，在无菌条件下分离出神经节，剥除神经节被膜。神经节用含 0.125% 胰蛋白酶的 4 -羟乙基哌嗪乙磺酸缓冲液（无 Ca^{2+}，含 Mg^{2+}）37 ℃消化 30 分钟后，在培养液（90% 改良杜氏伊格尔培养液，10% 胎牛血清，2 mmol/L 谷氨酰胺）中轻柔吹打成分散细胞悬液。

细胞分散后，先接种于玻璃培养瓶中，于培养箱中孵育 30 分钟后，翻转培养瓶吸出细胞悬液，除去已贴壁的成纤维细胞，再接种于涂有鼠尾胶的 35 mm 塑料培养皿中，种植密度为每毫升 0.2×10^5 个细胞。最后置培养箱中培养。

接种 24 小时后，以不含血清但含神经生长因子和 N1 补充成分的基础伊格尔培养液（MEM）培养基替换原含血清的培养基。每 2 天更换 1 次，9 天后神经轴突上广泛分布贴附的施万细胞。此时，再以含血清的培养基替换不含血清的培养基培养 24 小时，以使施万细胞从轴突上脱落，由蜘蛛形变为扁平状。

用含 0.12％胰蛋白酶、0.12％胶原酶的 4-羟乙基哌嗪乙磺酸缓冲液（无 Ca^{2+}，含 Mg^{2+}，含0.01％乙二胺四乙酸）消化贴壁的细胞，以含 10％胎牛血清的基础伊格尔培养基悬浮细胞，并以每毫升 $0.05×10^5$ 个细胞的密度接种，隔天更换 1 次培养基。神经元因缺乏神经生长因子而逐渐死亡，施万细胞逐渐增殖。1 周后，细胞纯度可达 95％以上。

（2）细胞观察：培养 15 天后可获得较高纯度的施万细胞，细胞呈双极梭状，核居中，相互平行排列，经 S-100 免疫组织化学染色呈阳性反应。增殖分裂的施万细胞可用于进一步传代培养，也可冷冻保存备用。

2. 星形胶质细胞的培养

星形胶质细胞是体积最大、数量最多的一类胶质细胞。星形胶质细胞分两类：一类为原浆型星形胶质细胞（protoplasmic astrocyte），其突起短粗，分支多；另一类为纤维型星形胶质细胞（fibrous astrocyte），其突起细长，分支少。体外培养的和在体的星形胶质细胞有极其相似的生化和生理特性。

培养方法：新生大鼠在无菌条件下分离出大脑皮层。大脑皮层用含0.125％胰蛋白酶的 4-羟乙基哌嗪乙磺酸缓冲液（无 Ca^{2+}，含 Mg^{2+}）消化 30 分钟（37 ℃）后，在培养液（90％改良杜氏伊格尔培养液，10％胎牛血清，2 mmol/L 谷氨酰胺）中轻柔吹打分散成细胞悬液。

细胞分散后，先接种于玻璃培养瓶中，于培养箱中孵育 30 分钟后，翻转培养瓶吸出细胞悬液，除去已贴壁的成纤维细胞，再接种于涂有鼠尾胶的 35 mm 塑料培养皿中，种植密度为每毫升 $1×10^5$ 个细胞。置培养箱中培养 10～14 小时后细胞分为两层，下层为 I 型胶质细胞即原浆型星形胶质细胞，上层为 O-2A 前体细胞。根据两类细胞贴壁能力的差异，以振荡培养技术进行分选。在 37 ℃摇床上振荡 16 小时（180 r/min），前体细胞脱落。脱落的细胞再次种植在涂有鼠尾胶的塑料培养瓶中，以含 20％胎牛血清培养液促进前体细胞分化为 II 型胶质细胞即纤维型星形胶质细胞。可分裂增殖的原浆型星形胶质细胞和纤维型星形胶质细胞可用于进一步传代培养，也可冷冻保存备用。纯度鉴定可用胶质纤维酸性蛋白抗体染色确定。

（五）神经元和神经胶质细胞共培养

中枢神经系统的发育、生长、成熟是神经元和神经胶质细胞之间相互依赖、相互作用的复杂过程。神经胶质细胞通过控制细胞外环境，提供神经元生长所需的代谢物质和生长因子来维持神经系统的正常功能，而神经元通过释放神经递质调节胶质细胞的信号通路，以影响胶质细胞的功能。建立良好的神经元和神经胶质细胞共培养模型是体外研究神经系统疾病的重要手段之一，也是在细胞水平和分子水平研究神经系统损伤的基础。以海马神经元和神经胶质细胞共培养为例，流程简述如下。

如上所述方法获取新生大鼠海马组织，剪碎，加入含 0.125％胰蛋白酶的解剖液消化 30 分钟后，加入含 10％胎牛血清的改良杜氏伊格尔培养液终止消化，吹打成细胞悬液，用培养液调整细胞悬液的细胞密度为每毫升 1×10^5 个细胞。将细胞悬液植于已包被多聚赖氨酸的培养板上，CO_2 培养箱中贴壁 4 小时后换为含 5％胎牛血清、2％ B27 的神经细胞基础（neural basal）培养基继续培养，以后每 3 天换液 1 次。整个培养过程中不加抑制胶质细胞生长及增殖的药物。

（六）胚胎干细胞培养及神经分化

过去一直认为，成年哺乳动物脑内神经细胞不具备更新能力，一旦受损，不能再生。近年来，人们普遍认识到神经干细胞的存在，特别是成年个体脑内神经干细胞的分离和鉴定具有划时代意义。神经干细胞的研究已经渗透到神经可塑性和神经细胞再生的各个方面。

1. 小鼠胚胎干细胞的培养

（1）在培养瓶中接种小鼠胚胎成纤维细胞（mouse embryonic fibroblast）制备饲养层细胞。培养 6～12 小时后，细胞贴壁生长并铺展整个培养瓶底部，即可接种入胚胎干细胞（embryonic stem cell）。

（2）将冻存的胚胎干细胞在 37 ℃水浴中快速解冻，加入 9×PBS 将细胞轻柔混匀，1000 r/min 离心 3 分钟。去上清，加入小鼠胚胎干细胞培养基，吹打均匀，按照每毫升 1×10^5 个细胞的密度接种入有饲养细胞的培养瓶中。

（3）胚胎干细胞一般每 2～3 天传代 1 次，具体根据细胞球大小和密度而定。

（4）小鼠胚胎干细胞培养基成分如下。每 100 ml 培养基中含改良杜氏伊格尔培养液（高糖）80.8 ml、β-巯基乙醇 100 μl、丙酮酸钠 1 ml、L-谷氨酰胺 1 ml、青-链霉素 1 ml、非必需氨基酸溶液 1 ml、血清替代品（knockout serum replacement）15 ml、白血病抑制因子（leukaemia inhibitory factor）100 μl（10^6 U/ml）。

2. 胚胎干细胞神经诱导分化

目前，常用的将胚胎干细胞诱导为神经细胞的方法有维 A 酸（retinoic acid，RA）诱导法、神经发育模式法、直接分化法、共培养法、基因定向诱导分化法等。

（1）维 A 酸诱导法：维 A 酸是维生素在体内的活性衍生物，在调控细胞生长、分化、凋亡等生命活动中起着重要作用，可诱导拟胚体分化成多种细胞类型。维 A 酸通过调控靶基因的表达，从而促进神经元前体细胞扩增及诱导其向神经元分化。

(2)神经发育模式法:体内胚胎发育过程包括胚胎干细胞分化为拟胚体,进一步分化为神经元前体细胞,最终成熟为神经细胞。神经发育模式法就是模拟体内胚胎发育过程的体外诱导方法。该法分化细胞的效率和纯度均较高。

(3)直接分化法:诱导过程中不经过拟胚体阶段,直接诱导胚胎干细胞分化。直接分化法操作简单,分化过程中无三个胚层细胞间相互诱导,杂细胞含量相对少。

(4)共培养法:胚胎干细胞分化与其所处的微环境密切相关。不同的微环境中含有不同的生长因子、细胞因子、活性物质。将胚胎干细胞与不同的细胞或组织一起共培养,这些细胞或组织可提供特定的微环境,从而诱导胚胎干细胞定向分化。

(5)基因定向诱导分化法:利用转染或其他方法向干细胞中引入转录子或引发干细胞定向分化的活性基因(如 $myoD$、$neuroDs$、$Sox2$),可实现胚胎干细胞的定向分化。

3.胚胎干细胞诱导分化神经细胞的操作流程

(1)去除小鼠胚胎成纤维细胞:利用小鼠胚胎干细胞和小鼠胚胎成纤维细胞在涂有明胶的培养瓶上贴壁速率的差异,去除贴壁较快的小鼠胚胎成纤维细胞,获得富集的胚胎干细胞。步骤为:用 0.25% 的胰蛋白酶消化小鼠胚胎成纤维细胞及在小鼠胚胎成纤维细胞上生长的小鼠胚胎干细胞;用小鼠胚胎干细胞培养液终止胰酶消化并吹打成单细胞后接种于涂有明胶的培养瓶中,于 37 ℃ 培养 60 分钟后小心吸取上清液,离心收集胚胎干细胞后加入完全培养基,密度为每毫升 $1×10^5$ 个细胞。完全培养基为小鼠胚胎干细胞培养基中加入 15% 的胎牛血清。

(2)拟胚体(embryoid body,EB)形成:将去除小鼠胚胎成纤维细胞的小鼠胚胎干细胞悬液滴于不贴壁培养皿面盖之上,每滴 30 μl。3 天后可形成肉眼可见的拟胚体。将得到的拟胚体换用新的完全培养基进行悬浮培养 2 天后,加入终浓度为 0.5 μmol/L 全反式维 A 酸进行神经诱导。

(3)神经诱导培养:全反式维 A 酸诱导后的第 5 天,将得到的大小均一的拟胚体接种至经明胶预先孵育的 6 孔培养板中,每孔 50 个拟胚体。为了更好地使拟胚体贴壁,使用含 5% 胎牛血清的完全培养基。第 7 天用神经诱导培养基替换完全培养基,每 2 天换液 1 次,15 天后收集细胞。

神经诱导培养基成分:每 200 ml 培养基中含有 DMEM/F12 195.5 ml、β-巯基乙醇 100 μl、丙酮酸钠 1 ml、L-谷氨酰胺 1 ml、青-链霉素 1 ml、非必需氨基酸溶液 1 ml、胰岛素 200 μl(5 mg/ml)、转铁蛋白 200 μl(5 mg/ml)、亚硒酸

钠 1.03 μl(5.8 mmol/L)。

(4)诱导后神经细胞的鉴定：在光学显微镜下，分化为神经元的细胞透亮，胞体伸出较长突起，而神经元前体细胞形态呈现不规则状，突起较短。可利用免疫荧光方法检测特异性标记蛋白。神经元前体细胞表达特异性标记蛋白 Nestin、Pax-6等，而神经元特异性标记蛋白有 Tuj-1、Map2、NF-H 等。还可利用聚合酶链反应检测神经元前体细胞及神经元的特异性标记基因。

二、微电极技术记录细胞外电活动和细胞内电活动

长期以来，利用微电极记录技术记录神经元电活动，是研究神经元和神经网络行为和功能的主要方法。早期的单个神经元细胞外微电极记录技术(简称为"细胞外记录")揭示了其他研究手段没能阐明的神经元类型和突触回路，随后发展起来的细胞内微电极记录技术(简称为"细胞内记录")揭示了决定神经元兴奋性的电压依赖性和时间依赖性特征，以及兴奋性突触后电位和抑制性突触后电位的特征和功能的重要作用，而由细胞内记录发展起来的电压钳技术、膜片钳记录技术，使得在离体和在体条件下测量跨膜电流成为可能。近年来，已经将微电极记录技术与细胞生物学、神经解剖学、分子生物学乃至神经行为学技术结合起来，研究单个神经元活动与整个神经网络，甚至与整体行为表现之间的联系。

目前，常用的微电极记录技术主要有细胞外记录、细胞内记录、膜片钳记录技术。本节将对这三种记录的方法、条件、数据采集和适应对象进行简要阐述。

(一)微电极记录实验条件的建立

研究目的不同，采用的记录方法不同，对设备的要求也不同。总体来说，实验设备主要由刺激系统、生物电信号采集系统、辅助系统组成。

1.刺激系统

为观察神经元的电活动，通常需要对其施加刺激。刺激源可以是电、光、声、机械刺激等。因电刺激方式不易损伤组织，又能定量准确地重复使用，在神经电生理研究中使用最为广泛。电刺激系统包括刺激电极、刺激器、隔离器三部分。

(1)刺激电极：一般采用金属电极，可分为单极电极、叉形双极电极、同心圆双极电极等，可以自己动手制作，也可以购买。

(2)刺激器：刺激器是产生电刺激脉冲的设备。电刺激脉冲可以是正弦波、方波、不对称波形等，以单向和双向最为常用。要求可以对刺激脉冲的幅度(刺激强度)、波宽(刺激作用时间)、频率、刺激序列、延迟(从触发脉冲到矩形波刺激之间的一段时间)、同步输出(用于触发示波器的外触发扫描，也可用于触发其他

需要与刺激同步的仪器启动工作)等参数进行方便、精确的调控。刺激强度和刺激波宽不宜过大,否则可能对神经组织造成损伤,一般波宽小于 1 毫秒;为了尽量减少刺激电流引起的热和电解作用对神经组织的影响,采用双向方波刺激模式,刺激电流强度控制在几毫安到几十毫安;刺激频率一般不大于 1000 次/秒,因刺激频率过高,会因组织的不应期而无效。

(3)隔离器:记录生物电时,刺激器输出的一端为地,会把刺激信号(刺激伪迹)带入记录系统而掩盖生物电波形,而使用隔离器可减少刺激伪迹,同时防止刺激器与实验动物之间由于接地零点的不同而引起的附加刺激,保护实验动物的安全。隔离器有恒流和恒压两种独立的输出方式,两种输出方式下刺激强度均连续可调。

2. 生物电信号采集系统

生物电信号采集系统包括引导生物电的微电极、将生物电进行放大的放大器、信号采集设备和记录分析软件。

(1)放大器:生物电信号通常很小,有的只有几微伏,而且信号源内阻大。需要专用的生物电放大器将这些微弱信号先行放大,方能在示波器或记录仪上进行观察。合格的生物电放大器应具备频率响应范围大(高采样率,0~100 kHz)、高辨差比、有足够的放大能力、高输入阻抗、低噪声。放大器可以是直流放大器,也可以是交流放大器。由于细胞内记录、细胞外记录、全细胞膜片钳记录的方法有所不同,因此适用它们的放大器的选择也有所不同。

(2)记录微电极:常用的记录微电极有金属微电极(钨丝、钴镍合金、铂或铂合金等)、镀银碳纤电极、添充电解质的玻璃微管电极。细胞外记录可选用金属微电极或玻璃微管电极,细胞内记录通常选用玻璃微管电极,而膜片钳记录必须用玻璃微管电极。微电极的尖端直径可小于 1 μm,也可大至几微米。电极需要有一定的刚性,保证在脑组织中推进时不发生弯曲。易弯曲的电极会从目的路径侧向"飘移"相当远的距离,给定位造成很大困难。

不同材质微电极的特性各不相同。①金属微电极导电性好,在电解液中噪声小,刚性也强,不易在组织中移位,但是制作难度大,且一些金属微电极因其制作材料的电化学特性,导致其不适于进行长时间记录(如钨丝电极)。②玻璃微管电极制作简单、成本低,操作可重复性是其主要优点,但噪声很大,添充电解质的玻璃微管电极产生的电噪声远大于钨丝、碳纤电极。另外,由于其电容与记录细胞的电容偶联,经常会测到比实芯导线型的电极更大的细胞外锋电位,玻璃微管电极测得的锋电位比实芯导线型的电极更易因微小的机械振动而丢失。因尖端的电解质扩散而降低记录质量,故这类电极也不适用于长期记录(超过 1 小时),而且电极尖端可能会堵塞,表现为电阻突然增高。玻璃微管的刚性比钨丝、碳纤电极要小,因此除非在特别浅的部位,不适合做定向移动。细胞外记录要用灌注电解质后电阻大小为 $5\sim50$ MΩ 的电极,最好用镀有氯化银的银丝插入微管中与电解质接触。③碳纤电极价格低廉,易于制作,导电性好,在电解液中噪声小。碳纤电极可以作为在体传感器进行电压、电流分析,如用安培法检测多巴胺释放。采用分时系统使多巴胺释放分析和电极记录交替进行,可检测到神经元电活动时伴有的电化学活动。

(3)信号的采集、记录和分析:经放大器放大的信号通过 A/D 转换器(卡)将模拟信号转换为数字信号,并由信号采集设备记录储存下来以进一步分析。

3. 辅助系统

除以上主干设备外,微电极记录的顺利进行还需要一些必不可少的辅助条件。

(1)脑立体定位仪:脑立体定位仪用于麻醉动物活体记录和清醒活动动物电极的埋置。

(2)防震台:机械振动可使记录电极与细胞、组织之间产生相对位移,造成记录失败。

(3)显微镜:活体动物记录时采用手术显微镜或体视显微镜;脑片、分离的单个神经元或培养细胞记录时采用正置水浸显微镜或倒置显微镜。

(4)电动微推进器:电动微推进器用于将记录电极或刺激电极放置到所需部位。

(5)显示设备:记录信号可以在示波器上实时监测,也可以在计算机的显示器上显示。

(6)电极拉制仪:电极拉制仪用于制作玻璃微管电极。

(7)麻醉机和呼吸机:当进行麻醉动物记录时,有时需配备动物麻醉机和呼吸机。

(8)保温装置:长时间麻醉状态使动物体温降低,可使用加热毯或红外灯给动物保温。需同时监测肛温。

(9)音频放大器:音频放大器对于检测动作电位非常有用,尤其是在寻找目标神经元类型的记录电极推进过程中。当记录到细胞动作电位时,音频放大器可发出特征性的"突突"声,有经验的实验人员可以通过声音的频率、音调等特征判断记录的神经元类型。

(10)生理指标监测设备:该设备可记录过程中需要监测的动物血压、脉搏、呼吸、氧耗等生理指标。

(11)屏蔽笼和专用地线:噪声是影响电生理记录质量的主要干扰因素之一。应尽一切可能排除各种干扰信号,对于难以排除的干扰,分析数据时要注意其与生物电信号的鉴别。准确区分生物电信号与干扰的伪迹是电生理实验的先决条件。

干扰主要来源于物理性干扰、接地不良、生理性干扰三个方面。物理性干扰包括：①静电和电磁的系统外干扰。实验室附近高压电，室内日光灯、空调等电器均可产生静电干扰，交流电源的 50 Hz 频率干扰最为常见，其特点为幅度大，波形规则（正弦波）。②系统内噪声干扰。电子元件本身产生杂乱无章的电压和电流（噪声），一般与放大器内部元件的质量与性能有关，这类噪声最不易排除。接地不良带来的干扰包括：①专用地线电阻的干扰，专用地线电阻应小；②仪器故障，产生漏电流，在地线上形成电位差，产生干扰；③地线行走过程中打圈，形成线圈，受到电场和磁场的干扰；④各仪器设备采用多点接地的方式，形成大地回路，引起干扰；⑤地线过长，与电源线形成交流环路，以及误用市电三孔中性线作为大地线。生理性干扰包括：①眨眼、眼球运动对脑电的干扰作用，麻醉效果不佳，动物有肢体活动也会带来干扰；②实验环境温度过低，动物寒战、抖动，引起肌电的发放而干扰记录，或因呼吸运动引起记录部位机械位移而产生干扰信号；③心电干扰，频率与心电一致；④记录电极邻近动脉血管，因动脉的搏动引起记录电极机械位移。

不同来源的干扰排除方法不同。物理性干扰的排除可选用以下方法。①屏蔽法：用于低频电和静电干扰的排除。需用锡箔纸将设备导联线包裹。线与线之间不可平行排列，更不可为了美观而将多线扎在一起，这会加大分布电容，易偶合高频干扰噪声。②避免在实验室使用能引起交流磁场干扰的马达、继电器、变压器、电炉、电疗仪、手机、高频电刀等。③记录操作台上使用金属屏蔽笼覆盖。实验中使用的带电设备应置于屏蔽笼之外。④改变位置法：依电流方向相反产生反向磁场的原理，改变各个仪器的位置或放大器输入的方位，会使干扰磁场抵消。微电极放大器探头阻抗高，易引入干扰，实验前可反复调整其方向和位置。⑤微电极记录时尽量减少微电极本身的阻抗，减少输入阻抗及干扰信号在输入阻抗上形成干扰电压降，微电极到探头的连线小于 5 cm。在记录引导电极与实验标本的接触点涂电极膏或放置生理盐水棉球可有效减少电极的接触电阻。⑥消除接地不良带来的干扰。可埋设专用地线，用 10 mm 左右直径的铜管埋入至少 2 m 深的地下，铜管露出一小段，上面焊接较粗的导线，引至实验室作为接地线。埋入地线的土地要保持潮湿，可加食盐及木炭以增加导电性能。地线应尽量短粗，阻抗尽可能小，不能与电源线平行或打圈。

（二）细胞外记录

神经元的跨膜动作电位可向周围组织扩布，从而产生电压，即细胞外锋电位。这种电位变化可以被放置于细胞外的微电极所探测。哺乳动物中枢神经系统神经元产生的细胞外锋电位时程取决于神经元的类型和锋电位记录系统的带宽,范围在 0.2~20 毫秒,幅度可在 2 μV 至几毫伏间变化。实验中记录到的锋电位幅度高低取决于锋电位本身的幅度、记录电极和发放动作电位的神经元之间的相对距离,以及记录电极的输入阻抗等因素。

细胞外记录的优势在于可以记录到神经元的活动但不必因穿刺而损伤神经元。此外,血压及呼吸运动造成的机械震动会使组织产生移动,从而使穿刺记录(细胞内记录和全细胞膜片钳记录技术)的稳定性受到影响。因此,清醒自由活动动物和麻醉动物的神经元的记录多采用细胞外记录。细胞外记录的缺点是容易同时记到两个或多个单位放电,且由于是盲插记录,不能保证这一刻和下一刻记录到的放电是来自于同一个细胞。

分辨不同细胞放电是细胞外记录需要解决的关键问题,要根据电位的幅度、形状、发放模式来加以综合判断。不同类型的神经元其放电特征有所区别,这些特征不仅体现在自发放电的频率,而且体现在锋电位的形状和时程。如抑制性中间神经元一般为连续放电(tonic);而多巴胺能神经元常常是阵发放电(bursting),其动作电位时程也比抑制性中间神经元长,同时多巴胺能神经元锋电位形状具有特征性表现,即上升支的切迹(notch)。

细胞外记录主要用于检测细胞动作电位发放的时间序列,并不能反应动作电位的幅度和形状。这并不影响细胞外记录的广泛应用,因为在有些情况下,了解动作电位的时间特征更为重要。记录单个神经元放电称为单单元记录(single unit recording),而用多个记录电极组成的阵列来同时记录多个神经元放电称为多单元记录(multi - unit recording)。细胞外记录也可以用于记录诱发的突触后电位(场电位,fEPSP)和群锋电位(population spike,PS)。这两种电位需要刺激电极来诱发。细胞外记录的对象可以是神经组织(脑片、脊髓片或神经节)、麻醉动物或清醒自由活动动物(电极慢性植入)。

细胞外记录的电位很小,有时只稍大于噪声,所以记录电极的噪声控制尤为重要。目前应用的具有最低噪声的细胞外记录电极是镀银碳纤电极,而镀铂钨电极噪声也非常小,多年来也一直在用。玻璃微管电极因容易制作而使用最为广泛,但相对于上述两种电极来说噪声大很多。金属微电极可用于脑片、麻醉动物的急性实验和记录电极植入的慢性实验,而玻璃微管电极常用于脑片、麻醉动物的急性实验,并不适用于慢性植入性实验。玻璃微管电极管内灌充 2 mol/L 的 NaCl 或 KCl 电解液,并插入 Ag/AgCl 金属丝以导电;灌充电解液后的电极阻抗控制在 2~6 MΩ 为宜。

记录电极需要连接在专用放大器(前置放大器)上才能进行记录。一般配置有带通和 50 Hz 滤波器的高增益交流前置放大器。前置放大器有两个基本组分即一致或非一致增益、非倒置增益。非一致增益类型产生的噪声很小,但如果电极通过较大直流电时会造成输出端饱和。大多数情况下,前置放大器增益为 10 就足以完成信号采集,不必担心高幅低频信号造成的饱和。

下面以麻醉大鼠海马 CA1 区锥体神经元的单元记录为例来说明细胞外记录的大致过程。

1. 动物麻醉与电极放置前准备

成年大鼠(275~325 g)用戊巴比妥(80 mg/kg)或 50％乌拉坦(1.5 g/kg)腹腔注射麻醉或异氟烷气体麻醉,通过夹尾试验判断动物麻醉深度,并根据动物状态对麻药剂量进行调节。深麻醉后,将动物俯卧固定于大鼠立体定位仪,并将铺垫于大鼠腹部的加热垫调节到 37 ℃左右以维持大鼠正常体温,调整大鼠头部水平(使颅骨表面前囟点和后囟点保持水平)以保证定位精度,电动剃刀去除大鼠头部毛发,消毒,纵向切开头皮,暴露并清洁颅骨表面。以大鼠脑立体定位图谱海马坐标为参考,标记记录电极颅骨表面的位置;用微型电钻打孔,暴露并移去软脑膜。

2. 安放电极

放置金属夹一枚在颅骨表面皮肤,并用导线连接于前置放大器探头参考电极端,作为参考地线。记录电极为含 2％傍胺天蓝的 2 mol/L NaCl 溶液充满的玻璃微管电极(内径为 1.2 mm,电阻为 2~4 MΩ),经前端焊接有 Ag/AgCl 金属丝接引至前置放大器探头记录电极端。使用电动微控操作仪将记录电极垂直、缓慢地推进并到达海马 CA1 锥体细胞层,坐标:前囟点向后(BP)3.8 mm,颅骨中缝向右侧或左侧旁开(ML)2.2 mm,脑组织表面向下(DV)2.1~2.3 mm。当接近 CA1 区细胞层时,放慢推进速度,步进为 1~5 μm。注意收听音频放大器发出的声音,当电极尖端靠近放电神经元时,可以监听到"突突"的声音,越靠近细胞,声音越大,同时观察显示器或示波器,记录到信噪比大于 3 的、稳定的单细胞电活动时,停止推进电极。

3. 信号采集和记录

细胞放电信号经 MEZ - 8201 微电极放大器放大,CED micro1401 采集,Spike 2 软件记录分析。放大器增益为 10,滤波带宽为 100~3000 Hz。如在记录过程中需进行核团内微量注射,可采用双管或多管微管电极束,一管用作记录电极,其他管可用以注射各种药物。双管或多管微管电极束可以购买或利用两步垂直拉制仪自己动手制作。药物可以通过微量注射泵注射,对于有极性的药物也可以电泳的方法进入。

4. 记录后标记

记录结束后,通过玻璃微管电极电泳滂胺天蓝标记记录位点和注药位点。大鼠在过量麻醉后,经左心室灌注生理盐水 100 ml,随后用 4% 多聚甲醛 150 ml 灌注固定,取脑,固定 4 小时后连续冠状面冷冻切片(厚度为 100 μm),显微镜下分别确定被记录神经元和注药位点所在的位置。

(三)细胞内记录

细胞内记录的优点:可记录到上述细胞外记录所无法观察到的电现象和事件,如阈值下的电位振荡和电流,兴奋性突触后电位和电流或抑制性突触后电位和电流(EPSP/EPSC 或 IPSP/IPSC);可观察细胞膜电学特征,如膜输入阻抗、静息电位水平、阈电位水平、翻转电位;可以直接记录通道电流。同时,玻璃微管电极直接插入到细胞内,通过在电极内液中加入各种激动剂、阻断剂,可对细胞内第二信使和各种调控分子的功能进行研究。细胞内记录还可以与示踪技术结合,通过在电极内液中加入辣根过氧化酶或生物胞素,对所记录细胞的形态、投射进行形态学研究。细胞内记录的发展得益于玻璃微管电极制作的改进和高性能放大器的发明。近代发展起来的膜片钳记录技术,部分取代了细胞内记录。然而在很多情况下,细胞内记录仍是最适用于研究神经元生理特性的方法。由于在成年脊椎动物神经元进行膜片钳记录非常困难,细胞内记录依然是成年动物神经元和突触研究的首选。与细胞外记录相比,细胞内记录对神经元有一定的刺激和损伤作用,但损伤程度相对较小,对胞内第二信使系统的影响有限。细胞内记录的最大缺点在于难以获得稳定的、高质量的记录,成功概率小。

细胞内记录的实验对象为分离的单细胞、脑片、脊髓片、神经节、麻醉活体动物。相对来讲,在活体动物上进行细胞内记录的难度很大。细胞内记录使用的玻璃微管电极由厚壁的硅硼玻璃管(外径为 1.5 mm,内径为 0.86 mm)拉制而成,尖端应非常尖,以减小刺破细胞时造成的损伤,一般口径在 0.5 μm 以下为宜。由于电极尖端口径小,形成高的阻抗,可通过分次拉制使尖端形成一定的锥度及在尖端外表面涂疏水树脂以降低电极阻抗。一般以 3 mol/L 的 KCl、3~5 mol/L 的醋酸钾或柠檬酸钾为电极灌充液。

电极进入组织后,通过放大器施加的测试电流方波来实时电极阻抗监测。如果行进过程中阻抗变大,说明电极可能被组织碎屑堵塞,需通过放大器给电极尖端施加清理电流(zap 电流)以清洁尖端。在电极进入目标细胞群后,以步进的方式穿刺细胞。穿刺时可以施加清理电流以提高穿刺成功率。当记录到负的、稳定的膜电位(一般为 −50 mV 左右),表示穿刺成功。穿刺之前需对液接电位和快电容进行补偿,而穿刺后需要对慢电容进行补偿。

细胞内记录的模式有桥式记录模式、电流钳模式、电压钳模式三种。在桥式记录模式下,放大器连续监测微电极记录到的电压,并可以通过微电极给细胞注入连续电流。在电流钳模式下,固定膜电流,记录膜电位。在电压钳模式下,固定膜电位,记录膜电流。

(四)膜片钳记录技术

膜片钳(patch clamp)记录技术是由经典的电压钳(voltage clamp)技术发展而来的。电压钳技术由 K. S. Cole 和 G. Marment 设计,后经 A. L. Hodgkin 和 A. F. Huxley 改进并成功地应用于神经纤维动作电位的研究。其原理是离子跨膜移动时形成跨膜离子电流(I),当膜对某种离子通透性增大时,膜电阻(R)变小,即膜对该离子的电导(G,为 R 的倒数)加大。根据欧姆定律 $I=V/R=VG$,只要固定膜两侧电位差(V),测出跨膜电流(I)的变化,就可算出膜电导的变化,了解膜通透性的改变情况。1976 年德国马普研究所的 E. Neher 和 B. Sakmann 首次在青蛙肌细胞上用双电极钳制膜电位,同时记录到乙酰胆碱激活的单通道离子电流,从而产生了膜片钳记录技术。自其诞生以来的 40 多年里,膜片钳记录技术研究成为现代电生理的主要研究手段之一,被广泛应用于研究细胞兴奋性、离子通道功能、药理作用,以及不同代谢因子对离子通道的调控机制等。膜片钳记录技术不仅研究宏观的全细胞电流,而且可以在微观膜片上研究单通道电流。膜片钳记录技术的突出优点是可以在人工控制膜内外电压和溶液成分的条件下进行实验,并在实验过程中改变这些条件。

膜片钳记录技术内容繁杂、操作程序烦琐,对初学者来说难度较大。初学者需经过一定时期的学习、培训才能熟练掌握。

1. 膜片钳记录技术的基本原理

膜片钳记录技术的基本原理如图 9 - 7 所示:用尖端光洁、直径为 $0.5\sim3$ μm 的玻璃微管电极同细胞膜接触而不刺入;然后在微电极另一开口端施加适当的负

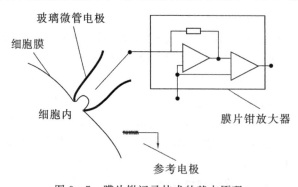

图 9 - 7　膜片钳记录技术的基本原理

压,将与电极尖端接触的一小片细胞膜轻度吸入电极尖端的开口,吸入的膜的周边与微电极开口处的玻璃边沿之间会形成紧密的封接。在理想情况下,其电阻可达数个或数万兆欧,此电阻使得吸附在微电极尖端开口处的那一小片细胞膜同细胞膜其余部分在电学上完全隔离开来。如果在这一小片膜中只包含一个或少数几个通道蛋白质分子,那么通过此微电极就可能测量出单一通道开放时的离子电流和电导,并能对单通道的其他功能特性进行分析。

2.膜片钳记录的不同模式

膜片钳记录有两个基本模式,即在小片细胞膜上的单通道(或者少数几个通道)记录和全细胞记录。单通道记录也有两种模式(图 9-8):记录的膜片仍然是细胞膜的一部分,称为细胞贴附式单通道记录;记录的膜片与细胞分离,称为分离膜片单通道记录。分离膜片单通道记录又分为内面向外式单通道记录(即细胞膜的胞质侧向着浴槽液面)和外面向外式单通道记录(即细胞膜的外侧向着浴槽液面)。每种记录模式都有其优点和局限性,不同的记录模式用于解决不同的问题。针对全细胞记录模式,从钳制的方式上又可分为电压钳模式和电流钳模式。

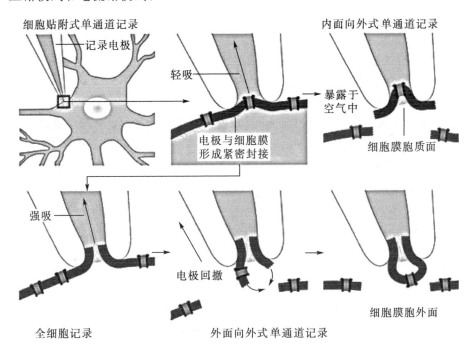

图 9-8 膜片钳不同记录模式的形成

（1）细胞贴附式单通道记录：细胞贴附式单通道记录（cell - attached recording）是形成其他记录模式所必经的第一步。膜片钳记录技术实验使用的玻璃微管电极尖端直径约 1 μm。尖端经抛光后变得光滑，以利于高阻抗封接的形成。用细胞外液，如人工脑脊液来充灌电极。当电极与细胞表面接触时，会形成低阻抗封接（几十兆欧），然后给电极内施加小的负压，使膜周边与微电极开口处的玻璃边缘之间形成高阻抗封接（阻抗可达 1～100 GΩ），这是减少噪声和防治漏电流的关键环节。细胞贴附式单通道记录的电信号来自电极尖端的膜片，所记录的细胞是完整的，不会造成重要细胞质因子的丢失。因此，细胞贴附式单通道记录适用于研究未被修饰的离子通道动力学，以及可扩散的第二信使对通道的调控。其缺点是记录过程中无法监测静息膜电位水平。

实验中要特别注意的是：①尽量避免机械震动，因为电极与细胞间的相对运动可能会导致膜片的撕裂；②在形成封接的过程中，如果使用放大器的自动调零功能，在封接形成后需转换至电压钳模式；③如果所记录通道被膜电位的变化激活，即产生电压门控通道电流，则要调整放大器上的电容补偿；④如有必要，需要补偿由封接电阻造成的漏电流；⑤调整放大器增益至合适水平，使其能测量小至 1 pA 电流；⑥当使用细胞贴附式单通道记录时，细胞膜电位将与电极电位叠加。膜电位是否恒定可通过电流幅度的恒定性来判断。要测量膜电位，可在实验结束后，通过给电极负压抽吸方式吸破细胞膜，测量使电极电流为 0 的钳制电压。如用此法不能测量膜电位，则膜电位已经不是静息电位。

（2）内面向外式单通道记录：内面向外式单通道记录（inside - out recording）建立在细胞贴附式单通道记录基础上，以细胞外液充灌电极，将记录电极拉离细胞。电极与膜之间的高阻封接足以在将电极拉离细胞时使电极下的膜片与细胞分离开来，将带着膜片的电极置于合适的含细胞内液成分的溶液中。有时分离后的膜片完全静息，记录到的电流噪声也非常小。这种现象提示膜片在电极尖端形成了小囊泡。将游离膜片置于无 Ca^{2+} 的溶液中，会大大降低该种现象发生的概率，也可以将电极尖端移出浴槽液短暂暴露于空气，使囊泡打开恢复成膜片状。细胞内液要求等张 KCl 溶液、合适 pH 值、无 Ca^{2+} 且含 Ca^{2+} 螯合剂乙二醇双（2-氨基乙醚）四乙酸（EGTA），用有机阴离子（如天冬氨酸盐、葡萄糖酸盐）代替 Cl$^-$ 离子，有时还需加入合适浓度的鸟苷三磷酸、腺苷三磷酸等。此时注意校正由电极液与浴槽液间差异所引起的液接电位。内面向外式单通道记录时细胞膜的内侧完全暴露于浴槽液中，使得改变细胞质溶液成为可能。研究人员通过更换浴槽液或在浴槽液中加入药物以研究细胞内药物作用对离子通道功能的影响，以及细胞内第二信使对通道功能的调控等。

（3）外面向外式单通道记录：外面向外式单通道记录（outside - out recording）也建立在细胞贴附式单通道记录基础上，以细胞内液充灌电极，封接形成后，快速负压抽吸破膜，将电极拉离细胞。这将会产生"膜颈"，然后将膜拉离整个细胞。拉出的膜能重新融合在一起以形成外面朝外式膜片，可根据电极电阻来判断膜片是否重新融合。外面向外式单通道记录的膜要置于细胞外液中。外面向外式单通道记录的膜片较难形成，Ca^{2+}有助于膜的融合。

（4）全细胞记录：全细胞记录（whole - cell recording）是建立在细胞贴附式单通道记录基础上，继续以负压抽吸，使电极管内细胞膜破裂，电极内液与细胞内液直接相通而形成的记录模式。此方式既可记录膜电位，又可以将膜电位钳制在指定水平而记录膜电流。全细胞记录反映的是整个细胞膜上所有离子通道电活动的总和。其优点在于能保持细胞及其反应性的完整性，这样既可以在细胞水平上观察药物作用后神经元电活动的总体反应特点，又可以在特定的条件下，如使用特异的阻断剂或利用特定的电压钳模式，凸显某一类离子通道的特点。其不足之处是电极内液与细胞内液直接相通，细胞内环境很容易遭到破坏，细胞功能受损（即 run - down 现象）。因此要求尽量使得电极内液成分与细胞质主要成分相同。穿孔膜片钳是克服 run - down 现象的有效方法。将穿孔剂（制霉菌素，$20\sim100~\mu g/ml$）加入电极内液，封接后不破膜，制霉菌素可使电极下的膜片形成具有通透性的孔道。孔道只允许小的阳离子如 Na^+、K^+ 通过，在细胞内液及电极内液间可进行交换，但细胞内其他物质不能交换。膜穿孔过程需数分钟。由于制霉菌素孔道是阳离子选择性的，可导致电极与细胞内液间产生液接电位。此外，穿孔膜片的电阻比传统的抽吸破膜要大$2\sim3$倍。

从钳制的方式上可将全细胞记录分为电压钳模式和电流钳模式（图 9 - 9）。其中，电压钳模式指钳制膜电位，记录通道电流。封接成功后，利用膜片钳放大器的快速电容补偿功能补偿电极电容（即快电容），将电位钳制在细胞静息电位水平附近，快速抽吸破膜，也可使用大的电压脉冲或振荡破膜，即放大器上的清理功能。破膜后，由于细胞电容的存在，电容瞬变电流变大（图 9 - 10）。同时，记录电流的噪声增大，部分原因是细胞电容的存在，另外的原因是细胞膜上离子通道的开放与闭合使得噪声增大。此时进行细胞电容（即慢电容）和串联电阻（Rs）的补偿。在合适的钳制电压下转换至电压钳模式，进行下一步实验。电流钳模式指钳制膜电流，记录膜电位。电流钳模式既可以用来测量静息膜电位，即0钳制电流，也可以测量突触后电位和动作电位。在全细胞记录下，电流钳模式和电压钳模式之间可以灵活地转换。

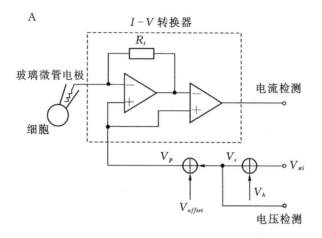

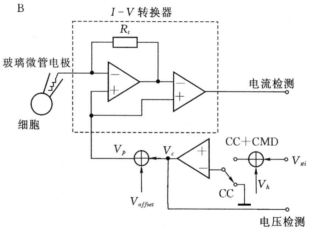

A. 电压钳模式：从刺激端子输入的刺激电压 V_{si}，叠加上设定的恒定保持电压 V_h，施加于电极上。这两个电压的总和即是指令电压 V_c。在施加 V_c 到电极上之前，电极失调电压 V_{offset} 已叠加在电极上以消除液接电位的影响。B. 电流钳模式：在电流监测端和电极电压端之间构成一个负反馈通路。在电流钳方式下负反馈速度很快，它高速调整电极电压 V_p，使电极电流保持为 0，相当于构造了一个高阻抗的电压跟随器，并使电压在 V_c 输出。CC. 电流钳；CMD. 指令电流。

图 9-9　膜片钳放大器的两种工作模式

电极持续施加一个 5 mV、10 毫秒的阶跃脉冲刺激，即测试脉冲，将电极浸入灌流液，此时在监视器可显示测试脉冲产生的电流波形。补偿由细胞外液与电极内液之间离子成分的差异造成的液接电位和电极电容，即快电容补偿后，使

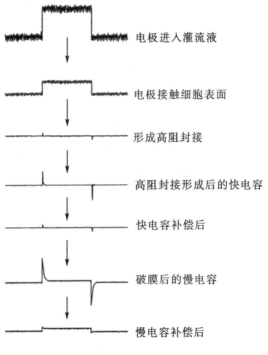

电极进入灌流液

电极接触细胞表面

形成高阻封接

高阻封接形成后的快电容

快电容补偿后

破膜后的慢电容

慢电容补偿后

图 9-10　全细胞记录的形成过程

电极靠近细胞。当电极尖端与细胞膜接触时,阻抗增加,电流波形幅度减小;向电极内施加适当负压,高阻封接形成后,测试电流接近 0;破膜后,由细胞电容产生的瞬变电流变大(脉冲刺激首端和尾端的尖峰电流),需进行慢电容补偿。

3. 膜片钳记录技术的实验条件和实验对象

膜片钳技术实验除了前面介绍的一般电生理所需的仪器外,也需要一些特殊的仪器,包括膜片钳放大器、模数-数模转换器、三维液压微操纵器、倒置显微镜或正置水浸显微镜、程控式微电极拉制仪、实现脑片等标本的可视化的红外CCD、计算机及相关软件等。膜片钳放大器内通常含有一个标准的差分放大器线路,将记录到的电流以电位差的形式输出,所以膜片钳放大器的核心部分是一个高增益的电流-电压转换器。它具有高输入阻抗,低噪声,宽频带等特性。此外,还需要频率提升元件、加法器、瞬时补偿和钳位放大器等部件。

早期膜片钳记录的标本大多为急性分离的细胞和培养细胞;到 20 世纪 80年代末,脑片或脊髓片全细胞膜片钳记录技术出现;20 世纪 90 年代一些实验室尝试在麻醉动物上进行在体膜片钳记录。在体膜片钳记录自诞生以来，主要是在没有任何可视设备的辅助下采用"盲插"的方法完成细胞封接。当施加适当正压的电极接近细胞时，缓慢推进，当实时监测的阻抗增大 2～3 倍时，表明有可能接触到细胞膜。撤去正压，如果封接阻抗迅速增大达到几百兆欧，甚至 1 GΩ 以上，表明电极确实接触到了细胞膜，并已形成高阻封接。给电极施加适当负压后，封接阻抗的突然降低和细胞静息电位的出现是全细胞记录成功的标志。可想而知，"盲插"的成功率非常低。近年来，双光子显微镜技术和基因操纵技术与在体膜片钳记录技术的结合，使得在体膜片钳记录技术实验的成功率大大提高。利用双光子显微镜穿透力和细胞特异标记技术，实现在体膜片钳记录技术的可视化操作，做到准确定位和靶细胞选择。

三、神经组织、细胞染色技术

神经组织学是对生物体神经系统的微细结构进行观察，研究神经组织细胞的形态、构造及细胞间相互联系的科学。作为一门相对古老的学科，在过去几十年内，神经组织学曾被认为是过时的、没有前途的学科，但近年来随着电子显微镜、激光共聚焦显微镜、双光子显微镜等的应用，以及借鉴神经生理学和神经化学的一些新方法（如荧光组织化学技术、利用轴突原理的双标记技术、免疫酶标技术）、新概念（突触概念的提出），神经组织学这个古老的学科焕发了新的生机。

神经组织学在诠释神经细胞和神经组织特性方面占据重要地位，与其他学科之间并没有绝对的界限，与系统神经解剖学、神经影像学、显微神经组织学、细胞分子生物学等学科之间存在广泛交叉。神经组织学研究的范畴有两方面：一是神经组织的形态结构，相对应的研究方法有高尔基体染色法、尼氏体染色法、荧光组织化学等；二是神经系统细胞间的相互联系，相对应的研究方法有利用轴突运输的辣根过氧化物酶示踪技术、荧光素示踪技术、放射自显影技术、免疫酶标技术等。

（一）一般染色方法

染色之前，首先要对神经组织进行处理。处理的基本方法与其他组织学方法相同，即必须先把组织制成很薄的切片标本，然后再经过染色处理，形成可供观察的图像，并在显微镜下进行观察。

1. 固定

脑和脊髓的固定根据需要可采取两种形式，即整体固定法和切块固定法。如果需要制作整脑切片，选择整体固定法；如果只需要观察某个核团或某个局部，可选择切块固定法。组织取材前需先自左心室或颈内动脉用固定剂灌注（即灌注固定法),再取脑浸于固定剂内,有助于提高固定效果。切块固定法通常经固定剂灌注后再进行切块。常用的固定剂为4%～10%多聚甲醛液或多聚甲醛生理盐水液。

2. 包埋、切片

组织学中常用的三种切片方法是石蜡切片法、火棉胶切片法、冰冻切片法。这些方法在神经组织上都较常用。例如:一些神经末梢、溃变纤维的银染法和现在采用的大部分新技术多用冰冻切片法;大片的脑组织染色、镀银染色、髓鞘染色等多用火棉胶切片法;神经末梢的观察常用石蜡切片法。脑组织用石蜡包埋时,浸蜡时间应稍长,否则石蜡不易浸透。火棉胶包埋的脑组织,除高尔基体镀银法及类似法以外,一般都需经充分的脱水和浸胶。冰冻切片一般不需要包埋。

3. 染色

组织经过固定、脱水、包埋、切片等一系列过程之后,方可进行染色。神经组织染色使用的染料是一类有色的有机化合物,不但要有鲜艳的色彩,而且对于所染组织必须具有亲和力,通过化学反应或物理现象能将各种组织成分染成不同的颜色。为了增强染色效果,染色过程中经常会使用一些辅助剂,如媒染剂、促染剂、分化剂。媒染剂具有促进染色的能力,与染料或组织相结合,使染料与组织发生染色现象,如苏木精和卡红。促染剂不参与染色反应,只是增强染色能力,如在染色剂中加入氢氧化钠、冻醋酸等。分化剂是用来脱掉组织或切片过染的染料。

4. 高尔基体染色法

高尔基体染色法是利用硝酸银和重铬酸钾反应的原理,在神经细胞质内产生极微细的、近似黑色的沉淀,从而把整个神经元形态显示出来的一种方法。它的特点是能随机地染出单个或多个彼此独立的神经元,不仅能显示胞体,还能显示神经突起(轴突、树突),甚至树突棘,为神经元复杂形态的观察和神经元之间相互关系的探讨提供了直接方法。其缺点是技术不易掌握,重复性不够理想。

5. 尼氏体染色法

尼氏体是神经细胞体内的特异性嗜色质。利用碱性染料(如甲苯胺蓝、焦油紫、硫硅)可染出尼氏体。它在不同类型神经元内形态不尽相同,故可借尼氏体来辨别神经元或鉴定其是否存在。尼氏体染色法方法简单,成功率极高,但缺点是易于褪色。尼氏体染色后呈紫色,细胞核呈淡紫色。

6. 髓鞘染色法

髓鞘是一种磷脂,可使锇酸还原成金属锇而呈现黑色。然而,锇酸价格昂贵,浸透性差,故使用此法有很多不便。采用罗克沙尔固蓝(Luxol fast blue)染色法能较简便地将髓鞘染为鲜蓝色。

(二)辣根过氧化物酶示踪技术

神经元之间的联系是神经科学领域研究的一个基本问题。目前应用最广泛的研究神经纤维联系的方法是利用神经元轴浆运输功能的示(追)踪法。辣根过氧化物酶(horseradish peroxidase,HRP)示踪技术是其中最为杰出的代表。辣根过氧化物酶是一种从辣根中提取出来的一组大分子的蛋白质,相对分子质量约 40 000,分子半径是 3 nm。K. Kristensson 等人(1971)和 M. M. Lavail 等人(1972)先后将辣根过氧化物酶用于追踪周围神经系统和中枢神经系统的纤维联系,创建了辣根过氧化物酶示踪技术。其技术基础是神经元内的轴浆运输,这种运输可在两个方向上进行,即从胞体到纤维末梢的顺行运输和从纤维末梢到胞体的逆行运输。注射于神经元周围的辣根过氧化物酶被神经元胞体或神经末梢通过非特异性整体胞饮的方式摄入,进而运送到神经元的各个部分。由于辣根过氧化物酶可使联苯胺的衍生物与过氧化氢发生氧化反应而呈色,因此把含有辣根过氧化物酶的切片放在具有显色基团的溶液中,凭借辣根过氧化物酶呈色而把神经元的形态清晰完整地呈现出来。

1. 辣根过氧化物酶注入

通常用蒸馏水或生理盐水将辣根过氧化物酶配成 30%～40% 的浓度,采用压力注入法或电泳注入法注入。对于周围神经,还可以采用轴突创伤后标记法。

(1)压力注入法:压力注入法即注射法,直接使用微量注射器和微量注射泵进行。将辣根过氧化物酶吸入尖端直径为 100 μm 左右的微玻璃管内,并通过脑立体定位仪将微玻璃管推进到目标区,注射速度为 0.1 μl/10 min,每点注射 0.1～0.5 μl。注射后留针 15～30 分钟再缓慢拔针。

(2)电泳注入法:为了能在小范围内聚集一定量的辣根过氧化物酶,同时避免由于辣根过氧化物酶溶液的注入量过大而引起组织损伤,可选用电泳注入法。采用尖端直径为 20～50 μm 的微玻璃管,辣根过氧化物酶溶液接微电泳仪的阳极,电流强度和通电时间按所需注射范围的大小而异,一般为 1～10 μA,通电 15～30 分钟。

(3)轴突创伤后的标记法:在被切割后的神经纤维端用辣根过氧化物酶干粉或辣根过氧化物酶溶液达到标记。这种方法产生顺向运输和逆向运输使辣根过氧化物酶注满轴突和胞体,因此常被用来标记中枢神经束和周围神经纤维的起源和终止。

2. 辣根过氧化物酶的摄入和运输

(1)通过神经纤维末梢以胞饮的方式摄入,逆向运输到神经元胞体。这一特点可用来识别注射区域突触输入来源。末梢的辣根过氧化物酶吸收直接与其突触活动相联系,抑制突触活动辣根过氧化物酶吸收会明显地减少,刺激突触活动则使吸收增加。

(2)通过轴突吸收。在电镜下研究表明,辣根过氧化物酶能被轴突,特别是有髓鞘轴突胞饮,然后向近侧或远侧移动。

(3)通过细胞体吸收,顺向轴突运输。辣根过氧化物酶可以用作传出神经突起的确定。

3. 标本的固定和切片

注射后取材时间应选择辣根过氧化物酶在胞体内含量最高的时期。辣根过氧化物酶到达预定部位神经的时间取决于传送速度和传送距离。这两个指标在不同的动物种类和纤维系统相差甚远,故每组实验需具体测试,以获得最佳取材时间。目前,哺乳动物大多在 24～48 小时后取材。

组织标本固定是辣根过氧化物酶染色处理中关键步骤之一。为了达到提供最大的酶活性状态,减小扩散,固定液的选择和固定时间必须予以特别的注意。动物麻醉后,先用一种含蔗糖、葡萄糖、葡聚糖不同量的等渗 NaCl 缓冲液灌流以冲去组织中的血液,接着用含多聚甲醛和戊二醛的固定液灌流 15～30 分钟。取脑,放入 4 ℃的 30％磷酸缓冲蔗糖液中固定几小时后,将脑转入 4 ℃的蔗糖液中直到其沉底,然后用冷冻切片机切片。

4. 呈色反应

为减少辣根过氧化物酶的扩散,应在切片后立即进行呈色反应。以过氧化氢和联苯胺为呈色剂,在低温或弱酸环境下为蓝色反应,在室温或弱碱条件下呈棕色,可用明视野或暗视野光镜观察,也可以用电镜观察。以过氧化氢和3,3-二氨基联苯胺(DAB)为呈色剂,为棕色反应,其反应产物电子密度大,利于电镜观察。以联大茴香胺(O-dianisidine)为呈色剂,产生一种绿色的反应物,这种绿色反应物在明视野光镜中容易被观察。

(三)辣根过氧化物酶-抗体过氧化物酶技术

免疫酶定位染色法是把抗原抗体反应专一性和显微形态学相结合的一种技术。酶具有化学放大作用的特性,而抗原、抗体具有高度专一性,因此免疫酶定位染色法在分析组成物质中具有灵敏度高、特异性强的特点。辣根过氧化物酶-抗体过氧化物酶染色(peroxidase-anti-peroxidase,PAP)技术是其中的代表。

辣根过氧化物酶-抗体过氧化物酶染色技术的原理为:辣根过氧化物酶与抗

体球蛋白之间通过化学结合而形成标记物,可被未标记抗体球蛋白、抗辣根过氧化物酶抗体、辣根过氧化物酶依次处理所代替。也就是说,组织切片先用一抗血清处理,洗涤后用二抗血清处理;再与抗辣根过氧化物酶抗体反应;接着经呈色剂和酶底物产生显色反应。近年来已将抗辣根过氧化物酶抗体和辣根过氧化物酶预先制备成可溶性辣根过氧化物酶-抗辣根过氧化物酶染色免疫复合物,使三步操作简化成一步。这种方法通常称为非标记抗体酶染色法,或称为抗体"搭桥"法。注意非标记抗体酶染色法所用的抗辣根过氧化物酶抗血清需要在制备一抗血清的同种动物中产生。

辣根过氧化物酶-抗体过氧化物酶染色技术应用比较广泛。特别是近几年,随着辣根过氧化物酶-抗体过氧化物酶染色试剂盒商品化,其在科研和临床病理诊断等的应用前景广阔。与酶标抗体法相比,辣根过氧化物酶-抗体过氧化物酶染色技术的主要优点表现在以下几方面。①抗体活性高:非标记抗体酶染色法最大限度地保存了抗体活性,因为在所有的反应过程中,任何抗体均未被酶联结,避免了标记过程,即共价键联结对抗体活性的损害。②灵敏度高:辣根过氧化物酶-抗体过氧化物酶染色技术较间接法敏感2倍以上,因为酶标抗体法中,酶与抗体为1∶1标记,而辣根过氧化物酶-抗体过氧化物酶染色复合物含有三个辣根过氧化物酶分子。③背景染色低:在酶标抗体法中,被标记的非特异性抗体可与组织成分结合,造成背景染色,而在非标记抗体酶染色法中,即使存着非特异性抗体,因其不是抗第一抗体种属IgG的特异性抗体,故亦不能与抗辣根过氧化物酶抗体结合,不能把辣根过氧化物酶-抗体过氧化物酶染色复合物联结在此非特异性抗体上。

(四)荧光素示踪技术

荧光素示踪技术是20世纪50年代开始发展起来的。其最大优点是可以采用不同的荧光素分别标记神经元胞核和细胞质,实现荧光双标或多重标记。这种示踪剂染色后只需使用荧光显微镜,便可观察到已被标记的神经纤维或胞体。荧光素按其标记部位可分为两大类:一类主要标记细胞核,如核黄和双脒基黄;另一类主要标记细胞质,如固蓝和荧光金。多数荧光素属后者。荧光素可以用作逆行追踪,也可以用作顺行追踪。由于荧光素的相对分子质量小,其存在的共同问题是易于扩散,比辣根过氧化物酶法更难于确定有效注射部位。此外,褪色是荧光素的另一大缺点,在激发光照射下褪色较快。下面介绍几种常用的荧光素。

1. 固蓝

固蓝(fast blue,FB)系水溶性染料。其颗粒细密,易于被神经轴突摄取,故较为常用；易于从标记细胞内扩散到周围组织，照射时褪色较快，即使保存在低温、避光条件下，仍不能长期保存。对于需要标记后较长时间的观察或需分离培养神经元细胞进行的实验研究不太理想。

2. 荧光金

荧光金（fluoro gold）系脂溶性染料。它能标记细胞质，在波长为 323 nm 的紫外线激发下发金黄色光，发射波长为 408 nm；荧光金属慢速轴浆运输类，细胞核不着色，能很好显示树突分支；细胞外无荧光染料渗漏，不易扩散，与周围组织分界清晰，褪色比较慢，可以经受多种组织学染色处理；可以与辣根过氧化物酶示踪技术、免疫组织化学技术等方法结合。荧光金在细胞质内的存在不超过3 周。

3. 羰化青

羰化青（DiI）是一种紫红色晶体，具有高度的亲脂性，在水中溶解度很低，常用乙醇溶解。羰化青荧光强而且稳定，无毒性，不影响被标记细胞的存活、生长；在标记细胞内消失慢、单纯沿脂质膜扩散；有良好的轴突特异性，且对过路纤维影响小。羰化青在 549 nm 激发光下可以产生发射波长为 565 nm 的红色荧光。

4. 双脒基黄

双脒基黄荧光激发波长为 360 nm，经神经轴浆流的逆行转运可达细胞核，使细胞核呈绿色、黄绿色或黄白色。当激发后荧光很强时，细胞质有时映出部分黄绿色或黄白色。

（五）放射性核素示踪技术

放射自显影（autoradiography，ARG）技术是利用放射性核素（同位素）的射线作用于感光材料的卤化银晶体，产生潜影，然后通过显影过程把"像"显示出来，以研究用放射性核素标记的物质在生物体内的定位和定量的一种技术。放射自显影技术可在光镜和电镜两个层次上进行。光镜放射自显影技术研究同位素标记物在组织和细胞中的分布；电镜放射自显影技术研究同位素标记物在细胞超微结构水平上的分布。放射自显影技术在神经元联系方面的应用称为放射自显影神经追踪法。放射自显影神经追踪法由 W. M. Cowan 等人于 1972 年首次应用于中枢神经系统研究，是一种利用轴浆运输功能进行放射性示踪标记，进而用自显影方法研究神经元与神经突起或与其他神经元间联系的方法。其原理是：将放射性同位素（如 ^3H）等标记的示踪剂（常用氨基酸）导入神经组织；氨基酸被神经元摄取后在胞体内合成蛋白质，沿轴突顺行运输，分布于整个轴突和末梢；同位素产生的核射线使照相乳胶感光，根据感光银粒所在部位和黑度判断放射性示踪剂的位置和数量，从而确定神经纤维的路径。该方法灵敏度高，与辣根过氧化物酶示踪技术等相比,对路过纤维几乎无标记。放射自显影神经追踪法的基本实验步骤如下。

1. 放射性示踪剂引入

放射自显影神经追踪法多用 β 粒子,^{3}H、^{14}C、^{35}S 等均能发出 β 粒子。相比之下,^{3}H 的 β 粒子对乳胶的作用半径在 1 μm 以内,而 ^{14}C 和 ^{35}S 的作用半径为 10~30 μm,故 ^{3}H 比 ^{14}C 和 ^{35}S 分辨率高。被标记物通常选择亮氨酸、赖氨酸、脯氨酸。脯氨酸用于标记小型神经元,亮氨酸用于标记大中型神经元。^{3}H-氨基酸示踪液的浓度一般为 3.7×10^{10} Bq/L,使用时需将其浓缩 10~100 倍。放射性示踪剂的引入可选用压力注入或电泳注入法。

2. 固定、切片、贴片

注射后动物存活期一般为 7 天,超过 2 周后合成并运送到终末部的蛋白质就有可能分解。固定、切片、贴片的方法与普通样本制备的方法基本相同。

3. 涂覆核子乳胶膜

在带有放射性核素的切片上覆盖一层核子乳胶膜,然后进行自显影过程。核子乳胶是卤化银晶体在明胶中形成的悬浮体,颗粒细小而均匀,具较好的灵敏度,能精确地测定显影颗粒的密度、离子射程和径迹的扩散。制备乳胶膜需在暗室内安全灯光下进行。制备方法包括环套法、浸涂法、平基法等。

4. 自显影过程

自显影即曝光,指在暗盒内无光条件下让切片中放射性核素发射出来的带电粒子和乳胶中卤化银晶体作用的过程。自显影过程一般在低温(4 ℃)和干燥的条件下进行。曝光期因切片放射性的强弱而异,不固定,也与具体实验目的有关。如标记神经末梢的量少而分散,曝光期应长,若量大且密集,则曝光期应短。

5. 显影、定影、染色

经过带电粒子作用而在核子乳胶的卤化银晶体中所产生的潜影,必须经过显影和定影才能把"像"显示出来。显影的作用是使潜影变成不稳定的影像,而定影使已显影的影像稳定下来。可在涂覆核子乳胶上进行组织切片染色,即前染;也可在显影、定影后再染,即后染。染色的方法同前。

(六)激光扫描共聚焦显微镜术

激光扫描共聚焦显微镜(laser scanning confocal microscope, LSCM)是采用激光作为光源,在传统光学显微镜基础上采用共轭聚焦原理和装置,并利用计算机对所观察的对象进行数字图像处理的一套观察、分析和输出系统。系统主要包括激光光源、自动显微镜、扫描模块(包括共聚焦光路通道和针孔、扫描镜、检测器）、数字信号处理器、计算机及图像输出设备等。激光扫描共聚焦显微镜可以对观察样品进行断层扫描和成像，属于无损伤观察和分析细胞的三维空间结构的方法。激光扫描共聚焦显微镜也是活细胞的动态观察、多重免疫荧光标记、离子荧光标记观察的有力工具。激光扫描共聚焦显微镜已广泛应用于荧光定量测量、共聚焦图像分析、三维图像重建、活细胞动力学参数监测、胞间通信研究等方面，在神经科学研究中应用广泛。

1. 定量荧光测定

借助免疫荧光标记技术，激光扫描共聚焦显微镜可对细胞内标记的物质进行定位、定量、定性测定，具有很好的重复性，可用于分析神经细胞和胶质细胞的某些物理、生物化学特性。

2. 细胞内离子的测定

激光扫描共聚焦显微镜使用多种荧光探针可对神经细胞的 Ca^{2+}、Na^+、K^+、Mg^{2+}、H^+ 等各种细胞内离子进行定量和动态分析。最常用的是对细胞内 Ca^{2+} 的观察。

3. 细胞间通信的研究

细胞连接是细胞间通信的桥梁。激光扫描共聚焦显微镜可通过刮除负载、荧光漂白后恢复技术和免疫荧光染色技术对细胞连接进行研究。

4. 神经细胞的形态学观察

通过其 X、Y、Z 三轴微距步进马达，激光扫描共聚焦显微镜可以对样品进行无损伤的光学切片，类似细胞计算机体层摄影，并使用模拟荧光处理，可将系列光学切片的数据合成三维图像，并从任意角度观察。三维重建图像可使神经细胞及细胞器的形态学结构更加生动逼真，对 DNA、RNA、细胞骨架及蛋白质的含量、分子扩散等进行定位、定量、定性研究。

5. 细胞膜流动性的测定

激光扫描共聚焦显微镜对细胞膜流动性的测定在膜组成分析、药物效应和作用位点、温度反应测定等方面起着重要作用。

6. 控制生物活性物质的活性和功能

许多生物活性物质均可形成笼锁化合物，此时其功能被封闭。特定波长的光照射可因光活化而使笼锁化合物解笼锁。激光扫描共聚焦显微镜具有光活化测定功能，可以人为控制生物活性物质作用的时间和位点。

7. 光陷阱技术

利用激光的力学效应，将微米级的细胞器或其他结构固定于激光束的焦平面(即光钳),可通过移动被固定的细胞器对细胞融合和细胞骨架弹性的影响等进行研究。

8. 其他

激光扫描共聚焦显微镜可监测神经系统抗原表达,细胞结合和杀伤等特征。

第四节　分子水平的神经生物学常用研究方法

一、核酸及蛋白质研究方法

(一)聚合酶链反应

聚合酶链反应(polymerase chain reaction,PCR)是利用耐高温的 DNA 聚合酶体外快速扩增 DNA 的技术。通过聚合酶链反应可以简便、快速地从微量生物材料中获得大量特定的核酸,具有很高的灵敏度和特异性。聚合酶链反应在 DNA 重组与表达中得到了广泛应用,同时在基因分析和检测特别是微量核酸样品的检测中也有十分重要的应用价值。

1. 聚合酶链反应的基本原理

聚合酶链反应的原理是将欲扩增的 DNA 作为模板,以与模板正链和负链互补的两段寡聚核苷酸作为引物,经过模板 DNA 的变性、模板与引物结合复性及在 DNA 聚合酶作用下发生引物链延伸反应的三步循环,即变性—退火—延伸,来扩增两引物间的 DNA 片段。每一循环的 DNA 产物经变性后又成为下一个循环的模板 DNA。这样,目的 DNA 的数量将以指数形式累积,短时间内的几十个循环后,双链 DNA 的量就可达到原来的上百万倍。

聚合酶链反应是三个不同反应的有序组合和循环。①变性:在物质的量大大过量的两段引物(寡核苷酸)及四种脱氧核糖核苷三磷酸(dNTP)参与的条件下,模板 DNA 经加热至 95 ℃左右一定时间后,使模板 DNA 双链或经聚合酶链反应扩增形成的双链 DNA 的氢键解离,变成单链,以便它与引物结合,为反应做准备。②退火:模板 DNA 经加热变性成单链后,温度降至 55 ℃左右,引物与模板 DNA 单链的互补序列配对结合形成杂交链。③延伸:DNA 模板-引物结合物在 72 ℃、DNA 聚合酶如 Taq DNA 聚合酶的作用下,以脱氧核糖核苷三磷酸为反应原料,靶序列为模板,按碱基互补配对原则与半保留复制方式,合成一条新的与模板 DNA 链互补的"半保留复制链"。以上三步为一个循环,重复循环就可获得更多的半保留复制链,而且这种新链又可成为下次循环的模板。每完成一个循环需 2～4 分钟,2～3 小时就能将待扩增目的基因扩增放大几百万倍。

2. 聚合酶链反应的反应体系

聚合酶链反应的反应体系含五种成分:10×扩增缓冲液(10 μl)、四种脱氧核糖核苷三磷酸混合物(终浓度各 100～250 μmol/L)、引物(终浓度各 5～20 μmol/L)、模板 DNA(0.1～2 μg)、Taq DNA 聚合酶(5～10 U)、Mg^{2+}(终浓度 1～3 mmol/L),加双蒸水至 100 μl。其中脱氧核糖核苷三磷酸、引物、模板 DNA、Taq DNA 聚合酶及 Mg^{2+} 的含量可根据实验调整。

(1)引物:引物是聚合酶链反应特异性的关键。引物有多种设计方法,由实验目的决定,但基本原则相同。①引物长度为 15～30 bp,常用为 20 bp 左右。②引物碱基含量最好随机分布,G+C 含量以 40%～60% 为宜,G+C 含量太少扩增效果不佳,G+C 含量过多则易出现非特异条带。③避免五个以上的嘌呤核苷酸或嘧啶核苷酸的成串排列。④引物内部不应形成二级结构,不应出现互补序列。⑤两个引物之间也不应存在互补序列,尤其是避免 3′-末端的互补重叠。⑥引物 3′-末端的碱基,特别是最末及倒数第二个碱基,应严格要求配对,最佳选择是 G 和 C。⑦引物的 5′-末端可以修饰,如附加限制酶位点,引入突变位点,用生物素、荧光物质、地高辛标记,加入其他短序列,包括起始密码子、终止密码子等。⑧引物与非特异扩增区的序列同源性不要超过 70%,引物 3′-末端连续八个碱基在待扩增区以外不能有完全互补序列,否则易导致非特异性扩增。

(2)DNA 聚合酶:聚合酶链反应所用的酶主要有 Taq 酶和 Pfu 酶两种来源。Taq 酶和 Pfu 酶分别来自两种不同的嗜热菌。Taq 酶扩增效率高但易发生错配,Pfu 酶扩增效率弱但有纠错功能,所以实际使用时根据需要选择。在典型的聚合酶链反应混合物中,酶的浓度为 2.5 U/100 μl,常用范围为(1～4)U/100 μl。酶浓度过高可引起非特异性扩增,而过低则合成产量少。

(3)模板:单链 DNA、双链 DNA 或 RNA 都可以进行聚合酶链反应,但如果是 RNA,则首先需将其反转录成 cDNA 才能进行聚合酶链反应。模板的量和纯化程度是聚合酶链反应成败的关键环节之一。模板中不能混有核蛋白酶、核酸酶、聚合酶抑制剂,以及能与 DNA 结合的蛋白质。模板 DNA 的大小通常并不关键。

(4)脱氧核糖核苷三磷酸:脱氧核糖核苷三磷酸的质量与浓度与聚合酶链反应扩增效率有密切的关系。脱氧核糖核苷三磷酸浓度高于 50 mmol/L 会抑制 Taq 酶的活性,且容易产生错误掺入,而过低则合成产量少。四种脱氧核糖核苷三磷酸浓度要相等。

3. 聚合酶链反应的反应条件和反应控制

(1)反应条件为温度、时间、循环次数:基于聚合酶链反应原理设置变性—退火—延伸三步骤的三个温度点和时间。①变性步骤温度一般为 95 ℃,30 秒钟足以使各种靶 DNA 序列完全变性,可能的情况下可缩短该步骤时间。变性时间过长损害酶活性,过短则靶序列变性不彻底,易造成扩增失败。②变性后温度迅速降低至 40～60 ℃,引物与 DNA 模板结合,形成局部双链。退火温度需要从多方面决定,一般以引物的解链温度(T_m)值为参考,根据扩增的长度适当下调可作为退火温度:$T_m=4(G+C)+2(A+T)$,退火温度$=T_m-(5～10)$℃,退火时间一般为 30～60 秒钟。③引物延伸一般在 72 ℃进行,此为 Taq 酶最适温度,但在扩增长度较短且退火温度较高时,本步骤可省略。延伸时间随扩增片段长短而定,一般推荐在 1000 bp 以上,含 Pfu 酶及其衍生物的延伸设定为 1 min/kbp。④循环次数一般为 25～30 次。循环次数决定聚合酶链反应扩增的产量。模板初始浓度低,可增加循环次数以便达到有效的扩增量。循环次数并不是越高越好,循环次数超过 30 个以后,DNA 聚合酶活性逐渐达到饱和,产物的量不再随循环次数的增加而增加,而非特异性产物的量则随之增加。

(2)反应的控制:①使用含二价阳离子的缓冲液,缓冲液 pH 值为 8.3(室温)。二价阳离子通常为 Mg^{2+},其浓度总量应比脱氧核糖核苷三磷酸的浓度高,常用 1.5 mmol/L。②脱氧核糖核苷三磷酸底物浓度以等物质的量浓度配制,分别为 20～200 μmol/L。③Taq DNA 聚合酶为 2.5 U/100 μl。④引物物质的量浓度一般为0.1～0.5 μmol/L。

4. 聚合酶链反应扩增产物的分析

聚合酶链反应产物是否为特异性扩增,其结果是否准确可靠,必须对其进行严格的分析与鉴定,才能得出正确的结论。聚合酶链反应产物的分析可根据研究对象和目的的不同而采用不同的分析方法。

(1)凝胶电泳分析:将聚合酶链反应产物电泳,溴化乙锭(EB)染色,在紫外吸收检测器下观察,初步判断产物的特异性。通常用琼脂糖凝胶电泳或聚丙烯酰胺凝胶电泳进行分析。

(2)酶切分析:根据聚合酶链反应产物中限制性内切酶的位点,用相应的酶切、电泳分离后,获得符合理论值的片段。此法既能进行产物的鉴定,又能对靶基因分型,还能进行变异性研究。

(3)分子杂交:分子杂交是检测聚合酶链反应产物特异性的有力证据,也是检测聚合酶链反应产物碱基突变的有效方法。分子杂交可使用 DNA 印迹法杂交,也可以用斑点杂交。

（4）核酸序列分析：核酸序列分析是检测聚合酶链反应产物特异性的最可靠方法。

（二）核酸分子杂交技术

核酸分子杂交技术（molecular hybridization）利用核酸分子的碱基互补原则，在一定的条件下双链 DNA 之间的氢键被破坏，双链解开成两条单链，这时加入异源的单链 DNA 或 RNA 并在一定离子强度和温度下复性，若异源 DNA 或 RNA 之间的某些区域有互补的碱基序列，则在复性时可形成杂交的核酸分子。杂交的一方是待测核酸序列，而另一方称为探针（probe）。待测核酸序列可以是克隆的基因片段，也可以是未克隆的基因组 DNA 和细胞总 RNA。核酸探针指用放射性核素、生物素或其他活性物质标记的，能与特定的核酸序列发生特异性互补的已知 DNA 或 RNA 片段。根据其来源和性质，核酸探针可分为 cDNA 探针、基因组探针、寡核苷酸探针、RNA 探针等。由于核酸分子杂交的高度特异性及检测方法的灵敏性，它已成为目前生物化学和分子生物学研究中应用最广泛的技术之一，是定性或定量检测特异 RNA 或 DNA 序列片段的有力工具。

1. 核酸分子杂交的基本流程

可用多种方法进行核酸分子杂交，虽然实验的目的不同，选用的杂交方法不同，但其基本步骤均有相似之处。完成一个核酸杂交实验，一般要包括以下几个步骤。

（1）核酸样品的制备：开始核酸杂交之前，首先要获得完整和高纯度的核酸。最常用的核酸提取方法是有机溶剂法。

（2）电泳：电泳可将提取的核酸分离、纯化，常用琼脂糖凝胶电泳。

（3）转印：转印是将核酸从琼脂糖凝胶转移到固相支持体（如硝酸纤维素膜或尼龙膜）的方法。转印常用三种方法。①毛细管转移法：利用毛细虹吸的原理将核酸从琼脂糖凝胶中洗脱并聚集于硝酸纤维素膜或尼龙膜。②电转移法：利用核酸带负电荷的特征，通过给琼脂糖凝胶施加电场，从而将核酸转移出来。③真空转移法：在真空转移装置内将核酸快速并定量转移。

（4）探针标记：核酸分子杂交的灵敏性主要依赖杂交探针的放射性比活度。比活度高就可提高反应的灵敏性，减少待测样品的用量。目前一般所用的是体外标记。根据探针的来源和性质可分为 DNA 探针、cDNA 探针、RNA 探针、cRNA 探针等。

（5）杂交：固定后的核酸样品经过封闭和预杂交，封闭膜上的非特异性结合位点后，即可加入标记好的探针进行杂交。

（6）检测：用放射性核素标记探针的采用放射自显影法检测；用化学标记探针的采用化学显色的方法检测。

2. 核酸分子杂交技术的分类

核酸分子杂交可分成液相杂交和固相杂交两大类。液相杂交将待检测的核酸样品和放射性核素标记的杂交探针同时溶于杂交液中进行反应，然后分离杂交双链和未参加反应的探针，通过仪器计数分析杂交结果。液相杂交相对应用较少，主要有吸附杂交、发光液相杂交、液相夹心杂交等。固相杂交把欲检测的核酸样品先结合到某种固相支持物上，再与溶解于溶液中的杂交探针进行反应，杂交结果可用仪器进行检测，但大多数情况下直接进行放射自显影，然后根据自显影图谱分析杂交结果。目前，固相杂交技术的发展较快，而且应用范围更为广泛，主要有以下几类。

（1）斑点杂交：斑点杂交（dot hybridization）是先将被测 DNA 或 RNA 变性后直接点在滤膜上，然后加入过量的探针进行杂交的方法。该法的优点是操作简单，事先不用限制性内切酶消化或凝胶电泳分离核酸样品，可在同一张膜上同时进行多个样品的检测，且根据斑点杂交结果可推算出杂交阳性的拷贝数；缺点是不能鉴定所测基因的相对分子质量，而且特异性较差，易产生假阳性。

（2）原位杂交：原位杂交（in situ hybridization）是对细胞或组织进行适当处理使细胞的通透性增加，然后让探针进入细胞内与 DNA 或 RNA 进行杂交，并对其实行检测的方法。原位杂交用于确定特定核酸序列在组织内的分布及细胞内的空间位置。

（3）印迹杂交：印迹杂交包括 DNA 印迹法杂交及 RNA 印迹法杂交两种。DNA 印迹法杂交是将样本 DNA 用限制性内切酶消化，经凝胶电泳分离各酶解片段，再将凝胶上的 DNA 变性并转移至硝酸纤维素膜或其他固相支持物上，经烤干固定，再与相对应的探针进行杂交的方法。DNA 印迹法杂交用于克隆基因的酶切图谱分析、基因组基因的定性及定量分析、基因突变分析、限制性长度多态性分析等。RNA 印迹法杂交由 DNA 印迹法杂交法演变而来，其被测样品是 RNA。RNA 或 mRNA 经变性及电泳分离后转移到固相支持物上进行杂交反应。RNA 印迹法杂交主要用于观察各种基因转录产物的大小、转录量等变化。

（4）差示杂交：差示杂交（differential hybridization）是将基因组文库的重组噬菌体 DNA 转移至硝酸纤维素膜上，用两种混合的不同 cDNA 探针，如转移性、非转移性癌组织的 mRNA 反转录后的 cDNA，分别与滤膜上的 DNA 杂交，分析两张滤膜上对应位置杂交信息以分离差异表达的基因的方法。差示杂交适用于基因组不太复杂的真核生物（如酵母）表达基因的比较，假阳性率较低。

（5）微阵列杂交：微阵列杂交包括 cDNA 微阵列杂交和寡核苷酸微阵列杂

交。cDNA 微阵列杂交将 cDNA 克隆或 cDNA 的聚合酶链反应产物以列阵形式排布并结合于固相支持物上,然后用混合的不同 DNA 探针与微阵列上的 DNA 进行杂交,再利用荧光、化学发光、共聚焦显微镜等技术扫描微点阵上的杂交信息。它比差示杂交的效率高、速度快、成本低,适用于大规模的分析。寡核苷酸微阵列杂交在特殊的固相支持物上原位合成寡核苷酸,使它共价结合于支持物表面,与平均长度为 20～50 nt 的混合 RNA 或 cDNA 探针进行杂交,以提高杂交的特异性和灵敏度。寡核苷酸微阵列杂交适用于低丰度 mRNA 的检测,以区分基因家族不同成员的差异表达特征或鉴定同一转录在不同组织和细胞中的选择性剪接。

(三)蛋白质印迹法

蛋白质印迹法(Western blotting)是将电泳分离后的细胞或组织总蛋白质从凝胶转移到固相支持物上,然后用特异性抗体检测目的蛋白质的一种检测技术,现已广泛应用于基因在蛋白质表达水平的研究、抗体活性检测和疾病早期诊断等多个方面。

1. 蛋白质印迹法的基本原理

蛋白质印迹法与 DNA 印迹法杂交或 RNA 印迹法杂交类似,都是利用电泳技术把需要的组分从混合物中分离出来,并将其转移到固相支持物上。DNA 印迹法杂交或 RNA 印迹法杂交以针对特定核苷酸序列的特异性试剂作为探针,通过碱基互补原则检测目的核苷酸;而蛋白质印迹法以针对特定氨基酸序列的特异性抗体为探针,通过特异性抗原-抗体反应检测目的蛋白质。此外,DNA 印迹法杂交或 RNA 印迹法杂交常采用的是琼脂糖凝胶电泳来分离核酸,而蛋白质印迹法采用的是聚丙烯酰胺凝胶电泳(PAGE)来分离蛋白质。

2. 蛋白质印迹法的基本操作流程

与 DNA 印迹法杂交相似,蛋白质印迹法的实验流程包括蛋白质样品的制备、凝胶电泳、转印和免疫检测。

(1)蛋白质样品的制备:可用多种方法从组织或细胞中提取蛋白质。培养细胞用裂解液裂解;组织一般先经机械破碎,再加裂解液裂解。提取的蛋白质需要进行含量测定(比色法即可)。

(2)电泳:分离蛋白质常用的电泳方法为聚丙烯酰胺凝胶电泳。选择的电泳条件应当确保蛋白质解离成单个多肽亚基,并能阻止其聚集。方法是将强阴离子去污剂十二烷基磺酸钠(SDS)与还原剂共用,并通过加热使蛋白质解离后进行电泳,即 SDS－PAGE 电泳。

(3)转印:转印是将蛋白质从聚丙烯酰胺凝胶转移到固相支持物上。固相支持物常用聚四氯乙烯膜（PVDF）、硝酸纤维素膜或尼龙膜。一般以电泳方式转印，可分为湿法转印和半干法转印。

（4）免疫反应和呈色：先将含靶蛋白的膜移至封闭液（常用脱脂奶粉）封闭，以降低非相关蛋白质的结合位点，提高蛋白质印迹法的灵敏度；接着，将膜移至含非标记的一抗液体中孵育，使靶蛋白与一抗结合；膜经洗涤后，与标记的二抗一同孵育，使一抗和二抗结合。二抗标记方法有放射性标记、辣根过氧化物酶或碱性磷酸酶偶联的免疫球蛋白标记。如果二抗是放射性标记的，可通过放射自显影技术显示膜上靶蛋白的位置；如果是酶标记二抗，可用相应的酶底物及呈色系统检测。

（四）免疫共沉淀技术

蛋白质间的相互作用控制着大量的细胞活动事件，如细胞增殖、分化、死亡。蛋白质亲和层析（protein affinity chromatography）、亲和印迹、免疫沉淀（immunoprecipitation）及交联（cross-linking）、噬菌体显示（phage display）、双杂交系统（two-hybrid system），以及以基因文库为基础的蛋白质探测等技术都可用于检测蛋白质间的相互作用。其中，免疫共沉淀（co-immunoprecipitation）技术因检测的是细胞内蛋白质-蛋白质的天然结合，且因其结果可信度高而被广泛应用。

1. 免疫共沉淀技术的原理

免疫共沉淀技术也被称为免疫共吸附技术或者免疫下拉技术，是利用抗原和抗体特异性结合，以及细菌的 Protein A/G 特异结合到免疫球蛋白的 Fc 片段的现象开发出来的方法。其原理是：在细胞裂解液中加入抗已知蛋白质的抗体，孵育后再加入能与抗体特异结合的、结合于琼脂糖珠上的 Protein A/G，若存在与已知蛋白质相互作用的目的蛋白质，则形成"目的蛋白质/已知蛋白质-抗目的蛋白质抗体- Protein A/G"复合物，经变性聚丙烯酰胺凝胶电泳，复合物又被分开，然后经免疫印迹或质谱检测目的蛋白质。这种方法常用于检测两种蛋白质是否在体内结合，也可用于一种特定蛋白质的新的作用搭档。

2. 免疫共沉淀技术的主要步骤

（1）蛋白质样品的准备：在 4 ℃的裂解液中裂解细胞，14 000 g 离心 15 分钟（4 ℃），收集上清液。

（2）抗原抗体结合反应：上清液中加入适当抗体，4 ℃摇动免疫沉淀物 1 小时。

（3）Protein A/G 与抗原抗体复合物结合：每毫升总蛋白中加入 100 μl Protein A 琼脂糖珠（50%）悬液，4 ℃摇动免疫沉淀物 30 分钟，以捕捉抗原抗体复合物。14 000 g 瞬时离心 5 秒钟,弃上清液,收集琼脂糖珠-抗原抗体复合物。用含 900 mmol/L NaCl 的非变性裂解液(NETN)重复洗 Protein A 琼脂糖珠混合物 5 次,最后再用非变性裂解液洗 1 次。

(4)免疫复合物与 Protein A/G 解离:上样缓冲液将琼脂糖珠-抗原抗体复合物悬起,轻轻混匀,煮沸 4 分钟,以游离抗原、抗体、珠子。离心,取上清液。

(5)分析鉴定:将样品加入到大孔的不连续 SDS - PAGE 梯度胶中,在 10 mA 的恒定电流下电泳过夜;通过考马斯亮蓝染色观察蛋白质泳带;从凝胶上切下目标条带,以 50% 乙腈清洗两次,用胰蛋白酶消化凝胶中的蛋白质,再将肽电洗脱;通过窄孔高效液相色谱分离肽;将收集的肽降解测序。

3. 免疫共沉淀技术的优点与不足

与其他几种检测蛋白质-蛋白质相互作用的技术相比,免疫共沉淀技术有以下几个优点:①其对象是细胞裂解物,检测过程中没有添加任何其他成分,检测的是细胞内蛋白质-蛋白质天然结合,可以避免人为影响;②蛋白质以翻译后被修饰的天然状态存在;③可以分离得到天然状态下相互作用的蛋白质复合体;④与蛋白质亲和层析一样,检测的产物是蛋白质的粗提物。免疫共沉淀技术也有其局限性,主要表现在:①需要多克隆抗体(pAb)或单克隆抗体(mAb),不利于大规模筛选未知蛋白;②免疫共沉淀同样不能保证沉淀的蛋白质复合物就是活体时直接相互作用的两种蛋白质;③与蛋白质印迹法或者酶联免疫吸附方法相比,容易出现假阳性反应;④灵敏度不如亲和色谱高。

二、遗传工程修饰小鼠

实验动物的应用在神经科学的发展中起着至关重要的作用。随着遗传学和分子生物学理论和研究方法的发展,人们可以利用生物遗传工程手段,修饰和改变实验动物的基因组,从而将整体水平和分子水平的研究结合起来,用以研究神经系统的发育和功能、神经系统疾病的发病机制和药物筛选等。目前,小鼠是最适合进行遗传工程修饰和应用最为广泛的实验动物。

利用遗传工程修饰或改变实验动物基因组的手段主要包括转基因技术和基因敲除技术,以及由此基础上发展出来的各种各样的遗传工程手段。

(一)转基因小鼠的制作

1. 转基因技术的基本原理

通过实验手段将外源基因导入到动物受精卵或胚细胞中,外源基因会以随机的方式插入到动物基因组中,并稳定遗传,由此获得的动物称为转基因动物。转基因动物可通过插入目的基因用于过表达基因研究,或是通过插入目的基因的短发夹 RNA(short hairpin RNA,shRNA)来降低目的基因的表达,也可通过同源重组的方法获得基因敲入小鼠和基因敲除小鼠。

2. 转基因小鼠的制备

转基因小鼠制备的方法主要有两类,即 DNA 原核显微注射法和胚胎干细胞囊胚显微注射法。

DNA 原核显微注射法指将外源基因直接注入受精卵原核,使外源基因整合到 DNA 中,发育成转基因动物。此方法是用于制作转基因动物的最经典的方法。由这种方法制备的转基因小鼠,其插入目的基因的形式通常是多拷贝首尾相连的形式。目前,其整合到基因组的具体机制并没有研究清楚。

胚胎干细胞囊胚显微注射法指先在体外将外源基因导入胚胎干细胞,然后将转基因的胚胎干细胞通过显微注射方式注入动物囊胚,注入的含外源基因的胚胎干细胞可参与宿主的胚胎构成,形成嵌合体,直至达到种系嵌合。当胚胎发育为成熟个体时,通过杂交繁育可得到具有纯合目的基因的个体,即转基因动物。

转基因小鼠制作的大致流程包括以下 7 个步骤。

(1)用于原核显微注射的 DNA 的制备。目的基因的 DNA 来源广泛,可以是原核生物、蠕虫、蝇类,也可以是高等的真核生物。目的基因一般是线性化的 DNA 或 cDNA,且经过琼脂糖电泳鉴定、纯化,凝胶回收,进一步经乙醇沉淀纯化。目的基因含有真核启动子和 poly A,其工作浓度一般为 $1\sim5$ ng/μl。DNA 的纯度和浓度对后续的成功率影响较大,需谨慎操作。

(2)同步获得受精卵供体雌鼠和假孕受体母鼠。前者为注射激素的雌鼠与正常雄鼠交配而得;后者为正常雌鼠与射精管结扎雄鼠交配产生。供体鼠用于收集注射用受精卵,而假孕受体母鼠用于孕育注射后存活的受精卵,最后产出 F_0 代转基因小鼠。

(3)交配后次晨采集供体鼠细胞核清晰的原核受精卵。为了提高供体鼠排卵数量,采卵前给供体鼠注射绒毛膜促性腺激素。采集受精卵必须打开小鼠腹腔,仔细切开输卵管,以输卵管冲洗或输卵管壶部切开的方法来收集受精卵。

(4)收集的受精卵经漂洗和透明质酸酶处理后,将制备好的外源基因用显微注射法注入其原核内。外源基因的注射浓度大约为 1 ng/ml,当浓度大于 5 ng/ml 时会产生明显的毒性作用。注射缓冲液成分是 pH 值为 7.5 的 Tris - HCl (10 mmol/L)及乙二胺四乙酸(0.1 mmol/L)。注射量为使注射后原核膨大到原来的 2 倍左右即可。完成注射的受精卵放入 CO_2 孵箱培养。

(5)挑选存活受精卵移植到同步交配的假孕母鼠的输卵管或子宫内。手术暴露假孕母鼠的输卵管复合体,在漏斗部透明囊膜处钝性开口;用移卵管装载受精卵,轻轻把卵吹入漏斗部;完成后缝合切口,安置小鼠于清洁的笼中;严格监护,防止并发症的发生,并鉴定是否受孕及个体发育状况。

(6)子代鼠外源基因整合和表达的检测。产出的仔鼠中,属转基因小鼠者仅占全部仔鼠的 20%~30%,需对转基因小鼠进行鉴定筛选。较常用的鉴定基因是否整合的方法有聚合酶链反应及 DNA 印迹法杂交,而 RNA 印迹法杂交、RT-PCR检测、蛋白质印迹法、免疫组织化学法则被用来检测转入基因的蛋白质表达状况。

(7)转基因小鼠品系的建立。经上述外源基因整合和表达检测后,确定首建鼠。将首建鼠与正常小鼠交配,在 F_1 代仔鼠中检测阳性鼠同窝互交,在 F_2 代中检测纯合子。

(二)基因敲除小鼠的制作

1.基因敲除技术的基本原理

基因敲除(gene knockout)技术是 20 世纪 80 年代中后期,基于 DNA 同源重组原理发展起来的。DNA 同源重组指发生在姐妹染色单体(sister chromatid)之间,或同一染色体上含有同源序列的 DNA 分子之间或分子之内的重新组合。基因敲除将载体携带的突变基因导入胚胎干细胞后,外源性基因通过同源重组替换或插入内源性基因,以干扰目的基因的表达。

2.基因敲除小鼠的制备

基因敲除小鼠制备的主要方法包括以下 4 种。

(1)常规基因敲除:通过基因打靶,把需要敲除的基因的几个重要的外显子或者功能区域用 Neo 抗性盒替换掉。这样的小鼠其全身所有的组织和细胞中都不表达该基因的表达产物。此类基因敲除小鼠一般用于研究某个基因对小鼠全身生理病理的影响,而且这个基因不能有胚胎致死性。

(2)条件性基因敲除:条件性基因敲除是在常规基因敲除技术上发展起来的。通过基因打靶,把两个 loxP 位点放到目的基因的一个或几个重要的外显子的两边。该小鼠和表达 Cre 酶的小鼠杂交之前,其目的基因表达完全正常。在与组织特异性表达 Cre 酶的小鼠进行杂交后,可以在特定的组织或细胞中敲除该基因,而该基因在其他组织或细胞中表达正常。对于有胚胎致死性的基因可用此方法。条件性基因敲除有利于研究该基因在特定的组织或细胞中的生理病理功能。

(3)可诱导的条件性基因敲除(又称为条件性基因表达):有些基因敲除后对动物的发育有明显影响,或敲除后由于机体的代偿作用而使性状不显。为了消除条件性基因敲除小鼠的此类缺陷,发展出可诱导的条件性基因敲除技术。该技术将雌激素受体(estrogen receptor)的配体结合区和Cre重组酶进行融合,产生一种嵌合重组酶。该嵌合重组酶的表达被置于特异启动子的调节之下,从而使其在特定组织和器官或者特定发育阶段发挥作用(表达的时间、空间控制)。因为雌激素受体结合区的存在使其不能进入细胞核内与loxP位点相结合,该嵌合重组酶在正常条件下并不能发挥Cre重组酶的活性。只有与雌激素结合后才能使其进入细胞核内发挥作用。为了消除内源性雌激素的影响,将雌激素配体结合区进行关键氨基酸的突变,使其只能与外源性的雌激素类似物他莫昔芬结合,而不能与体内的生理性雌激素结合,这样就消除了内源性雌激素所造成的非特异性基因敲除。

(4)基因敲入小鼠:基因敲入小鼠是通过基因打靶,把目的基因序列敲入到小鼠的相应基因位点,使用小鼠的表达调控元件指导目的基因的表达。此类基因敲入小鼠一般用于药物的筛选、信号通路的研究等。

3. 基因敲除小鼠的制作步骤

(1)基因敲除载体的设计与构建。根据研究项目的具体情况和要求,需要把目的基因和与细胞内靶基因特异片段同源的DNA片段都重组到带有标记基因(如 neo 基因、TK 基因)的载体上,从而成为重组的基因敲除载体。当载体通过5′端和3′端发生重组时,药物抗性筛选基因被置于基因组的外显子中。

(2)基因敲除胚胎干细胞的筛选。基因敲除载体测序验证正确后,应将载体线性化,然后电转入胚胎干细胞。当载体通过同源重组置换进入基因组或随机插入基因组时,被放置在5′端和3′端之间的药物抗性筛选基因的表达可以使阳性的胚胎干细胞在药物筛选中存活,并形成克隆。为消除随机整合形成的假阳性克隆,5′端或3′端同源片段外侧放置阴性药物筛选基因(常用 HSKtk)。如此,通过载体上的正、负筛选基因获得阳性的基因敲除胚胎干细胞克隆。选取聚合酶链反应鉴定打靶载体正确插入的胚胎干细胞基因组DNA,以便用于DNA印迹法杂交鉴定。最后可将DNA印迹法杂交鉴定的基因敲除胚胎干细胞扩大培养并液氮保存。

(3)基因敲除胚胎干细胞囊胚注射,得到嵌合体小鼠。扩增并经鉴定表明插入或置换片段位置正确的基因敲除胚胎干细胞,用胚胎干细胞囊胚显微注射法将一定数量注入特定品系小鼠囊胚中,然后将囊胚移植到假孕的小鼠子宫。待F₀代小鼠出生后,通过小鼠的毛色中来源于胚胎干细胞毛色的比例判断嵌合程度的高低,以及该小鼠的后代中可能获得的生殖系传递能力。

(4)由嵌合体小鼠繁殖出生殖遗传系基因敲除小鼠。将嵌合体小鼠与适当品系的小鼠交配,仔鼠出生后,通过聚合酶链反应检测小鼠体内是否含有打靶序列。若有,则该小鼠为具备生殖遗传能力的基因敲除小鼠(F_1代鼠)。

小　　结

　　揭示人脑的奥秘是人类面临的重要挑战之一,也是神经科学研究的最终目标。神经科学的发展与研究方法的进展密切相关。纵观神经科学的发展历程,每一个重大发现均建立在新技术、新方法的建立和应用基础上。神经科学的研究强调从基础研究到高级整合,从分子结构到整体行为,从机制研究到临床实践,具有跨学科交叉和多水平整合的特征。正是由于广泛借鉴和吸纳物理学、化学、材料学、工程学、计算机科学等学科的优秀成果,神经科学才成为当今生物学中发展较为迅猛的明星学科。人类的求知欲需要神经生物学的进步,人类的发展同样需要神经生物学的进步。可以肯定的是,神经生物学在 21 世纪必将取得更大的进展。

(刘志强)

复　习　题

　　1.水迷宫实验的用途是什么?

　　2.常规脑电图和事件相关电位有何异同? 诱发电位记录中为何要采用平均叠加技术?

　　3.比较微电极细胞外记录和细胞内记录在方法和结果上的差异。

　　4.膜片钳记录有哪几种基本模式? 各有什么特殊用途?

　　5.神经元和胶质细胞的培养条件有何不同? 与单纯神经元培养相比,神经元和胶质细胞共培养有何优点?

　　6.辣根过氧化物酶呈色反应的基本原理是什么?

　　7.聚合酶链反应的基本原理是什么?

　　8.可诱导的条件性基因敲除的基本原理是什么?

参 考 文 献

[1] 韩济生,童道玉,王书荣,等.我国神经科学的发展前景[J].中国科学基金, 2002(5):260－263.

[2] 关新民,黄显奋,郑德枢,等.神经生物学实验技术与科学思维[M].武汉:华中科技大学出版社,2004.

[3] 吴俊芳,刘怣.现代神经科学研究方法[M].北京:中国协和医科大学出版社,2006.

［4］吕国蔚，李云庆. 神经生物学实验原理与技术［M］. 北京：科学出版社，2011.

［5］刘振伟. 实用膜片钳技术［M］. 北京：军事医学科学出版社，2006.

［6］薛庆生，于布为. 脑片技术在麻醉药理学研究中的应用［J］. 国外医学：麻醉学与复苏分册，2004，25(6)：325 - 327.

［7］WINDHORST U，JOHANSSON H. 现代神经科学研究技术［M］. 赵志齐，陈军，译. 北京：科学出版社，2006.

［8］ATTAL N，FILLIATREAU G，PERROT S，et al. Behavioural pain - related disorders and contribution of the saphenous nerve in crush and chronic constriction injury of the rat sciatic nerve［J］. Pain，1994，59(2)：301 - 312.

［9］CARTER M，SHIEH J C. Guide to Research Techniques in Neuroscience［M］. Amsterdam：Elsevier，2010.

［10］WINDHORST U，JOHANSSON H. Modern Techniques in Neuroscience Research［M］. Heidelberg：Springer Verlag，1999.